著　Ralf J. Radlanski ／ Karl H. Wesker
訳　下郷 和雄 ／ 瀬戸 一郎

グラフィックス
フェイス
臨床解剖図譜

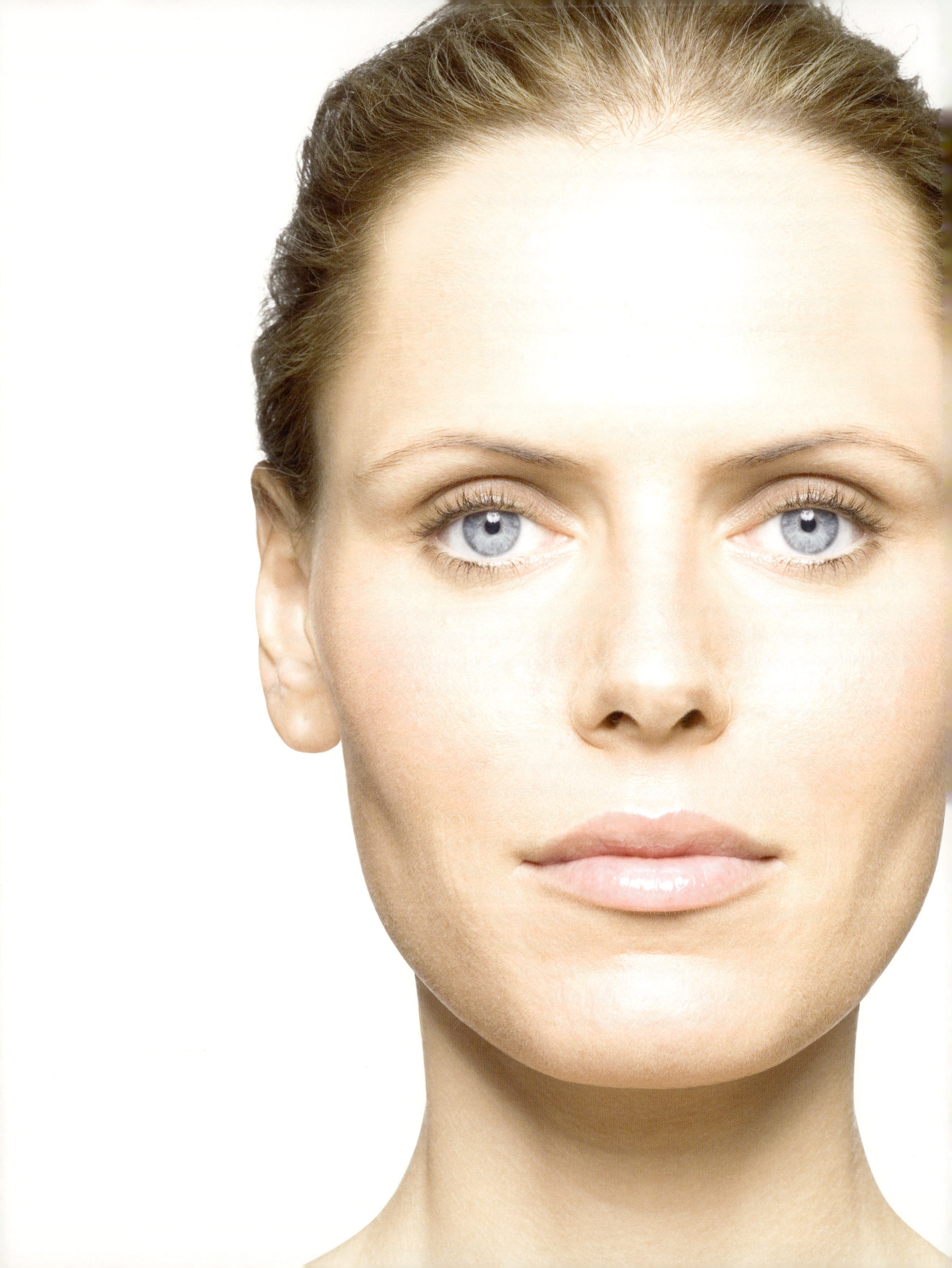

グラフィックス
フェイス
臨床解剖図譜

著　Ralf J. Radlanski ／ Karl H. Wesker
訳　下郷 和雄 ／ 瀬戸 一郎

クインテッセンス出版株式会社　2013

Tokyo, Berlin, Chicago, London, Paris, Barcelona, Istanbul, Milano, São Paulo, Moscow, Prague, Warsaw,
Delhi, Beijing, Bucharest, and Singapore

Prof. Dr. Dr. Ralf J. Radlanski
Direktor der Abteilung für
Orale Struktur- und Entwicklungsbiologie
Charité – Universitätsmedizin Berlin
Campus Benjamin Franklin
Zentrum für Zahn-, Mund- und Kieferheilkunde
Assmannshauser Str. 4–6
14197 Berlin
E-Mail: ralfj.radlanski@charite.de

Karl Wesker
www.karlwesker.de
E-Mail: wesker@t-online.de

本書中でのラテン語，英語，人名の記載法について

■ラテン語名称の語頭を大文字で記載し，青色で記した．英語名称は黒色とし省略語は大文字で，通常は語頭を小文字で記載した．人名は黒色で語頭を大文字で記載した．
頻出する，筋，動脈などは単数・複数を以下の一覧のように省略して記載した．

	単数	複数
筋	M. musculus	Mm. muscli
靱帯	Lig. ligamentum	Ligg. Ligamenta
動脈	A. arteria	Aa. srteriae
静脈	V. vena	Vv. venae
神経	N. nervus	Nn. nervi
枝	R. ramus	Rr. rami
リンパ節	Nl. nodus lymphoideus	Nll. nodi lymphoidei

神経節；Ganglion，腺；Glandula，などは省略しなかった．
単数属格は複数主格と同じことが多い（名詞変化形により異なる）．

「日本語ーラテン語対照表－ダウンロードについて」
その他の記述の詳細は，クインテッセンス出版のホームページ（下記URL）にアクセスいただきトップページバナー「グラフィックスフェイス-顔に関わる頻出解剖名　日本語-ラテン語対照表-ダウンロード」からPDFをダウンロードして参考にしていただきたい．
　ホームページURL：http://www.quint-j.co.jp/

※ダウンロードしたPDFの閲覧には，下記のパスワードが必要になります．
Y43WDPZL

Graphics: Karl Wesker, Berlin
Layout: Gay & Sender, Bremen www.gayundsender.de
Cover Art: David Kühn, Berlin
Photos: Raymond Hoey, Berlin
Editorial: Kalinka Radlanski, Florian Wilhelmy

First published in German language under the title:
Das Gesicht
Bildatlas klinische Anatomie
© 2011 Quintessenz Verlags-GmbH

All rights reserved. This book or any part thereof may not be reproduced, stored in a retrieval system, or transmitted in any form or by any means, electronic, mechanical, photocopying, or otherwise, without prior written permission of the publisher.

まえがき

人の顔に関して手術を行うすべての医療分野は，顔の複雑な局所解剖の詳細にわたる理解のうえに成り立っている．ここでいう医療分野とは顎顔面外科医，顔面形成外科医，皮膚科医，耳鼻咽喉科医，顎矯正外科医，口腔外科医と歯科医を指している．また，頭蓋顎口腔機能障害に携わる理学療法士や言語聴覚士にとっても詳細な解剖学的な理解が大切である．総じて医学や歯科医学を学ぶ者はこの解剖図譜を使うことが求められる．その際，大量の情報に尻込みすることなく，逆に方向性をもって顔の局所解剖を学ぶことが望ましい．専門医の研修をしている者，特定の手術治療に従事したいと思っている者は，局所解剖にしっかりした基礎をおかねばならないと信じている．この分野は大きな変遷があり，専門書で学ぶべきであるので，手術を考察したり記述することが本書の目的ではない．しかしながら，手術経路あるいは術野を展開する手技に関しての若干の記述は付け加えておいた．

われわれは長い間，詳細な層ごとに展開した解剖構造が明記されている顔の解剖図譜を待ち望んでいた．また最表層から最深層に至るまで観察方向が変わらないように示すこともわれわれの希望であった．過去にも優れた図譜全集が上梓されてきているが，このような図譜はこれまで存在していない．

顔の局所解剖の状態を層ごとに明示するのは簡単なようにも思えるかもしれない．しかし，明示されたそれぞれの層に描かれているものは，各々長い時間を費やし，検討して選びだした結果で，そこに明示することが大局的に見ても意義があると判断されたものである．変異に関しては総体的に見て頻度を勘案して記載してある．

本書は頭部のすべての解剖像を含んでいるわけではなく，脳頭蓋領域は意識的に除外してある．深部においても，たとえば咽頭は詳細に示してあるわけではない．本書では頭部の解剖の基礎知識をもっていることを前提においた．系統解剖の完全な教科書を作ることがわれわれの意図ではなく，既存の優れた教科書を補完しようとするものである．したがって説明文を記述するときに，臨床治療から見ての顔面の区分に従って，眼窩，鼻腔，口腔はその部分のみを示してある．顔面の複合部位である皮膚と顔面骨の間は信頼度高く詳細に描き表すことにした．
内部の層状構造の構築の前段階として，われわれは多くのMRIデータを採取し，ホルマリン固定標本からの情報に生体からの解剖構造情報を加えた．血管走行の情報として血管造影像も参考にした．

ここに提示したグラフィックスは総じて，解剖標本や生体に近い標本の写真や多くのイラスト画に基づき，層から層へ移行させる描画技術によって作り出された．ここに示されるように，標本作製手順の逆に，おのおのの層（プレーン）は構造的に内側から外側へ，下方から上方へ，骨から外表の皮膚への方向でグラフィックスとして構築した．本書の中のグラフィックスシリーズの順序はすべて，治療医あるいは標本作製者の目での見え方に従った．"顔"の章では，第一段階として筋，筋膜と脂肪組織を層ごとに外から内方へ，次いで脈管・神経なしの局所解剖の所見を示すことにした．第二段階としては脈管・神経を層ごとに内から外方に，それらの部位の指標を含めて周辺の構造とともに示してある．

用語は残念ながら統一されていない．総じてラテン語の解剖用語を採用した．今日の顎顔面外科的，形成外科的臨床で解剖的構造に手が加えられる場合，これに該当する古典的解剖名が存在しない．これはほとんどの手術手技がアメリカに起源をもち，これに対応するドイツ語訳や和訳が存在せず，そのまま取り込まれているからである．他方，ラテン語の解剖用語に対応しないドイツ語の用語もある．これにもラテン語への訳語が付けられている．

われわれは，探したいものがこの図譜ですぐ見つかるようにしたかったため厳格に層ごとの構造を保持した．この結果，同じ内容物が異なった層（プレーン）または違った方向からの視点のグラフィックスに出てくる場合，同じ説明文が異なる場所に何度も出てくることになった．こういった重複は意図的なもので，グラフィックスと説明文は一緒に示されるべきと考えたからである．

ここで謝辞を記したい．まず第一に，この仕事を支援してくれ，われわれの仕事が長時間にわたったにもかかわらず，信頼し辛抱強く待っていてくれたことに対してBernard Kloster博士に感謝する．彼はわれわれに可能な限り最大の自由を与えてくれ，図譜がわれわれの望み通りになるように計らってくれると同時に，約束の締め切り時間を用意周到に思い出させてくれた．われわれのモデルであるNina Solanskyさんのスタジオ

写真を撮っていただいたRaymond Hoey氏にも感謝申し上げる．MRI画像を整理して処理してくれた医学生Jana Radlanskiさん，原稿校正の読み上げと図版内のすべての解剖学的構造を綿密に表記してくれた医学部候補生Kalinka Radlanskiさんに感謝する．説明文書の構成を査読してくれた医学部候補生Richard Hicks君に感謝する．文章の統一性について査読してくれた医学部候補生Florian Wilhelmy君に感謝する．
われわれが共同作業者に選んだ，資格のある専門の同僚たちに特に感謝申し上げる．彼らはわれわれの原稿を解剖学的知識と臨床現場の経験によって特別にクリティカルな目で査読し必要な訂正を提案してくれた．グラフィックスと説明を首尾一貫した，現実的で芸術的にも優れたレイアウトにするという困難な課題を解決してくれたStephanie GayさんとBert Sender氏に感謝申し上げる．最後に，この本の完成に向けて優先的に長い時間を費やさねばならないことを理解してくれた家族と友人に感謝する．

2011年11月，ベルリンにて．

Ralf J. Radlanski, Karl H. Wesker

共同監修者

Anderhuber, Friedrich, Prof. Dr. med., Dr. h.c.
Institutsvorstand
Institut für Anatomie
Medizinische Universität Graz
Harrachgasse 21/1
A-8010 Graz
E-Mail: friedrich.anderhuber@medunigraz.at

Devauchelle, Bernard, Prof. Dr.
Directeur Département d'Orthophonie de l'UFR de Médecine
Bat. génie civil
Avenue des Facultés
F-80025 Amiens CEDEX 20
E-Mail: devauchelle.bernard@chu-amiens.fr

Grozdanovic, Zarko, PD Dr. med.
Facharzt für Diagnostische Radiologie
Klinik für Radiologie und Nuklearmedizin
Charité – Zentrum für diagnostische und interventionelle Radiologie und Nuklearmedizin
Campus Benjamin Franklin
Hindenburgdamm 30
12200 Berlin
E-Mail: zarko.grozdanovic@charite.de

Hoffmeister, Bodo, Prof. Dr. med., Dr. med. dent.
Ärztlicher Direktor
Klinik für Mund-, Kiefer- und Gesichtschirurgie
Charité – Universitätsmedizin Berlin
Virchow-Klinikum
Augustenburger Platz 1
D-13353 Berlin
E-Mail: bodo.hoffmeister@charite.de

Jovanovic, Sergije, Prof. Dr. med.
Facharzt für HNO-Heilkunde
Plastische Operationen
DRK Kliniken Berlin
Park-Sanatorium Dahlem
Hammersteinstr. 20
14199 Berlin
www.prof-jovanovic.de
E-Mail:sergije.jovanovic@gmx.de

Paasch, Uwe, Prof. Dr. med.
Oberarzt, Facharzt für Haut- und Geschlechtskrankheiten, Allergologie, Andrologie, Dermatohistologie
Universitätsklinikum Leipzig AöR
Klinik für Dermatologie, Venerologie und Allergologie
Philipp-Rosenthal-Str. 23
04103 Leipzig
E-Mail: uwe.paasch@medizin.uni-leipzig.de

Pilsl, Ulrike, Dr. med. univ.
Universitätsassistentin
Institut für Anatomie
Medizinische Universität Graz
Harrachgasse 21/1
A-8010 Graz
E-Mail: Ulrike.Pilsl@medunigraz.at

Sattler, Gerhard, Dr. med.
Facharzt für Dermatologie und Phlebologie
Ärztlicher Direktor der Rosenpark Klinik
Heidelberger Landstr. 20
64297 Darmstadt
E-Mail: info@rosenparkklinik.de

Tschakaloff, Alexander, Dr. med., Dr. med. dent.
Dingstätte 45a
25421 Pinneberg
E-Mail: a.tschakaloff@t-online.de

プロローグ：「顔」

全生涯にわたって，ある個人とその顔との間には宿命的なつながりがある．「顔」を以て人はお互いを認知するし，新たな出合いでは「顔」からぬぐい去りがたい第一印象を受ける．われわれは顔色(表情)でコミュニケーションをもつ．われわれは気分や役割やアイデンティティーを際立たせるような衣服をまとう．しかし「顔」からの印象で決められてしまうのである．

正確に形態を捉えて見ると，一つひとつの「顔」は個体ごとにまったく異なった構成部品の特徴と配置を示している．ほんの一例として，「顔」は全体としての形，皮膚の性状，色，目の間隔，眉毛の位置，頬の特徴，鼻の輪郭，口裂の位置，あごの形などによって無限のニュアンスを生み出す．これに基づいて，歴史的にはすでにアリストテレスあるいは近くはヨハン・キャスパー・ラヴァーターにより，人相学(観相学)が生まれた．もっともこの学問は，19～20世紀にはひどく間違った方向に進んでしまったが．

なにゆえに「この顔」が美しく，友好的で，魅力的で，好感的で，鮮烈な印象を与えるのか，— あるいはそうでないのか —，ほとんどの人にはまったく理由づけはできない．そのうえ，人が生まれたときから，「顔」は生涯に果たす運命的な意味合いをもっている．母がその乳のみ児を魅力的であると感じた場合のほうが，その子に与える愛撫がはるかに多く，密度が高いことを示した研究もある．したがって，児を持ってからごく早い時期に，その年代に沿った，大きな期待を抱かせるような鮮烈な印象があると思う期待が充足されたか，あるいは期待はずれであったかという感覚を生じる．

ある個人に積み上げられた経験とそれに伴う雰囲気は，ひるがえって「顔」に反映する — このようにして「顔」は心の鏡となっていく．

周りから，目の輝きがすばらしいと感じてもらえるかどうかは，その個人の側からは，ほとんど変えることができない．表情筋の緊張と活動は，全体としての印象に直結する．年齢を重ねるにつれて，永続的な筋活動とそれに関連した位置と形で，シワが数十年を経て顔に彫り込まれてくるのは普通のことである．これによって，「顔」は自然に生まれた印象のみでなく，生きてきた個人の履歴の自己証明書にもなる．

ある個人のアイデンティティーとその人の「顔」との関連はその本人がわかるだけでなく，治療者にもわかるものである．下着で覆い隠せない「顔」に，強い形成不全あるいは外傷性損傷を受けた場合は，周囲から容赦のない反応にさらされることになる．

この人々に医学と医術は特別な配慮を与える必要がある．自分あるいは自己アイデンティティーと「顔」が合わない，あるいはまったく一致していないという感覚をもっている患者は，特別な医療を受ける必要性もある．

医師は，ごく微妙でかつ高い責任を認識したうえで，患者の自己の感覚と希望と実行可能なこととのバランスをとりながら，治療介入の時期を選ぶ．この際の多様な基本事項のうちの一つである，顔の解剖に関する詳細な知識が，この臨床解剖グラフィックスに明示してある．

推薦の序

本書は，ドイツで最も由緒ある首都ベルリンのCharité-Universitätsmedizinの口腔顎顔面外科センターの口腔解剖学ならびに口腔発生学主任教授であるRalf J. Radlanski先生とビジュアルアーティストで，複雑な解剖構造に対して3Dを思わせるグラフィックスの新しい手法を開発してきたKari H. Wesker先生の共著である『Das Gesicht - Bildatlas Klinische Anatomie-』の原著をドイツ語から直接和訳したものである．訳者は愛知学院大学歯学部顎顔面外科学講座の下郷和雄教授と東京大学医学部口腔外科学講座の瀬戸一郎講師で，日本語に翻訳した理由の一つは訳者の序にもあるように，この領域を学ぶ方々に，世界共通の医学系専門用語の源になるラテン語の名称を伝えたいとの願いからであるという．和訳の文体は従来からの系統解剖書に見られるような典型的なもので，解剖学の独特の言い回しやニュアンスも訳出されている．解剖学的に重要な語には青字でラテン語が付記されているが，これを読み跳ばせば理解が早くなり，一つずつ吟味すれば自然にラテン語が記憶に織り込まれる仕組みになっている．

臨床解剖に関する図譜は臨床外科医が人体の種々の部位の形態学的知識を得ることに加えて，機能的な関連性も理解できるようなものが良書と言える．絵をあまり略図化すると，現実感が薄れ，臨床実地に応用しにくくなる．他方，手術の現場にこだわりすぎて体位に焦点を当て過ぎると，手術の種類によっては機能的な側面からの外科解剖の理解がしにくくなる．以前の標本からの描写を中心とした図譜も最近のコンピュータによる画像処理の発達と，三次元的に描写する本書のような技法の開発によって，より精度高く現実感の高いグラフィックスを作り上げることができるようになった．本書はその結実の一つといえるだろう．

原著者の序にあるように，本書は人の顔に関して手術を行う頭蓋顎顔面領域の各診療科に係る医師，歯科医師を始め顎口腔機能障害に係る関連医療専門家が顔の複雑な局所解剖を理解するために詳細な実態図を示したもので，これらの方々にぜひ手に取ってほしい良書であると思う．各々の読者の系統解剖の理解に応じた情報を本書は提供してくれるであろうし，読む何人をも，この，「顔」という美しい人体の構造の神秘の世界へ誘ってくれるであろう．

顔は言葉や表情によって情報を発信する場であることから，表情を作りだす組織の形態とそれに関連する機能を理解することが求められる．本能が理解していることを，科学的に理解し直すことが試みられているのである．本書では顔面の前方観と側方観からの図譜を皮膚の下の脂肪組織についても明確に描写している．その層から次に見えてくる筋組織を同一顔面の左右を使って表し，さらには，深層部から表層へと戻ってくるように組織が描写されているのも，構造を理解させる上で役立つであろう．また，顔の表情に合わせてできる皮膚の変化に筋層を対比させ，その仲立ちとしての結合織構造に触れることで，筋組織の位置と形態に加えて，その機能が理解できるようになっていることも本書の特徴の一つである．

眼部，鼻部，口，耳をそれぞれの方向から観たグラフィックスは，「顔」という題に従って，深部にまで詳細には記されていない．しかし，これらによって，臨床実地に合わせた「顔」に関する部位の解剖を，より深く理解することができるであろう．

他の多くの解剖書と異なり，女性を基本に，成長と老化を同じ「加齢」という時間軸の推移の視点から描いていることで，男性での特徴的加齢を別にすれば，実に巧みに加齢変化を描き上げている．女性の線の柔らかさに加えて表層から深部層まで，1枚ずつ剥いでトレースしていることから，生きているように見えるグラフィックスがとても美しい．

最近では顔学，顔認識などの研究が進み，顔の特徴によって高い精度で年齢が推定できるようになってきている．医学系の視点でなく，人類学的社会的な視点が「顔」には与えられつつあるのである．本書はこの点についても触れ，顔面の加齢変化に伴う皮膚の組織構造，形態の変化が強調して描かれている．加齢によってあらわれてくる眉間のシワ，カラスの足跡，鼻唇溝とマリオネットライン等，従来美容的な観点から記述されることが多かった事象についても構造的特性が記載されている．さらに，眼の断面，咀嚼器官，歯の位置についても加齢的変化が描写されていることは，新たな視点から大変参考になる図譜だといえよう．

この新時代に合わせたユニークな外科解剖書が，その英語版と競うように日本語に訳されて出版されることは画期的な事で，クインテッセンス社の佐々木一行社長の卓抜な慧眼といえる．翻訳を引き受けた下郷和雄，瀬戸一郎両先生はいずれも日本の口腔外科界が擁するドイツ語の達人で，驚くべきスピードで出版に漕ぎ着けたことも本書にとって幸運であったといえよう．

このような特徴を持つ本書は，頭蓋顎顔面領域の各診療部門に関わる医師，歯科医師を始めこれから手術を学ぼうとする若手臨床医，臨床研修医さらには関連医療職種の関係者にも明日からでもすぐ役立つと同時に，本文を読み込めば徐々に専門用語の語彙を増加させるような，常に手元に置きたい一巻である．

九州歯科大学　名誉教授
（公社）日本口腔外科学会　特別顧問
福田仁一

訳者の序

これまで多くの臨床解剖に関する図譜が刊行され，臨床での手術経路や手術原理を理解するうえで大きな助けになってきた．また，一部には病因を加味した図譜により，病態の理解に直結する情報を多く含む良書も多い．

本書は，頭蓋顎顔面外科に関連する医療分野が診療対象とする領域に絞り込み，その対象をきわめて詳細なグラフィックスで示したもので，一目見て本物よりも本物らしい，引き込まれるほどのできばえであるといえるだろう．しかも，表層から順次遭遇するものを重複をいとわず描き込んである．実際の手術では通常は出血に妨げられてこれほどの視野は当然得られないし，このような方向からの観察は不可能といえる．逆に実態解剖ではこれほどの正確さで表層から深層に至るまでの構造を剖出することは，すべての学習者にとって可能であるとは到底思われない．

さらに，この分野は常に骨に絡んでの解剖で，軟部組織に着目すれば硬組織の所見を犠牲にせざるを得ず，骨所見を明確にするには軟組織は犠牲にならざるを得ない．

臨床での実質的な形態把握は，CTやMRI，PETなどの三次元的な画像処理技術が急速に進歩することで，目前にある症例ごとの病態を客観的に把握することがほぼ可能で，確実なものになってきているといえる．しかし，本書の著者が控えめに，――と信じる――というように，その画像を解釈するうえでも，解剖の理解は絶対的に必要なものである．実際に患者を前にする臨床家としては，それらの画像作成装置の中で，数学的データから作り出されたデジタルデータから画像化された情報を用いて，たとえば，それによるナビゲーション手術などがどんなに進んだとしても，その治療手技を行う術者が全体像を把握したうえで，手術を行うことが絶対的に必要だということに異論を挟めるものはいないであろう．

幸い本書が主に対象としている顔面頭蓋領域では，骨格があたかも外骨格のように内部の臓器を包み込み，比較的容易に不変の手術対象部位と基準点を求めることができ，術野への到達方向もほぼ一定である，ということが特徴の一つといえる．

逆に，手術時の体位によって，内蔵腔の構造要素の配置が大きく変化する頸部では，本書ではその根本的な理解を助ける範囲にとどめてあるものと解釈できるが，本書全般に見られるグラフィックスを作り上げる高い技術で，術野の実際の体位に従って，オトガイ下はオトガイ下の，側頸部は側頸部の，甲状腺部は甲状腺部の手術体位で頸部全体が再び記述されることを期待したいものである．

なお，用いられている解剖用語の一部には，Terminologia Anatomica Japonicaに収載されていないものも多い．これは，根本的で大きく明確な構造物に対しては全世界的な一致が図られているが，二次分枝，三次分枝になると「～神経」「～動脈」と称したり「～枝」と称したりすることがあるといった，名称のズレが存在する．本訳では，著者の冒頭の言葉にあるように，まだ用語の一致を見ず，Terminologia Anatomica Japonicaに反映されていないもの，日本名に訳出されていても異なっているものでは著者の意に沿うことを原則にして，この点に関する誤差は敢えて訳出しないことにした．わずかに，単に～枝と記され神経か脈管かの区別のつきにくいものは括弧書きで分枝元の神経名を加える程度の追加は行った．

また，本書を利用する学習者の便宜のために本文中に特によく使われるラテン名を記入した．本文中に加えたラテン語名は大文字で始め，基本的には単数形で示してある．他の少数の英語名の用語があるが，これは黒字で小文字で始まるよう記載してある．

この日本語版に付す形で，頻用されるラテン名と日本名の一覧を末尾に付した．系統解剖的に現れる順に記載してあるので，参考にすると同時に，医学専門用語の理解の糸口として，せめて骨学の名称から覚えていただきたい．この知識がこんなにも広くつながっていくことに，将来きっと驚かれることであろう．

本書が，日本の頭蓋顎顔面領域領域の各診療科，診療部門に関わる医師，歯科医師をはじめ研修医，初学者，あるいは関連の諸職に役立っていただければ，英語に先駆けて（結果的には英語版の後塵を拝しはしたが），ラテン語まじりの日本語での出版を急いだ関係者にとって大きな喜びである．

訳者：下郷和雄，瀬戸一郎

平成25年の寒暖差の激しい6月に

目次

1	**顔**	**1**
1.1	序説	2
1.1.1	総論 全般に関して	2
1.1.2	顔の亜部位	4
1.1.3	顔の形態計測と比率	6
1.2	顔の前方観	18
1.2.1	顔の前方観の脂肪区画	18
1.2.2	顔の前方観の筋	25
1.2.3	顔の前方観の脈管と神経	38
1.3	顔の側方観	54
1.3.1	顔の側方観の脂肪区画	54
1.3.2	顔の側方観の筋	62
1.3.3	顔の側方観の脈管と神経	78
1.4	頭部の頭頂観	106
1.5	頭部の後方観	116
1.6	頸部	122
1.6.1	頸部の前方観	123
1.6.2	頸部の側方観	128
1.6.3	頸部の後方観	133
1.7	表情	136
1.8	顔面骨格	148
1.9	割面図	162
1.10	顔の脈管系の図解	172
2	**眼部**	**180**
2.1	臨床的側面	182
2.2	眼窩隔膜前部の筋層と脂肪	185
2.3	眼窩隔膜と眼球	189
2.4	眼部の脈管と神経	196
2.5	筋に関連する眼部の脈管と神経	205
2.6	断面図で見た眼部の解剖	210
3	**鼻部と中顔面**	**216**
3.1	鼻部の表面形態	218
3.2	鼻の前方観	222
3.3	鼻の側方観	230
3.4	鼻の下方観	244
3.5	固有鼻腔	245
3.6	副鼻腔	258
4	**口**	**262**
4.1	口部の周囲の局所解剖	264
4.2	口部の局所解剖	265
4.3	口部の脈管と神経	267
4.4	口腔	278
4.5	唇, 歯, 歯周と歯槽突起骨の断面像の解剖	283
4.6	口腔前庭	289
4.7	下顎枝の解剖	290
4.8	顎関節	303
4.9	切断面での口部の解剖	308
4.10	歯性感染症の拡大経路	314
5	**耳**	**316**
6	**顔面の皮膚と加齢**	**330**
付録		**344**
引用文献と参考文献		347
索引		349

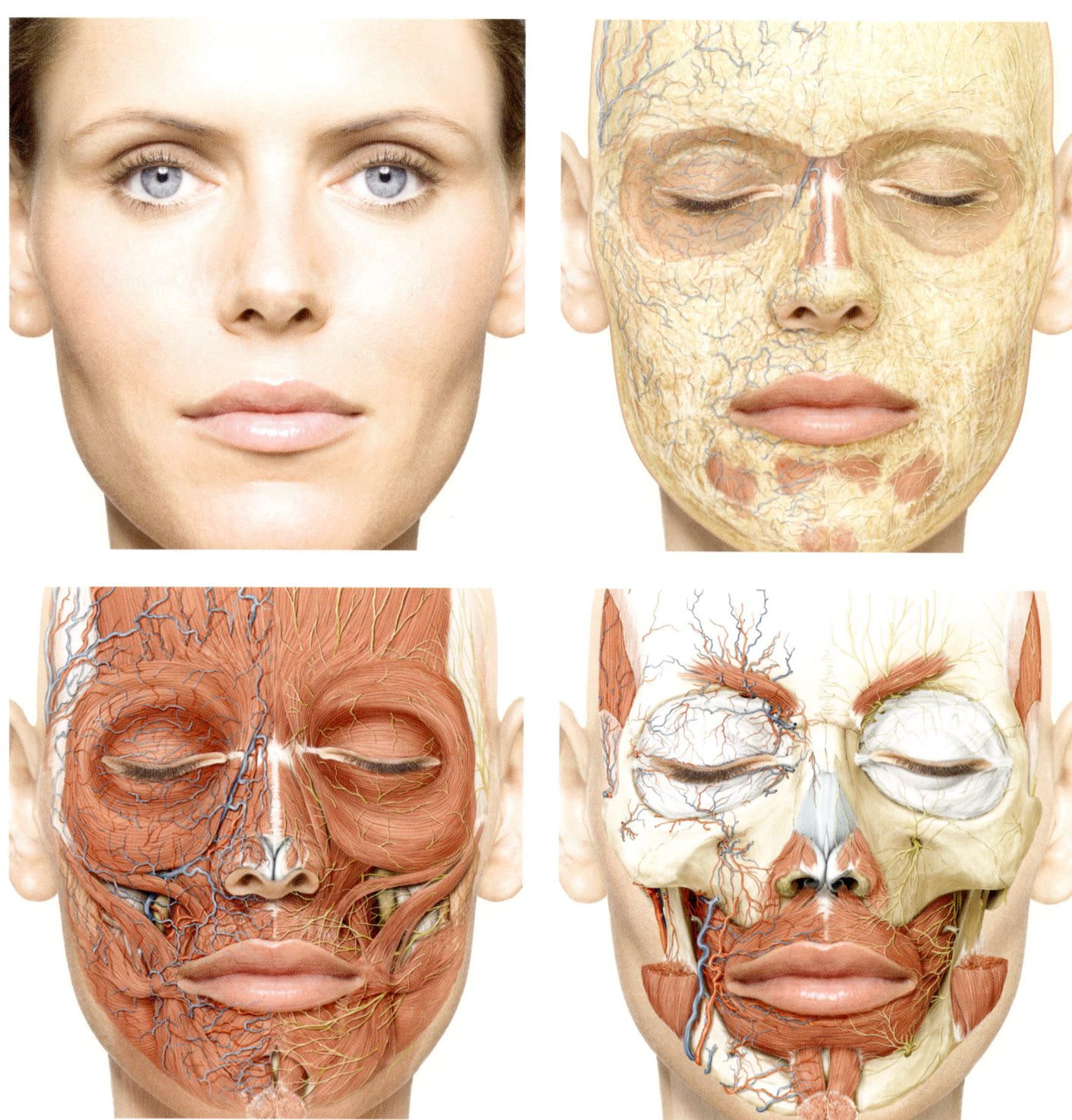

1 顔

1.1	序説	2
1.2	顔の前方観	18
1.3	顔の側方観	54
1.4	頭部の頭頂観	106
1.5	頭部の後方観	116
1.6	頸部	122
1.7	表情	136
1.8	顔面骨格	148
1.9	割面図	162
1.10	顔の脈管系の図解	172

1.1 序説

1.1.1 総論　全般に関して

■ **図1.1, 1.2**　人の顔は，ある面では典型的な構築をなし，すべての人類で同様である．他方，各個人の顔は無視できないほど個性的に作られている．顔の"理想的な"プロポーションを求める方法はさまざまあるが，魅力的な顔と判断される顔は計測的には理想的な構成比率を満たしていない場合が多い．その美しさからベルリンで多くの称賛を集めているネフェルティティ*でさえ，この"理想的なプロポーション"の範疇から外れてしまう．もちろん，本書のためには，まごうことなく魅力的であるモデルを慎重に選んだ．この"理想的なプロポーション"に関して映画史や視覚メディアを垣間見ても，十年ごとに理想的とされる美しい顔のイメージが変わっていることがわかる．こうしてみると，ベテランの外科医の美的感覚はどんな計測値よりも優れているともいえる．とはいえ，診断に際して用いられるいくつかの方法を紹介しておく必要はあるだろう．これらの方法は，手術前と手術後の所見の変化を記録するうえでも役立つものである．

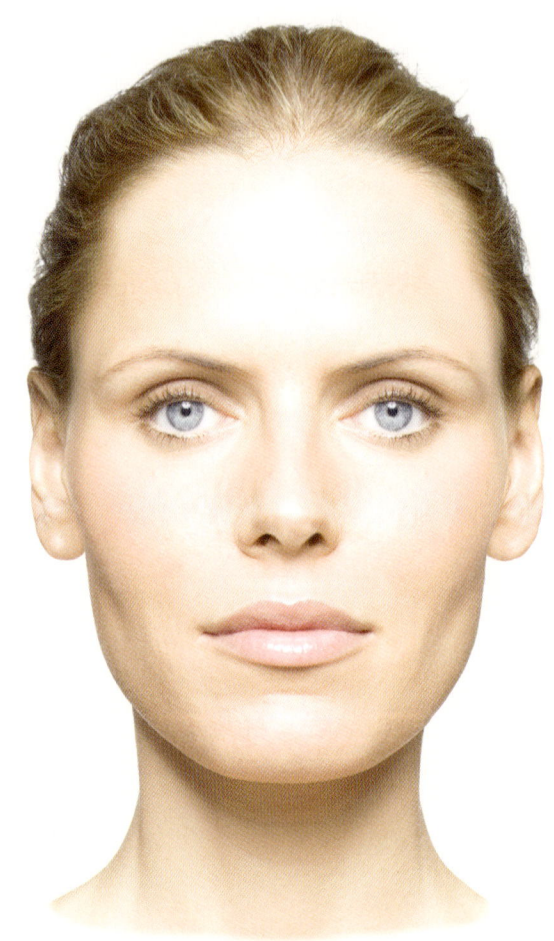

図1.1　顔の前方観．　　　上記参照

---

* Nefertiti：エジプト新王国時代の第18王朝のファラオ，アクエンアテンの正妃．像はBerlin博物館所蔵．

顔の性差

通常, 顔を見れば性別がわかる.

一般的には, 男性では全般的に強い筋, 強化された筋付着部, メリハリのついた骨の成長が認められる. これらの特徴はオトガイと下顎角で明瞭に観察される. さらに, 男性では前頭洞も大きく, したがって眼の上の前頭部が突出している (眼窩上隆起 Torus supraorbitalis). この結果, 男性の額はより凸状をなし, 女性ではむしろ平坦である.

皮膚の質やひげの成長も異なる. さらに, 女性の場合, 化粧によって特徴が強調される (厚い唇, 頬の形, 眉の高さと走り方). 男性では最終的に頭髪を失う傾向にあり, 額の生え際もその位置を変える. 髪型, ファッション, 衣類, 化粧や全体の体の作りが典型的な性差を強調するのではあるが, 往々にして移行型が存在する結果, 性別判断を間違うこともある.

地域による差

本書では, いわゆる"白人"型の形態を描いている. 地域差, 特にアジア・アフリカ地域での顔の構造では構成比率が大幅に異なる. 進展しつつあるグローバル化と多文化の融合により, 世界人口の中で混合型の形態がより増加している. これによって, 顔の構成比率の変異幅が非常に広くなるものの, 顔の概形は少なくとも長顔型dolichofacial, 中顔型mesofacial, 短顔型brachiofacial, の3つのタイプ に集約される.

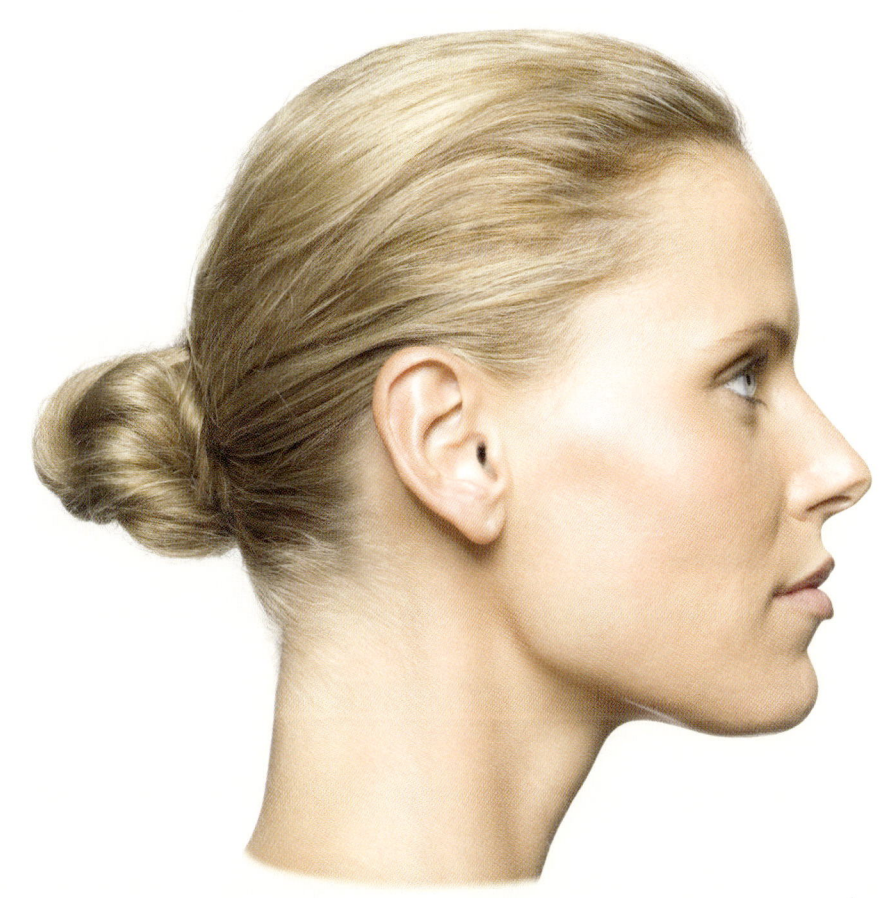

図1.2 顔の側方観. P2参照

顔

1.1.2 顔の亜部位

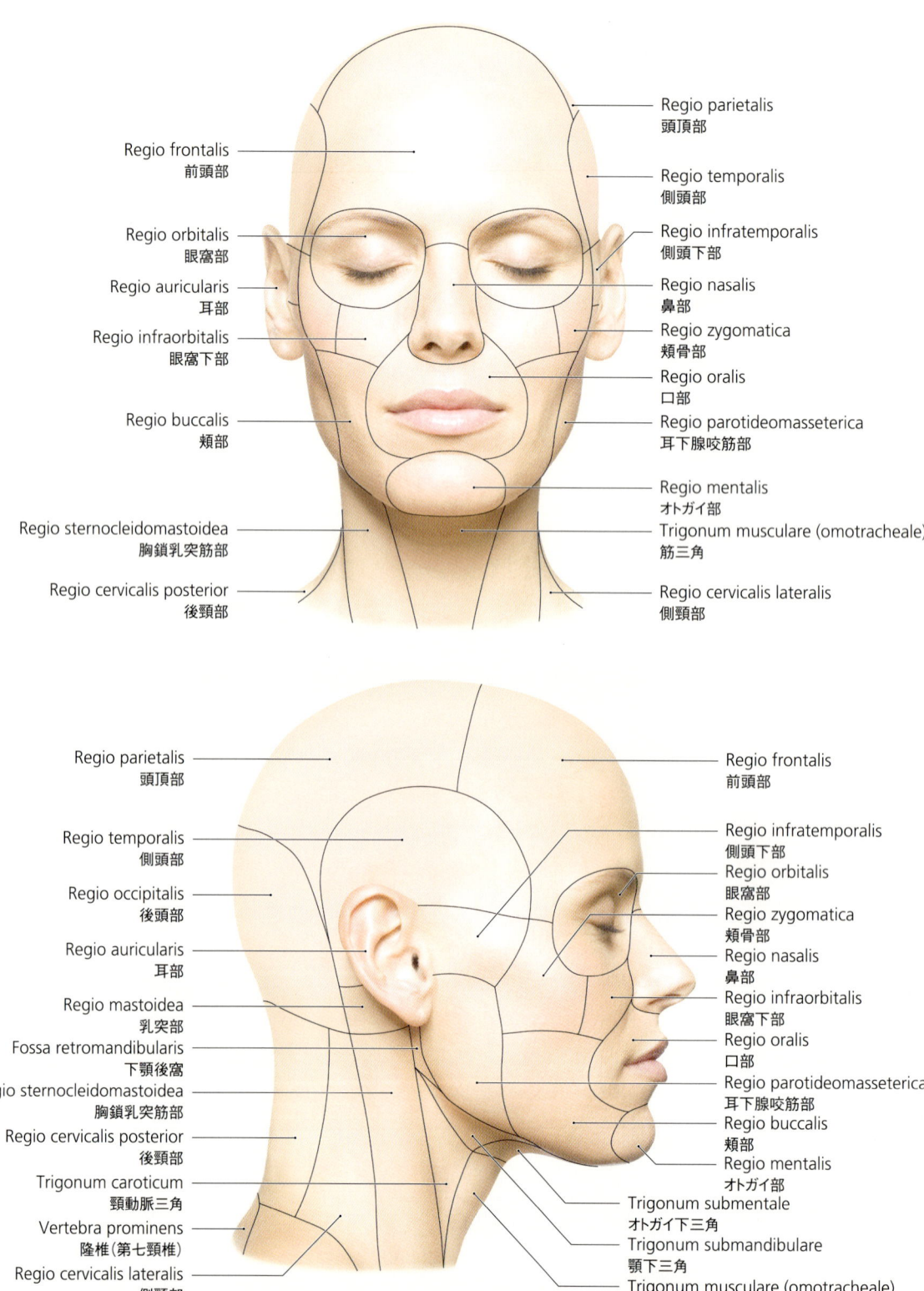

図1.3 頭と頸の亜部位前方観.
図1.4 頭と頸の亜部位側方観.

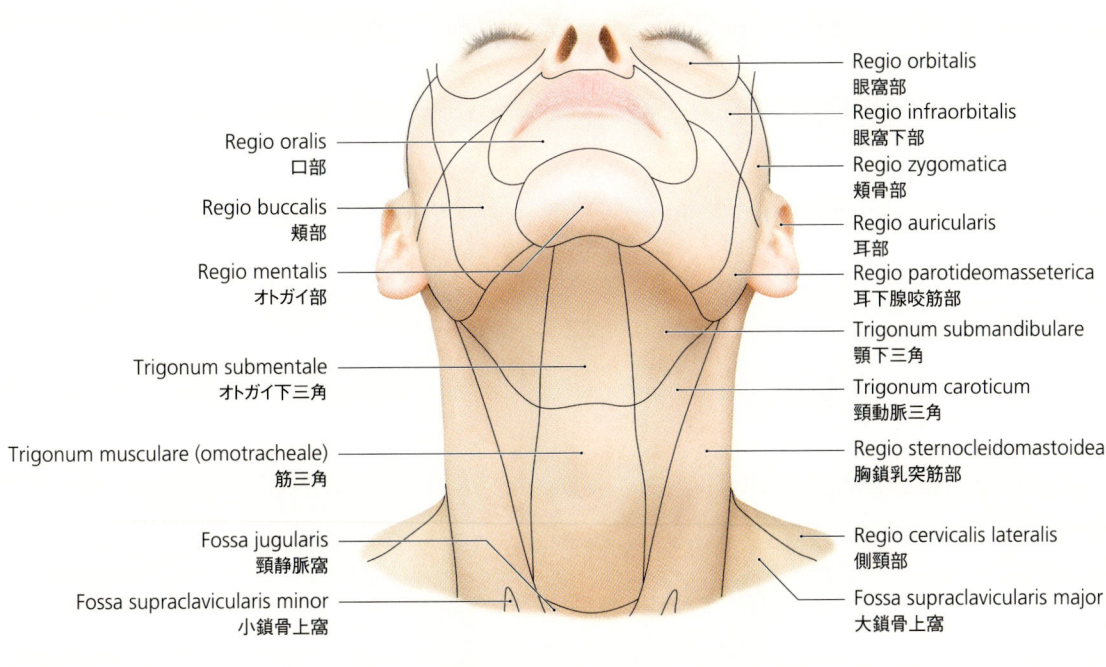
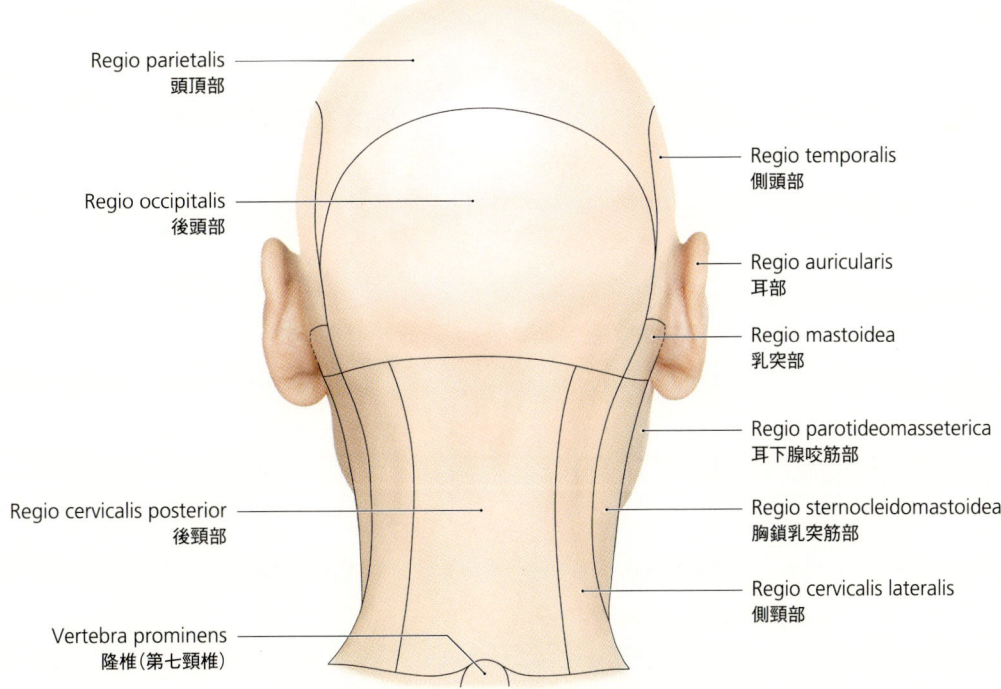

図 1.5 頭と頸の亜部位前方観.
図 1.6 頭と頸の亜部位後方観.

顔

1.1.3 顔の形態計測と比率[*1]

■ 図1.7 顔の正中線を決めるには前額点(Glabella, Gl), 鼻背点(Dorsum nasi, DN), 鼻尖点(Apex nasi, AN[*2]), 人中(Philtrum, Ph)と, 軟組織オトガイ点(Pogonion, Pg')が使われる. 歯列の正中点(Medietas dentium, MD[*3])も診断に用いられる. さらに口腔内では口蓋縫線 Raphe palati が特に大きな役割を果たす. 本来正中にある唇小帯は, 種々の要因で位置が変わるのでここではあまり重要な意味をもたない.

■ 図1.8 耳(a, h), 外眼角(外眥, b, g), 内眼角(内眥, d, e)の端を通る垂線を引くと, 顔は理想的には5つの等しい大きさに分けることができる. それに加えて, 口角も, 瞳の内側縁に引いた垂直線に一致するような位置にある(c, f).

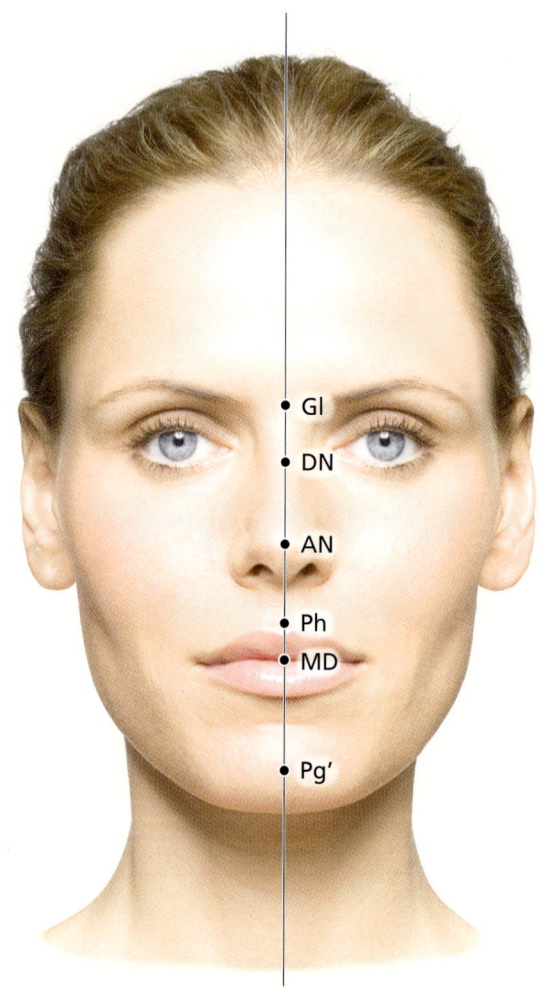
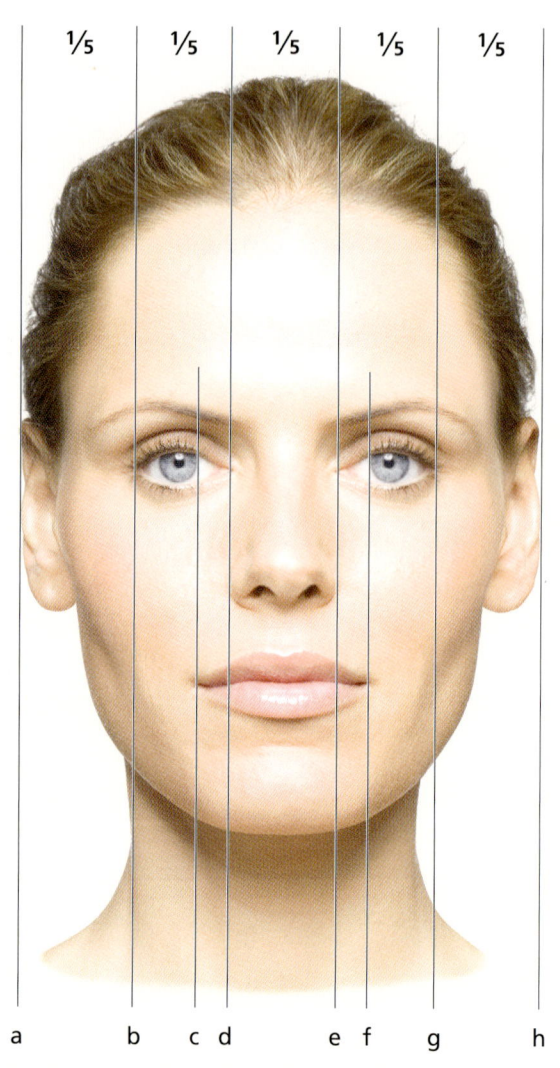

図1.7 顔の前方観.

図1.8 水平的比率.

---

*1 この項にある数値・計測値はアジア・アフリカ人においては大いに異なる.
*2 Pronasale, Pronasion, Prn とも表記される.
*3 本邦ではあまり用いられない.

■ 図1.9　側方観上の顔面のもっとも一般的な測定点：

Tri :	トリチオン（Trichion, 正中線上の頭髪生え際）
Gl :	眉間（Glabella）
N' :	軟組織ナジオン（Dorsam Nasi, DN）
Or' :	軟組織眼窩点
AN :	鼻尖点（Pronasion, Prn）
Cm :	鼻柱点（Columella）
Sn :	鼻下点（Subnasale）
Lb sup :	上唇点（上唇最前方点, Labrale superior, LS）
St :	ストミウム（口裂点, ストミオン, Stomium, Rima Oris）
Lb inf :	下唇点（下唇最前方点, Labrale inferior, LI）
B' :	軟組織B点（オトガイ唇溝の最深点）
Pg' :	軟組織オトガイ点（ポゴニオン Pogonion〔オトガイ最突出点〕）
Me' :	軟組織メントン（軟組織オトガイの最下方点）
C :	Cervicale（顎下部外形から頸部外形への移行点, Cervical point）
Por :	ポリオン（外耳道開口の最上点, Po）
Trg :	耳珠点（Tragion, トラジオン, 耳珠の上縁, t）

その他の表記法も記しておいた

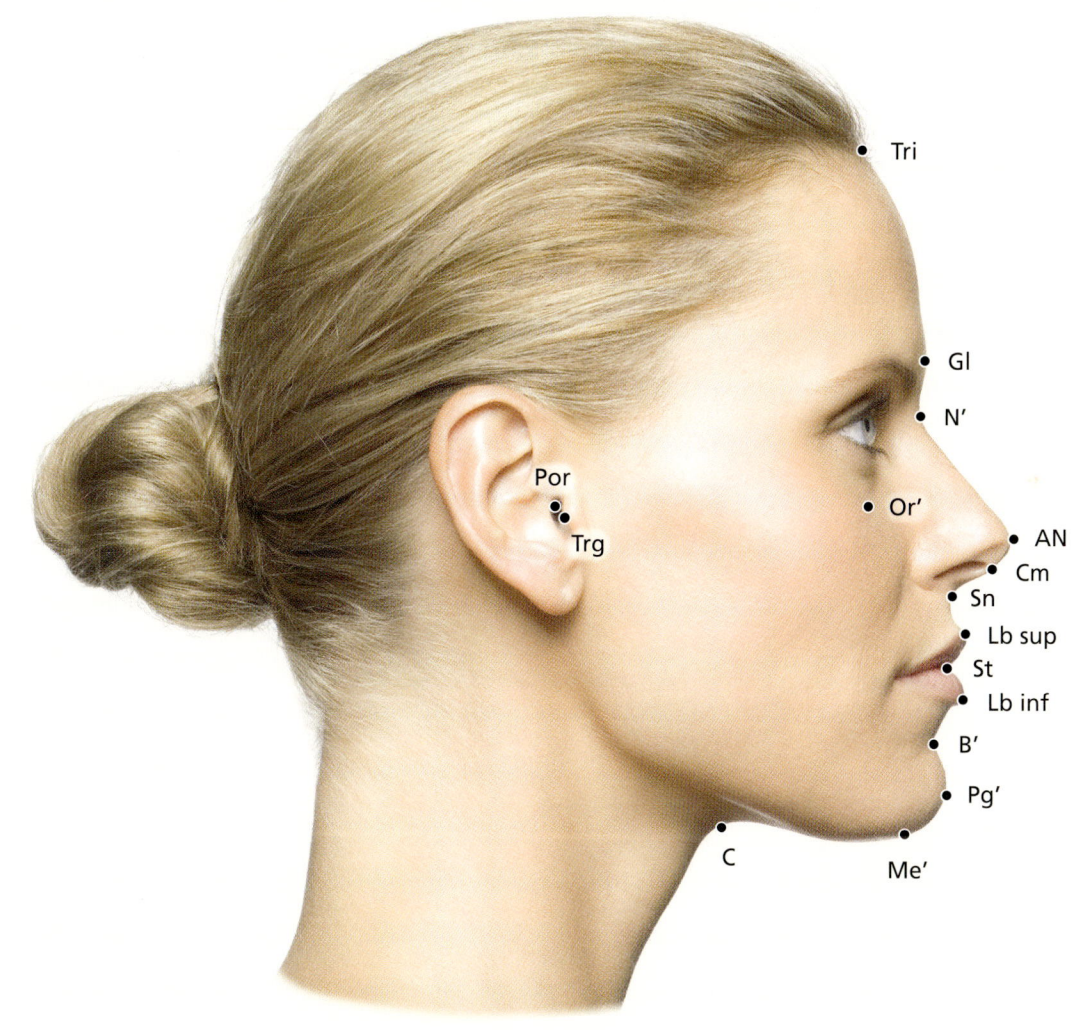

図1.9　顔の側方観上のもっとも一般的な測定点．

顔

■ 図1.10, 1.11　垂直方向に見た顔にも理想的な比率がある．頭髪の生え際と眉間の間の額部，眉間と鼻下点の間の中顔面，および鼻下点とオトガイ点の下顔面部が大きな区分である．下顔面部では口裂から頭蓋冠側が1/3，オトガイ部が2/3を占める．水平方向には両瞳孔間線が基準によく用いられるが，眼が顔の中で同じ高さにない場合もある．

■ 図1.12　中顔面から下顔面にかけてを均等な比率で分割するために，3本の平行線を引く．基準線として耳珠(Trg)と外眼角を結ぶ直線を使う．これと平行に，鼻下点(Sn)を通るラインと，軟組織オトガイ点(Me′)を通るラインを引く．中顔面部と下顔面部の比率は同じである．

■ 図1.13　耳珠を中心にして鼻の先端に達する線を半径とした円にオトガイが点状に触れるのがよい．本書のモデルでは，オトガイはわずかに突出しており，この円弧に明確に交差している．

■ 図1.14　鼻背の線と耳の長軸方向の軸は，ほぼ平行である．

■ 図1.15　フランクフルト平面はポリオン(por)と軟組織眼窩点(Or′)を含む面である．これに垂直で眉間(GI)を通る線を引く．さらに鼻尖(AN)と軟組織オトガイ点(PG′)を結ぶ線を引く．これと鼻下点(Sn)，上唇最前方点(Lb sup)と下唇最前方点(Lb inf)，口裂点(St)と軟組織B点(B′)の距離を計測する．

■ 図1.16　鼻唇角(a)は，眉間と鼻下点をつなぐ線(GI-Sn)と鼻下点とCmをつなぐ線(Sn-Cm)によって決まる．(GI-Sn線の代わりに，Snを通る上唇に沿った接線を用いることもある．)この角度は90°〜110°の間である．

下顔面突出角(b, Lower facial convexity angle)は，線(GI-Sn)と(Sn-PG′)により決まり，その値は8°〜16°間の値である．頸のシワ*(C-Me′)と下顔面線(SN-PG′)が作る顎頸角(c)の値は93°〜107°である．

■ 図1.17　Holdaway(H)角は矢状面での上下顎間の軟組織に関する情報を与える．N′からPG′間の垂直な直線は軟部組織の基準線となり，PG′から上唇の最前方点(Lb sup)に線を引く．この角度は10°が通常とされている．

■ 図1.18　Peck H.とPeck S.による三角形の角度：トラジオン(耳珠の上縁の点)から，軟組織ナジオン(N′)，鼻尖(AN)，上唇縁(Lb sup)および軟組織オトガイ点(Pg′)に直線を引くと，中顔面は3つの部分に分けられる．鼻角Naは平均23.3°，角Mxの平均は14.1°，また，角Mnの平均は17.1°である．

■ 図1.19　PowellとHumphreysによるエステティックアングル：まず眉間(GI)から軟組織オトガイ点(Pg′)に至る直線を引く．次いで眉間(GI)から軟組織ナジオン(N′)と鼻尖(AN)に直線を引く．すると鼻前頭角(NFr)，平均115°〜130°が得られる．鼻背と，眉間(GI)から軟組織オトガイ点(Pg′)線の間の角度は鼻顔面角(NFa)と呼ばれ，平均30°〜40°を示す．鼻尖と軟組織オトガイ点(Pg′)に至る直線は鼻オトガイ角(NM)を与え，120°〜130°の値である．オトガイ頸角(MeC)は，頸点(C)を通る直線と，垂直顔面線との関係で軟組織メントン(Me′)を通って引いた線とのなす角で80°〜95°の範囲である．

＊　顎下部と頸部の分界線．ほぼ舌骨の位置にあたる．

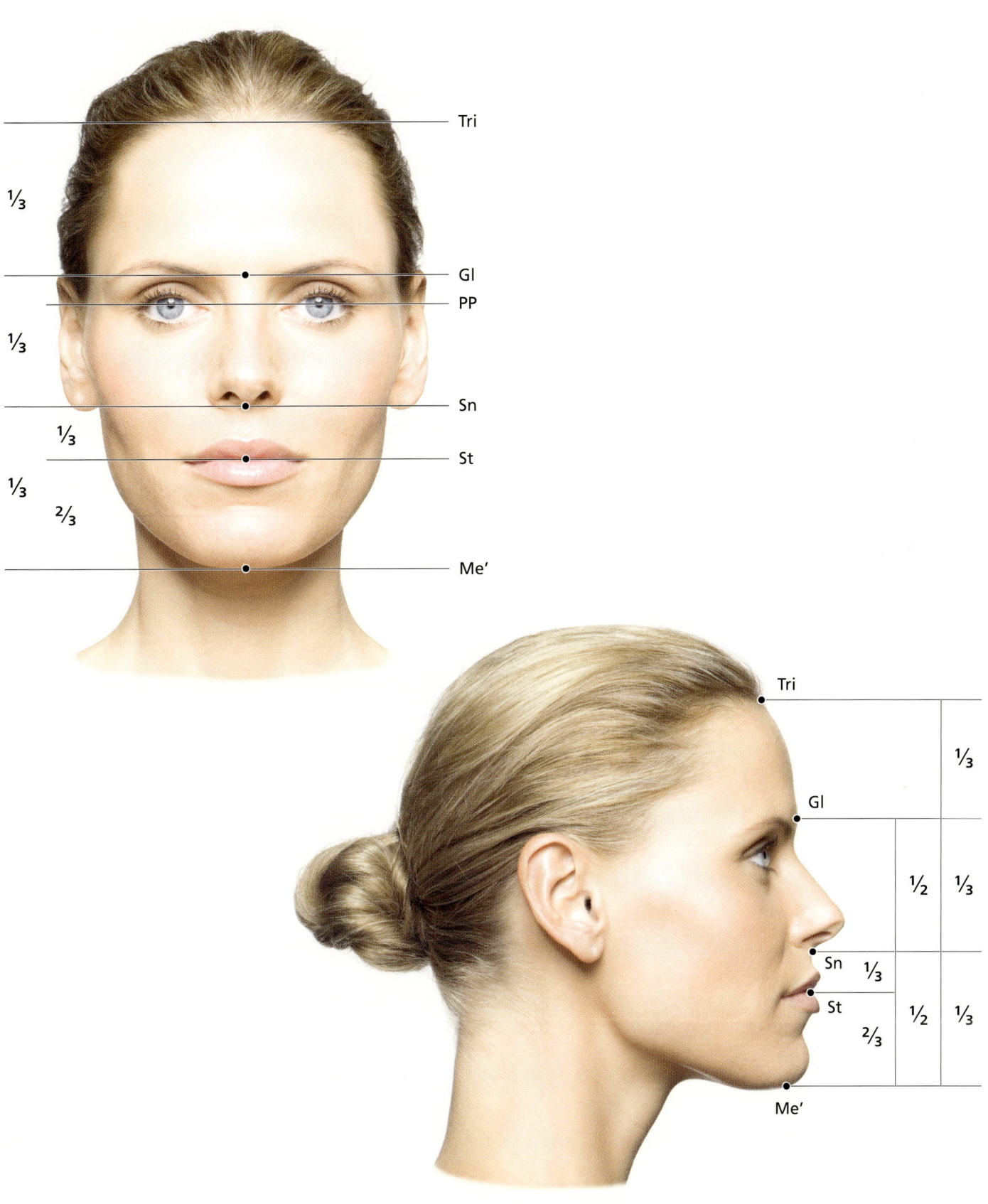

図 **1.10, 1.11** 垂直方向の比率. P8参照

顔

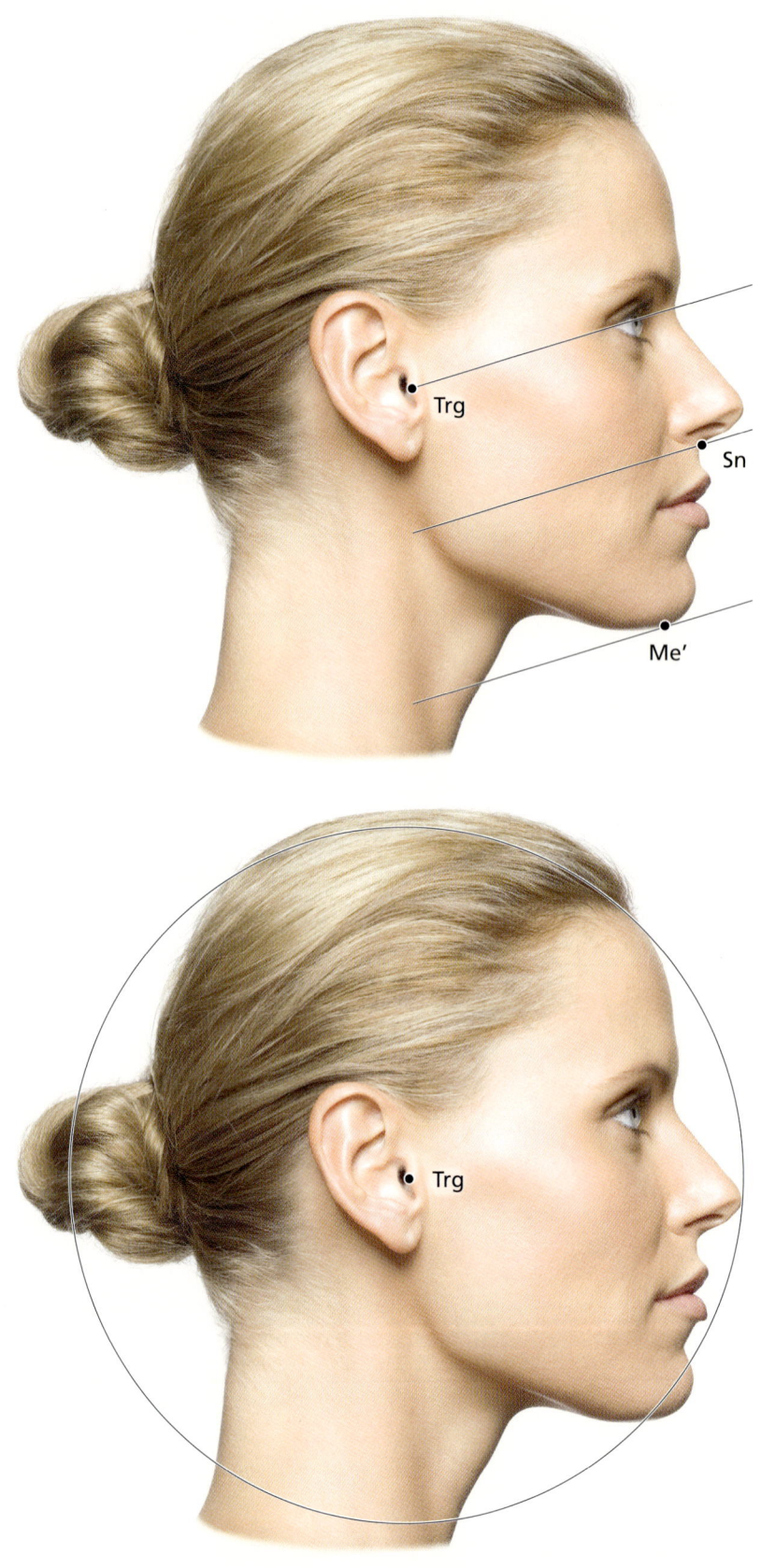

図1.12, 1.13 側方観の距離計測.

P8参照

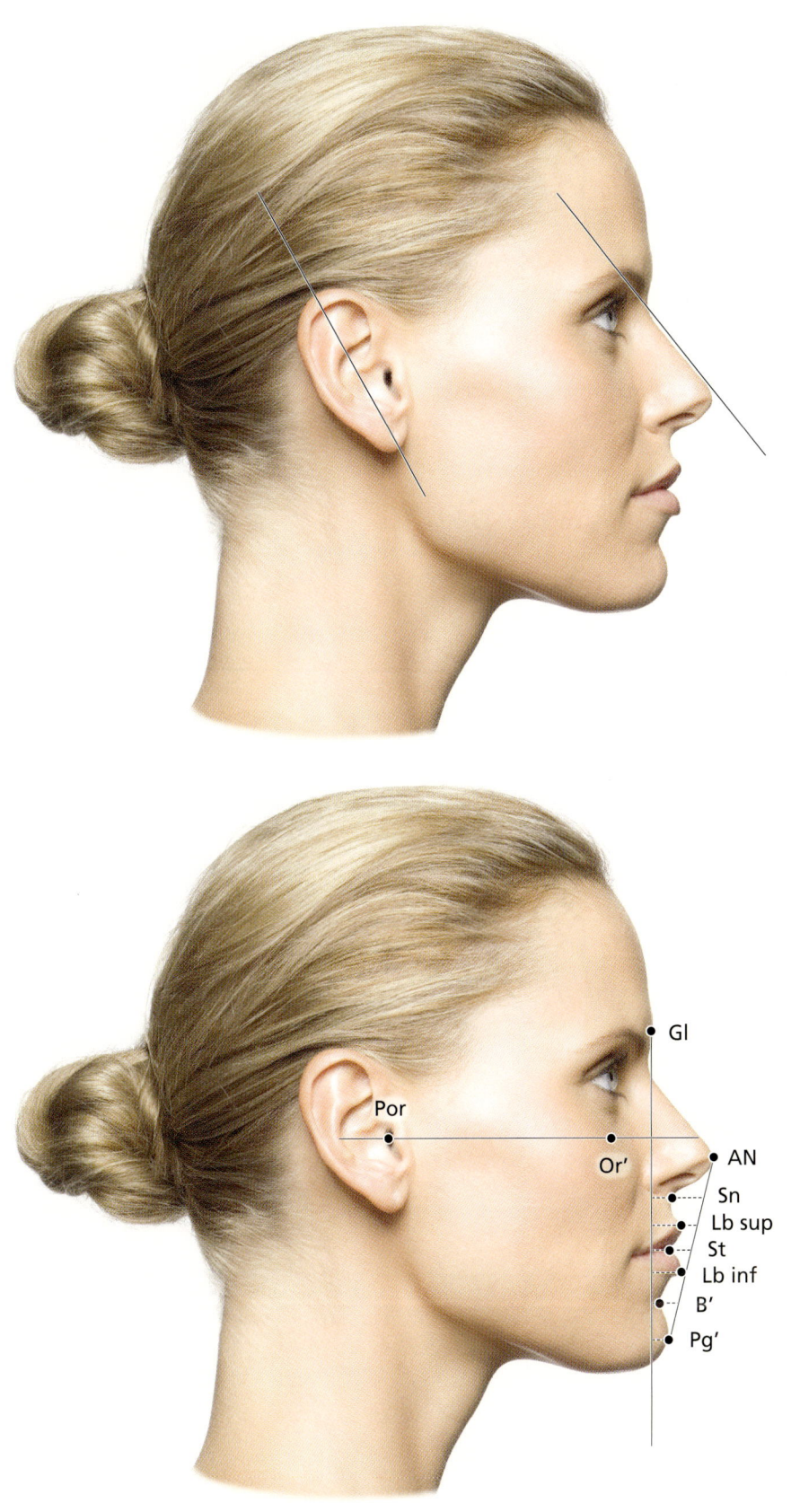

図1.14, 1.15 側方観の距離計測.

P8参照

顔

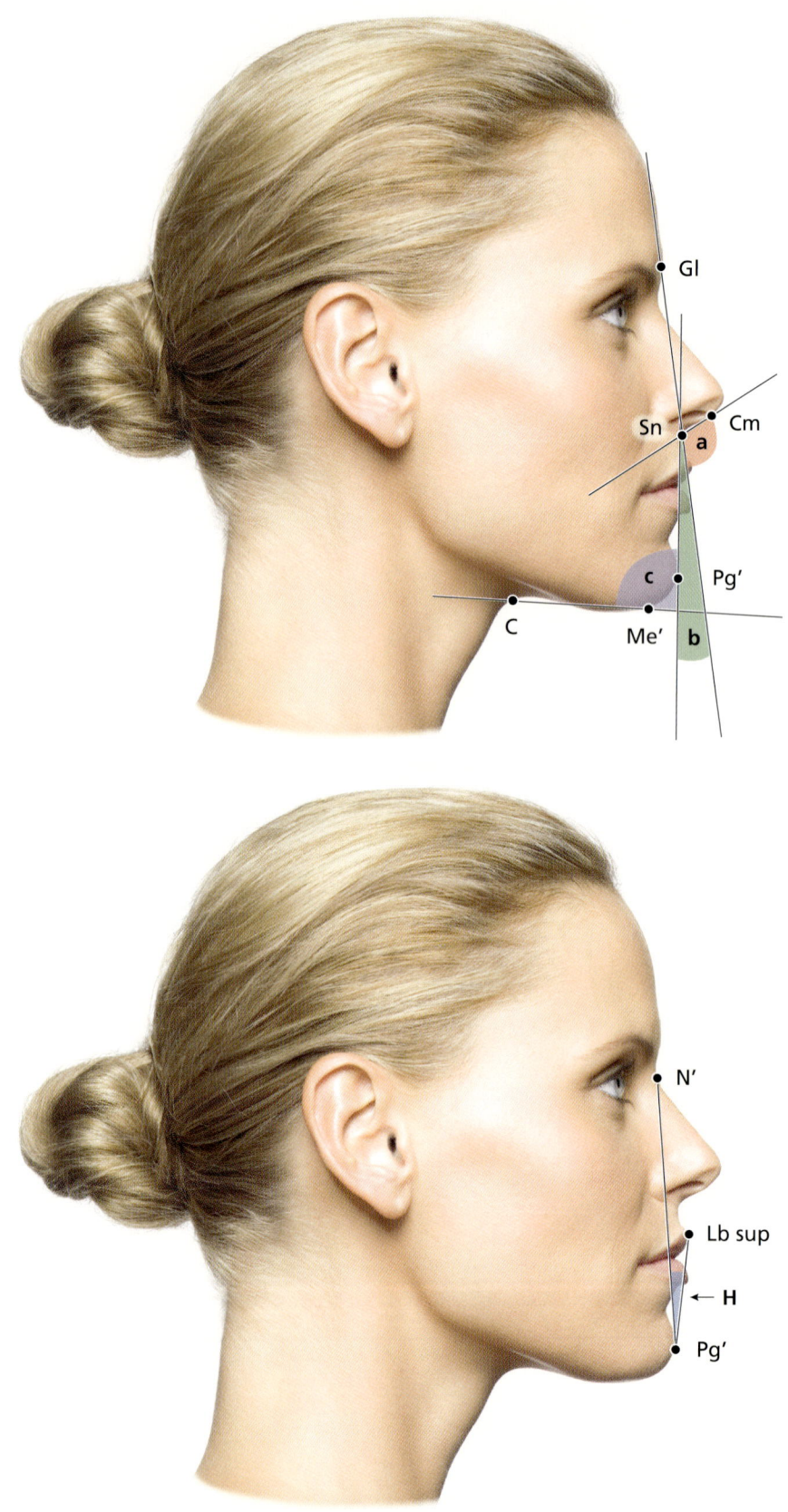

図1.16 側方観の角度計測.
図1.17 Holdaway（H）角.

P8参照

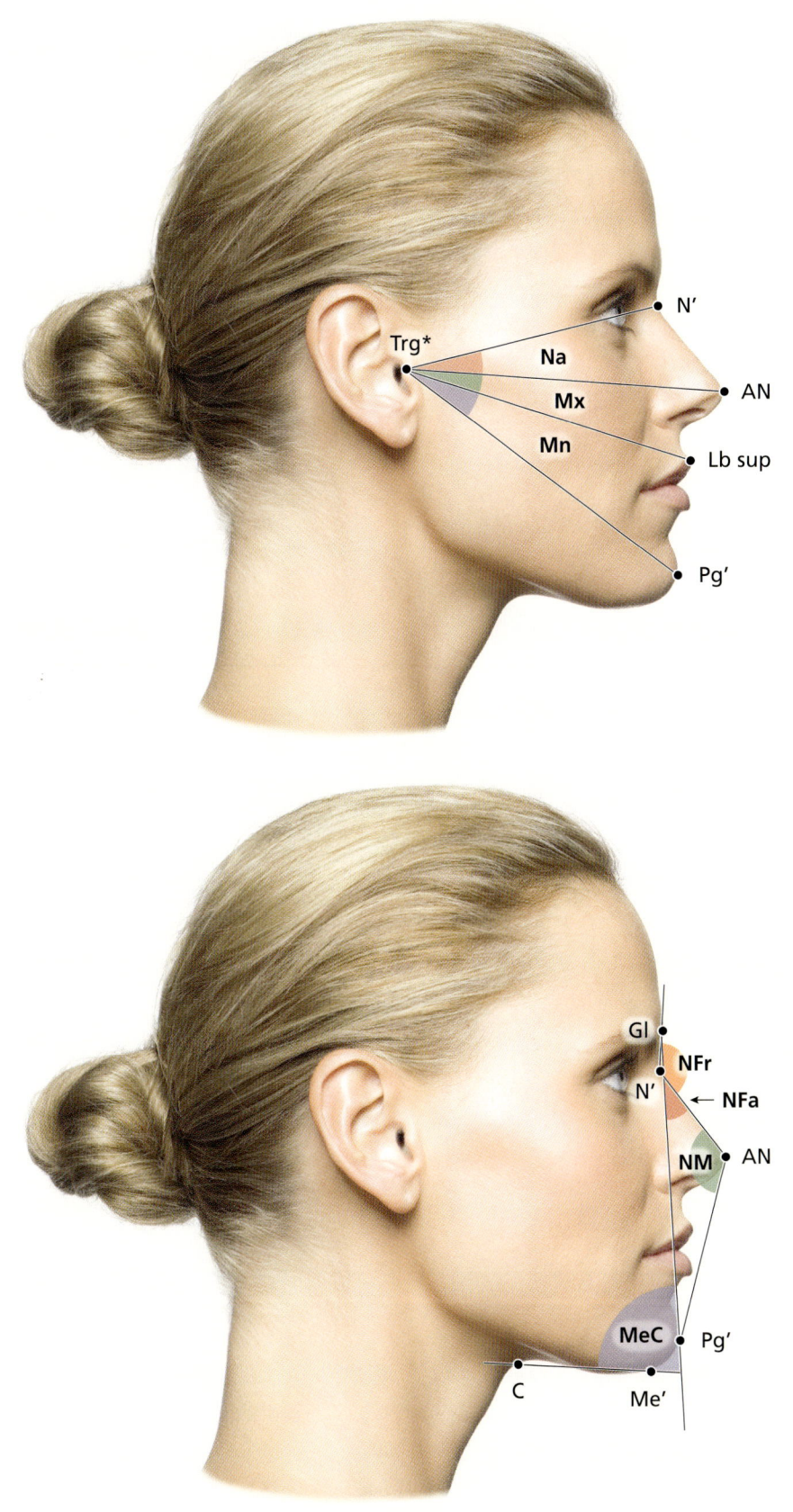

図1.18 Peck H.とPeck S.による三角形の角度.
図1.19 PowellとHumphreysによる審美角.

P8参照

顔

■ 図1.20 A. M. Schwarz による写真撮影法は上顔面と下顔面の関係を見るのに役立つ．この方法では側面写真と正面写真が図1.20のように配置され，耳珠点(Trg)と眼窩下点(Or')が共通の水平線上にそろえてある．眉間(Gl)と，眼窩下点(Or')から垂線を引く．矢状面での上顎の位置の診断は眉間の垂線(b)に対する鼻下点(Sn)の位置を考慮して決められ，前方にあれば「前方位顔面」，後方にあれば「後方位顔面」であり，眉間垂線上にあれば「平均顔貌」であるとする．

下顎の位置も軟組織オトガイ点(Pg')との関連で診断する．Pg'が2つの垂直線(a)と(b)の間に位置している場合は，顔が「ストレート」であるといえる．Pg'が眼窩垂直線に近いか，あるいはそれを超えている場合，「後方位顔面」であるとし，Pg'が眉間垂直線(b)に近いか，あるいはそれを超えている場合，「前方位顔面」とする．

側貌での顎の位置もこの垂直線aとb間にある．本書のモデルでは上顎の参照点(Sn)下顎の参照点(Pg')ともに眉間垂直線(b)より明らかに前方に存在している．これでは顎前突症の顔貌であるとされ，前述の評価法では"前方位顔面，前方へ傾斜"と評価されるに違いない．にもかかわらず，われわれのモデルは疑いなく審美的に完璧であると評価できる．

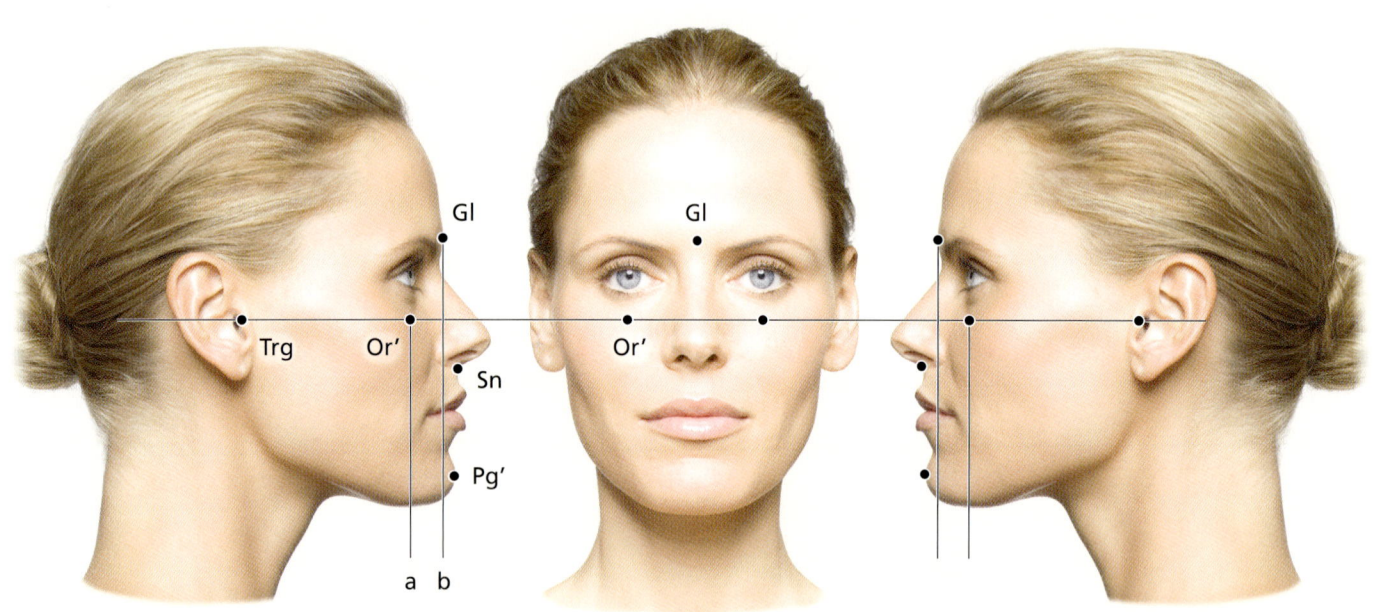

図1.20 Schwarzによる写真解析． 左記参照

■ 図1.21 前方観上の頭蓋骨と軟部組織の通常の計測点．

SOr： 眼窩上点
Or： オルビターレ眼窩点（左右の眼窩骨縁最下点の中点）
N： ナジオン，鼻点（前頭鼻骨縫合の最前点）
Mx： 上顎点（上顎頬骨移行部の臼歯部で触診できる最深点）
Md： 下顎点（下顎臼歯部の歯槽突起で触診できる最深部）
Go： ゴニオン（下顎角点）
Go'： 軟組織上下顎角点
M： 乳様突起
Me： メントン（オトガイ点）（正中でのオトガイ突出点）
Mer： 右メントン（下顎下縁のオトガイの右側方最遠位点）
Mel： 左メントン（下顎下縁のオトガイの左側方最遠位点）
Me'： 軟組織上のオトガイ点

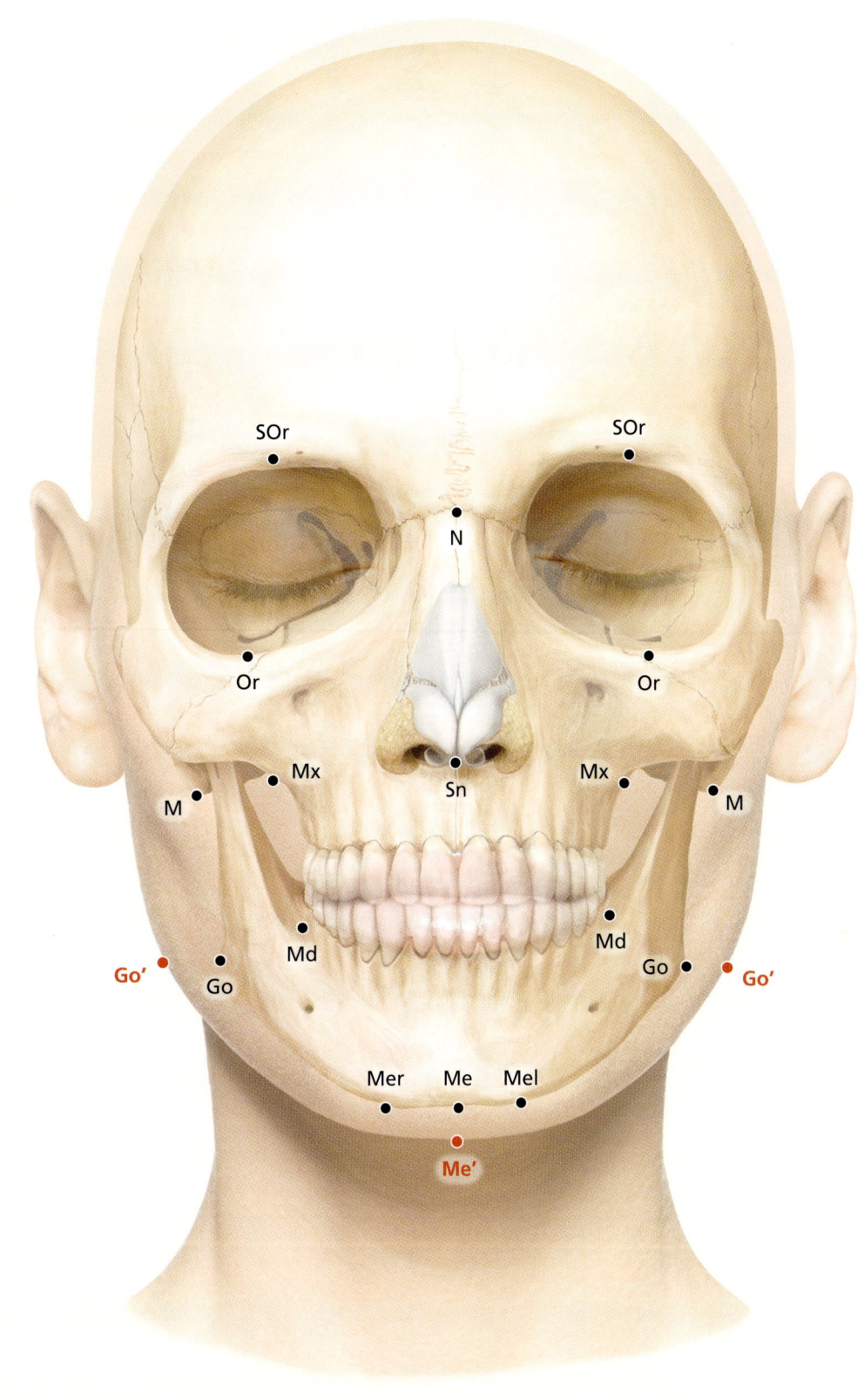

図1.21　前方観での頭蓋骨と軟部組織の通常の計測点.

顔

■ 図1.22 側方観での頭蓋骨と軟部組織の通常の計測点.

Gl： 眉間（Glabella）
Gl'： 軟組織眉間
N： ナジオン（鼻前頭縫合上の最前方点）
N'： 軟組織ナジオン（鼻根の最深点）
Or： 眼窩点
Spa： 前鼻棘点（ANS）
Spp： 後鼻棘（Spp, PNS）
AN： 鼻尖点（鼻尖, Pronasion, Pronasale, Prn）
Sn： 鼻下点
A： 上顎歯槽突起最深点
B： 下顎歯槽突起最深点
B'： 軟組織B点（オトガイ唇溝最深点）
Gn： ゴニオン, 下顎骨最前方点
Gn'： 軟組織下顎最前方点
Me： メントン, 下顎骨最尾側点（下顎骨最下点）
Me'： 軟組織メントン（軟組織下顎縁の最尾側点）
C： 頸点（顎下の外形が頸に移行する点）
Ar： 関節点（Articulare, 下顎枝後縁と外頭蓋底の交点）
Co： コンディリオン（下顎頭の中点）
Por： ポリオン（外耳道開口〔縁の最上点〕）
S： セラ（下垂体窩の中点, 側頭骨鱗部に隠れている）

これは, 顎矯正のためのセファリメトリーで把握できる非常に多様な計測点のうちのごく一部である. さらに詳細な計測点は, 2章（眼）, 3章（鼻）に示してある.

日本で一般的に使われるものと定義の異なるものがある.

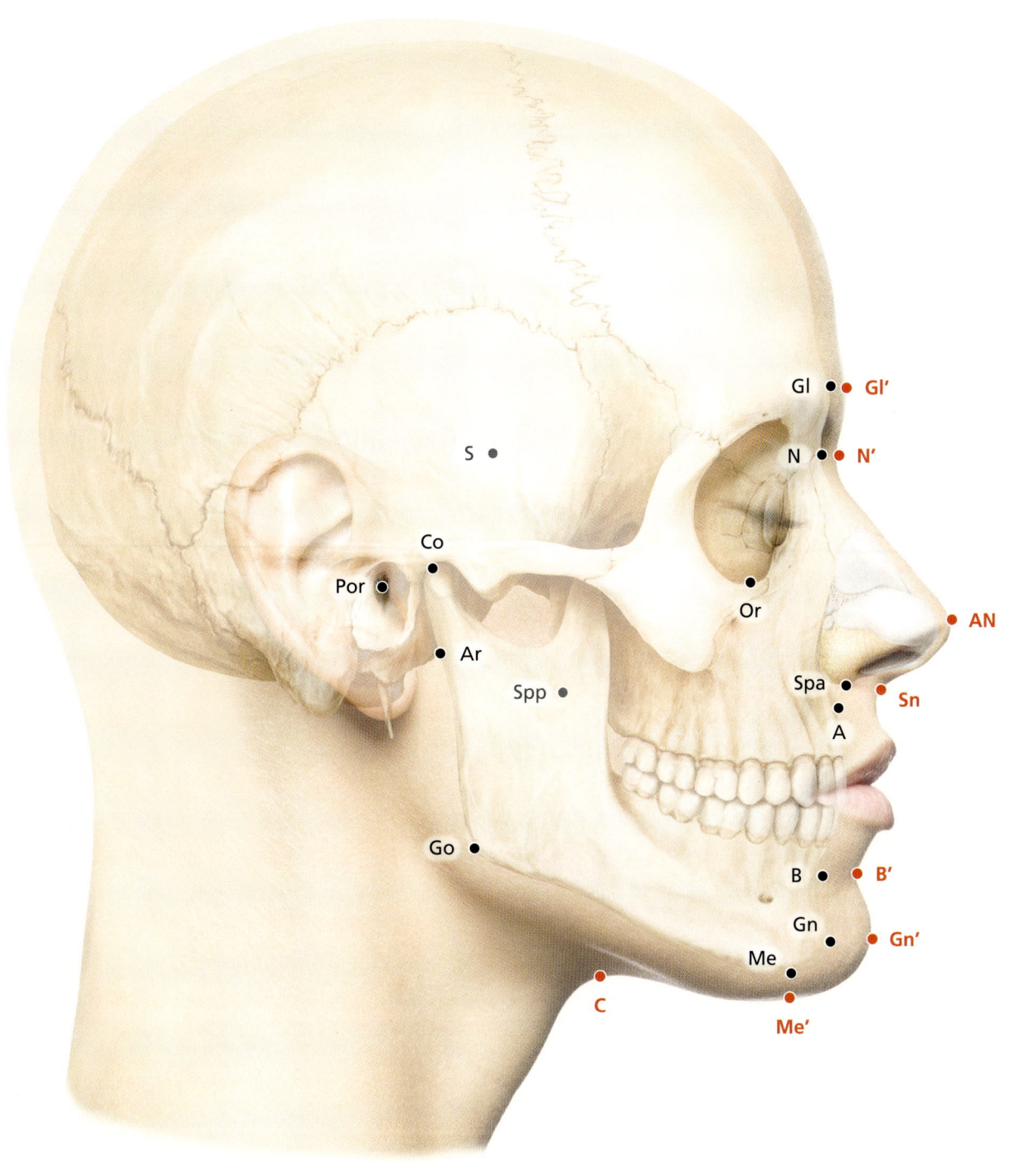

図1.22　側方観での頭蓋骨と軟部組織の通常の計測点．

1.2 顔の前方観

1.2.1 顔の前方観の脂肪区画

皮下脂肪，深部脂肪層と隣接した筋肉との関係を以下に記す．

■ **図1.23** 顔の前方観．

■ **図1.24** 顔の皮膚（真皮）Cutis を切除し，浅層の皮下脂肪の分布が見えるようにしてある．
顔全体は個人により厚さの異なる皮下の脂肪層で覆われている．眼輪筋にはごく薄い結合織層のみが付き，皮下脂肪はほとんどないか，あるいはごくわずかしか存在しない．

■ **図1.25** 皮下脂肪は結合織の隔壁で隔てられて，区画に分割されており，その脂肪の詰まり具合は年齢や個人により異なっている．右顔面は皮膚の隔壁の走行を図示し，左顔面は区分を色分けして，脂肪層が投影してある．

■ **図1.26** 右顔面には，皮下脂肪層浅層を露出してある．前頭部では通常かなり薄いものである．眼輪筋 M.orbicularis oculi はその周辺部（眼窩部 Pars orbitalis）のみ脂肪で覆われており，中央の部分（眼瞼部 Pars palpebralis）は通常脂肪層はない．眼瞼の皮膚は体中でもっとも薄く，ほとんど脂肪を持たない．頬部では皮下脂肪の厚さはきわめてさまざまである．口の周囲では脂肪層は非常に薄く，場所によっては存在しない．個々別々で，場所により異なった脂肪小葉がごく繊細に織り込まれるような構造で結合織の中の至る所にある．
皮下の浅層の脂肪層は皮膚と表在性筋−腱膜システム（SMAS：superficial musculo-aponeurotic system）の結合織の隔壁で分けられている．SMASは表情筋を覆って皮膚に連接することで，顔に表情を作り出すことを可能にする．

この，筋−腱膜システムは"偽の"付着[*1]と呼ばれ，筋から皮膚の結合織構造，あるいは筋から筋をつないでいるものである．ほかに深部で骨に入り込む結合織線維による結合もあり，これは"真の"付着と呼ばれる．
脂肪区画はその詰まり具合によって顔に起伏を与える．左顔面は，前頭筋 M.frontalis，眼輪筋 M.orbicularis oculi および口唇周囲の表情筋を露出させるように，浅層の脂肪層とSMASの大半を除いて示した．見えるのはBichat[*2]の頬脂肪体の側頭部分，眉間脂肪体，眼輪筋後脂肪（ROOF, retroorbicularis oculi fat）および眼輪筋下脂肪（SOOF, suborbicularis oculi fat）の一部である．

■ **図1.27** 右顔面では，広頚筋，笑筋，深部の頬脂肪体上の筋膜が除去されている．位置関係がよりよくわかるように，右側では大・小頬骨筋 Mm.zygomatici major et minor が残してある．左顔面ではさらに，眼輪筋下脂肪（SOOF）と眼輪筋後部脂肪（ROOF）がより見えやすくなるように，眼輪筋の周辺部が除去されている．さらに口角下制筋も除かれており，Bichatの頬脂肪体の咬筋突起が見える．

■ **図1.28** 左顔面にあるように頬脂肪深層を除去すると，頬脂肪体（Bichatの頬脂肪体）が見えるようになる．頬脂肪体は咬筋 M.masseter と頬筋 M.buccinator に取り囲まれた，容積に大きく差のある腔所を満たしている．Bichatの頬脂肪体には前方突出部（咬筋突起）と側頭窩内突出部がある．さらに左側では眼輪筋が完全に取り去ってあり，眼輪筋後部脂肪（ROOF）がよりよくわかるようになっている．

[*1] Haltebänderは「制止靭帯」であるが，本書では「付着」と訳した．
[*2] Bichat：Marie F. X. Bichat（仏）1771-1802．

顔の前方観

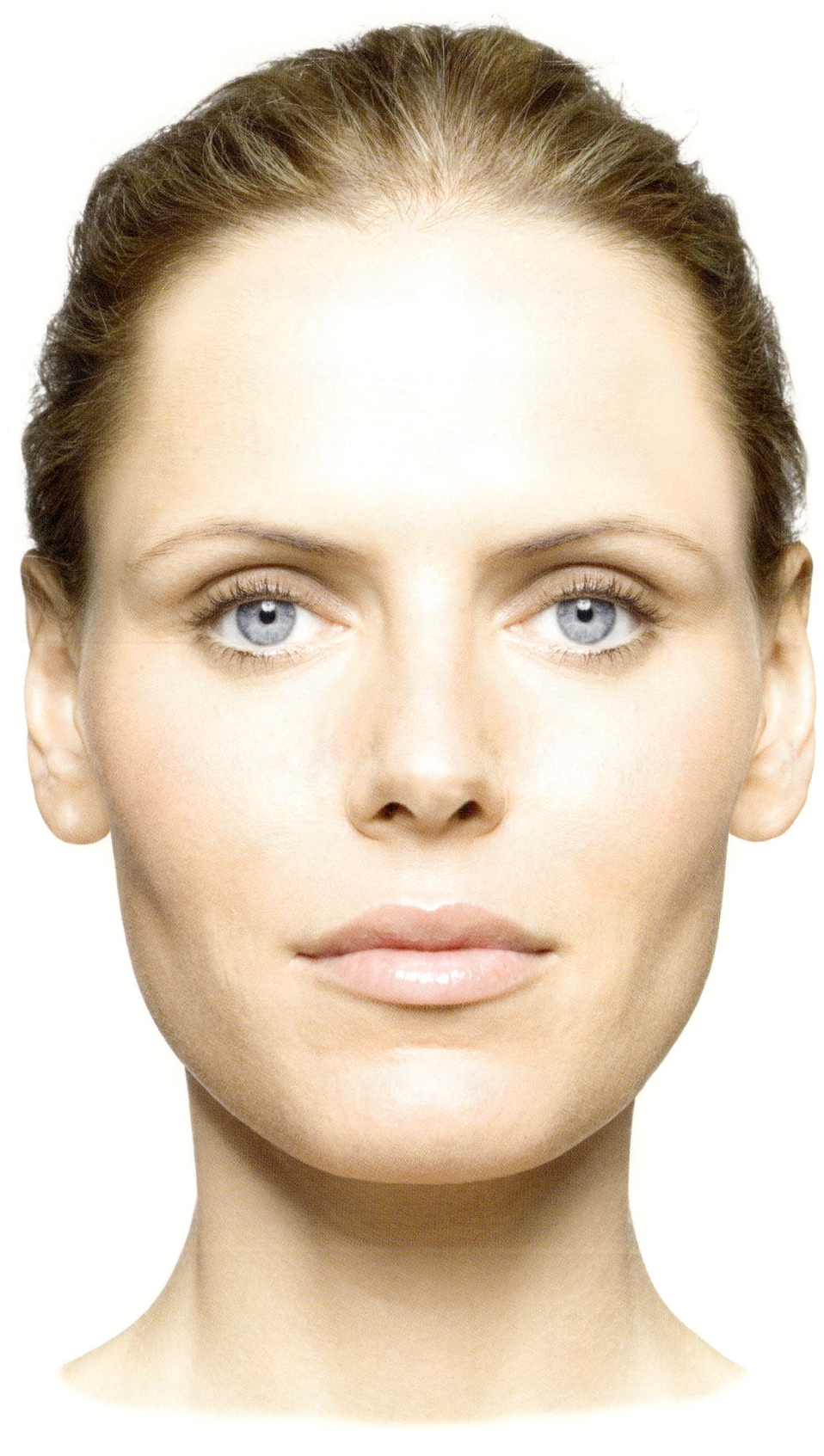

図1.23 顔の前方観. P18参照

顔

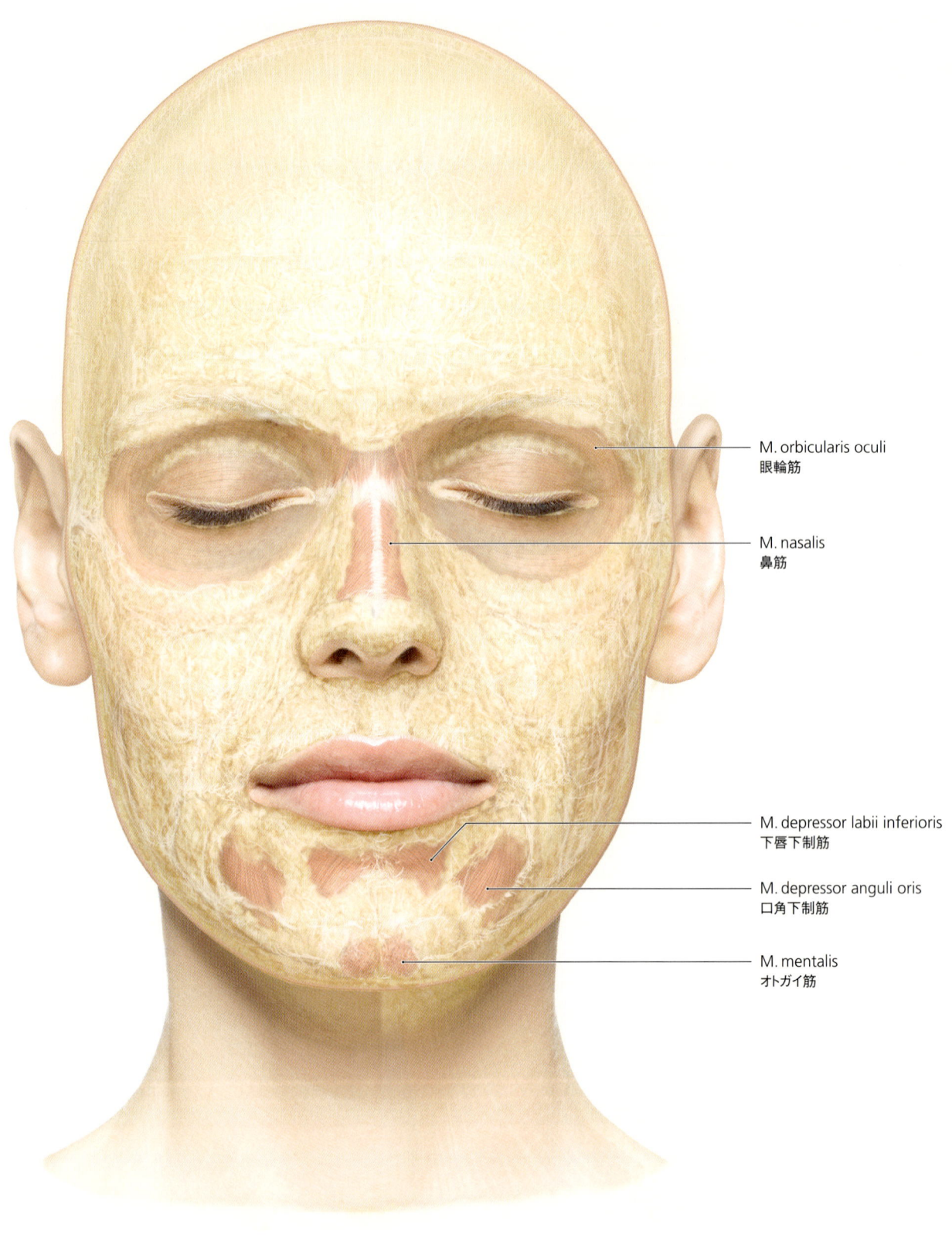

図 1.24　皮下脂肪層．

M. orbicularis oculi
眼輪筋

M. nasalis
鼻筋

M. depressor labii inferioris
下唇下制筋

M. depressor anguli oris
口角下制筋

M. mentalis
オトガイ筋

P18参照

顔の前方観

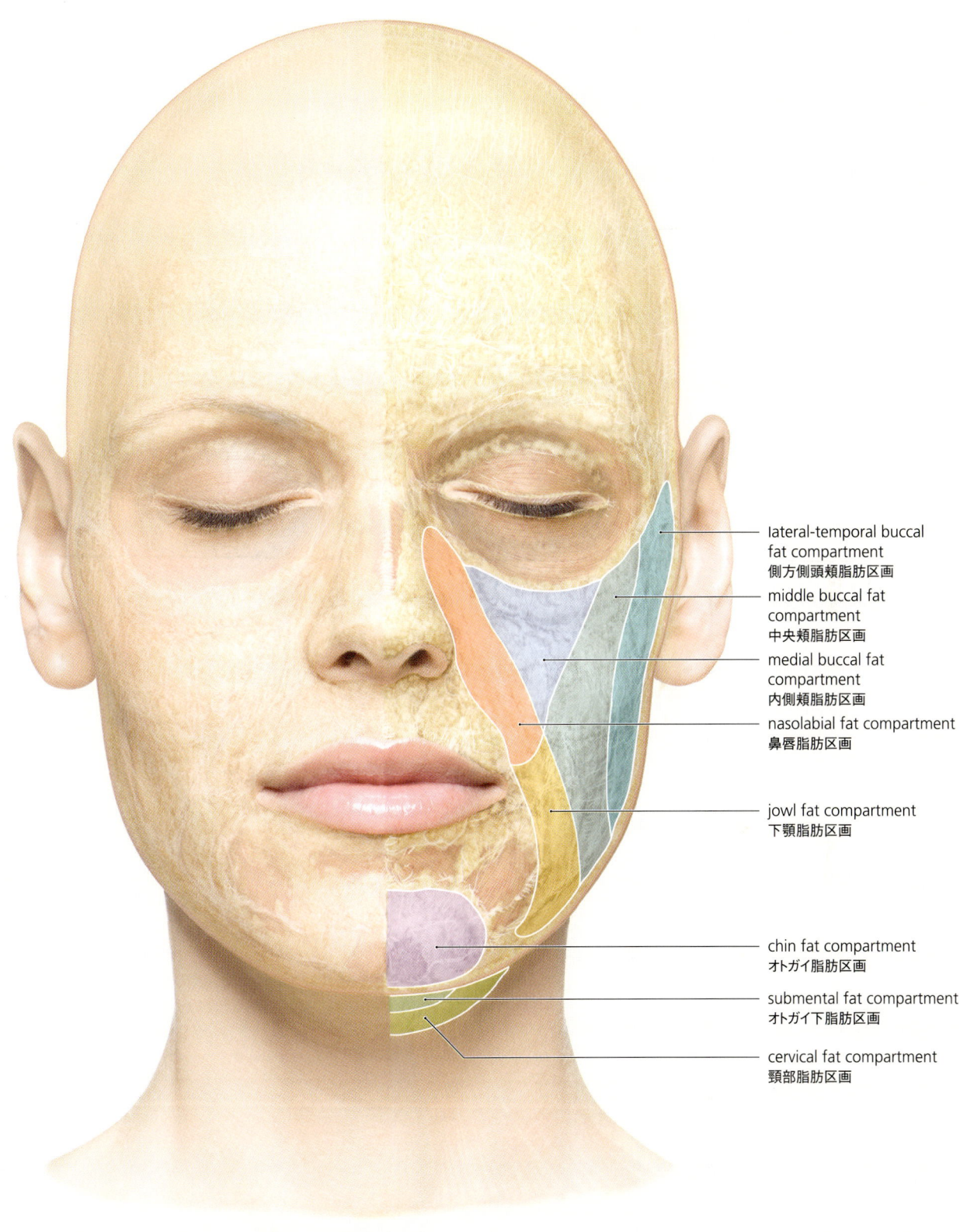

図1.25　皮下脂肪の区画．

P18参照

顔

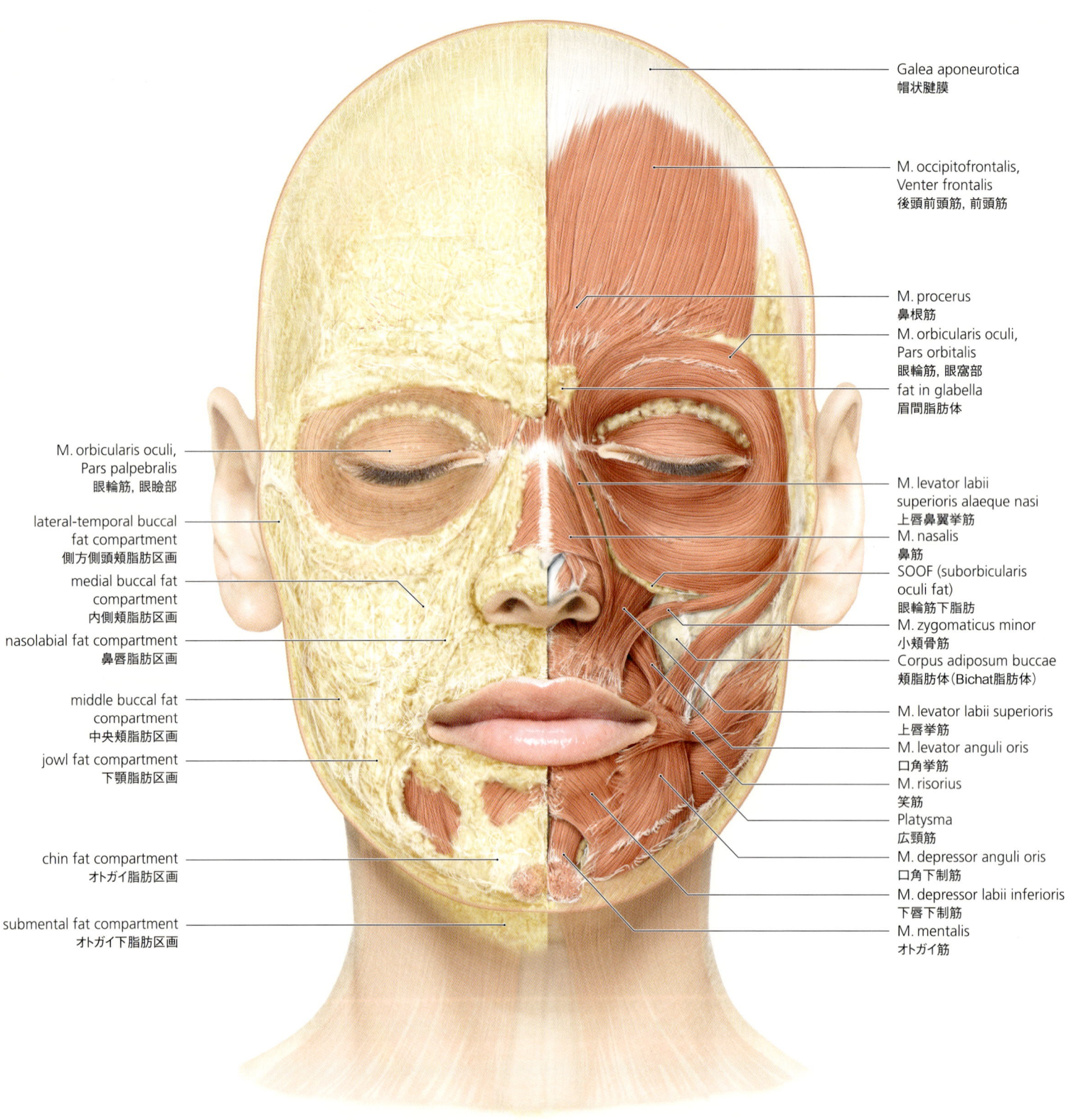

図1.26　右顔面：皮下脂肪層．
　　　　左顔面：皮下脂肪層除去後．

P18参照

顔の前方観

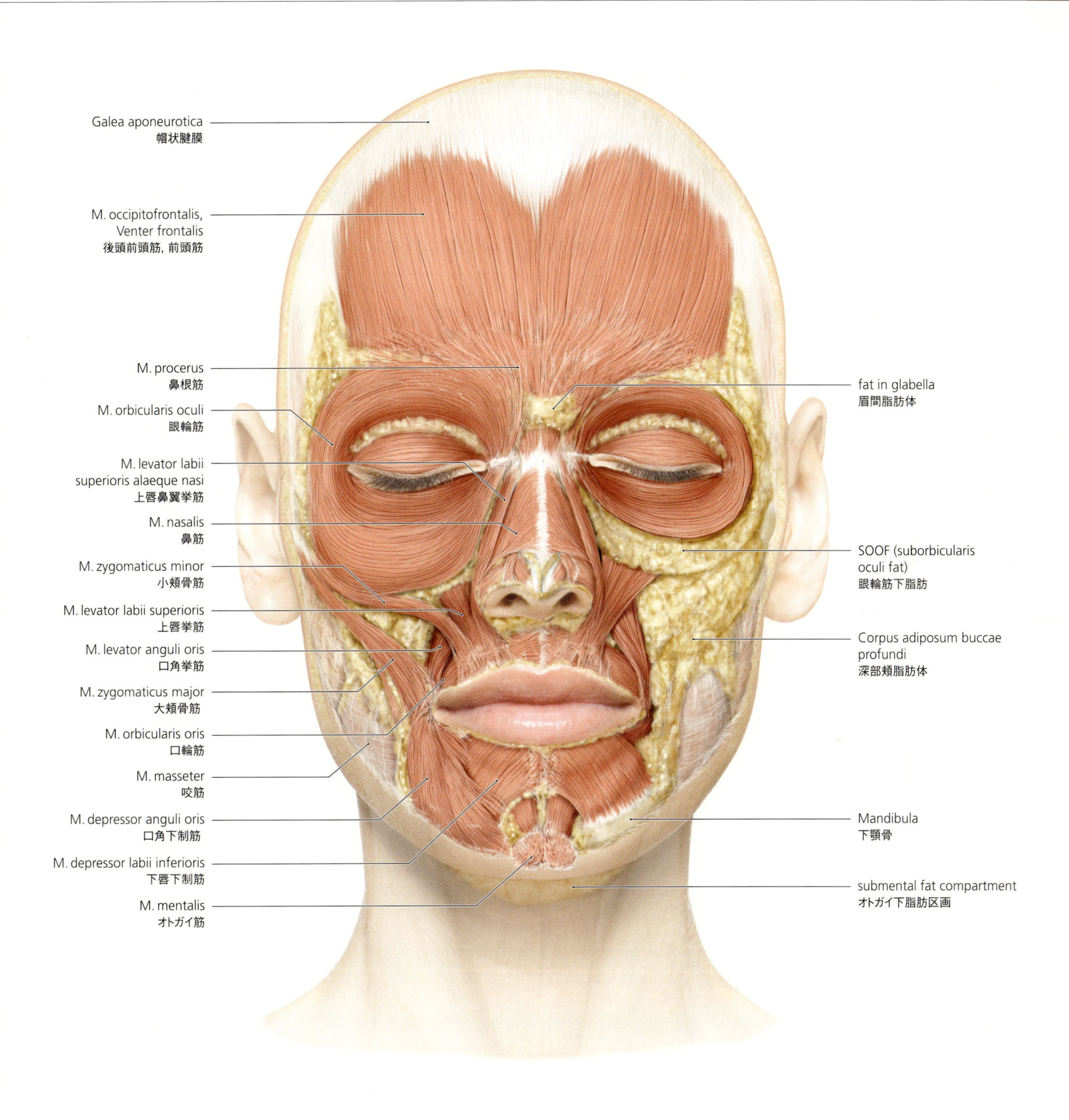

図1.27 右顔面：皮下脂肪層を除去し，頬脂肪（体）を明示してある．
左顔面：SOOF（一部分）および頬脂肪（体）を明示してある．

P18参照

Galea aponeurotica 帽状腱膜
M. occipitofrontalis, Venter frontalis 後頭前頭筋，前頭筋
M. procerus 鼻根筋
M. orbicularis oculi 眼輪筋
M. levator labii superioris alaeque nasi 上唇鼻翼挙筋
M. nasalis 鼻筋
M. zygomaticus minor 小頬骨筋
M. levator labii superioris 上唇挙筋
M. levator anguli oris 口角挙筋
M. zygomaticus major 大頬骨筋
M. orbicularis oris 口輪筋
M. masseter 咬筋
M. depressor anguli oris 口角下制筋
M. depressor labii inferioris 下唇下制筋
M. mentalis オトガイ筋

fat in glabella 眉間脂肪体
SOOF (suborbicularis oculi fat) 眼輪筋下脂肪
Corpus adiposum buccae profundi 深部頬脂肪体
Mandibula 下顎骨
submental fat compartment オトガイ下脂肪区画

顔

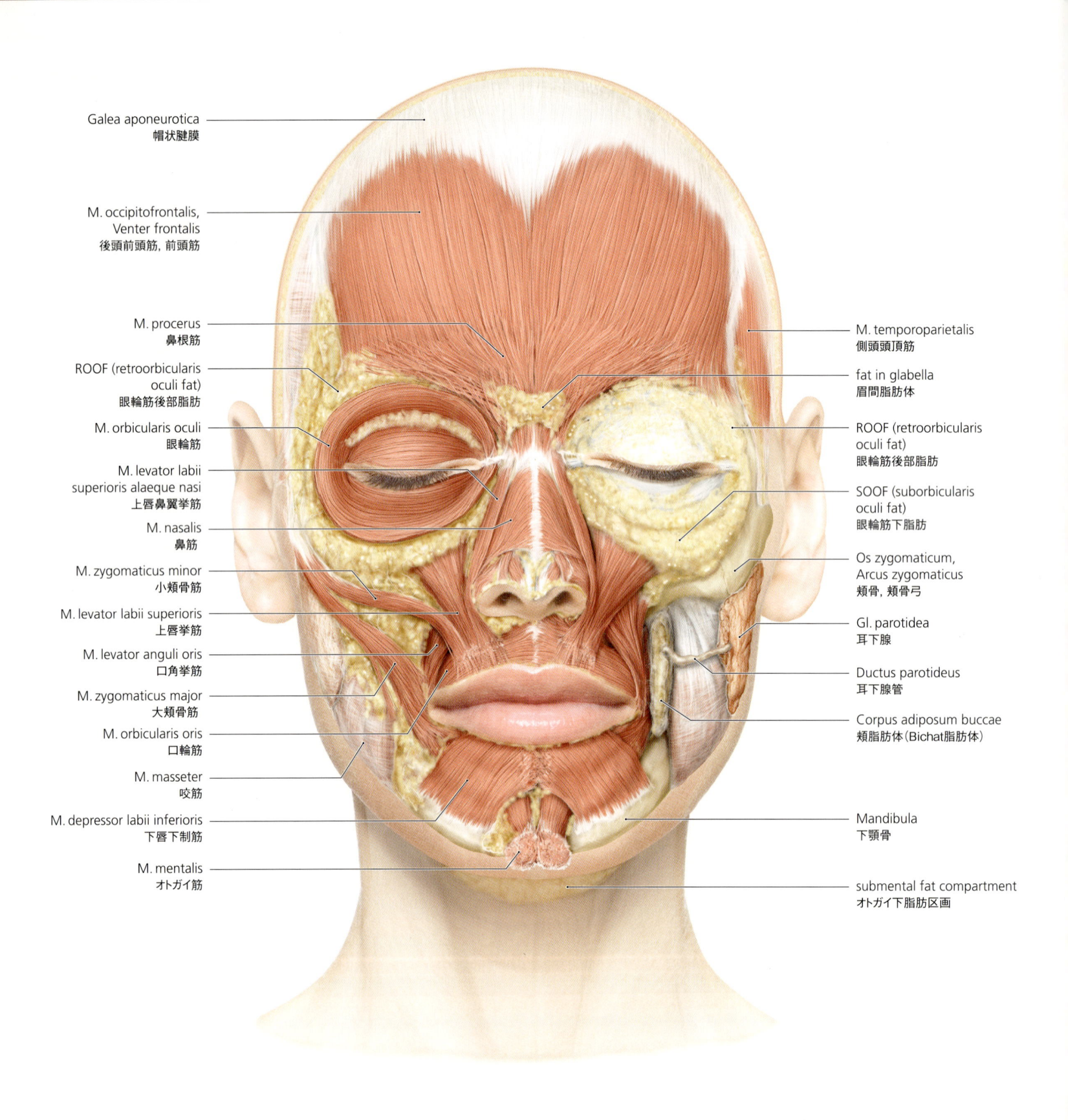

図1.28　右顔面：皮下脂肪層を除去し，頬脂肪（体）を明示してある．
　　　　左顔面：眼輪筋を除去し，ROOFとSOOF，およびBichatの頬脂肪体を明示してある．

P18参照

1.2.2 顔の前方観の筋

脂肪区画と顔の筋肉の関係はこれまでの図に示した．以下の図は顔の筋を主に描いていくので，介在する脂肪層を省き，ここでは，もう一度，表層筋の図から始める．

■ **図1.29** 左顔面では，顔の表層の表情筋を示す．後頭前頭筋 M. occipitofrontalis（ここで見えるのは前頭筋）と，連続する強固な帽状腱膜 Galea aponeurotica が描かれている．眉毛下制筋 M. depressor supercilii の筋線維は眉間から出て眉毛部に及ぶ．この筋の線維の一部は眼輪筋にも移行する．
眉間部では鼻根筋 M. procerus に重なり，その下層の後頭前頭筋の筋線維走行と入り交じる．軟骨性の外鼻骨格は鼻筋 M. nasalis, 前鼻孔開大筋 M. dilatator nasi anterior[*1]と大・小鼻孔圧迫筋 Mm. compressores narium major et minor[*2]で覆われている．眼輪筋と鼻の間には，幅は狭いが長い上唇鼻翼挙筋がある．口輪筋 M. orbicularis oris は下唇部では口角下制筋 M. depressor anguli oris, 下唇下制筋 M. depressor labii inferioris で完全に覆われている．
上唇では上唇鼻翼挙筋 M. levator labii superioris alaeque nasi, 上唇挙筋 M. levator labii superioris および小頬骨筋 M. zygomatici minor の一部が口輪筋を覆っている．口角へは大頬骨筋 M. zygomaticus major と，水平に走行する笑筋 M. risorius が進入している．さらに後方では下顎下縁を超えてきた広頸筋 Platysma の延長に続いていくし，オトガイについてはオトガイ筋 M. mentalis が際立っている．深部の頬部の筋と側頭部の広い範囲はしっかりした筋膜で覆われている．

■ **図1.30** 広頸筋，笑筋と頬部深部の筋膜を除くと，すぐに耳下腺 Gl. parotidea とその排泄管（耳下腺管）が咬筋と頬脂肪体 Corpus adiposum buccae（Bichatの頬脂肪体）とともに見える．

■ **図1.31** 左顔面にあるように，眼輪筋 M. orbicularis oculi の外周部分を除去すると，口角挙筋 M. levator anguli oris の上顎への付着が見える．さらに大・小頬骨筋に加えて口角下制筋も除いてあり，咬筋上を走る耳下腺管 Ductus parotideus の走行が見え，下顎の一部も見える．

■ **図1.32** 左顔面では眉毛下制筋が除いてあり，皺眉筋 M. corrugator supercilii の一部が見える．この筋は大部分が後頭前頭筋の前頭筋の下を走るが，一部の線維は前頭筋に入り交じる．眼輪筋を完全に除くと眼窩隔膜 Septum orbitale が露出する．その尾側縁で上唇挙筋を挙上するとすぐに眼窩下孔 Foramen infraorbitale が見え，口角挙筋 M. levator anguli oris の全体の走行が見えるようになる．下唇下制筋を除くと下唇の口輪筋が見える．耳下腺とそれを包む筋膜が除いてある．

■ **図1.33** 側頭筋膜 Fascia temporalis を取り除くと側頭筋 M. temporalis が見える（左顔面）．さらには頬脂肪体 Corpus adiposum buccae（Bichatの頬脂肪体）の側頭部への突起が露出する．下唇とオトガイ部では口輪筋の一部と下唇下制筋の下半部とオトガイ筋の上半部が走る．

■ **図1.34** 前頭筋 M. frontalis のさらに下には皺眉筋 M. corrugator supercilii が走るが，この筋の筋線維は最後には前頭筋に織り込まれて行き，皮下の結合織に付着する．同じく，前頭筋の上を走る鼻根筋 M. procerus の一部も右顔面では残してある．左側では咬筋 M. masseter の筋膜は除去してある．咬筋の前縁では耳下腺管 Ductus parotideus が頬脂肪体（Bichatの頬脂肪体）と頬筋 M. buccinator を貫く．鼻筋は左顔面では除いてあり，外側鼻軟骨 Cartilago nasi lateralis が見える．

■ **図1.35** 右顔面では皺眉筋の表層にある鼻根筋が残っている．口周囲に放射状に並ぶすべての筋は，この右顔面で見える口角挙筋 M. levator anguli oris のように，口輪筋 M. orbicularis oris とつながっている．

■ **図1.36** 口輪筋と頬筋 M. buccinator は口腔がもつ筋機能の単位を形成する．口輪筋線維は口裂を円周状に取り巻くだけでなく，放射状にも広がり，一部分は頬筋につながる．

■ **図1.37** 口腔前庭は頬筋が上下顎をつなぐことで形成され，頬筋が境界になる．

■ **図1.38** 右顔面では頬筋と歯肉は残してある．

[*1] TAJでは Pars alaris m. nasales, 鼻筋の鼻翼部という．
[*2] TAJでは Pars transversa m. nasalis, 鼻筋の横部という．

顔

Galea aponeurotica	帽状腱膜
M. occipitofrontalis, Venter frontalis	後頭前頭筋, 前頭筋
M. procerus	鼻根筋
M. depressor supercilii	眉毛下制筋
M. orbicularis oculi	眼輪筋
M. levator labii superioris alaeque nasi	上唇鼻翼挙筋
M. nasalis	鼻筋
M. levator labii superioris	上唇挙筋
M. zygomaticus minor	小頬骨筋
M. zygomaticus major	大頬骨筋
M. levator anguli oris	口角挙筋
M. orbicularis oris	口輪筋
M. risorius	笑筋
Platysma	広頸筋
M. depressor anguli oris	口角下制筋
M. depressor labii inferioris	下唇下制筋
M. mentalis	オトガイ筋
Platysma	広頸筋

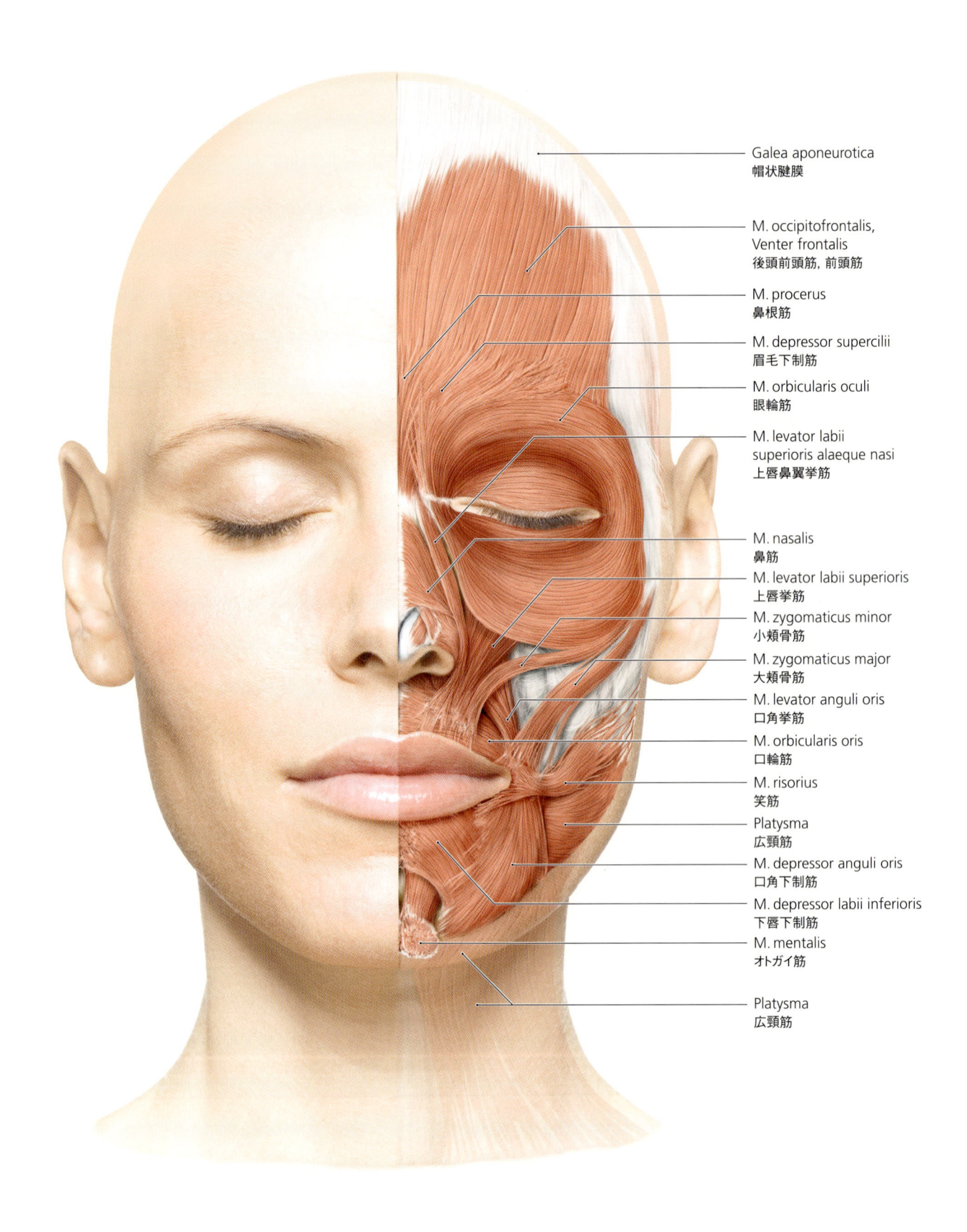

図1.29　左顔面：表情筋を明示してある．　　　　P25参照

顔の前方観

- Galea aponeurotica 帽状腱膜
- M. occipitofrontalis, Venter frontalis 後頭前頭筋, 前頭筋
- M. temporalis 側頭筋
- M. procerus 鼻根筋
- M. depressor supercilii 眉毛下制筋
- M. orbicularis oculi 眼輪筋
- M. levator labii superioris alaeque nasi 上唇鼻翼挙筋
- M. nasalis 鼻筋
- M. zygomaticus minor 小頬骨筋
- M. levator labii superioris 上唇挙筋
- M. levator anguli oris 口角挙筋
- M. zygomaticus major 大頬骨筋
- M. orbicularis oris 口輪筋
- M. depressor anguli oris 口角下制筋
- M. depressor labii inferioris 下唇下制筋
- M. mentalis オトガイ筋

- Corpus adiposum buccae 頬脂肪体（Bichat脂肪体）
- Gl. parotidea 耳下腺
- Ductus parotideus 耳下腺管
- M. zygomaticus major 大頬骨筋
- M. masseter 咬筋

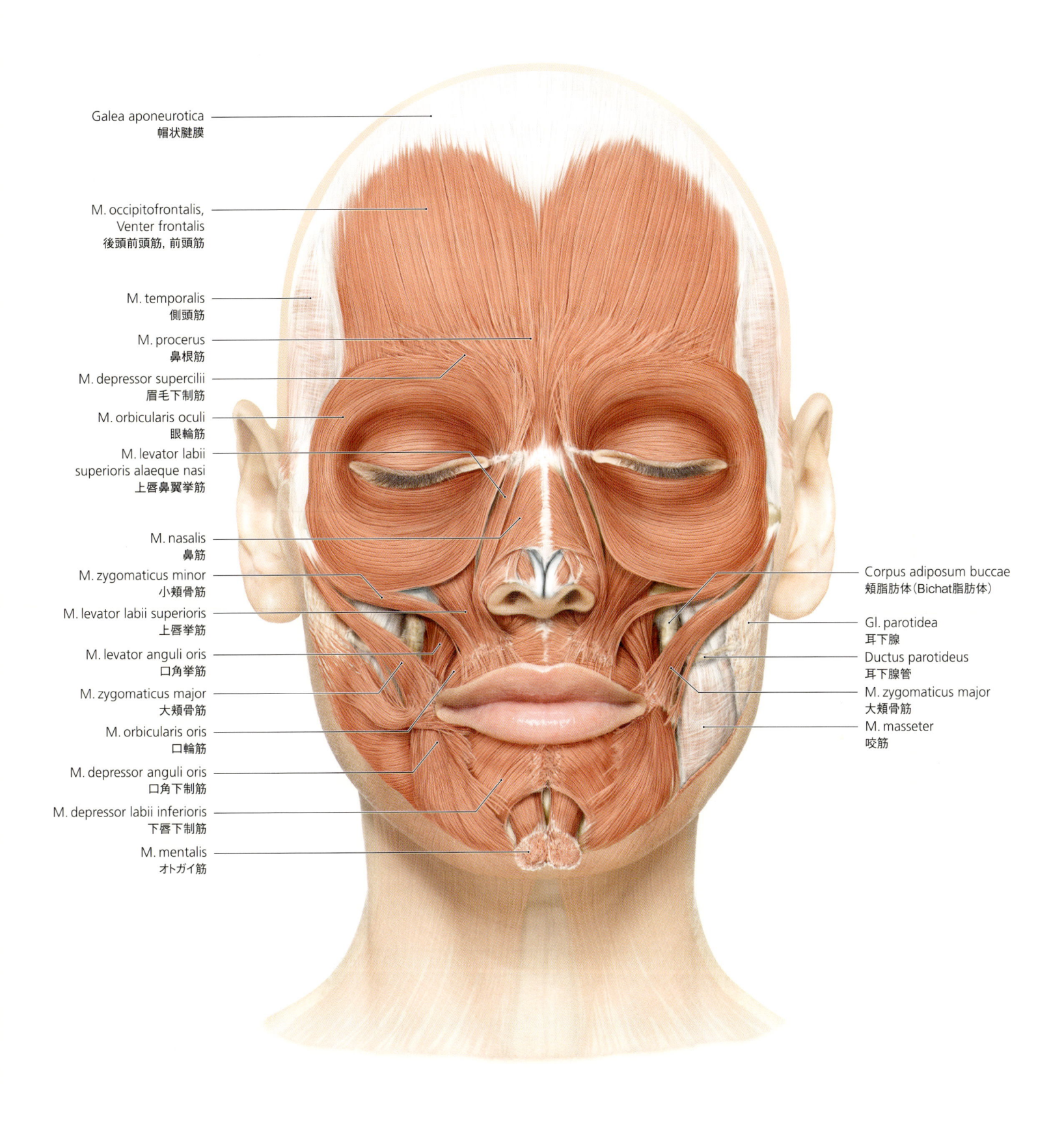

図1.30　右顔面：表情筋を明示してある.
　　　　左顔面：笑筋と広頸筋を除いてある.

P25参照

27

顔

Galea aponeurotica
帽状腱膜

M. occipitofrontalis, Venter frontalis
後頭前頭筋, 前頭筋

M. temporalis
側頭筋

M. procerus
鼻根筋

M. depressor supercilii
眉毛下制筋

M. orbicularis oculi
眼輪筋

M. levator labii superioris alaeque nasi
上唇鼻翼挙筋

M. nasalis
鼻筋

M. zygomaticus minor
小頬骨筋

M. levator labii superioris
上唇挙筋

M. levator anguli oris
口角挙筋

M. zygomaticus major
大頬骨筋

M. orbicularis oris
口輪筋

M. depressor anguli oris
口角下制筋

M. depressor labii inferioris
下唇下制筋

M. mentalis
オトガイ筋

Os zygomaticum, Arcus zygomaticus
頬骨, 頬骨弓

Maxilla
上顎骨

Gl. parotidea
耳下腺

Ductus parotideus
耳下腺管

Corpus adiposum buccae
頬脂肪体(Bichat脂肪体)

M. masseter
咬筋

Mandibula
下顎骨

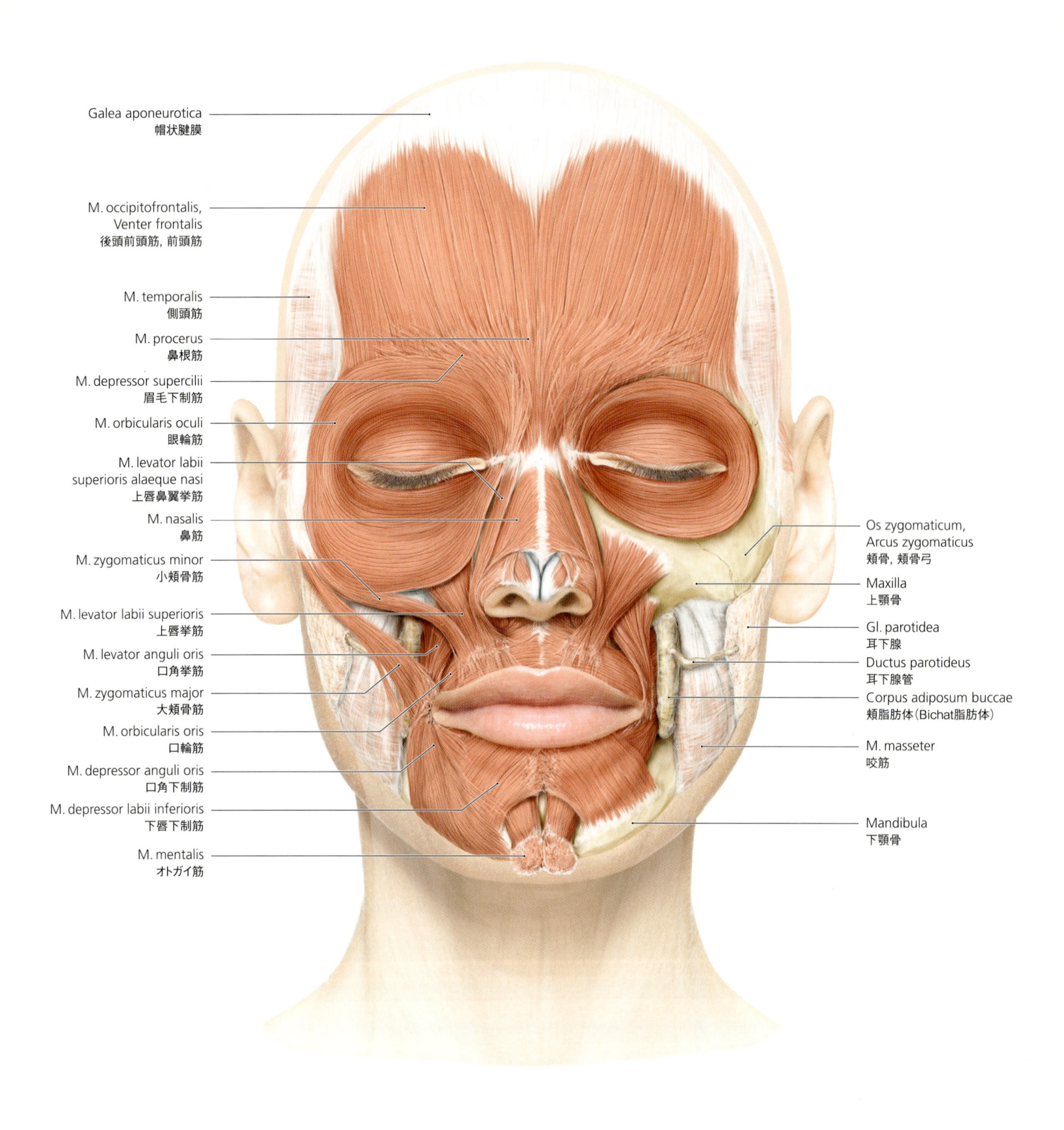

図1.31　右顔面：笑筋と広頸筋を除いてある．
　　　　左顔面：大頬骨筋, 小頬骨筋, 眼輪筋の辺縁部, 口角下制筋を除いてある．

P25参照

28

顔の前方観

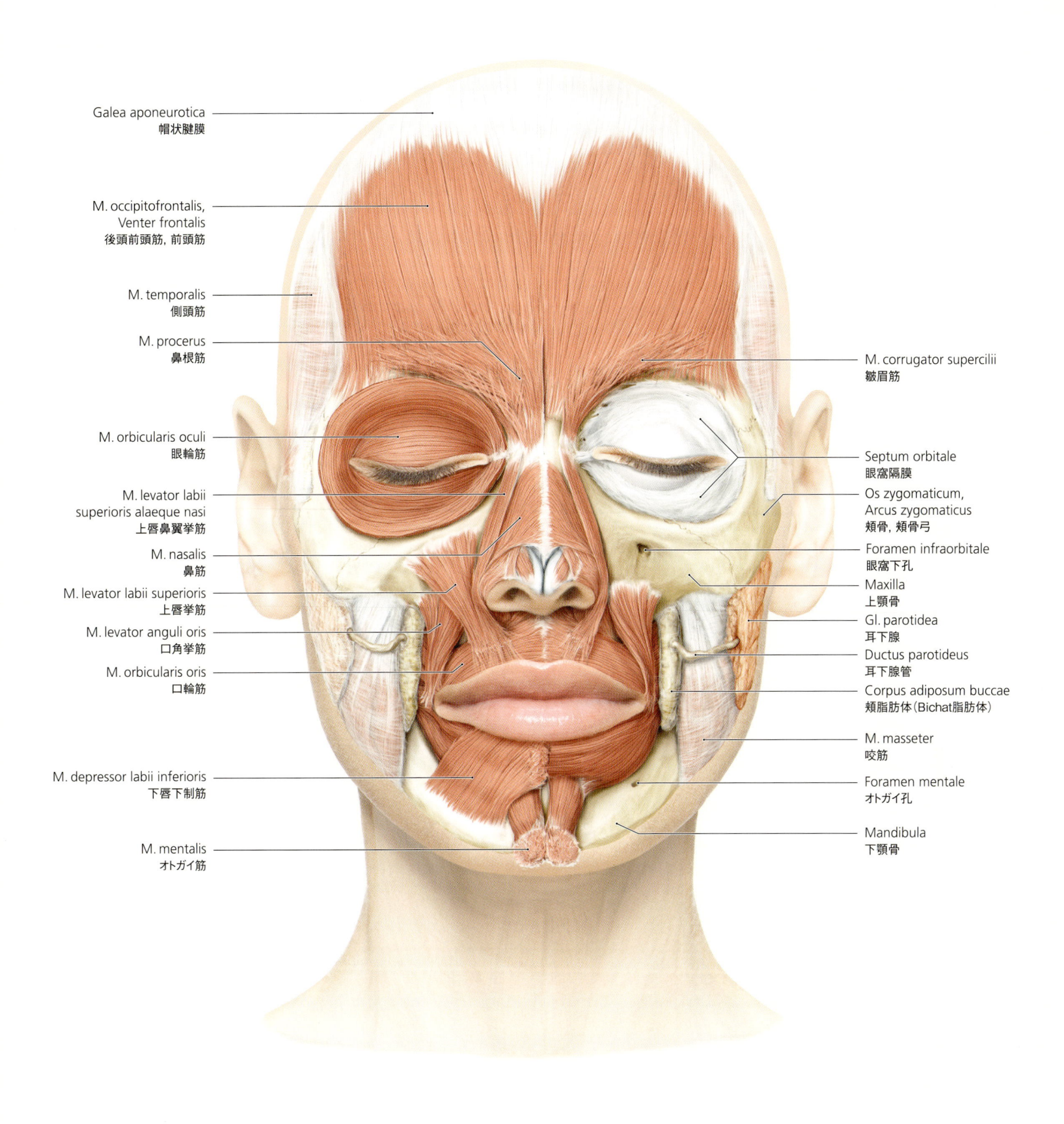

図1.32 左顔面：上唇挙筋, 下唇下制筋, 眼輪筋を除き, 耳下腺を明示してある.

P25参照

顔

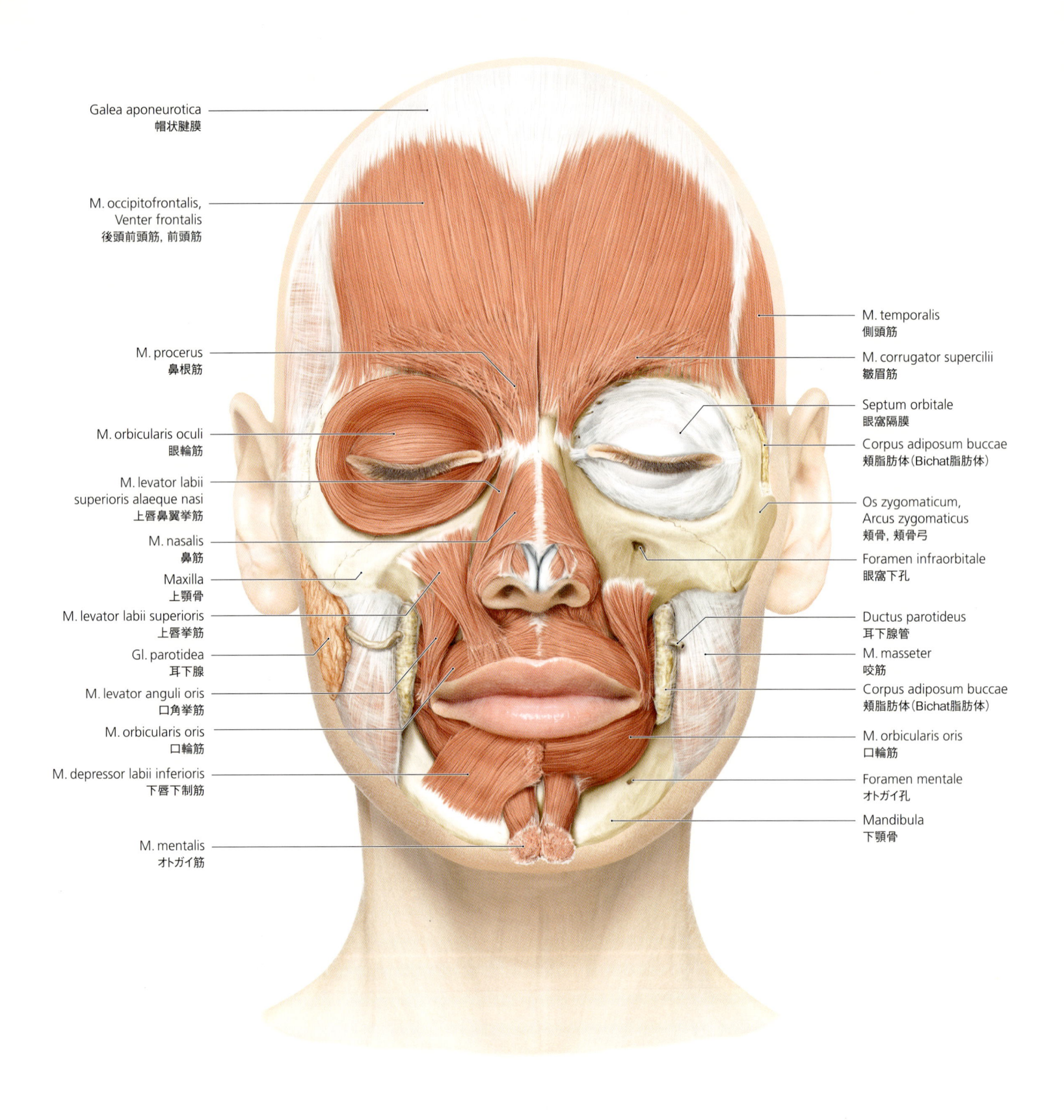

図1.33　左顔面：浅側頭筋膜と耳下腺を除いてある．　　P25参照

顔の前方観

- Galea aponeurotica 帽状腱膜
- M. occipitofrontalis, Venter frontalis 後頭前頭筋，前頭筋
- M. temporalis 側頭筋
- M. procerus 鼻根筋
- Septum orbitale 眼窩隔膜
- Os zygomaticum, Arcus zygomaticus 頬骨，頬骨弓
- M. nasalis 鼻筋
- Maxilla 上顎骨
- Foramen infraorbitale 眼窩下孔
- M. levator anguli oris 口角挙筋
- M. orbicularis oris 口輪筋
- Foramen mentale オトガイ孔
- M. mentalis オトガイ筋

- Os frontale 前頭骨
- M. temporalis 側頭筋
- M. corrugator supercilii 皺眉筋
- Corpus adiposum buccae 頬脂肪体（Bichat脂肪体）
- Os nasale 鼻骨
- Cartilago nasi lateralis (=Cartilago septi nasi, Proc. lateralis) 外側鼻軟骨（＝鼻中隔軟骨外側突起）
- M. buccinator 頬筋
- Ductus parotideus 耳下腺管
- Corpus adiposum buccae 頬脂肪体（Bichat脂肪体）
- M. masseter 咬筋
- Mandibula 下顎骨

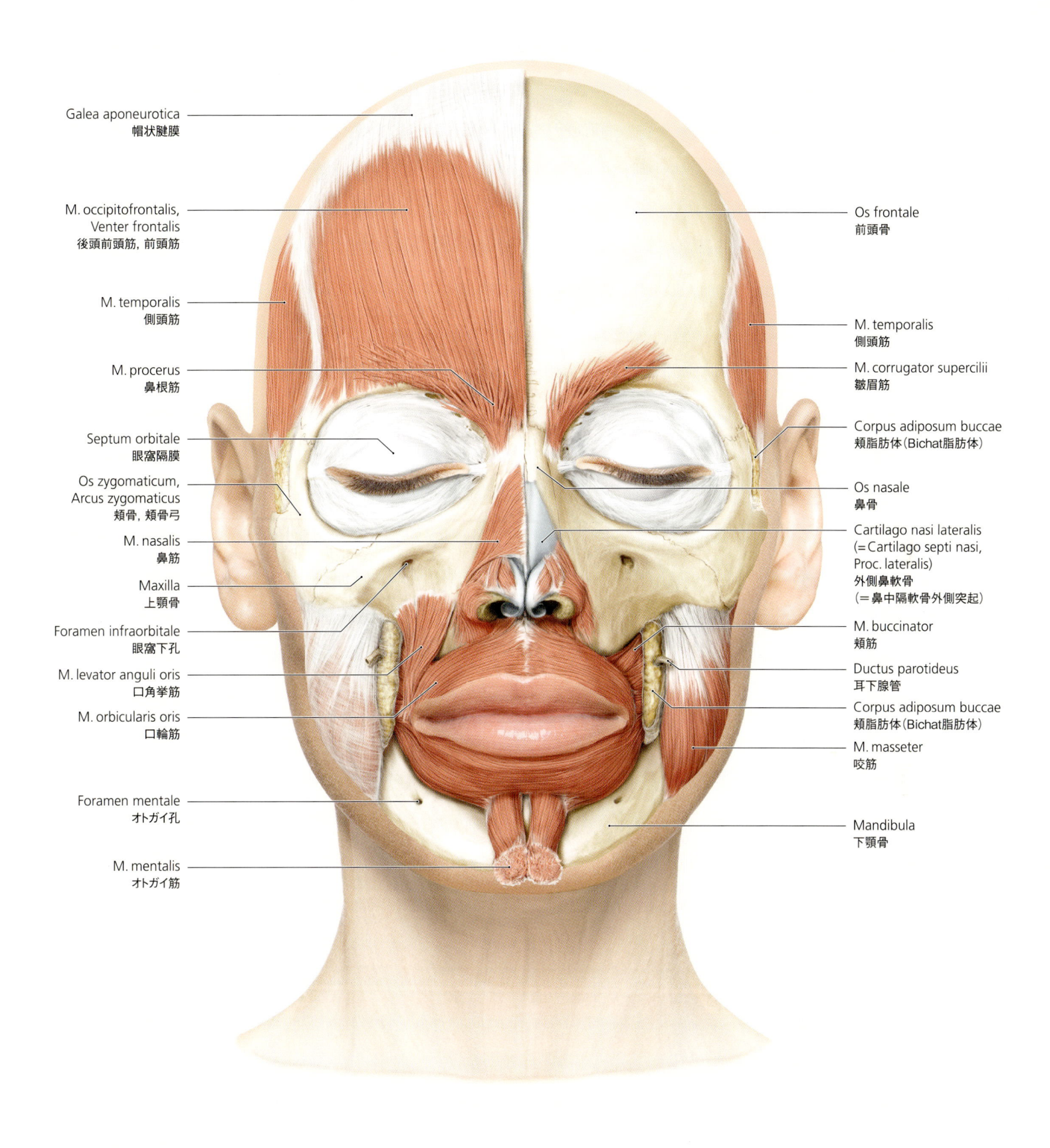

図1.34 右顔面：下唇下制筋を除いてある．
左顔面：帽状腱膜と頭蓋表筋，口角挙筋，鼻筋および咬筋筋膜を除いてある．

P25参照

31

顔

M. temporalis 側頭筋	Os frontale 前頭骨
M. corrugator supercilii 皺眉筋	M. temporalis 側頭筋
M. procerus 鼻根筋	M. corrugator supercilii 皺眉筋
Septum orbitale 眼窩隔膜	Maxilla, Proc. frontalis 上顎骨, 前頭突起
Os zygomaticum, Arcus zygomaticus 頬骨, 頬骨弓	Corpus adiposum buccae 頬脂肪体（Bichat脂肪体）
M. nasalis 鼻筋	Os nasale 鼻骨
Maxilla 上顎骨	Cartilago nasi lateralis (= Cartilago septi nasi, Proc. lateralis) 外側鼻軟骨（= 鼻中隔軟骨外側突起）
Foramen infraorbitale 眼窩下孔	M. buccinator 頬筋
M. levator anguli oris 口角挙筋	Ductus parotideus 耳下腺管
M. masseter 咬筋	Corpus adiposum buccae 頬脂肪体（Bichat脂肪体）
M. orbicularis oris 口輪筋	Ramus mandibulae 下顎枝
Foramen mentale オトガイ孔	Corpus mandibulae 下顎体
M. mentalis オトガイ筋	

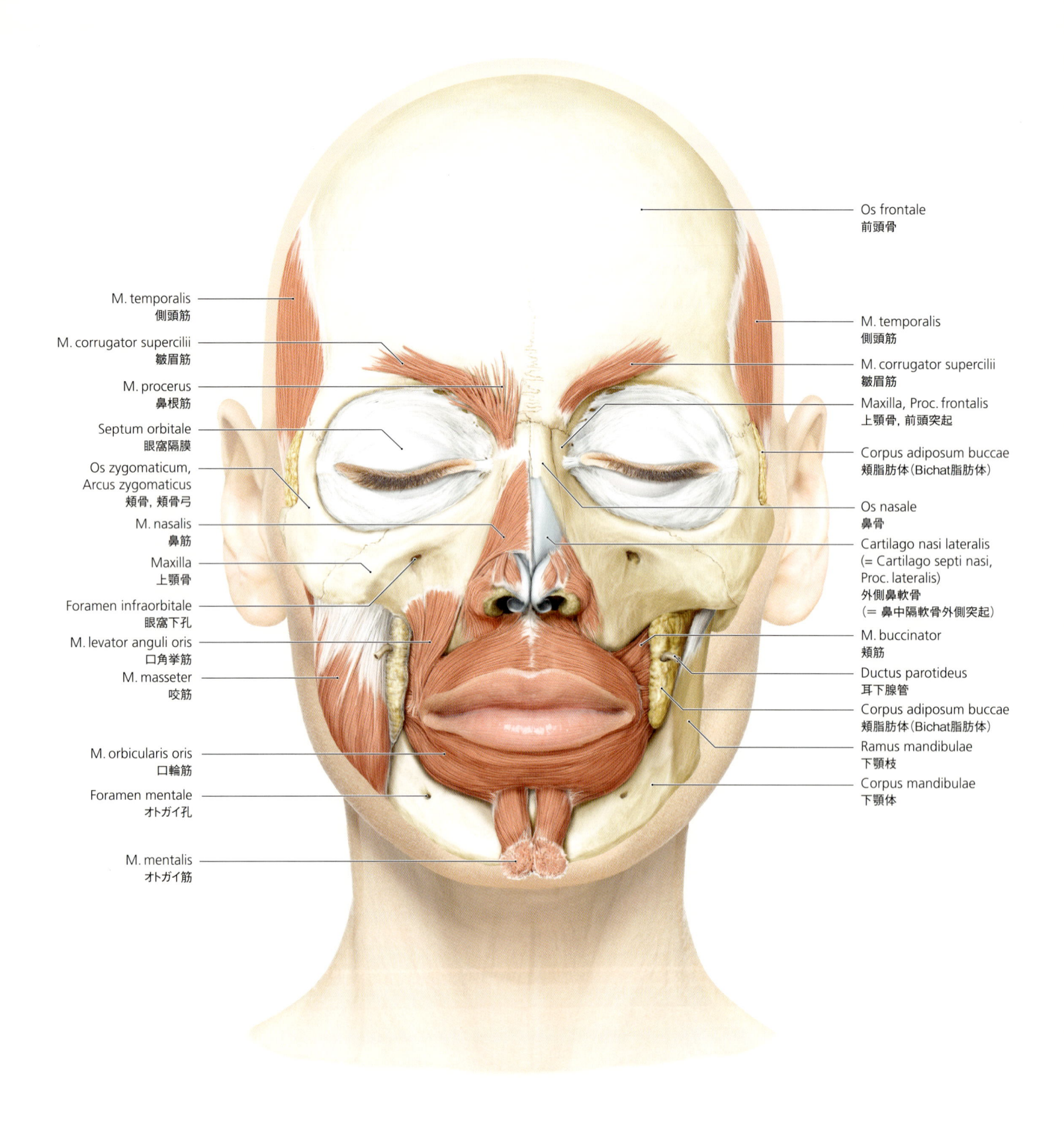

図1.35 右顔面：頭蓋表筋を除いてある．
左顔面：咬筋と鼻根筋を除いてある．

P25参照

顔の前方観

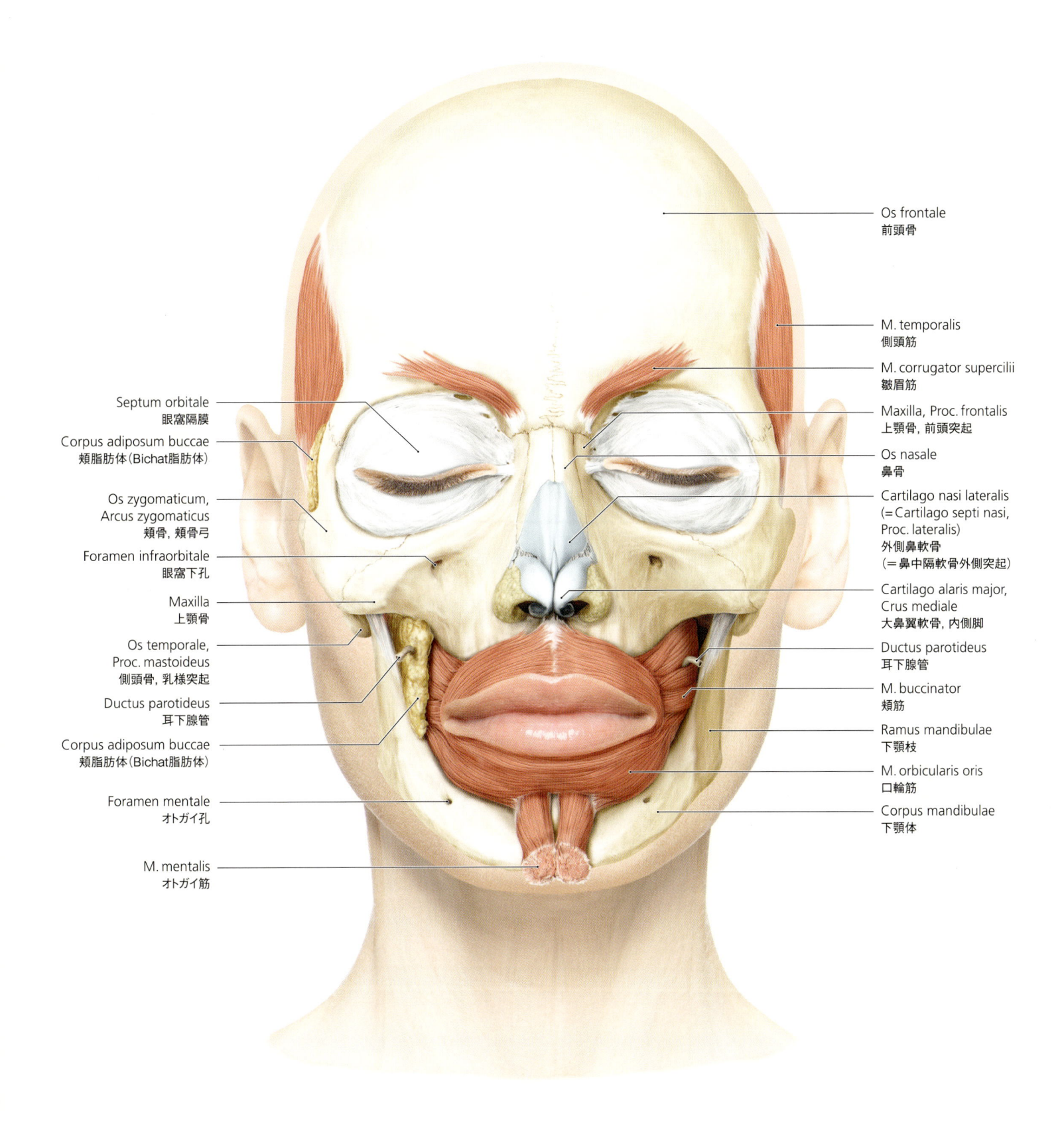

図1.36 右顔面：鼻の全筋肉を除き，咬筋と口角挙筋を除いてある．
左顔面：Bichatの頬脂肪体も除いてある．

P25参照

顔

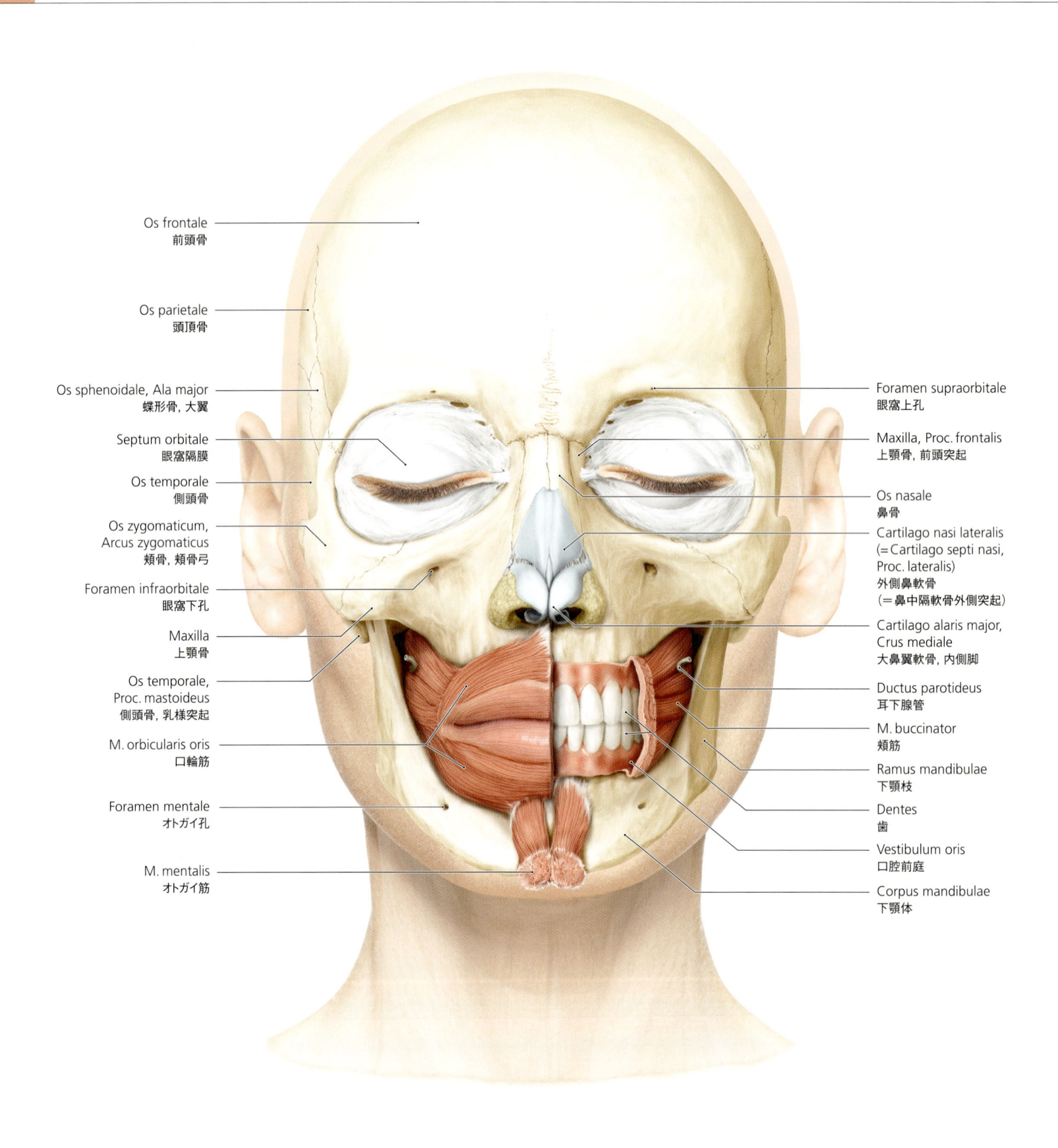

図1.37　右顔面：口輪筋と頬筋を残してある．
　　　　左顔面：口輪筋を除き，歯肉が見える．両側オトガイ筋は残してある．

P25参照

顔の前方観

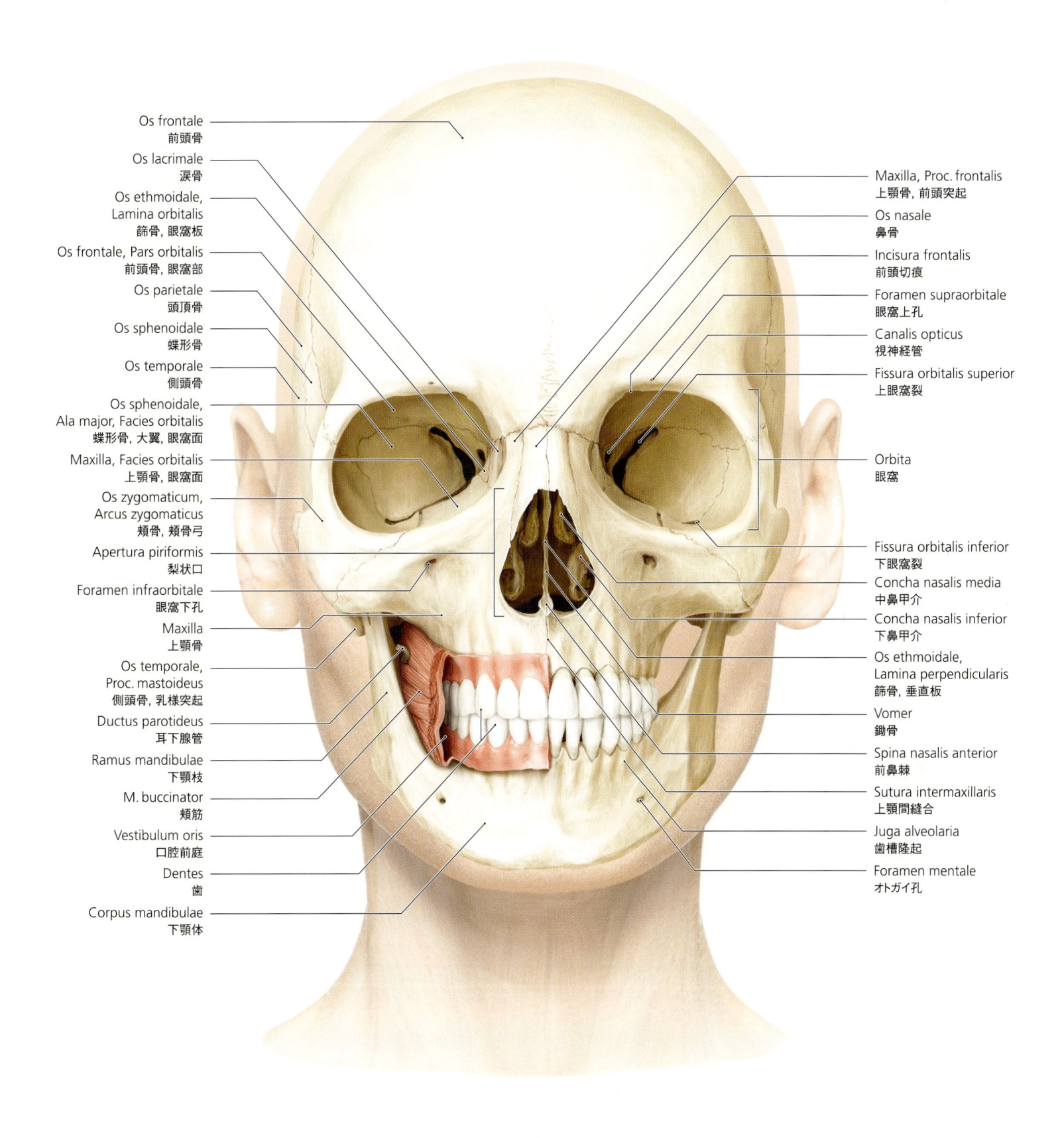

- Os frontale 前頭骨
- Os lacrimale 涙骨
- Os ethmoidale, Lamina orbitalis 篩骨, 眼窩板
- Os frontale, Pars orbitalis 前頭骨, 眼窩部
- Os parietale 頭頂骨
- Os sphenoidale 蝶形骨
- Os temporale 側頭骨
- Os sphenoidale, Ala major, Facies orbitalis 蝶形骨, 大翼, 眼窩面
- Maxilla, Facies orbitalis 上顎骨, 眼窩面
- Os zygomaticum, Arcus zygomaticus 頬骨, 頬骨弓
- Apertura piriformis 梨状口
- Foramen infraorbitale 眼窩下孔
- Maxilla 上顎骨
- Os temporale, Proc. mastoideus 側頭骨, 乳様突起
- Ductus parotideus 耳下腺管
- Ramus mandibulae 下顎枝
- M. buccinator 頬筋
- Vestibulum oris 口腔前庭
- Dentes 歯
- Corpus mandibulae 下顎体

- Maxilla, Proc. frontalis 上顎骨, 前頭突起
- Os nasale 鼻骨
- Incisura frontalis 前頭切痕
- Foramen supraorbitale 眼窩上孔
- Canalis opticus 視神経管
- Fissura orbitalis superior 上眼窩裂
- Orbita 眼窩
- Fissura orbitalis inferior 下眼窩裂
- Concha nasalis media 中鼻甲介
- Concha nasalis inferior 下鼻甲介
- Os ethmoidale, Lamina perpendicularis 篩骨, 垂直板
- Vomer 鋤骨
- Spina nasalis anterior 前鼻棘
- Sutura intermaxillaris 上顎間縫合
- Juga alveolaria 歯槽隆起
- Foramen mentale オトガイ孔

図1.38 右顔面：頬筋と歯肉を残してある．　　　　　　P25参照

顔

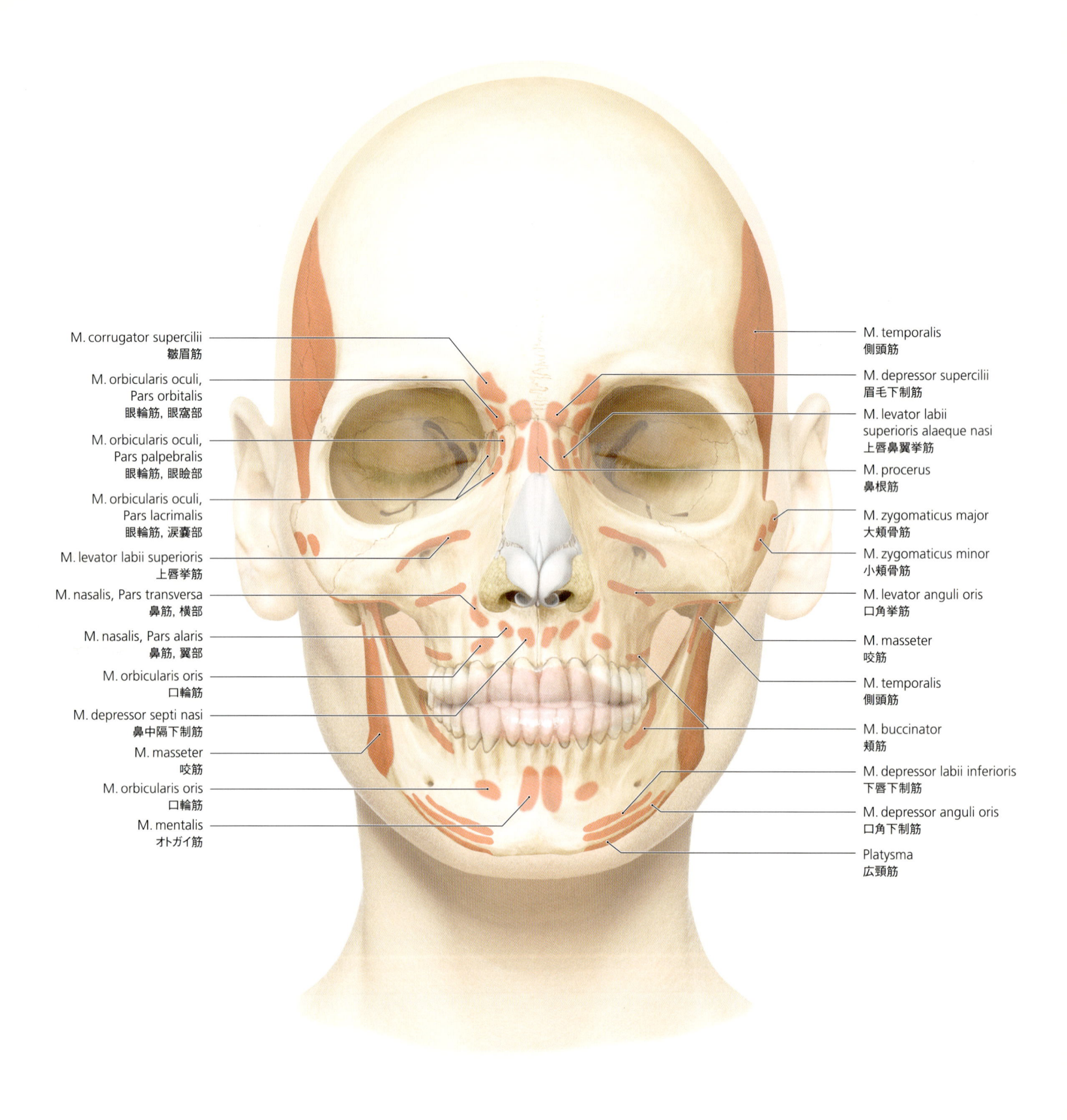

図1.39 頭蓋骨の前方観に筋付着が投射してある．

P37参照

顔の前方観

■ 図1.39　筋付着が投射してある頭蓋骨の前方観. 一部の筋は頭蓋骨にある隆起あるいは骨の粗面（例. 咬筋粗面 Tuberositas masseterica）から出る. 圧痕・窩（例. 側頭窩 Fossa temporalis）から発するものもある.

■ 図1.40　右顔面は半透明に描いてあり, 触知できる骨の部位を赤く印記してある. 左顔面では, はっきり触知できる部位を軟組織を除いて描いてある.

Os frontale
前頭骨

Foramen supraorbitale
眼窩上孔

Incisura frontalis
前頭切痕

Maxilla, Proc. frontalis
上顎骨, 前頭突起

Os nasale
鼻骨

Os zygomaticum, Arcus zygomaticus
頬骨, 頬骨弓

Maxilla
上顎骨

Juga alveolaria
歯槽隆起

Ramus mandibulae
下顎枝

Juga alveolaria
歯槽隆起

Foramen mentale
オトガイ孔

Corpus mandibulae
下顎体

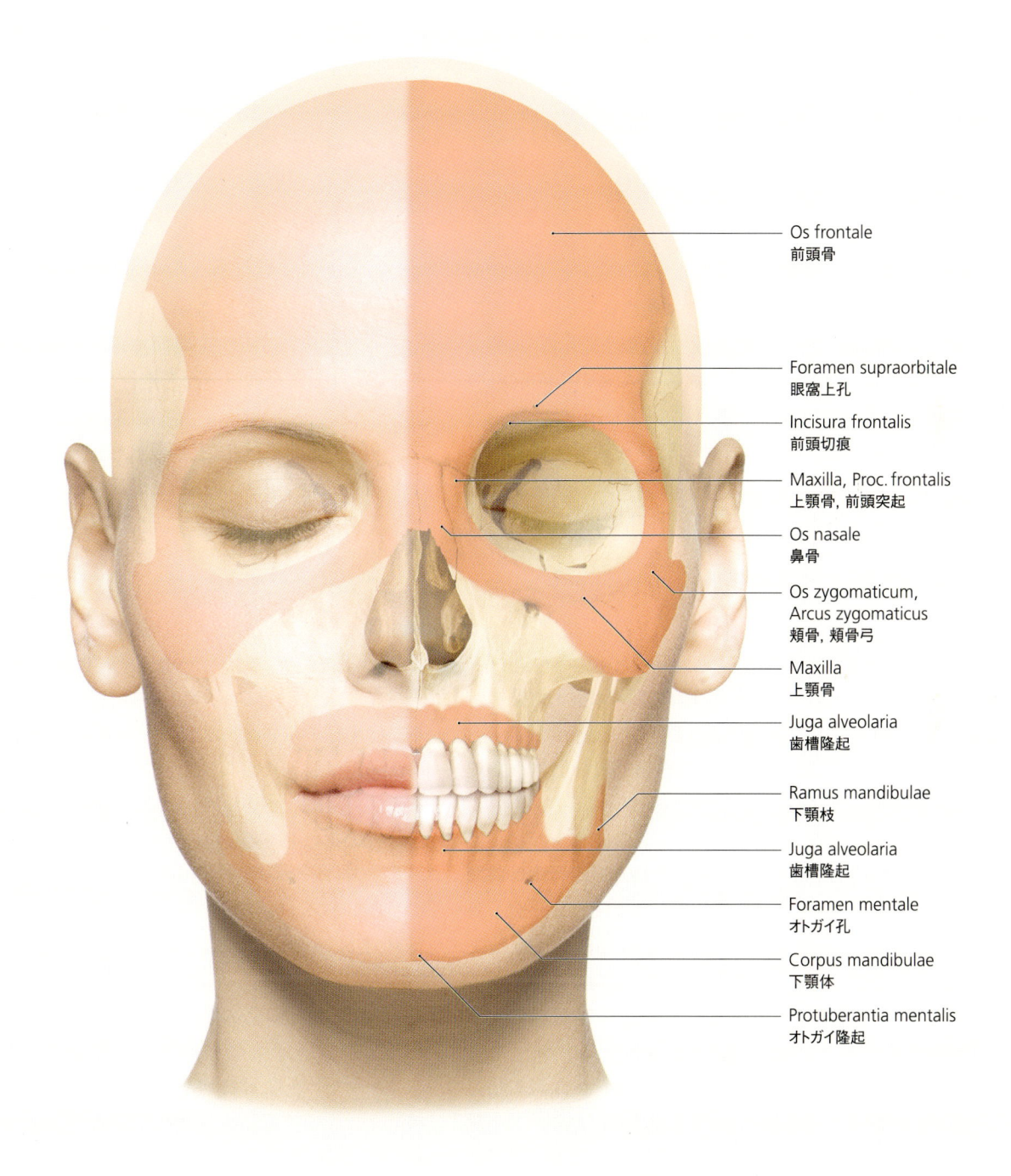

Protuberantia mentalis
オトガイ隆起

図1.40　顔面の骨触知部位（赤色で示してある）. 上記参照

37

1.2.3 顔の前方観の脈管と神経

ここ以降は，顔面の脂肪と筋を層ごとに，骨に至るまで除去していきながら，脈管と神経が筋に対してどのような関係で走行しているかを示しつつ，再び顔の表層構造まで層を追って再構成してある．

■ 図1.41　外頸動脈 A. carotis externa は耳前部を経過して浅側頭動脈 A. temporalis superficialis につづく．これから頭頂枝 R. parietalis と前頭枝 R. frontalis が分かれる．外頸動脈からは顎領域と顔面領域に一連の分枝が出るが，前方観のこの図では，外頸動脈からの顎顔面領域への分枝の出る点のすべてを見ることはできない．顔面動脈 A. facialis は外頸動脈から発し，下顎枝 Ramus mandibulae を回り込んで走り口角の外方に至る．下唇動脈 A. labialis inferior と上唇動脈 A. labialis superior はこれから発する．顔面動脈の走行中に，鼻の側方からは眼角動脈 A. angularis と名称を変える．鼻背動脈 A. dorsalis nasi は内眼角部で，眼動脈 A. ophthamica（つまり内頸動脈由来）から来た滑車上動脈 A. supratrochlearis と吻合する．滑車上動脈はさらに上方に進み前額中央部に至る．眼の上部の前頭部は，同名の孔を通って来る眼窩上動脈 A. supraorbitalis に栄養される．眼窩下部は同名の孔からの眼窩下動脈 A. infraorbitalis によって栄養される．下歯槽動脈 A. alveolaris inferior は最終的にはオトガイ枝としてオトガイ孔から出る．

■ 図1.42　前額部は多様な叢状の静脈網により強力に灌流されており，その前方部の大半は滑車上静脈 V. supratrochlearis（前頭静脈ともいう）に開口する．他の前額部の静脈は眼窩内側へ進んで中顔面上を下顎下縁の外側へ向かい，そのあたりで顔面静脈 V. facialis となって内頸静脈 V. jugularis interna に開口する．この経過中で名称が変わる．前頭部を走行中は前頭静脈 V. frontalis とも呼ばれる．この静脈は眉間部で眼窩上静脈 V. supraorbitalis からの血流を受け，眼窩の前方で眼球上静脈 V. ophthalmica superior とつながり，眼窩と海綿静脈洞 Sinus cavernosus を通じて静脈血を送り出す．骨性の鼻背部で上眼瞼静脈弓*Arcus palpebralis venosus superior と下眼瞼静脈弓*Arcus palpebralis venosus inferior が合流するところでは眼角静脈と呼ばれる．この静脈は鼻背部と頬部の小静脈からの血液を集める．これには同名の孔から出る眼窩下静脈 V. infraorbitalis との吻合がある．眼の側方部からの静脈も深顔面静脈 V. faciei profunda を介して合流する．頬部では顔面脈と呼ばれる．次いで，上唇部と下唇部からも，上唇静脈および下唇静脈を介して静脈血を受け，その他にもオトガイ部からの静脈と吻合を形成しながら下顎下縁に沿う顔面静脈 V. facialis に近づき，そののち内頸静脈 V. jugularis interna に開口する．頭頂部の血管は浅側頭静脈 V. temporalis superficialis につながり，外頸静脈 V. jugularis externa の内側へとつながっていく．

■ 図1.43　顔は三叉神経 N. trigeminus（知覚系）と顔面神経 N. facialis（運動系）に支配される．頸神経叢 Plexus cervicalis からも大耳介神経 N. auricularis magnus が感覚神経として顔面部に送られる．

眼神経 N. ophthalmicus（V$_1$）は三叉神経の第一分岐として三叉神経節 Ganglion trigeminale から起こる．この神経は前頭神経 N. frontalis，涙腺神経 N. lacrimalis，鼻毛様体神経 N. nasociliaris に分かれる．前頭神経は前頭部と上眼瞼に知覚を与える．この神経は眼窩内を走行し，眼球の頭側で眼窩上神経 N. supraorbitalis と滑車上神経 N. supratrochlearis に分かれる．前頭神経側枝（眼窩上神経ともいう）は眼窩上孔 Foramen supraorbitale（ときに眼窩上切痕 Incisura supraorbitalis）を通って前頭部に現れるが，上眼瞼結膜へも分枝を出し，前頭部から頭頂部までの皮膚に知覚神経を送る．これはまた，前頭洞粘膜にも知覚神経を送る．細い眼窩上神経内側枝は前頭切痕 Incisura frontalis のさらに内側で眼窩を出て前頭部に分布する．滑車上神経 N. supratrochlearis も前頭神経 N. frontalis から分枝する．これは内眼角から現れ，周囲の皮膚や結膜に知覚を送り鼻根の皮膚へ向かう．

外眼角部は涙腺神経 N. lacrimalis が支配する．この神経は眼窩内で眼神経 N. ophthalmicus から分かれ，眼窩を出る前に涙腺 Gl. lacrimalis に枝を送る．

外鼻神経 N. nasalis externus も眼神経 N. ophthalmicus（V$_1$）の分枝である．鼻毛様体神経 N. nasociliaris から分かれた前篩骨神経 N. ethmoidalis anterior の分枝として出て，すぐ篩骨蜂巣から顔面に出てくる．

眼窩下孔から同名の眼窩下神経 N. infraorbitalis が出ている．この神経は上顎神経 N. maxilaris（V$_2$）の大きな終枝である．また，上顎神経からは頬骨神経 N. zygomaticus も分枝する．この神経は眼窩内の側方を走行した後，頬骨にある骨小管を通って外表に出てくる．このうち，頬骨側頭神経 R. zygomaticotemporalis は側頭部と前頭部の皮膚に分布し，頬骨顔面枝 R. zygomaticofacialis は同名の孔（頬骨顔面孔，多

---

* 上眼瞼静脈弓と下眼瞼静脈弓：TAには同名の「動脈弓」のみで静脈については収載されていない．

顔の前方観

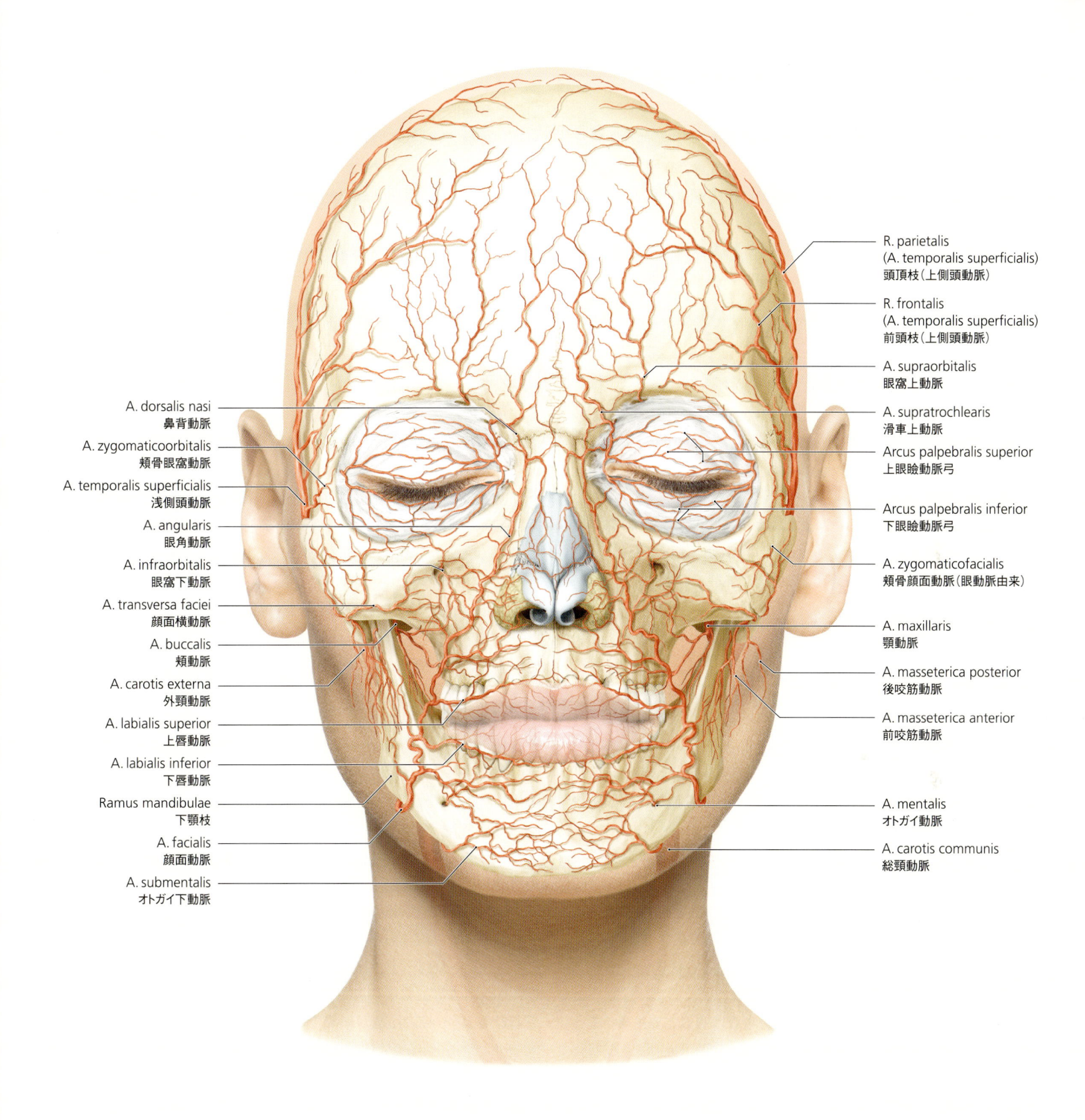

図1.41 顔面の動脈供給. P38参照

顔

数ありうる）を出て外眼角部の皮膚に分布する．

耳介側頭神経 N. auriculotemporalis は下顎神経 N. mandibularis (V₃) に由来し卵円孔 Foramen ovale の下部で側方へ太く分かれ，下顎枝の内側を背側に走行する．この神経は耳下腺を貫通し，下顎頸 Collum mandibulae のすぐ後方を回り込み，耳介前部の皮膚に至る．ここから側頭部の皮膚に分布する．

上顎神経は上顎の歯に分枝を送る．下顎の歯は下歯槽神経 N. alveolaris inferior から神経を受ける．この神経は下顎神経 N. mandibularis (V₃) の終枝で，下顎孔 Foramen mandibulae から下顎管 Canalis mandibulae に入って下歯槽神経として下方に走行し，オトガイ神経 N. mentalis としてオトガイ孔から出てオトガイ部と下唇の皮膚に知覚を送る．

表情筋は，顔面神経 N. facialis (VII) により支配される．この神経は茎乳突孔 Foramen stylomastoideum を出て，顔全体に分岐する．この側頭枝 Rr. temporales は側頭部を走行し，前頭部，側頭部，眼瞼の表情筋に至る．頬骨枝 Rr. buccales は頬骨部と下眼瞼部の筋に分布して，頬と口周囲筋さらには鼻翼の筋に伸びている．下顎縁枝 R. marginalis mandibulae は下顎部の（表情）筋を支配し，頸枝 R. coli は広頸筋に伸びている．

■ 図1.44 顔のすべての動脈，静脈，神経の重ね合わせ．

■ 図1.45 右顔面では深部の動・静脈とその出現場所を示してある．

眼窩隔膜 Septum orbitale には一本から数本の滑車上神経の枝が通る孔がある．また中眼瞼動脈 A. palpebralis medialis も眼窩隔膜の上縁を貫通する．これらのすべての動脈は内頸動脈から出た眼動脈 A. ophthalmica の分枝である．

眼窩上神経 N. supraorbitalis も他の神経と同様に眼窩隔膜を貫通し，眼窩上孔を通って現れてくる．

眼窩上動脈 A. supraorbitalis が同名の静脈とともに眼窩上孔 Foramen supraorbitale を通ってくる．この孔はすべての個体で全周囲が骨でできているとは限らず，さらに内側の滑車上動・静脈が眼窩隔膜の穿孔を通って骨縁に至るあたりに眼窩上切痕 Incisura supraorbitalis として存在することもある．さらに内側では，眼動脈から鼻背動脈 A. dorsalis nasi が上眼瞼動脈弓 Arcus palpebralis superior とともに分岐する．これらは上眼静脈 V. ophthalmica superior に還流する．

眼動脈からは内側眼瞼動脈 Aa. palpebrales mediales の分枝と下眼瞼動脈弓 Arcus palpebralis inferior も発する．

鼻背もここからの血流を受ける．静脈の経過はさまざまである．

眼窩下孔 Foramen infraorbitale からは眼窩下動・静脈 A., V. infraorbitalis が出て，下眼瞼領域，頬，上唇を灌流する．これからは眼角動・静脈 A., V. angularis への数多くの吻合がある．

頬骨顔面孔 Foramen zygomaticofaciale を通って同名の脈管が出る．オトガイ孔 Foramen mentale から下歯槽動脈の枝であるオトガイ動脈 Rr. mentales が出る．下歯槽動脈のオトガイ動脈はこの点で下顎管 Canalis mandibulae を出る．下歯槽静脈のオトガイ動脈はオトガイ孔で下顎管の中に通じている．

下顎骨 Mandibula の尾側の縁を顔面動・静脈 A., V. facialis が横切る．頬骨弓 Arcus zygomaticus の尾側の縁には顔面横動脈 A. transversa faciei が見え，側頭窩 Fossa temporalis 内では浅側頭動・静脈 A., V. temporalis superficialis が分枝している．

左顔面は骨に近い神経の走行と進入点が示してある．三叉神経 Trigeminus の第一枝（眼神経 N. ophthalmicus, V₁）に由来する眼窩上神経は眼窩上孔 Foramen supraorbitale を通り，眼窩上部に知覚系を送る．眼神経は眼窩内でさらに，滑車上神経 N. supratrochlearis を分け，眼窩隔膜の小孔を経て内側，外側，眼瞼への分枝に分かれる．三叉神経第二枝（上顎神経 N. maxillaris, V₂）に由来する眼窩下神経は，眼窩下管 Canalis infraorbitalis の中を走り眼窩下孔 Foramen infraorbitale から出る．眼窩下神経 N. infraorbitalis は下眼瞼，頬，鼻の一部と上唇に知覚神経を送る．

したがって下眼瞼には知覚系の二重支配がある．つまり，滑車下神経 N. infratrochlearis（したがって眼神経由来）の枝である眼瞼枝[*1] Rr. palpebrales と，眼窩下神経（したがって上顎神経由来）の枝である下眼瞼枝 Rr. palpebrales inferiores である．

頬骨顔面神経 N. zygomaticofacialis[*2] は，同名の孔から出て知覚を支配している．オトガイ神経 N. mentalis はオトガイ孔を経過してオトガイ部と下唇に到達し知覚を支配している．

下歯槽神経 N. alveolaris inferior となって下顎管 Canalis mandibulae 内を経過していく下顎神経は，下顎枝 Ramus mandibulae のすぐ内側を経過しているので，下顎骨切り移動術，あるいは智歯抜歯術で，合併症としての下唇部の知覚障害を避けるよう，特に注意が必要である．

頬筋 M. buccinator は顔面神経 N. facialis (VII) の頬筋枝 Rr. bucales により運動支配されている．三叉神経の第一次分枝に由来する頬神経 N. buccalis は，頬筋 M. buccinator を貫通し口腔粘膜に知覚を送る．

[*1] TAJでは滑車下神経の分枝は眼瞼枝 Rr. palpebrales，眼窩下神経の分枝が下眼瞼枝 Rr. palpebrales inferiores と収載されている．
[*2] TAJでは Ramus zygomaticofacialis であるが原文に沿った．

顔の前方観

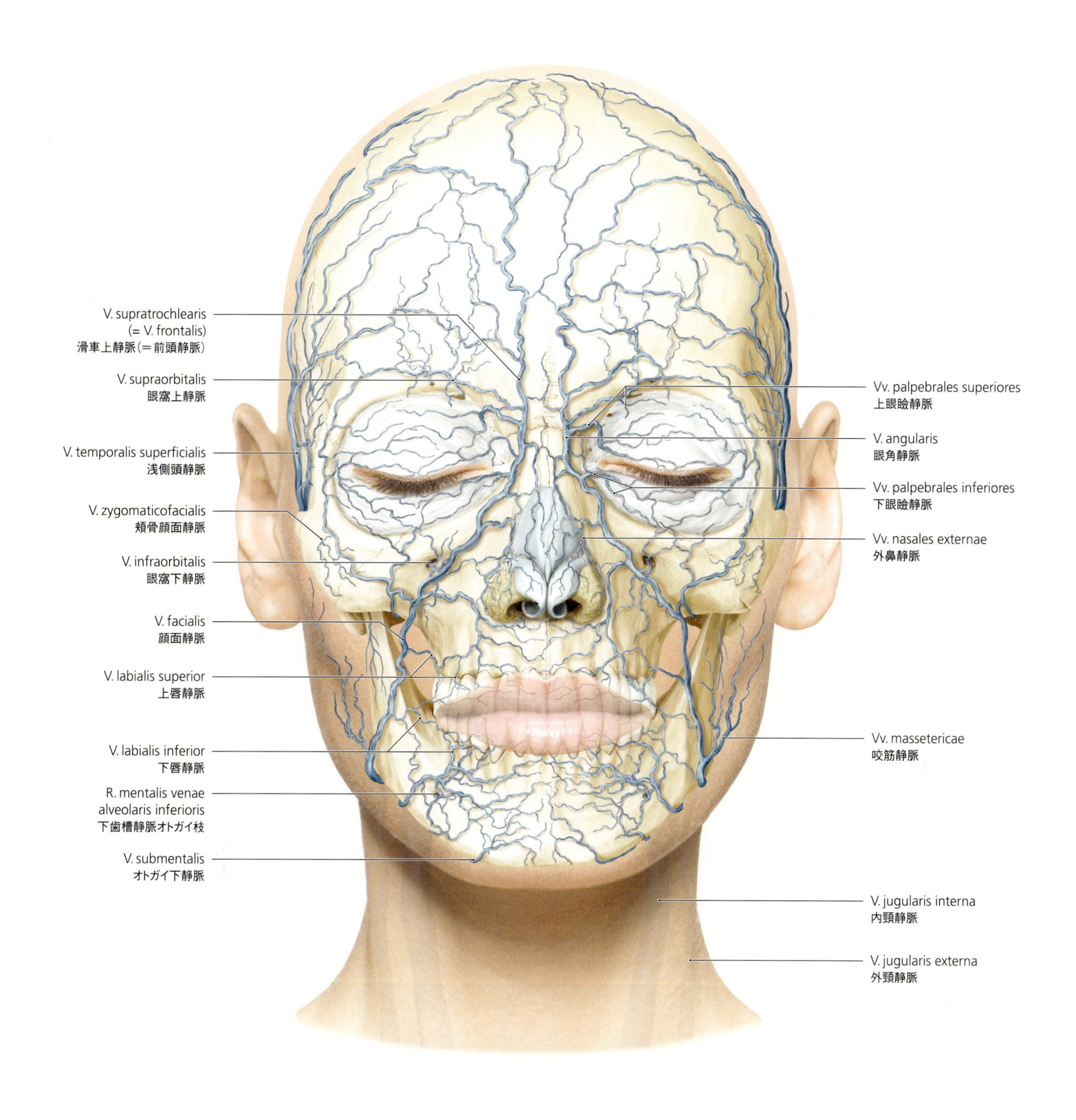

図1.42 顔面の静脈分布. P38参照

顔

R. lateralis n. supraorbitalis 眼窩上神経外側枝	Foramen supraorbitale 眼窩上孔
R. medialis n. supraorbitalis 眼窩上神経内側枝	Incisura frontalis 前頭切痕
N. supratrochlearis 滑車上神経	N. infratrochlearis 滑車下神経
N. auriculotemporalis 耳介側頭神経	R. nasalis anterior 前鼻枝（前篩骨神経）
Rr. temporales (N. facialis) 側頭枝（顔面神経）	Foramen infraorbitale 眼窩下孔
N. zygomaticofacialis 頬骨顔面神経	N. infraorbitalis 眼窩下神経
Rr. zygomatici (N. facialis) 頬骨枝（顔面神経）	Foramen mentale オトガイ孔
R. palpebralis inferior 下眼瞼枝	
Rr. buccales (N. facialis) 頬筋枝（顔面神経）	
R. marginalis mandibulae (VII) 下顎縁枝（顔面神経）	
N. mentalis オトガイ神経	
R. colli (N. facialis) 頸枝（顔面神経）	

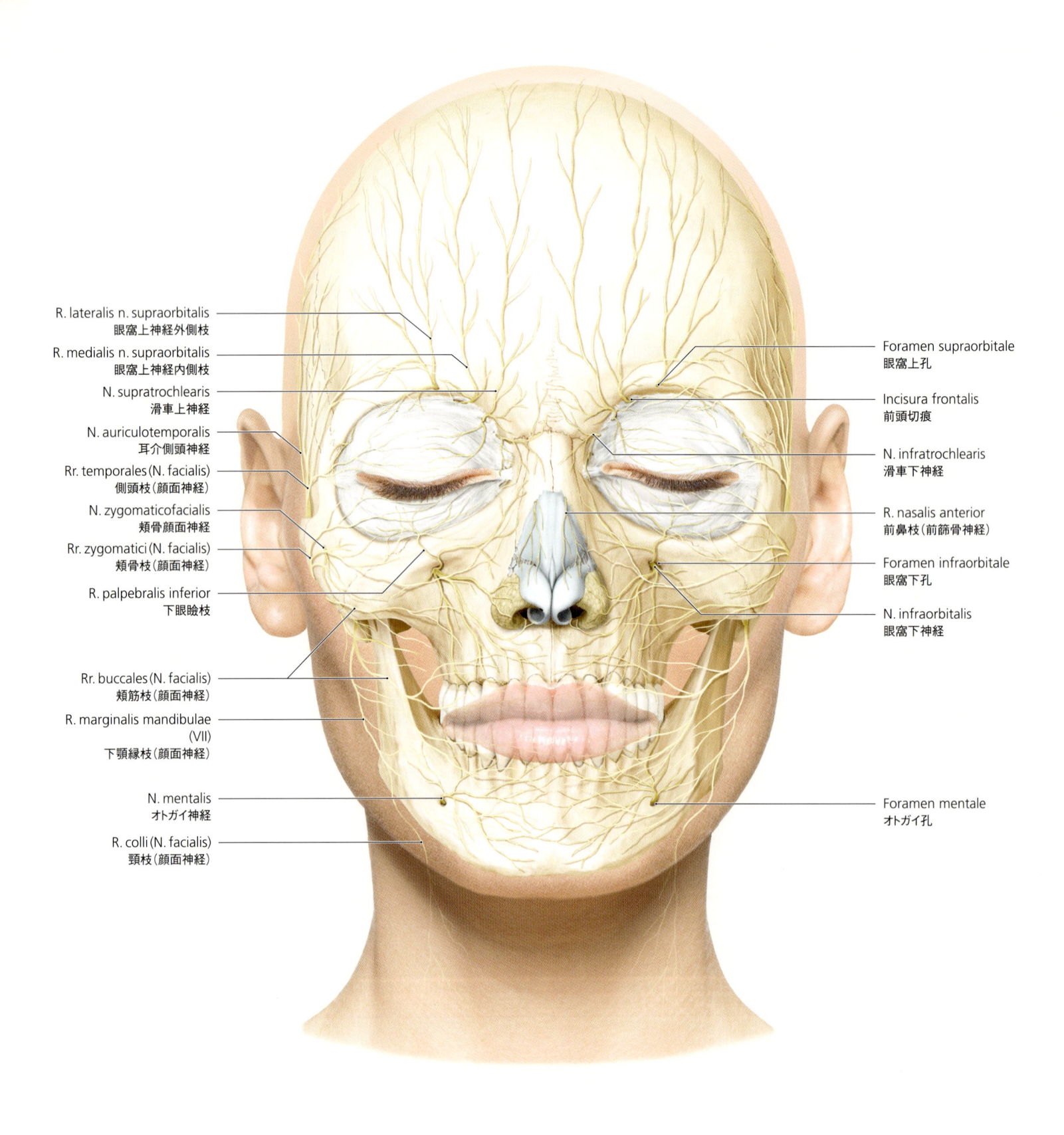

図1.43 顔面の神経．

P38, P40参照

42

顔の前方観

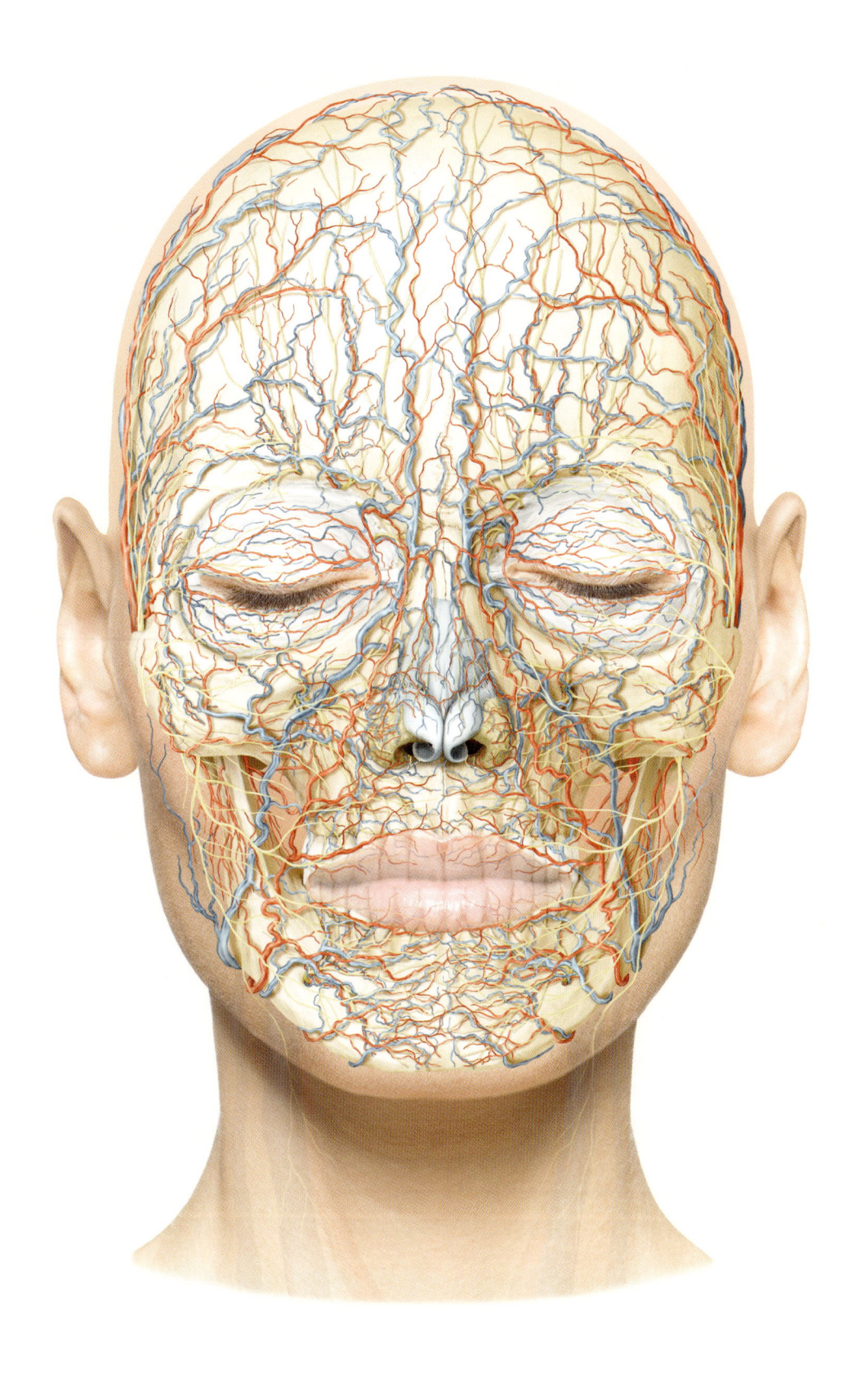

図1.44 顔のすべての動脈,静脈,神経の重ね合わせ.

P40参照

顔

- R. parietalis
  頭頂枝（内側後頭動脈）
- A., V. supraorbitalis
  眼窩上動・静脈
- A., V. supratrochleariss
  滑車上動・静脈
- A. nasalis anterior
  前鼻動脈
- A., V. temporalis superficialis
  浅側頭動・静脈
- A., V. zygomaticofacialis
  頬骨顔面動・静脈
- V. infraorbitalis
  眼窩下静脈
- A. infraorbitalis
  眼窩下動脈
- A. transversa faciei
  顔面横動脈
- A. buccalis
  頬動脈
- Ductus parotideus
  耳下腺管
- A. mentalis, R. mentalis venae alveolaris inferioris
  オトガイ動脈，下歯槽静脈オトガイ枝
- A., V. facialis
  顔面動・静脈
- A., V. submentalis
  オトガイ下動・静脈

- N. supratrochlearis
  滑車上神経
- R. medialis n. supraorbitalis
  眼窩上神経内側枝
- R. lateralis n. supraorbitalis
  眼窩上神経外側枝
- R. nasalis anterior
  前鼻枝（前篩骨神経）
- Rr. temporales
  側頭枝（顔面神経）
- N. zygomaticofacialis
  頬骨顔面神経
- R. palpebralis inferior
  下眼瞼枝
- N. infraorbitalis
  眼窩下神経
- Cartilago nasi lateralis
  （= Cartilago septi nasi, Proc. lateralis）
  外側鼻軟骨
  （= 鼻中隔軟骨外側突起）
- N. buccalis
  頬神経
- M. buccinator
  頬筋
- N. mentalis
  オトガイ神経

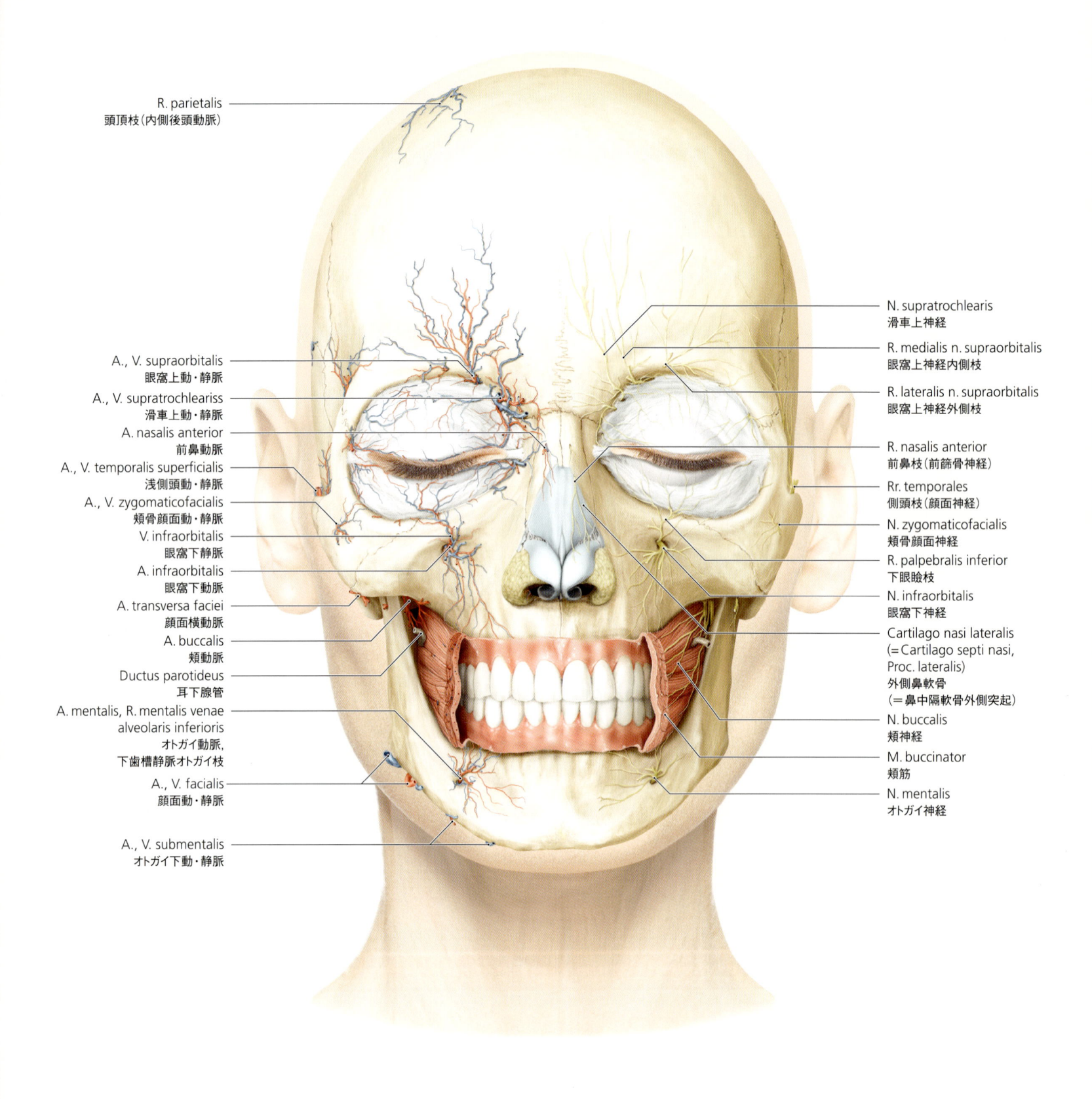

図1.45 深部の動脈と静脈（右顔面）と深部の神経（左顔面）．

P40参照

■ **図1.46** 滑車上動・静脈 A., V. supratrochlearis と眼窩上動・静脈 A., V. supraorbitalis の枝のうちには，皺眉筋の下で骨のきわめて近くを走るものがある．その他の脈管にも名前がついていて，そこからさらに頭頂側へ分布する．
眼窩上神経 N. supraorbitalis の外側枝，内側枝も滑車上神経 N. supratrochlearis と同様の経過で皺眉筋 M. corrugator supercilii の下・中・表面へ分布する．運動神経支配は顔面神経側頭枝 Rr. temporales n. facialis による．

側頭筋 M. temporalis は深側頭動・静脈 Aa., Vv. temporales profundae および深側頭神経 N. temporalis profundus（V_3由来）の分枝によって支配されている．
さらに，顔面神経側頭枝からの枝も来ている．浅側頭動・静脈 A., V. temporalis superficialis と顔面神経由来の側頭枝の主幹も頬骨弓の上にあるが，この剖出段階では切断してある．

眼窩下孔から出る脈管と神経（眼窩下動・静脈・神経）がその孔の周辺に分布し，下眼瞼（下眼瞼枝）や鼻の筋，上唇に枝を送る．

顔面動・静脈は，咬筋 M. masseter の前方で下顎下縁を回り込んで，場所によって強く屈曲しながら頬筋の表層を斜め内方へ頬部へと向かい，眼窩下動・静脈 A., V. infraorbitalis の枝の上方を横切る．咬筋の前方で脈拍を触れることができる．顔面神経からの枝は頬筋枝として頬筋に至る．

下顎管に由来する脈管と神経がオトガイ孔から出る．オトガイ動脈と下歯槽静脈オトガイ枝が下唇とオトガイ部に分布する．オトガイ神経は下唇とオトガイ部の皮膚と軟組織に分布する．この部の表情筋の運動支配は顔面神経下顎縁枝による．

■ **図1.47** 頭蓋表筋 M. epicranius[*1]の前頭筋 M. frontalis は滑車上動・静脈と眼窩上動・静脈の枝が灌流している．
鼻背の神経支配は前篩骨神経 N. ethmoidalis anterior からの外鼻枝[*2]で，鼻骨 Os nasale の尾側（ここの場合下端）から出て外側鼻軟骨 Cartilago nasi lateralis の上を走る．鼻翼部には眼窩下神経の枝，外鼻枝が来ている．
運動支配は顔面神経頬骨枝の枝による．

■ **図1.48** 前頭部の表層からのその他の静脈還流には滑車上静脈の分枝も関わっている．
眼輪筋 M. orbicularis oculi は眼窩隔膜を覆っていて，上前眼瞼動脈弓（上眼瞼）あるいは下前眼瞼動脈弓（下眼瞼）の中を走る内・外側眼瞼動脈 A. palpebralis medialis et lateralis の細い枝によって良好な血流が保たれている．外側眼瞼動脈は涙腺動脈 A. lacrimalis に由来し，内側眼瞼動脈は眼動脈 A. ophthalmica に由来する．元はともに内頸動脈に由来する．上下眼瞼の血液は上眼瞼静脈と下眼瞼静脈が集め，内方へは眼角静脈 V. angularis へ，外方へは上眼瞼では上眼静脈へ，下眼瞼では下眼静脈へ導かれる．

鼻根筋 M. procerus と眉毛下制筋 M. depressor supercilii は眉間（みけん）と眼窩上部を覆う．両筋は眼窩上神経の内・外側枝および滑車上神経の枝を受け，運動性には顔面神経側頭枝からの枝に支配されている．

鼻の筋肉は，眼角動脈 A. angularis からの枝と，さらに頭頂側の枝で終枝である鼻背動脈 A. dorsalis nasi によって栄養されている．静脈系は眼角静脈に開口する外鼻静脈 Vv. nasales externae によって還流される．また，眼窩下静脈を経由する流出路もある．知覚神経は，前篩骨神経 N. ethmoidalis anterior の枝である外鼻枝により確保される．運動神経は顔面神経頬骨枝からの枝を受ける．
口角挙筋 M. levator anguli oris は口角上方部で口輪筋 M. orbicularis oris を覆う．顔面動・静脈 A., V. facialis は眼窩下神経からの上唇枝とともに，この部で筋の上を走る．
下唇下制筋 M. depressor labii inferioris は，オトガイ孔を覆って走行している．

[*1] 後頭前頭筋 M. occipitofrontalis ともいう．
[*2] 眼神経由来のものは単数形の，眼窩下神経由来のものは複数形の「枝」の名称が使われる．

顔

■ 図1.49　前頭部や頭頂部のさらに表層である筋膜上の層には浅側頭静脈頭頂枝が走る．ここには滑車上静脈 V. supratrochlearis との吻合枝が来るし，浅側頭動脈 A. temporalis superficialis もこの層を走る．

内眼角部では，眼角静脈 V. angularis が滑車上静脈 V. supratrochlearis とつながる．同様に上眼静脈 V. ophthalmica superior への吻合枝があり，これは海綿静脈洞 Sinus cavernosus に開く．変異として滑車下に静脈があることもある（滑車下静脈 V. infratrochlearis，または鼻前頭静脈 V. nasofrontalis）．この静脈は眼窩内で上眼静脈に開口する．

外鼻静脈 V. nasalis externa は鼻背部の血液を集め，眼角静脈に開く．

この眼角静脈は少し内側にある眼角動脈に伴走する．上唇挙筋 M. levator labii superioris の位置で走行が変わり，眼角動脈はこの筋の下を横切るのに対して，眼角静脈は上を横切る．頬部ではこの2つの脈管は顔面動脈，顔面静脈 A., V. facialis と呼ばれるようになる．上唇部からの血液は上唇静脈 V. labialis superior を通じて顔面静脈に注ぐ．上唇挙筋 M. levator labii superioris は，眼窩下孔 Foramen infraorbitale を覆う位置にある．眼角静脈からの枝の一部は眼窩下孔に入る眼窩下静脈の枝と吻合するので，翼突筋静脈叢 Plexus pterygoideus とつながりができる．下唇部の血液は下唇静脈 V. labialis inferior を介して顔面静脈に導かれる．上唇の動脈支配は上唇動脈 A. labialis superior を介して，下唇は下唇動脈 A. labialis inferior を介して，ともに顔面動脈から来る．口角下制筋 M. depressor anguli oris はオトガイの側方の比較的広範囲を覆っている．この筋は運動支配を下顎縁枝 R. marginalis mandibulae から受け，知覚は下歯槽神経のオトガイ枝から受けている．

■ 図1.50　前頭部では上側頭静脈前頭枝と滑車上静脈の吻合もある．

眼角動・静脈 A., V. angularis は上唇鼻翼挙筋 M. levator labii superioris alaeque nasi と眼輪筋 M. orbicularis oculi の間を走る途中で，眼輪筋の内側縁の下を走る．顔面静脈は上唇挙筋 M. levator labii superioris の上を横切り，顔面動脈はこの筋の下を通る．顔面動・静脈 A., V. facialis は小頬骨筋 M. zygomatici minor の下を通るが，その枝は上を横切る（変異や例外が多い）．顔面動・静脈は大頬骨筋 M. zygomatici major の必ず下を横切る．顔面動・静脈は咬筋と口角下制筋の間の筋窩で下顎の尾側縁に至り，下顎下縁を回り込む．

■ 図1.51　耳下腺 Gl. parotidea は咬筋 M. masseter の大部分を覆っている．また，笑筋 M. risorius と広頸筋 Platysma が耳下腺の一部を覆う．この薄い筋層には動脈，静脈，および神経すべての枝が進入する．

■ 図1.52　厚さに大きな差のある皮下脂肪層が顔の筋膜と筋肉を覆っている．場所により血管の透見でき具合が異なることが分かる．小さい動脈と静脈と神経の終末枝がこの脂肪層に進入し，これらは最終的には皮膚に到達する．

顔の前方観

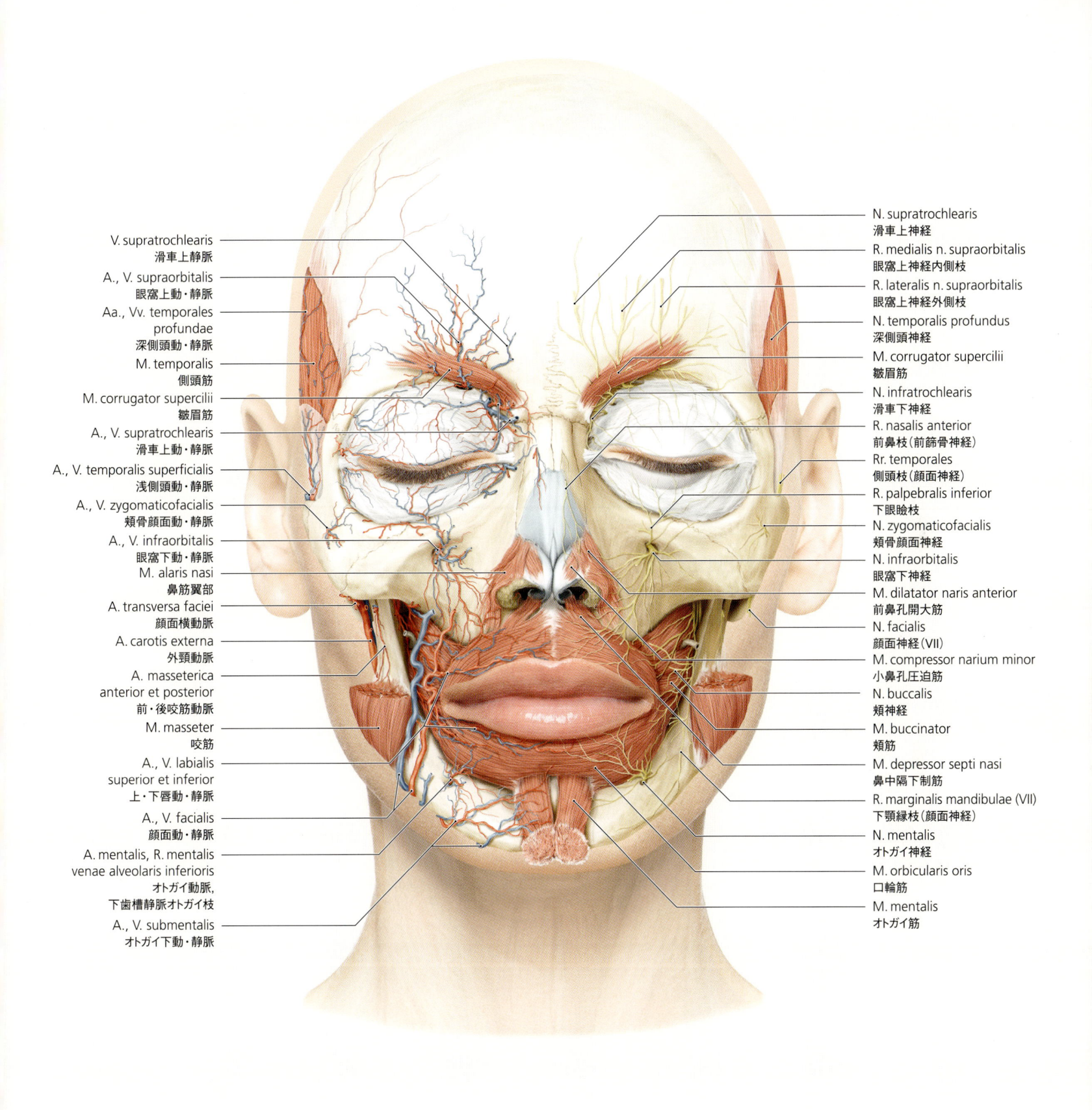

図1.46　深部の動脈・静脈（右顔面）と深部の神経（左顔面）の，深部の顔面筋との位置関係．　　　　P45参照

47

顔

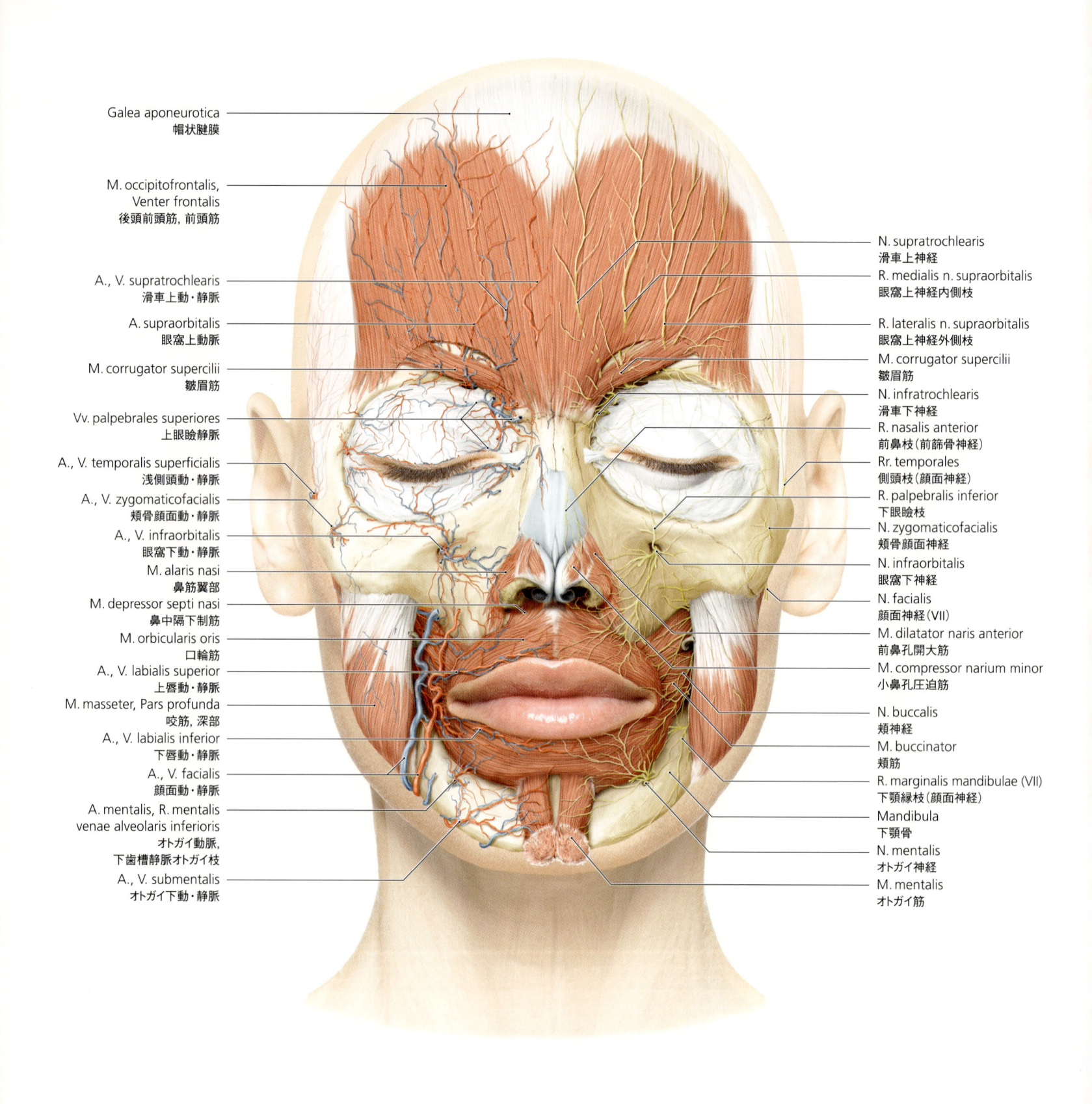

図1.47　動脈・静脈（右顔面）と神経（左顔面）の，顔面筋との位置関係．

P45参照

顔の前方観

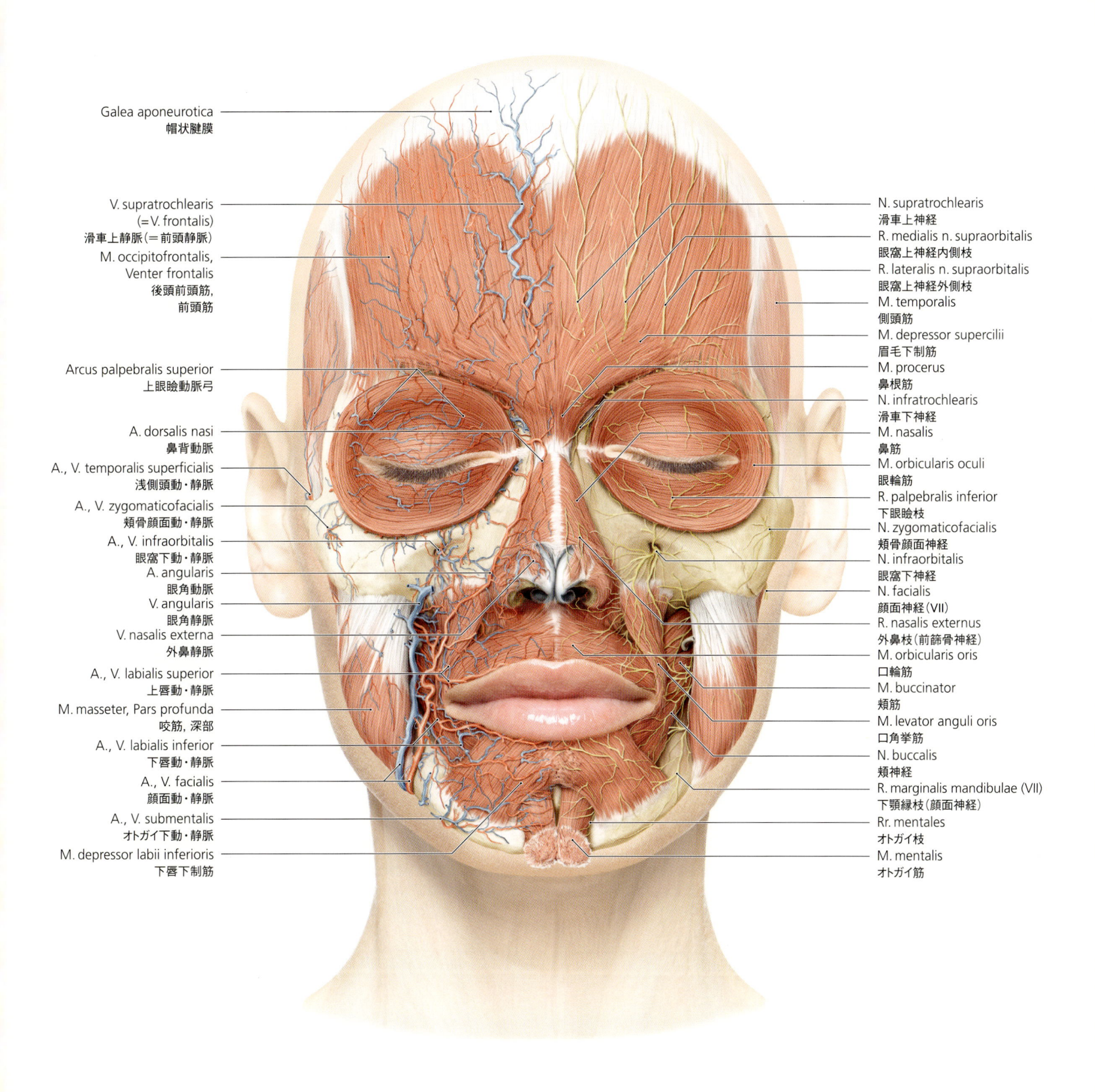

図1.48 動脈・静脈（右顔面）と神経（左顔面）の，顔面筋との位置関係． P45参照

顔

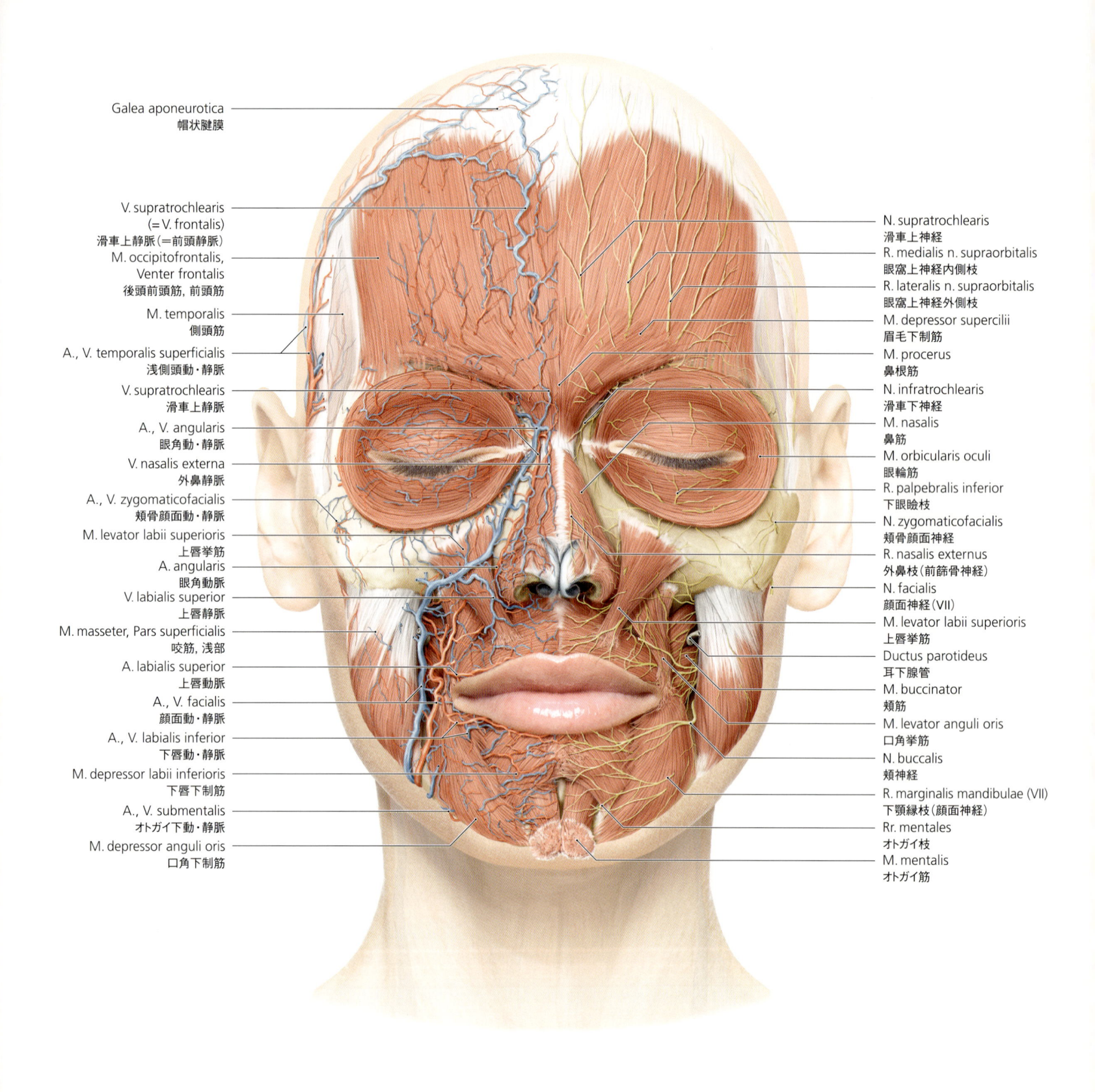

図1.49 動脈・静脈（右顔面）と神経（左顔面）の，顔面筋との位置関係．　　P46参照

顔の前方観

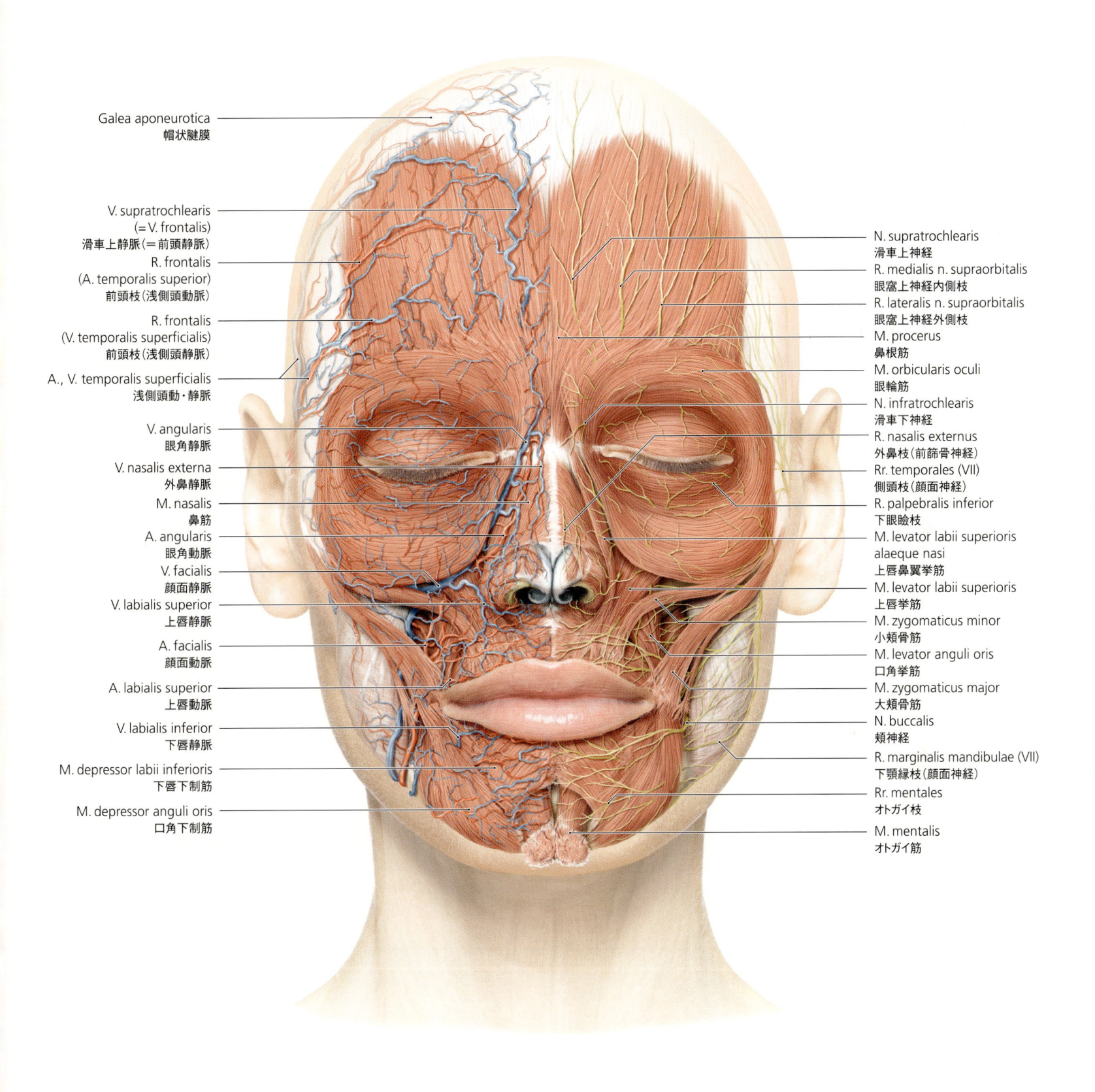

図1.50 動脈・静脈（右顔面）と神経（左顔面）の，顔面筋との位置関係．

P46参照

顔

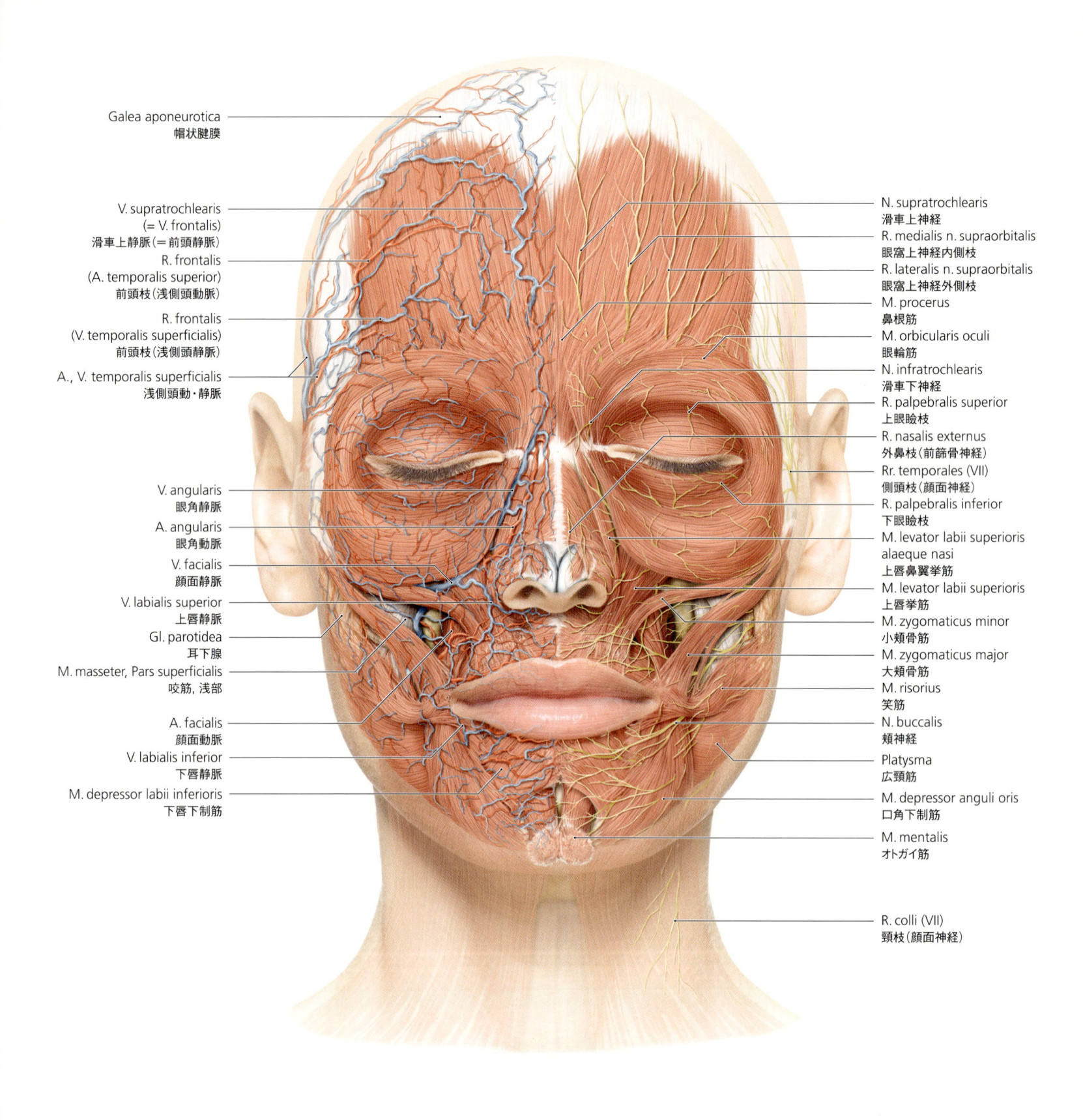

図1.51　動脈・静脈（右顔面）と神経（左顔面）の，顔面筋との位置関係．　　　P46参照

顔の前方観

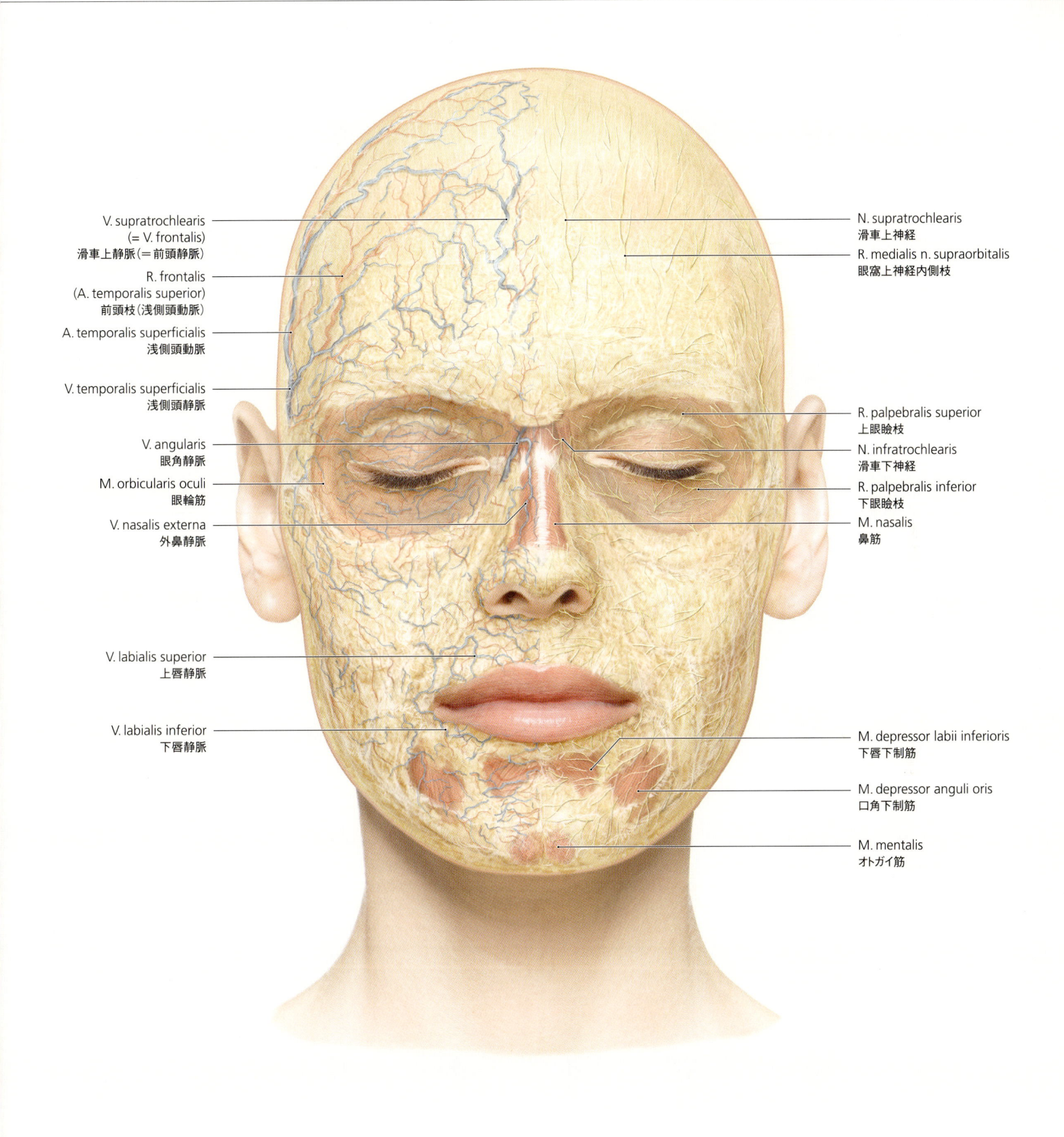

図1.52 皮下脂肪層内の動脈・静脈（右顔面）と神経（左顔面）. P46参照

1.3 顔の側方観

1.3.1 顔の側方観の脂肪区画

以下の図には皮下脂肪，深部の脂肪およびより深層に隣接する筋肉の局所解剖を示す．

■ 図1.53　顔の側方観．

■ 図1.54　顔面皮膚（表皮 Cutis）を除去して浅層の皮下脂肪の分布が見えるようにした．
顔全体は一層の皮下脂肪層で覆われ，この厚さは個体により差がある．眼輪筋部では薄い結合層のみで，脂肪はほとんどないか非常に少ない．

皮下の表層の脂肪層は，皮膚と表在性筋−腱膜システム（SMAS, superficial musculo-aponeurotic system）の間に張り渡されている線維性の隔壁で区画されている．SMASは表情筋を覆っていて皮膚への連接を介して筋活動を顔の表情として表すことができるようにしている．
脂肪区画が，脂肪の充填量に応じて顔の輪郭を形作る．頬部では皮下脂肪の厚さは非常にさまざまである．口の周囲では脂肪の層は非常に薄いか，場所によっては存在しないことがある．

■ 図1.55　SMASの隔壁の走行を模式的に示し，区画は色付けし皮下脂肪層に重ねて示した．

■ 図1.56　SMASは表情筋を覆っていて，皮膚に連接して顔の表情を作ることができるようにしている．
深部方向へも連接がある．骨に進入する結合組織束は，"真の"付着と呼ばれる．

表層の脂肪とSMASのほとんどを取り除き，前頭筋，眼輪筋，口周囲の表情筋を露出してある．Bichatの頬脂肪体，前頭部脂肪体，眼球後脂肪体（ROOF, retroorbicularis oculi fat）と，一部ではあるが，すでに眼球下脂肪体（SOOF, suborbicularis oculi fat）が見えている．

■ 図1.57　側頭部へ延びてきている頬脂肪体 Corpus adiposum buccae（Bichatの頬脂肪体）を，側頭筋膜の開窓部から見ることができる．

顔の側方観

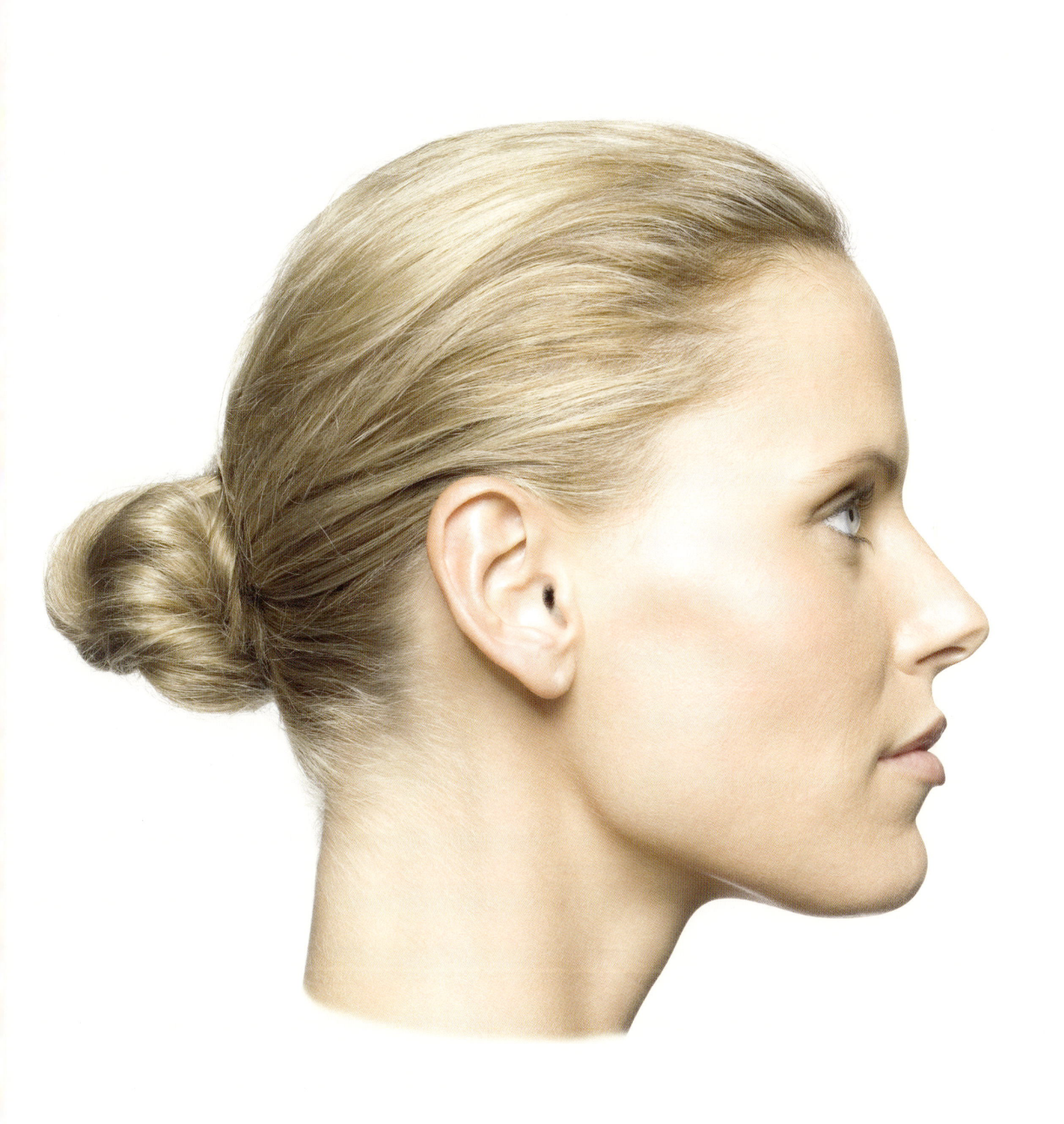

図1.53 側方から見た顔. P54参照

55

顔

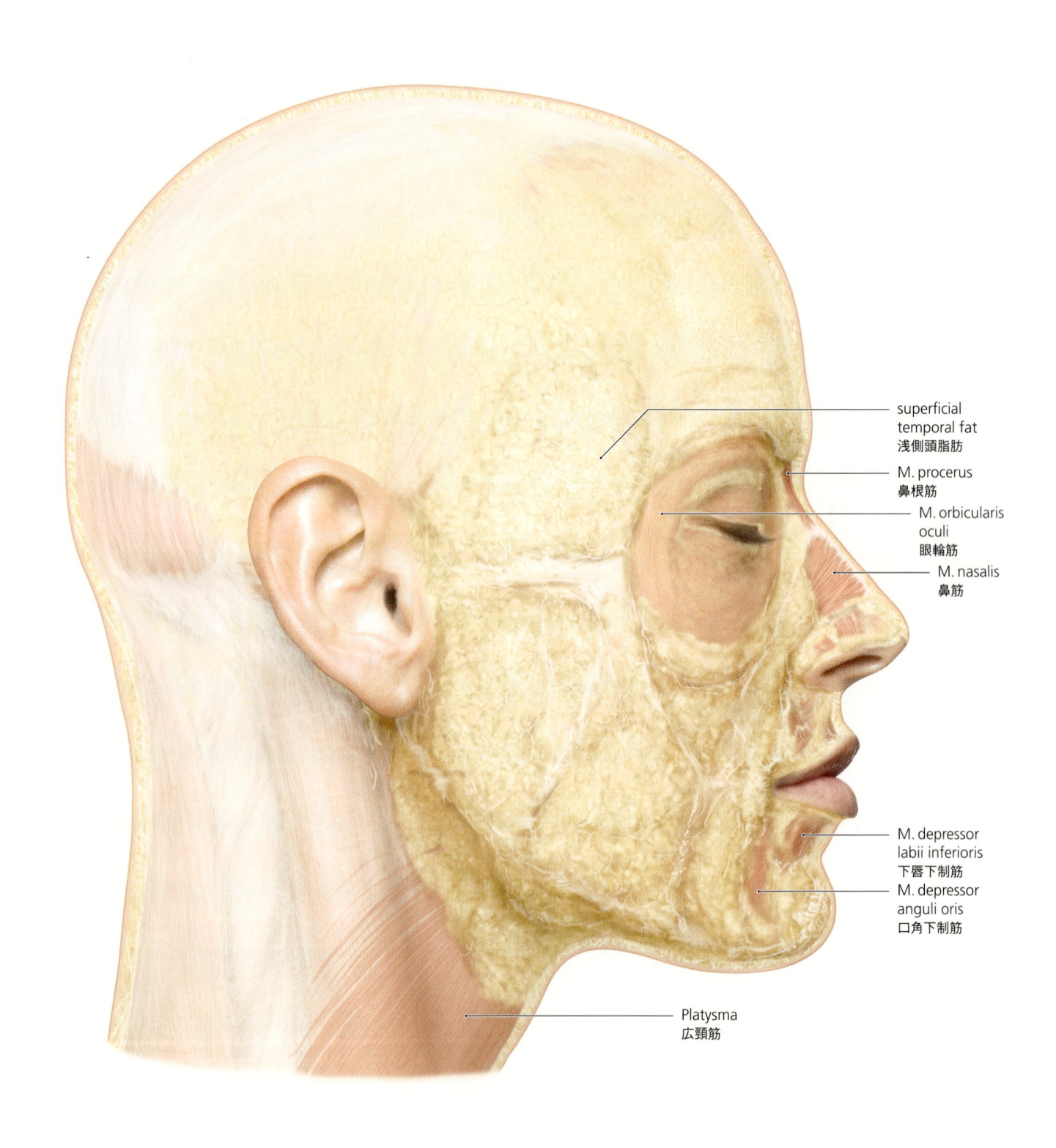

- superficial temporal fat 浅側頭脂肪
- M. procerus 鼻根筋
- M. orbicularis oculi 眼輪筋
- M. nasalis 鼻筋
- M. depressor labii inferioris 下唇下制筋
- M. depressor anguli oris 口角下制筋
- Platysma 広頸筋

図1.54 皮下脂肪層. P54参照

顔の側方観

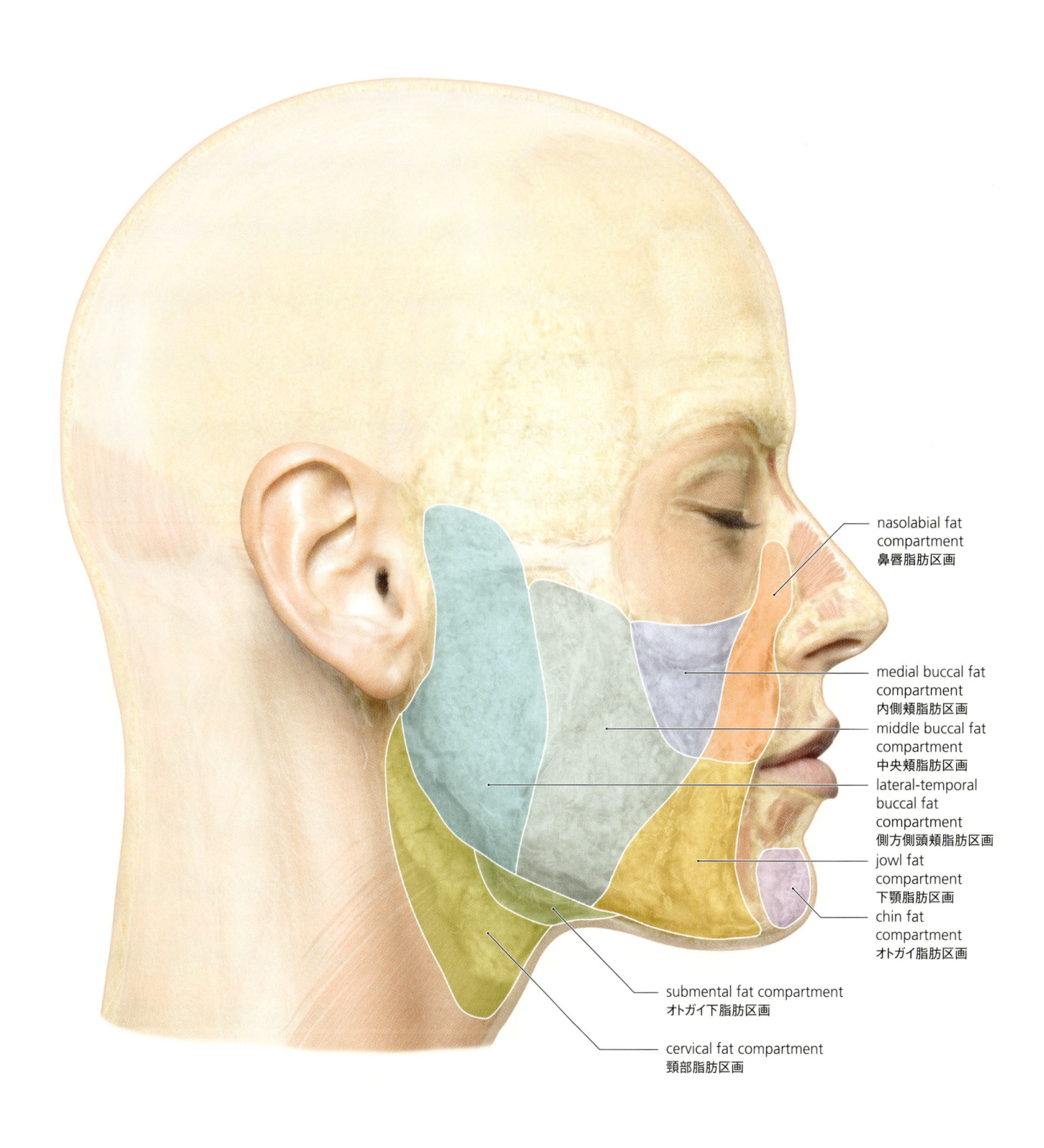

- nasolabial fat compartment 鼻唇脂肪区画
- medial buccal fat compartment 内側頬脂肪区画
- middle buccal fat compartment 中央頬脂肪区画
- lateral-temporal buccal fat compartment 側方側頭頬脂肪区画
- jowl fat compartment 下顎脂肪区画
- chin fat compartment オトガイ脂肪区画
- submental fat compartment オトガイ下脂肪区画
- cervical fat compartment 頸部脂肪区画

図1.55 皮下脂肪層の区画．

P54参照

顔

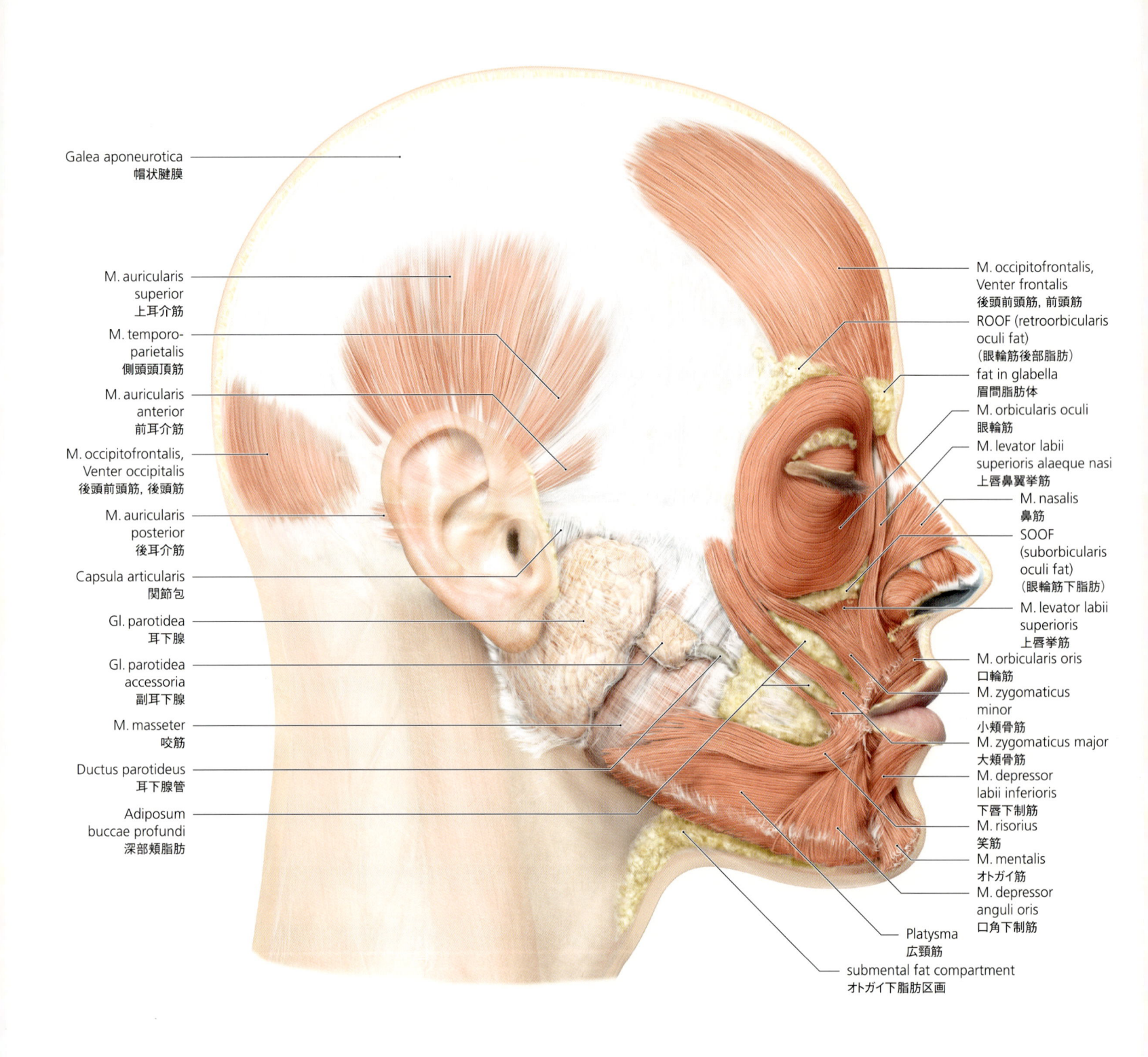

Galea aponeurotica	帽状腱膜
M. auricularis superior	上耳介筋
M. temporoparietalis	側頭頭頂筋
M. auricularis anterior	前耳介筋
M. occipitofrontalis, Venter occipitalis	後頭前頭筋, 後頭筋
M. auricularis posterior	後耳介筋
Capsula articularis	関節包
Gl. parotidea	耳下腺
Gl. parotidea accessoria	副耳下腺
M. masseter	咬筋
Ductus parotideus	耳下腺管
Adiposum buccae profundi	深部頬脂肪
M. occipitofrontalis, Venter frontalis	後頭前頭筋, 前頭筋
ROOF (retroorbicularis oculi fat)	（眼輪筋後部脂肪）
fat in glabella	眉間脂肪体
M. orbicularis oculi	眼輪筋
M. levator labii superioris alaeque nasi	上唇鼻翼挙筋
M. nasalis	鼻筋
SOOF (suborbicularis oculi fat)	（眼輪筋下脂肪）
M. levator labii superioris	上唇挙筋
M. orbicularis oris	口輪筋
M. zygomaticus minor	小頬骨筋
M. zygomaticus major	大頬骨筋
M. depressor labii inferioris	下唇下制筋
M. risorius	笑筋
M. mentalis	オトガイ筋
M. depressor anguli oris	口角下制筋
Platysma	広頸筋
submental fat compartment	オトガイ下脂肪区画

図1.56　皮下と表層の脂肪を除いてある.

P54参照

顔の側方観

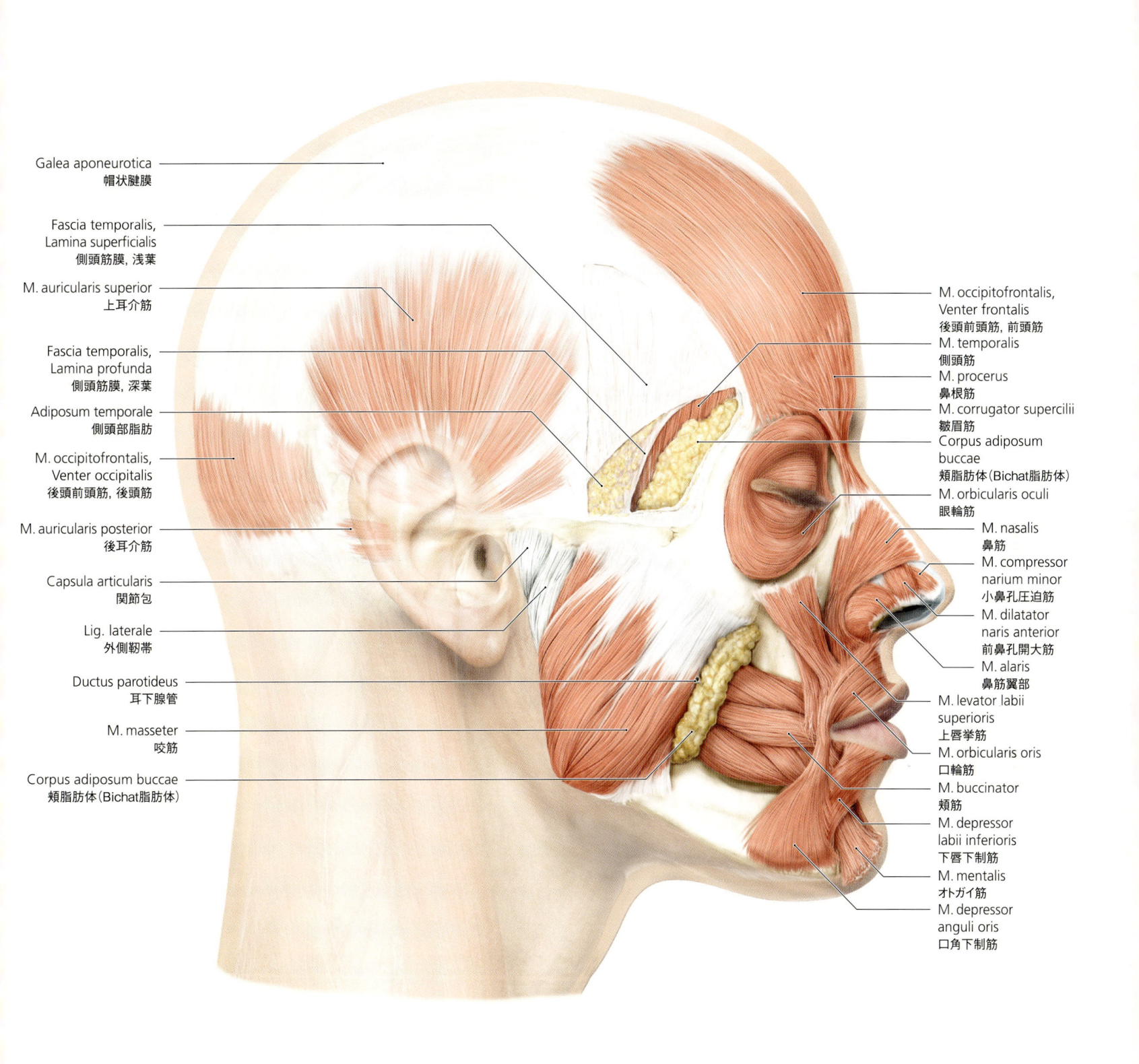

図1.57 Bichatの頬脂肪体の広がり.　　　　　　　　　　　　　　　　　　　　　　　　　　　　　　　　　　　P54参照

顔

■ 図1.58　頬骨弓と咬筋を一部取り除き，側頭部へ延びてきている頬脂肪体（Bichatの頬脂肪体）を明示している．

■ 図1.59　頬部ではすべての筋肉が結合織のネットワークで相互に結合され，顔面の皮膚にも連接している．表情筋上に広がる結合織層は，表在性筋－腱膜システム（SMAS, superficial musculo-aponeurotic system）と呼ばれる．ここから皮膚に線維束が伸び，頬部脂肪区画の隔壁を形成する．深部方向へも連接し，骨に進入する結合織束は"真の"付着と呼ばれる．この結合織区画内には個体により異なった量の脂肪を容れる．このことは皺形成術（フェイスリフト）の際に念頭におくべきことである．

■ 図1.60　SMASは表情筋を覆って，皮膚への連接を介して顔の表情を作ることができるようにしている．これは，筋から皮膚の結合織構造への，または筋から筋に至る"偽の"付着と呼ばれる．

■ 図1.61　骨に進入する結合織束は"真の"付着と呼ばれる．

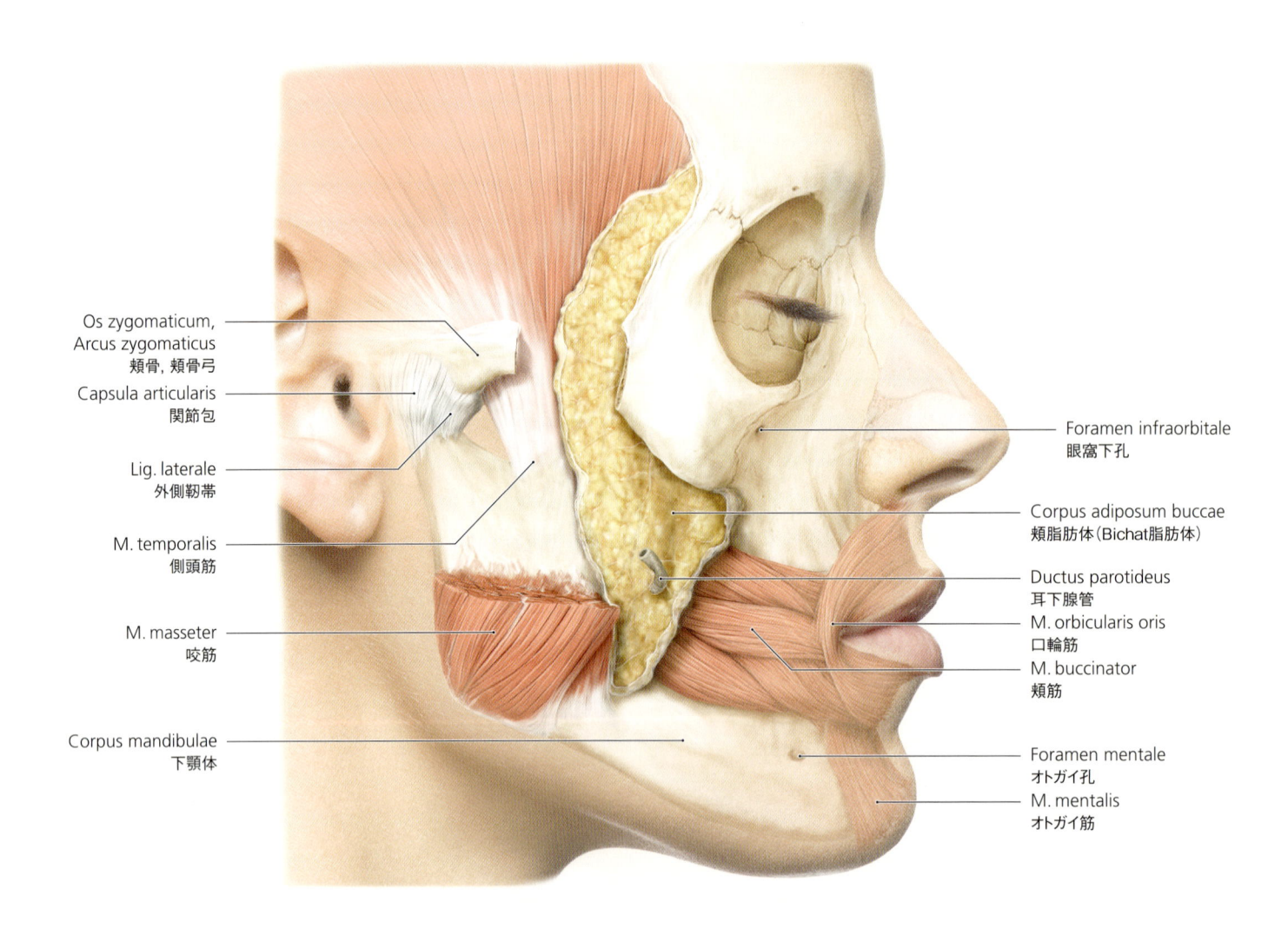

図1.58　頬骨弓と咬筋の一部を除き，側頭部にまで延びたBichatの頬脂肪体の側頭突起を明示してある．　　　　　上記参照

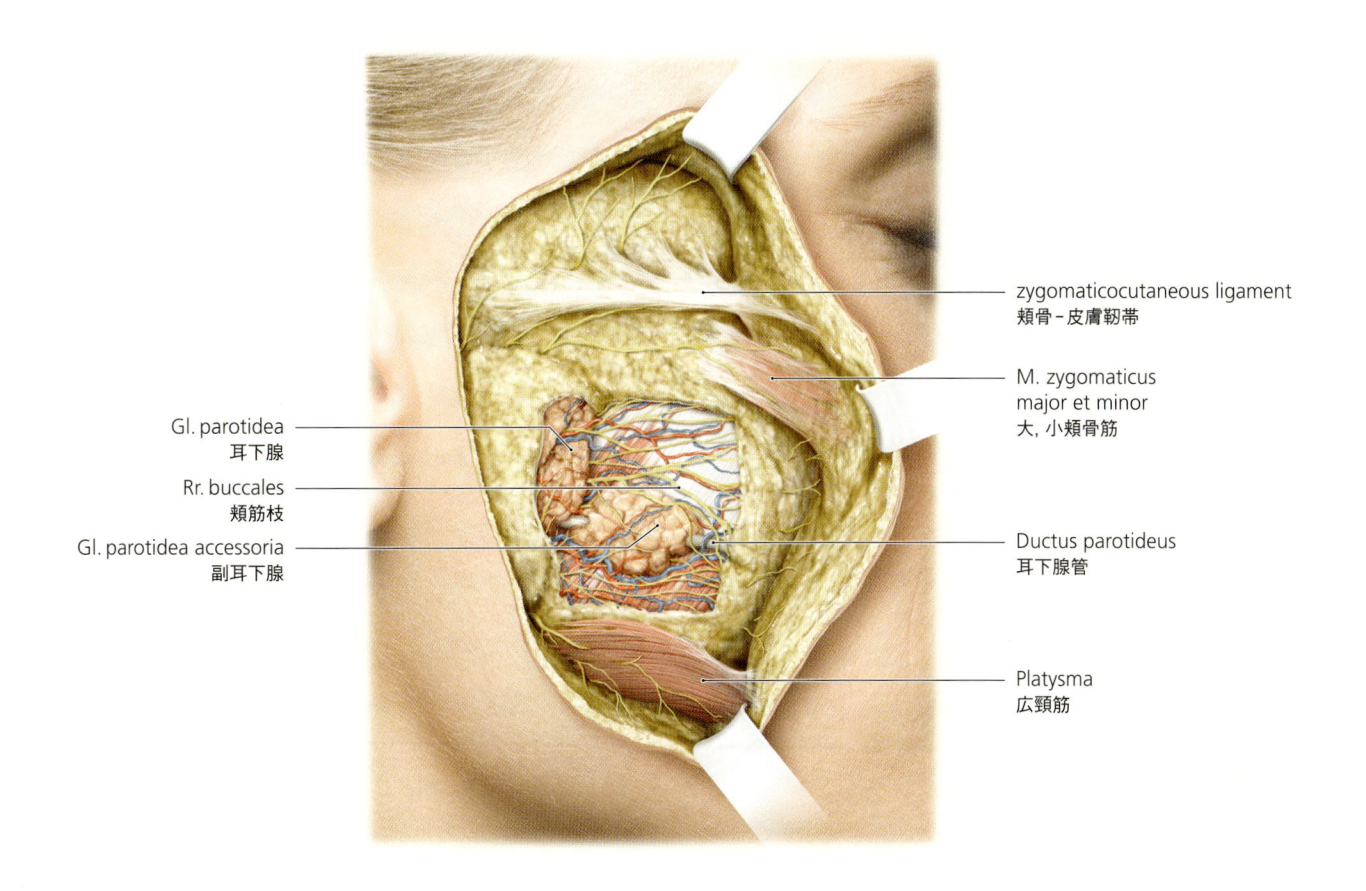

顔の側方観

Gl. parotidea 耳下腺	zygomaticocutaneous ligament 頬骨–皮膚靭帯
Rr. buccales 頬筋枝	M. zygomaticus major et minor 大, 小頬骨筋
Gl. parotidea accessoria 副耳下腺	Ductus parotideus 耳下腺管
	Platysma 広頸筋

図1.59 頬部の表在性筋–腱膜システム（SMAS）.　　　P60参照

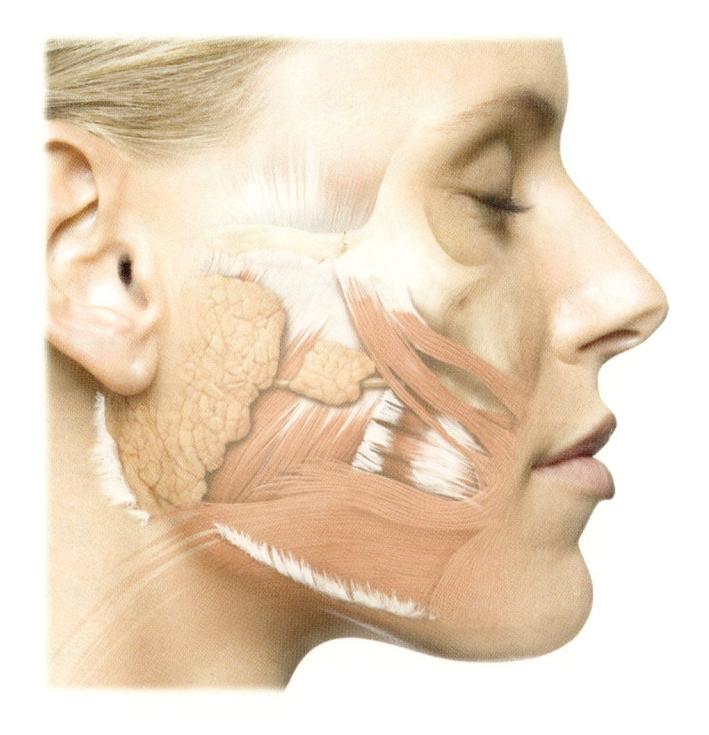

図1.60 SMASの"偽の"付着.　　　P60参照 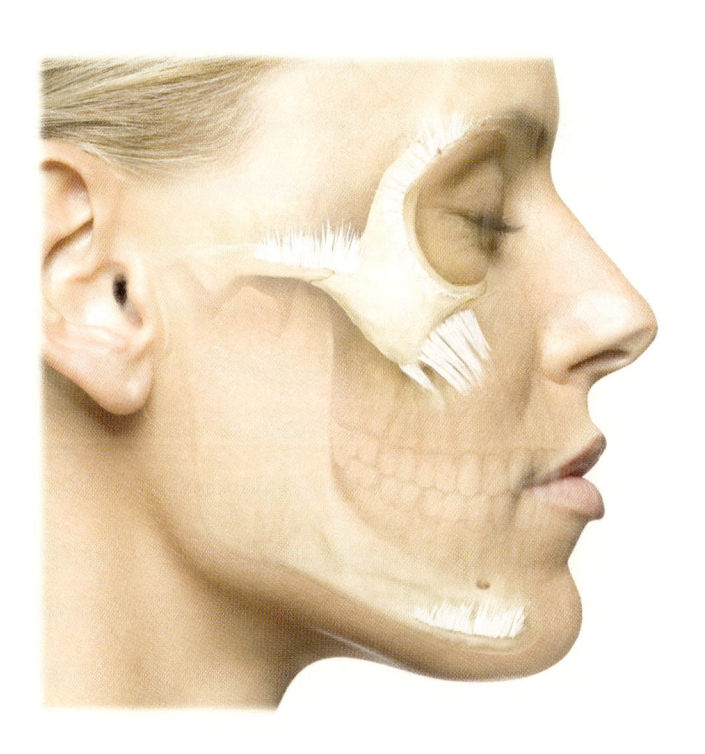　　　**図1.61** SMASの"真の"付着.　　　P60参照

61

顔

1.3.2　顔の側方観の筋

脂肪区画と顔の筋肉の関係は，前の図に示した．次の図には，顔の筋肉を前面に示してある．介在する脂肪層を除いて，もう一度表層筋から示す．

■ 図1.62　顔面皮膚を透明に描き，その下層の筋の位置と範囲を示した．

■ 図1.63　皮膚と皮下脂肪は頭頂部では互いに密に結合している．これらはともにしっかり融合して線維筋性の円蓋を形成し，後頭前頭筋 M. ocipitofrontalis，または頭蓋表筋 M. epicranius と呼ばれる．これは中央部で厚く堅固で，頭蓋骨を覆う帽状腱膜 Galea aponeurotica と，背側部の後頭筋 Venter ocipitalis，前方部の前頭筋 Venter frontalis からなる．
帽状腱膜側方部は耳介軟骨膜に入る上耳介筋 M. auricularis superior に続く．後耳介筋 M. auricularis posterior は皮下の表層を走る小さな筋で，前耳介筋 M. auricularis anterior はもう一層深い筋膜層を走る．両者とも耳介の軟骨膜につながる．SMASの線維走行は下顎縁で見ることができる．

■ 図1.64　後頭前頭筋の前頭筋は強固な帽状腱膜につながっている．眉毛下制筋 M. depressor supercilii の線維走行は眉間（みけん）部から眉毛の方向に向かう．筋線維の一部は眼輪筋 M. orbicularis oculi にも行く．そのほかに，眉間部では鼻根筋 M. procerus があり，筋線維はその下層にある後頭前頭筋の前頭筋上を走る．軟骨性の外鼻骨格は鼻筋 M. nasalis, [前]鼻孔開大筋*1（鼻筋横部），[小]鼻孔圧迫筋*1（鼻筋横部），鼻翼筋*1（鼻筋[鼻]翼部）に覆われている．眼輪筋と鼻の境界を上唇鼻翼挙筋 M. levator labii superioris alaeque nasi が細く長く走る．口輪筋は下唇部で口角下制筋 M. depressor anguli oris，下唇下制筋 M. depressor labii inferioris によって完全に覆われている．上唇部では，上唇鼻翼挙筋 M. levator labii superioris alaeque nasi，上唇挙筋 M. levator labii superioris および大頬骨筋 M. zygomatici major によって部分的に覆われている．口角部には，小頬骨筋 M. zygomatici minor，笑筋 M. risorius が進入する．笑筋の筋線維は水平に走る．
さらに後方では広頸筋からの筋線維が下顎縁を超えて届いてくるし，オトガイではオトガイ筋が顕著である．耳下腺は筋膜を除いて露出してあるが，その側頭部の部分ではまだしっかりした筋膜に覆われている．

■ 図1.65　耳下腺を除くと顎関節包が見える．咬筋 M. masseter はまだ筋膜で覆われている．広頸筋の下顎部分と笑筋を除くと頬筋 M. buccinator の走行が見える．

■ 図1.66　帽状腱膜の側頭部を開窓すると，その下にある側頭筋 M. temporalis の筋膜が見える．その下に，ここには描いてないが，頬脂肪体 Corpus adiposum buccae（Bichatの頬脂肪体）の側頭への分岐が見える（図1.58 参照）．眼輪筋眼窩部の辺縁部の一部と大・小頬骨筋を除くと，上顎骨につく上唇挙筋の起始が見える．さらには，鼻根筋の全経過が見えるようになる．皺鼻筋の個々の筋線維の起始と走行は隠されているが，鼻根筋の後頭前頭筋の前頭筋への進入が垣間見える．

■ 図1.67　帽状腱膜 Galea aponeurotica の大きな開窓部から後耳介筋，上耳介筋，前耳介筋 M. auricularis posterior et superior et anterior および頭蓋表筋の側頭腹*2 が切除してある．したがって，これらの筋肉が側頭筋を覆っていることが明らかになる．（図1.66 参照）．上唇挙筋を除くことで眼窩下孔 Foramen infraorbitale と上唇挙筋 M. levator labii superioris の起始が見える．さらに口角下制筋が除かれ，下顎についている下唇下制筋 M. depressor labii inferioris の起始が見える．

■ 図1.68　眼部では眼輪筋が除かれ眼窩隔膜 Septum orbitale が露出している．鼻背では鼻根筋と鼻筋が除いてある．軟骨性の鼻骨格（鼻中隔軟骨 Cartilago septi nasi の外側突起 Proc. lateralis または外側鼻軟骨 Cartilago nasi lateralis ともいう）が見える．口周囲では上唇挙筋と口角挙筋，さらに口角下制筋と下唇下制筋が除いてある．オトガイ孔 Foramen mentale が見える．

■ 図1.69　帽状腱膜とともに後頭前頭筋の後頭筋，前頭筋を除くと皺眉筋 M. corrugator supercilii の全貌が見える．側頭筋 M. temporalis は，筋膜で覆われている．

---

*1　鼻孔開大筋，鼻孔圧迫筋と鼻翼筋：TAJでは [ ] 内の名称が使われている．
*2　別に類似名の筋があるのでここでは Venter を腹と訳し側頭腹とした．上耳介筋の前端の一部ともいう．M. temporoparietalis とも記す．

顔の側方観

M. auricularis superior
上耳介筋

M. temporo-parietalis
側頭頭頂筋

M. occipitofrontalis, Venter occipitalis
後頭前頭筋, 後頭筋

M. auricularis posterior
後耳介筋

M. auricularis anterior
前耳介筋

M. occipitofrontalis, Venter frontalis
後頭前頭筋, 前頭筋

M. procerus
鼻根筋

M. orbicularis oculi
眼輪筋

M. levator labii superioris alaeque nasi
上唇鼻翼挙筋

M. nasalis
鼻筋

M. dilatator naris anterior
前鼻孔開大筋

M. compressor narium minor
小鼻孔圧迫筋

M. alaris nasi
鼻筋翼部

M. levator labii superioris
上唇挙筋

M. orbicularis oris
口輪筋

M. zygomaticus major et minor
大, 小頬骨筋

M. depressor labii inferioris
下唇下制筋

M. risorius
笑筋

M. mentalis
オトガイ筋

M. buccinator
頬筋

M. depressor anguli oris
口角下制筋

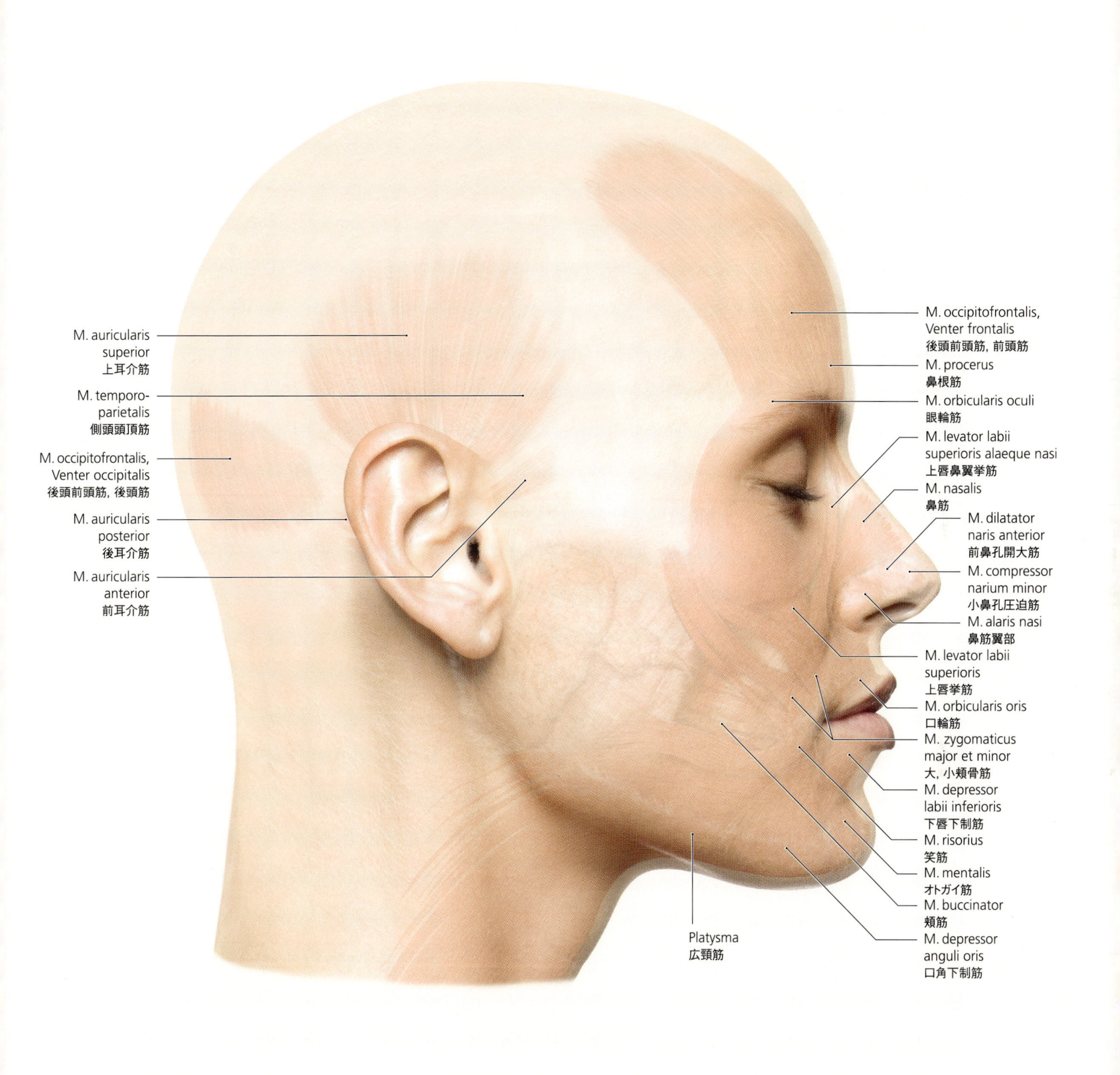

Platysma
広頸筋

図1.62 顔面皮膚を透明に描いて下層の顔面筋を示す.

P62参照

63

顔

■ 図1.70　頬骨弓からの起始とともに咬筋の大半を除くと，中に側頭筋の下顎骨の筋突起 Proc. coronoideus への付着が見える．筋付着は個体ごとに変異が多く下顎枝 Ramus mandibulae の前縁に沿って延びていることもある．顎関節包と外側靱帯 Lig. laterale と側頭筋付着の間のはるか内側に，外側翼突筋 M. pterygoideus lateralis が見える．咬筋は，より斜行する外側部 Pars superficialis と，より垂直に走行する深部 Pars profunda から構成される．
側頭筋膜の大部分は除いてある．

■ 図1.71　側頭筋 M. temporalis が下顎枝の筋突起 Proc. coronoideus へ付着するところは頬骨弓 Arcus zygomaticus の下側を横切るように存在する．
すべての鼻の筋を除くと，軟骨性の結合織性の鼻骨格の全体が明らかになる．
口輪筋 M. orbicularis oris と頬筋 M. buccinator は口腔を取り巻く筋機能体を形成する．口輪筋の線維は，口腔開口部を丸く取り巻くのみでなく，頬筋にも放射状に線維を出す．

■ 図1.72　顎関節包を除くと下顎窩 Fossa mandibularis 内での下顎頭 Condylus mandibulae の状態が見える．側頭窩の深部に外側翼突筋 M. pterygoideus lateralis が見え，その一方は下顎頸 Collum mandibulae に，他方は関節包と関節軟骨に付着している．

■ 図1.73　口腔前庭 Vestibulum oris は上顎部と下顎部に接していて，頬筋が形作っている．

顔の側方観

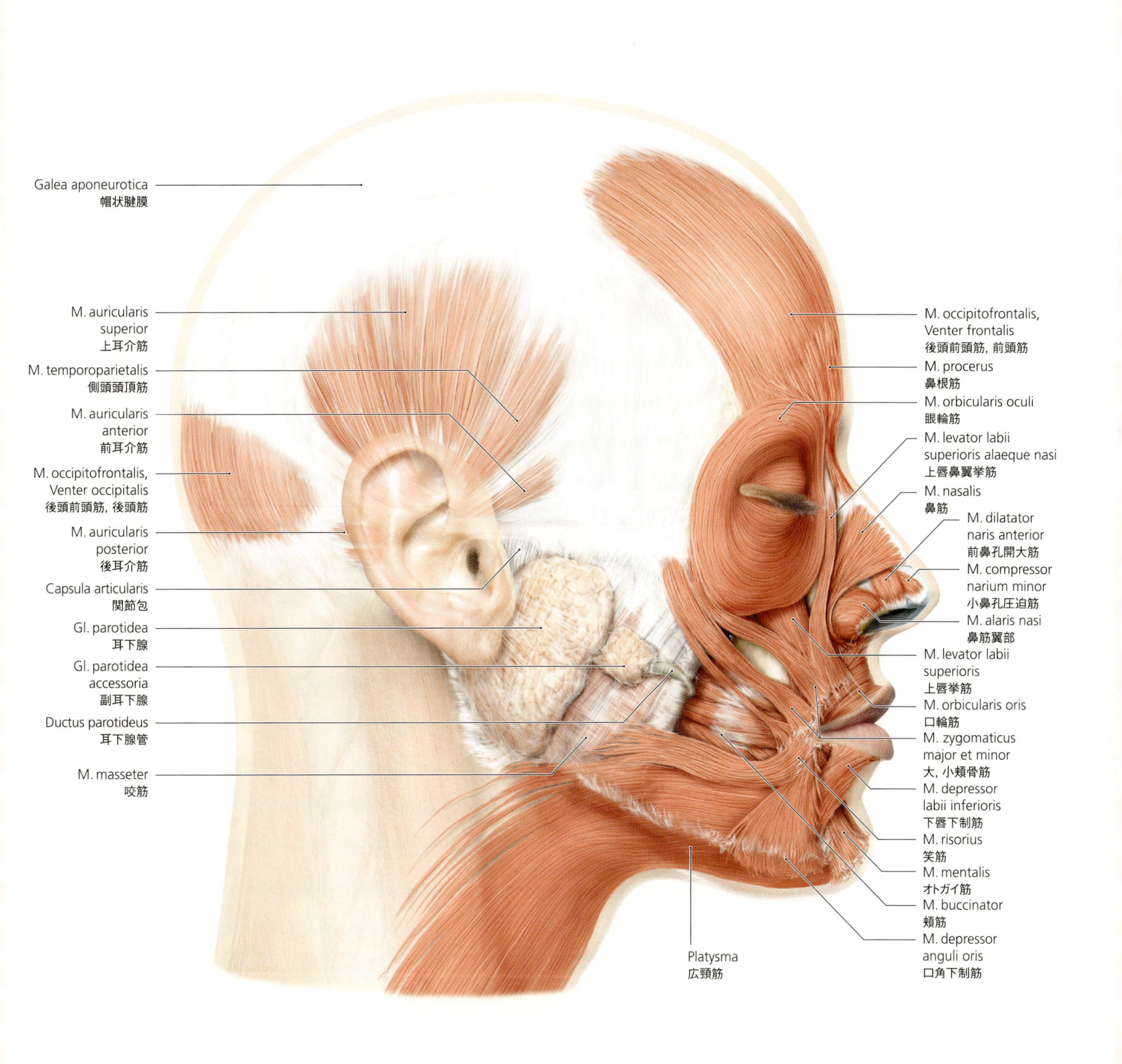

図1.63　顔の表情筋を明示してある．　　　　　　　　　　　　　　　　　　　　　　　　　　　　P62参照

顔

- Galea aponeurotica 帽状腱膜
- M. auricularis superior 上耳介筋
- M. temporoparietalis 側頭頭頂筋
- M. auricularis anterior 前耳介筋
- M. occipitofrontalis, Venter occipitalis 後頭前頭筋, 後頭筋
- M. auricularis posterior 後耳介筋
- Capsula articularis 関節包
- Gl. parotidea 耳下腺
- Gl. parotidea accessoria 副耳下腺
- Ductus parotideus 耳下腺管
- M. masseter 咬筋
- Platysma 広頸筋
- M. occipitofrontalis, Venter frontalis 後頭前頭筋, 前頭筋
- M. procerus 鼻根筋
- M. orbicularis oculi 眼輪筋
- M. levator labii superioris alaeque nasi 上唇鼻翼挙筋
- M. nasalis 鼻筋
- M. dilatator naris anterior 前鼻孔開大筋
- M. compressor narium minor 小鼻孔圧迫筋
- M. alaris nasi 鼻筋翼部
- M. levator labii superioris 上唇挙筋
- M. orbicularis oris 口輪筋
- M. zygomaticus major et minor 大, 小頬骨筋
- M. depressor labii inferioris 下唇下制筋
- M. risorius 笑筋
- M. mentalis オトガイ筋
- M. buccinator 頬筋
- M. depressor anguli oris 口角下制筋

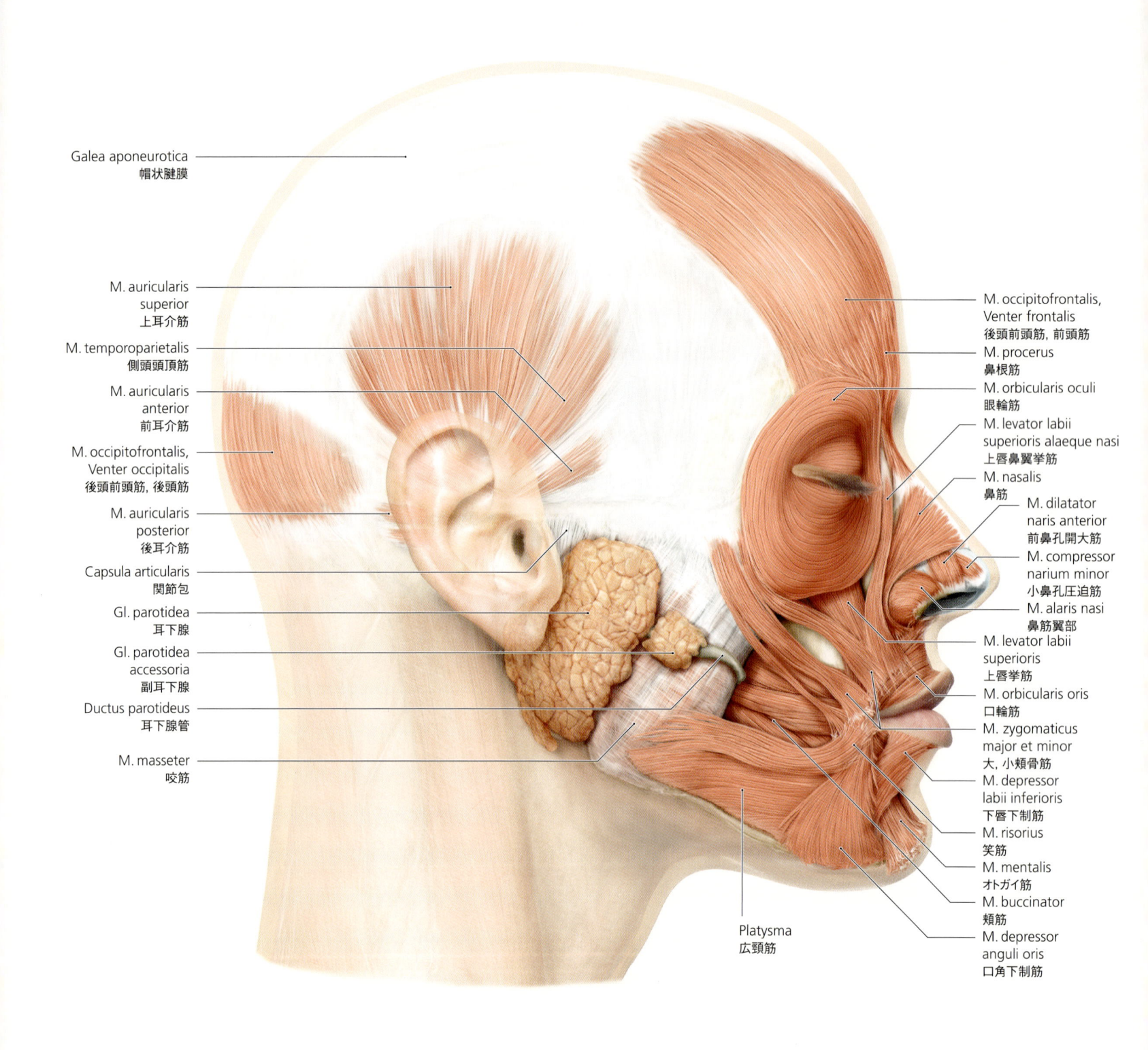

図1.64 耳下腺筋膜と頸部の広頸筋を除いてある.

P62参照

顔の側方観

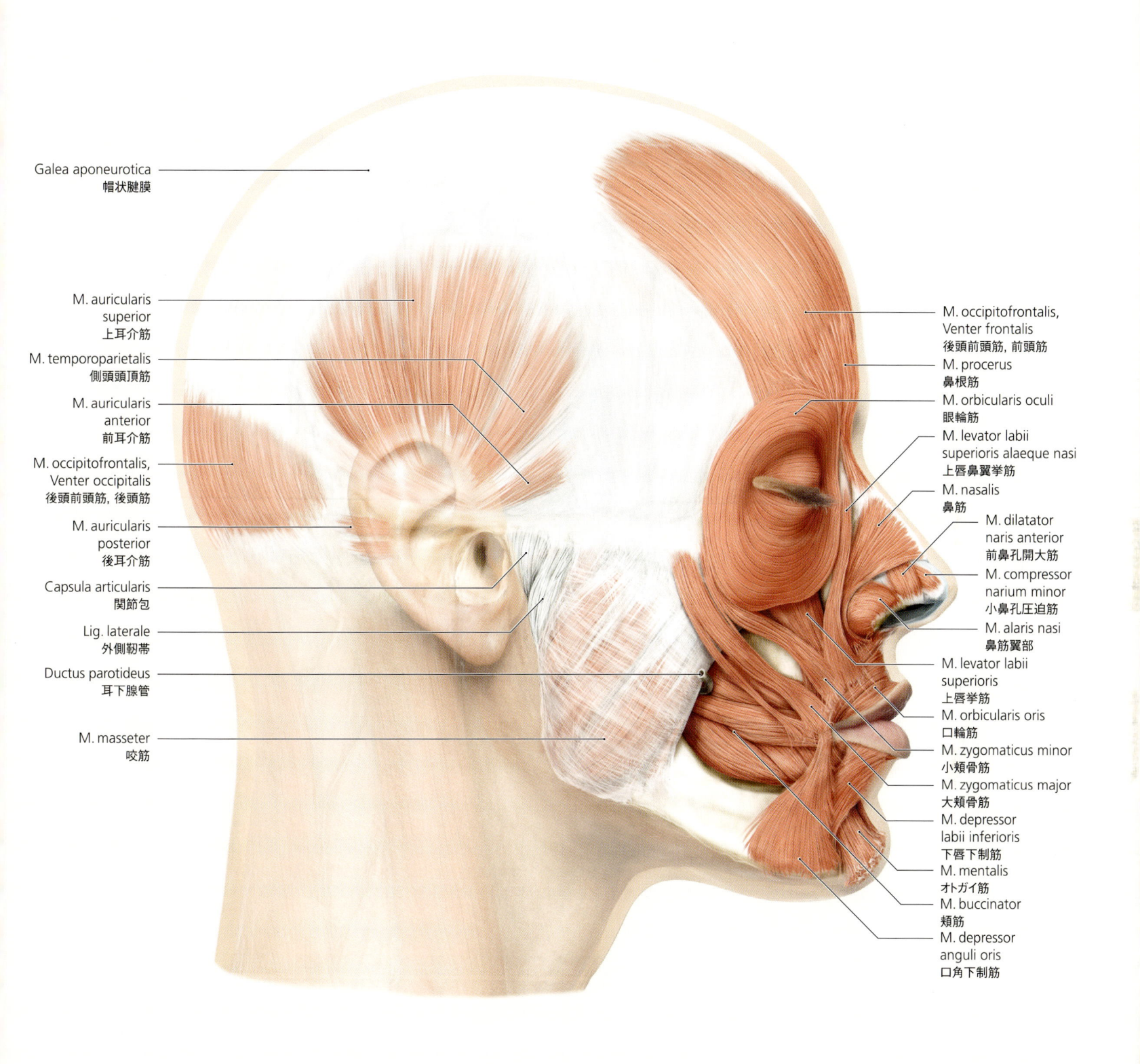

図1.65 耳下腺, 笑筋および顔面の広頸筋を除いてある.

P62参照

顔

Galea aponeurotica
帽状腱膜

M. auricularis superior
上耳介筋

M. temporoparietalis
側頭頭頂筋

M. auricularis anterior
前耳介筋

M. occipitofrontalis, Venter occipitalis
後頭前頭筋, 後頭筋

M. auricularis posterior
後耳介筋

Capsula articularis
関節包

Lig. laterale
外側靭帯

Ductus parotideus
耳下腺管

M. masseter
咬筋

M. occipitofrontalis, Venter frontalis
後頭前頭筋, 前頭筋

Fascia temporalis, Lamina superficialis
側頭筋膜, 浅葉

M. procerus
鼻根筋

M. orbicularis oculi
眼輪筋

M. nasalis
鼻筋

M. dilatator naris anterior
前鼻孔開大筋

M. compressor narium minor
小鼻孔圧迫筋

M. alaris nasi
鼻筋翼部

M. levator labii superioris
上唇挙筋

M. orbicularis oris
口輪筋

M. buccinator
頬筋

M. depressor labii inferioris
下唇下制筋

M. depressor anguli oris
口角下制筋

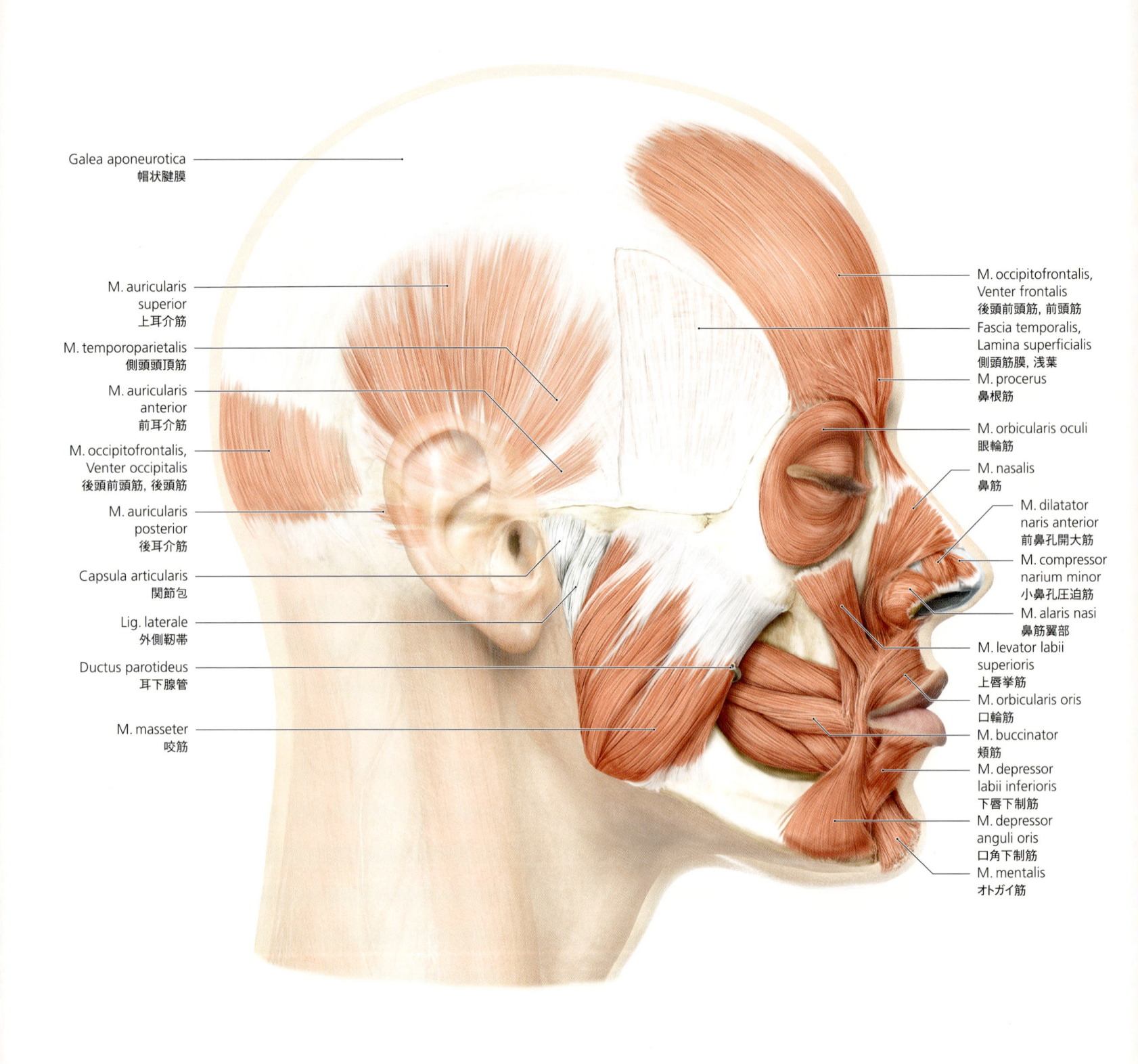

M. mentalis
オトガイ筋

図 1.66 咬筋上の筋膜と眼輪筋眼窩部の周辺部の一部に加え，側頭筋の表層の筋膜の一部も除いてある．　　P62 参照

顔の側方観

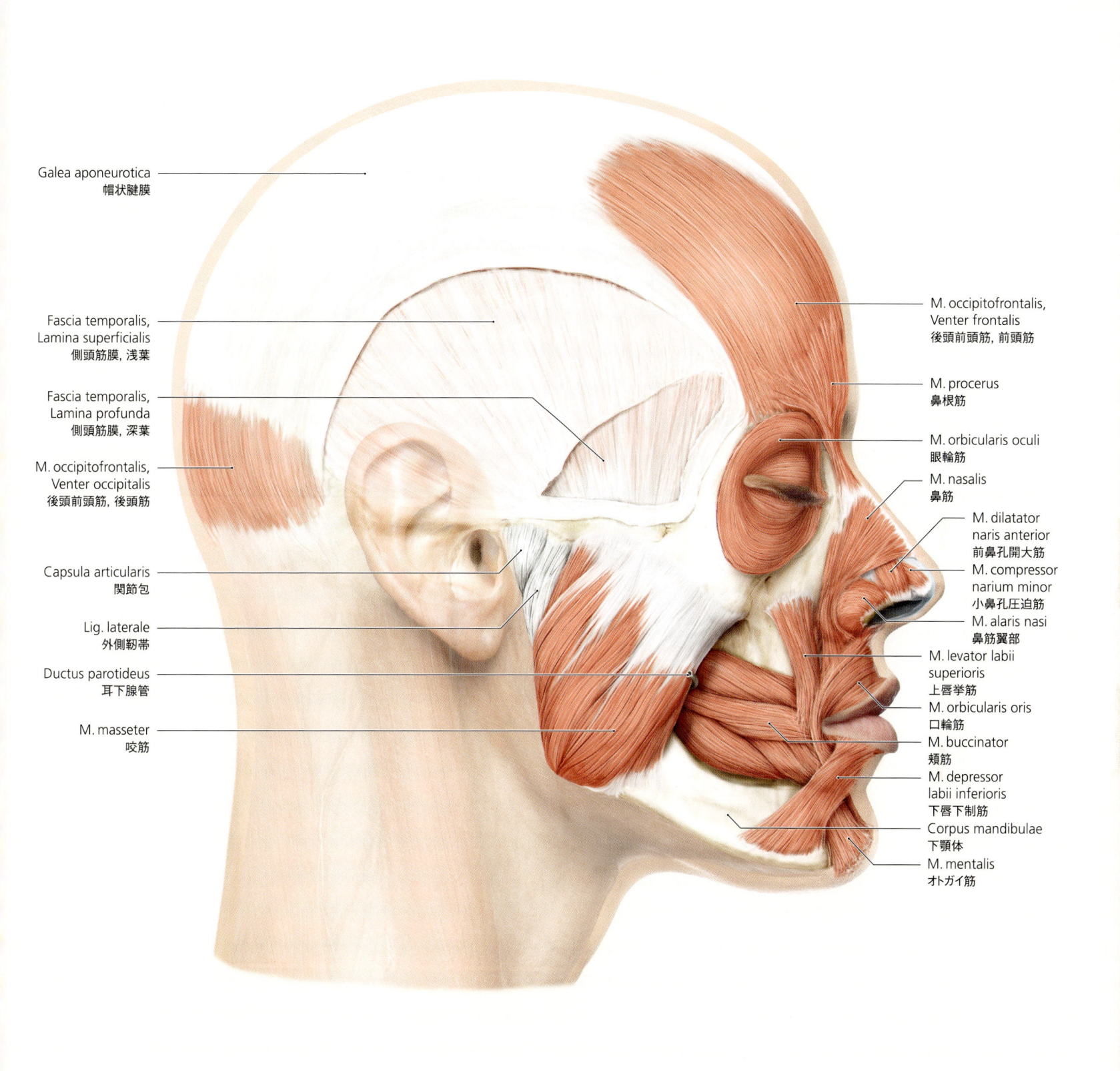

- Galea aponeurotica 帽状腱膜
- Fascia temporalis, Lamina superficialis 側頭筋膜, 浅葉
- Fascia temporalis, Lamina profunda 側頭筋膜, 深葉
- M. occipitofrontalis, Venter occipitalis 後頭前頭筋, 後頭筋
- Capsula articularis 関節包
- Lig. laterale 外側靱帯
- Ductus parotideus 耳下腺管
- M. masseter 咬筋
- M. occipitofrontalis, Venter frontalis 後頭前頭筋, 前頭筋
- M. procerus 鼻根筋
- M. orbicularis oculi 眼輪筋
- M. nasalis 鼻筋
- M. dilatator naris anterior 前鼻孔開大筋
- M. compressor narium minor 小鼻孔圧迫筋
- M. alaris nasi 鼻筋翼部
- M. levator labii superioris 上唇挙筋
- M. orbicularis oris 口輪筋
- M. buccinator 頬筋
- M. depressor labii inferioris 下唇下制筋
- Corpus mandibulae 下顎体
- M. mentalis オトガイ筋

図1.67 側頭筋の表層の筋膜をさらに開窓してある．

P62参照

顔

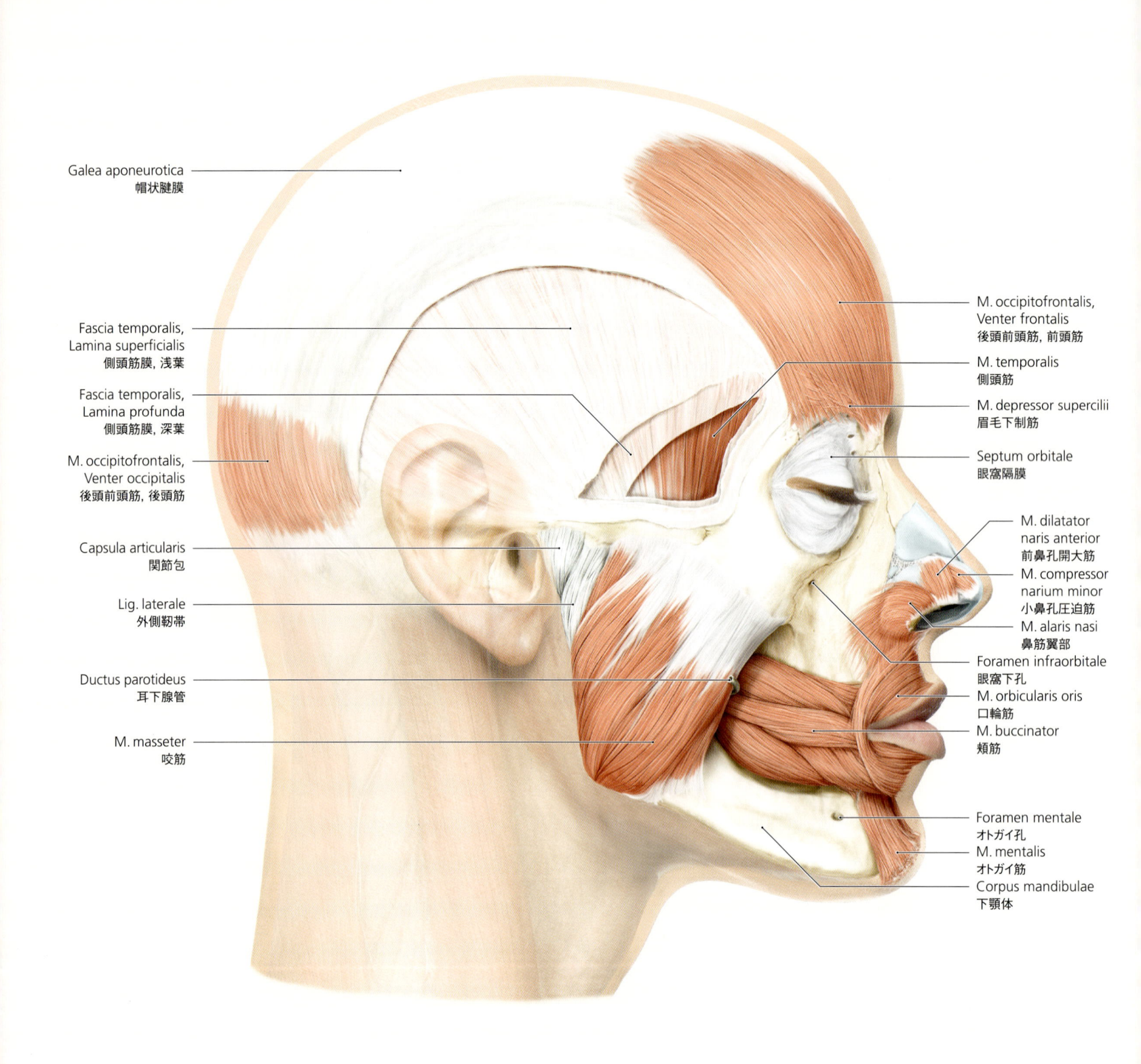

図1.68 眼輪筋, 鼻筋, 口角挙筋および口角下制筋を除いてある．

P62参照

70

顔の側方観

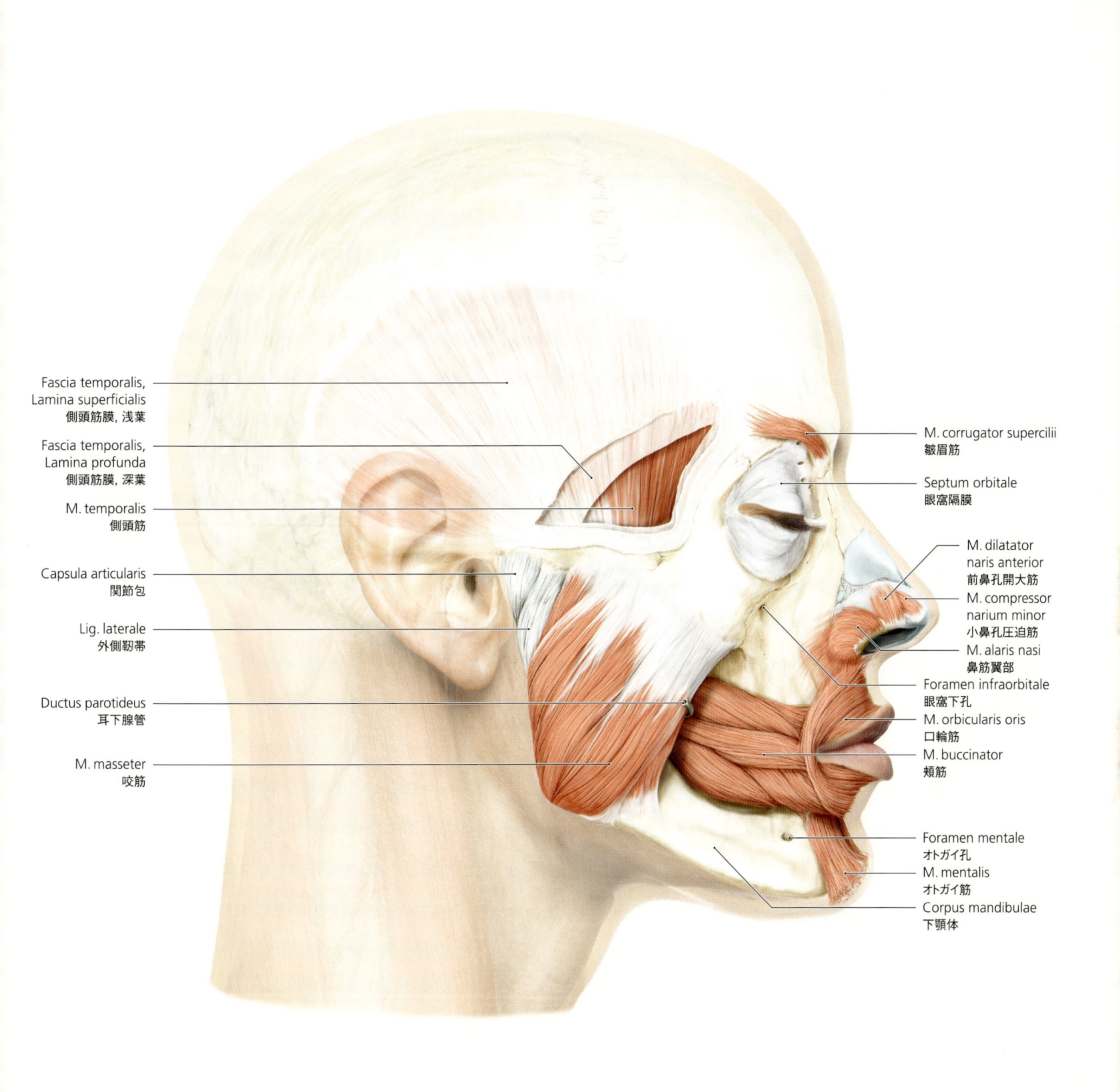

図1.69　帽状腱膜と頭蓋表筋を除いてある．　　　　　　　　　　　　　　　　　　　　　　　　　　　　P62参照

顔

- M. temporalis
  側頭筋
- Capsula articularis
  関節包
- Lig. laterale
  外側靱帯
- M. temporalis
  側頭筋
- Ductus parotideus
  耳下腺管
- M. masseter
  咬筋

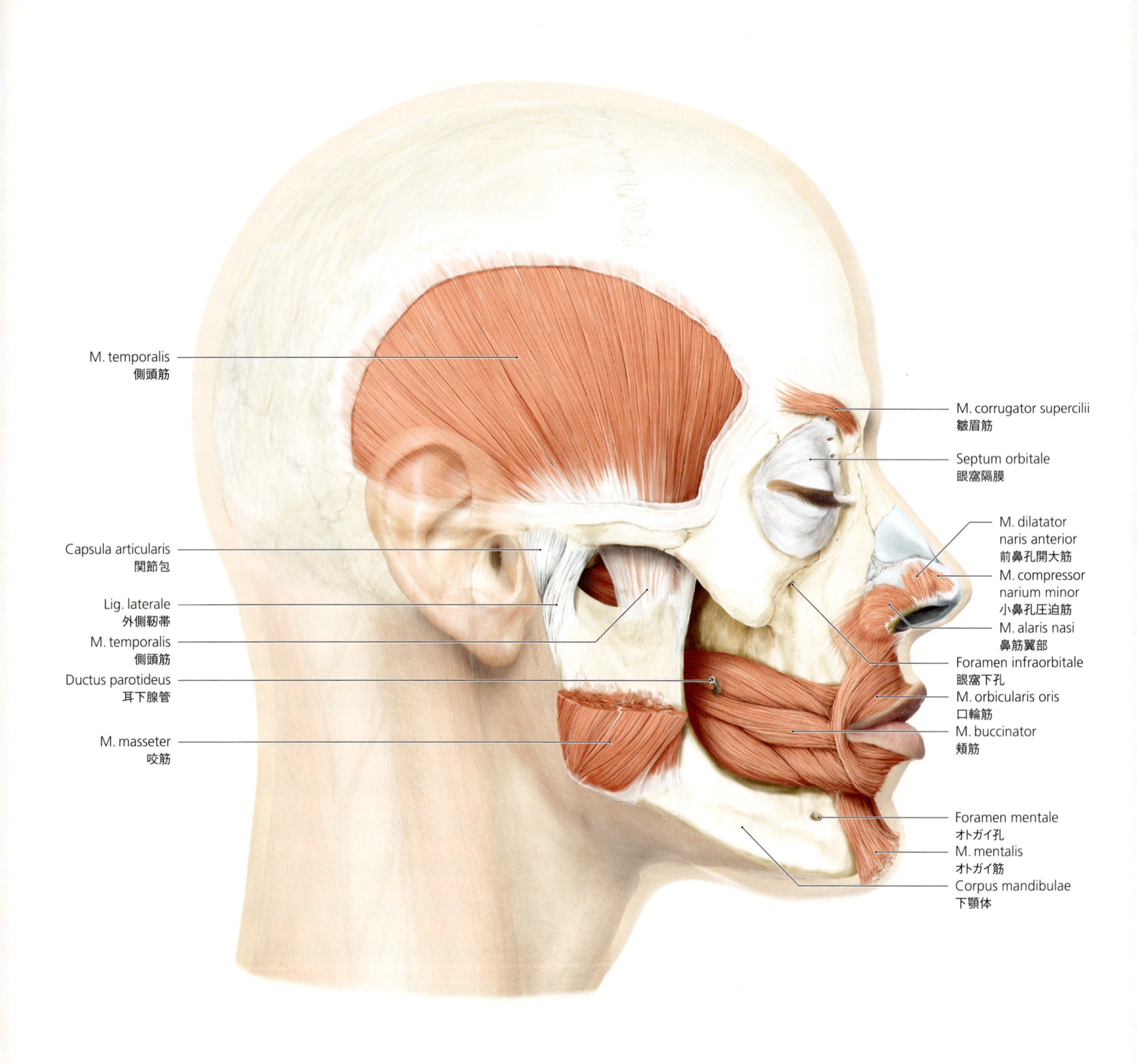

- M. corrugator supercilii
  皺眉筋
- Septum orbitale
  眼窩隔膜
- M. dilatator naris anterior
  前鼻孔開大筋
- M. compressor narium minor
  小鼻孔圧迫筋
- M. alaris nasi
  鼻筋翼部
- Foramen infraorbitale
  眼窩下孔
- M. orbicularis oris
  口輪筋
- M. buccinator
  頬筋
- Foramen mentale
  オトガイ孔
- M. mentalis
  オトガイ筋
- Corpus mandibulae
  下顎体

図1.70 咬筋と表層の側頭筋膜の一部を除いてある．

P64参照

顔の側方観

- Os parietale / 頭頂骨
- Sutura squamosa / 鱗状縫合
- Os temporale, Pars squamosa / 側頭骨, 鱗部
- Capsula articularis / 関節包
- Lig. laterale / 外側靱帯
- M. temporalis / 側頭筋
- Ductus parotideus / 耳下腺管
- Ramus mandibulae / 下顎枝

- Sutura coronalis / 冠状縫合
- Sutura sphenofrontalis / 蝶前頭縫合
- Os sphenoidale, Ala major / 蝶形骨, 大翼
- M. corrugator supercilii / 皺眉筋
- Septum orbitale / 眼窩隔膜
- Sutura sphenosquamosa / 蝶鱗縫合
- Foramen infraorbitale / 眼窩下孔
- Os zygomaticum, Arcus zygomaticus / 頬骨, 頬骨弓
- M. orbicularis oris / 口輪筋
- M. buccinator / 頬筋
- Foramen mentale / オトガイ孔
- M. mentalis / オトガイ筋
- Corpus mandibulae / 下顎体

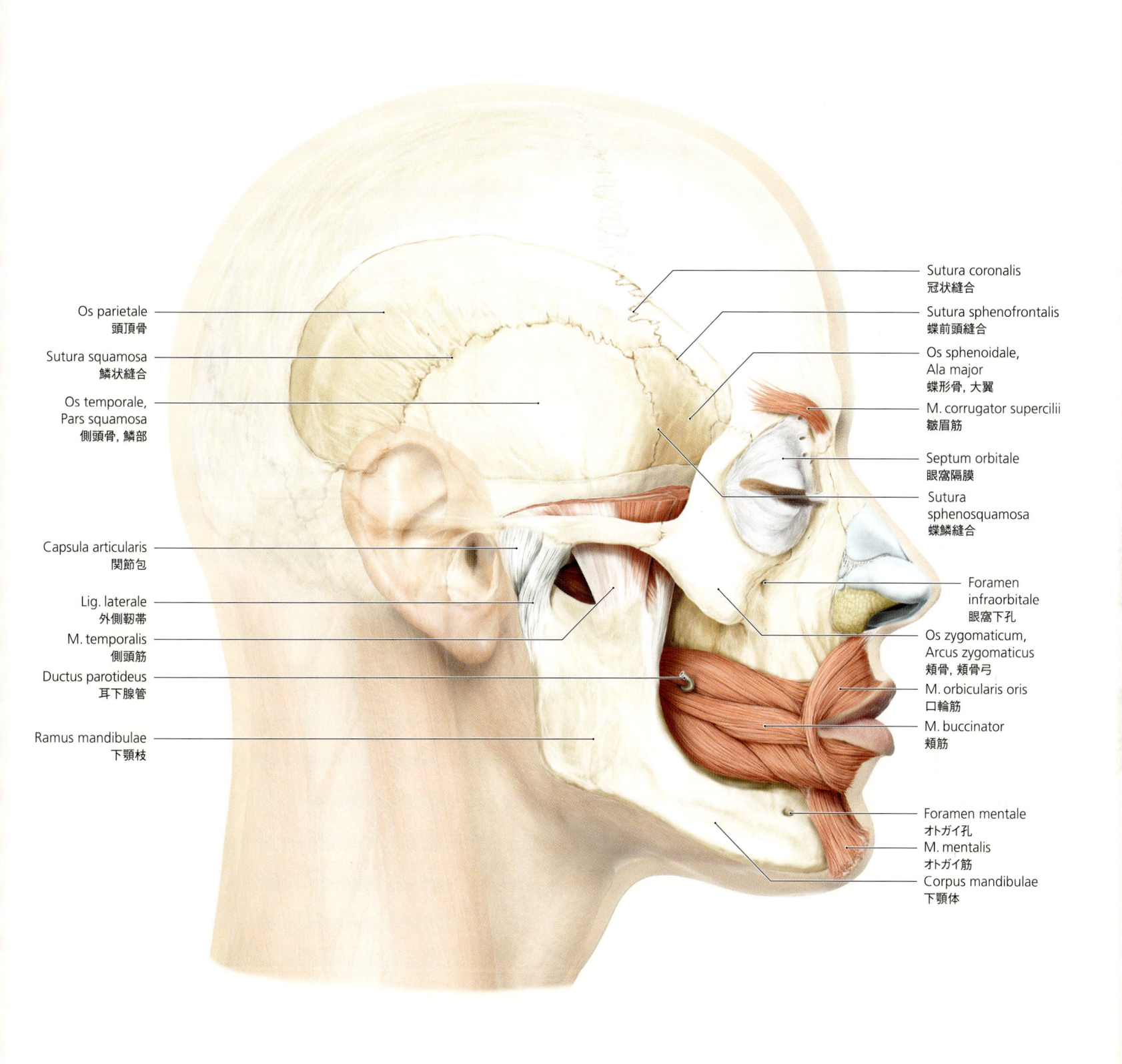

図 1.71 咬筋の全部と側頭筋の一部を除いてある．
側頭筋の筋突起付着部は残してある．鼻の筋は除いてある．

P64参照

73

顔

Os parietale 頭頂骨	Sutura coronalis 冠状縫合
Sutura squamosa 鱗状縫合	Sutura sphenofrontalis 蝶前頭縫合
Os temporale, Pars squamosa 側頭骨, 鱗部	Os sphenoidale, Ala major 蝶形骨, 大翼
Sutura lambdoidea ラムダ縫合	Os frontale 前頭骨
Os temporale, Arcus zygomaticus 側頭骨, 頬骨弓	Septum orbitale 眼窩隔膜
Caput mandibulae 下顎頭	Sutura sphenosquamosa 蝶鱗縫合
Mandibula, Proc. coronoideus 下顎骨, 筋突起	Foramen infraorbitale 眼窩下孔
Ductus parotideus 耳下腺管	Os zygomaticum, Arcus zygomaticus 頬骨, 頬骨弓
Ramus mandibulae 下顎枝	M. orbicularis oris 口輪筋
	M. buccinator 頬筋
	Foramen mentale オトガイ孔
	Corpus mandibulae 下顎体

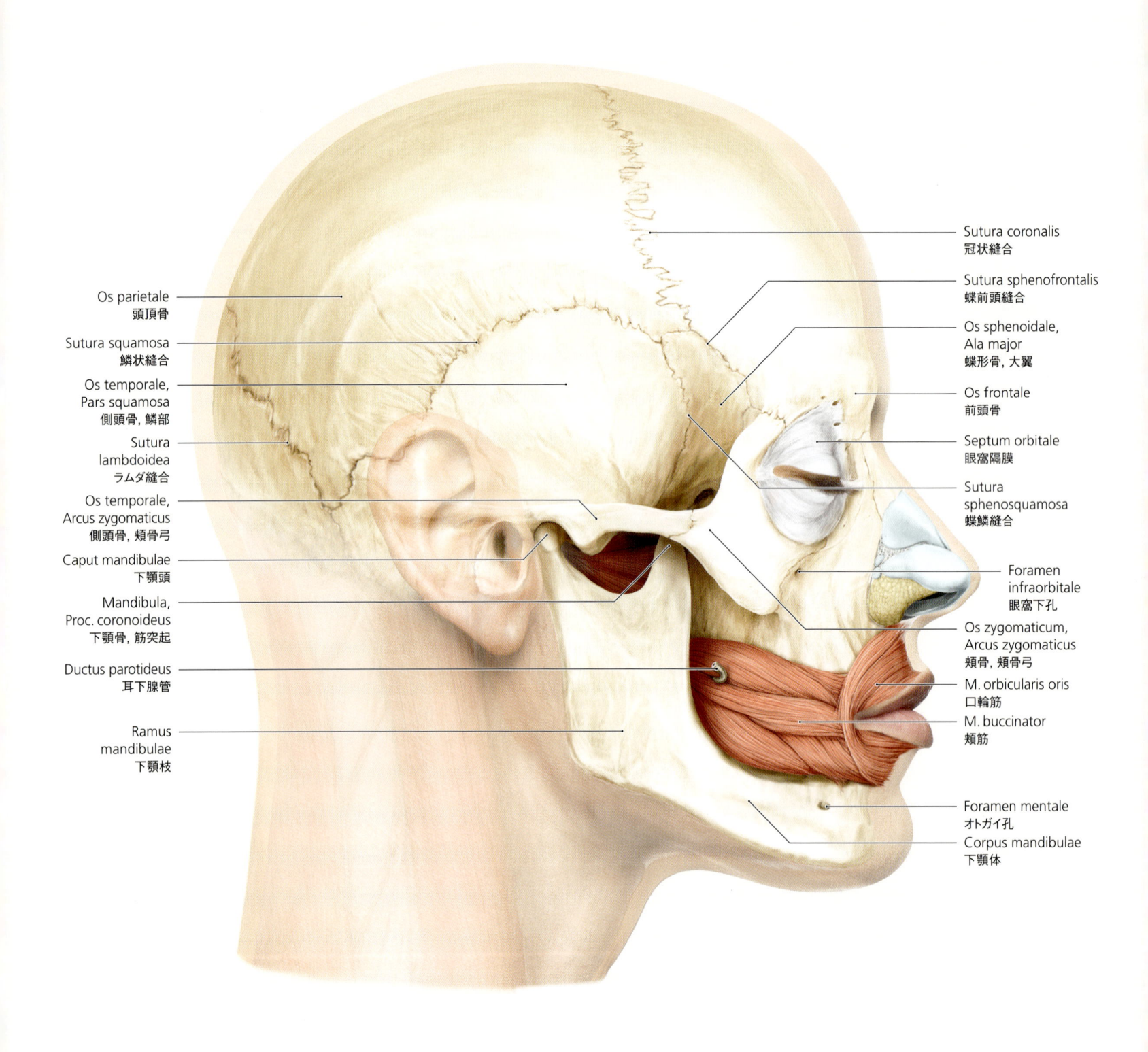

図1.72 側頭筋と顎関節包を完全に除き，側頭筋が明示してある．口輪筋と頬筋は残してある．

P64参照

顔の側方観

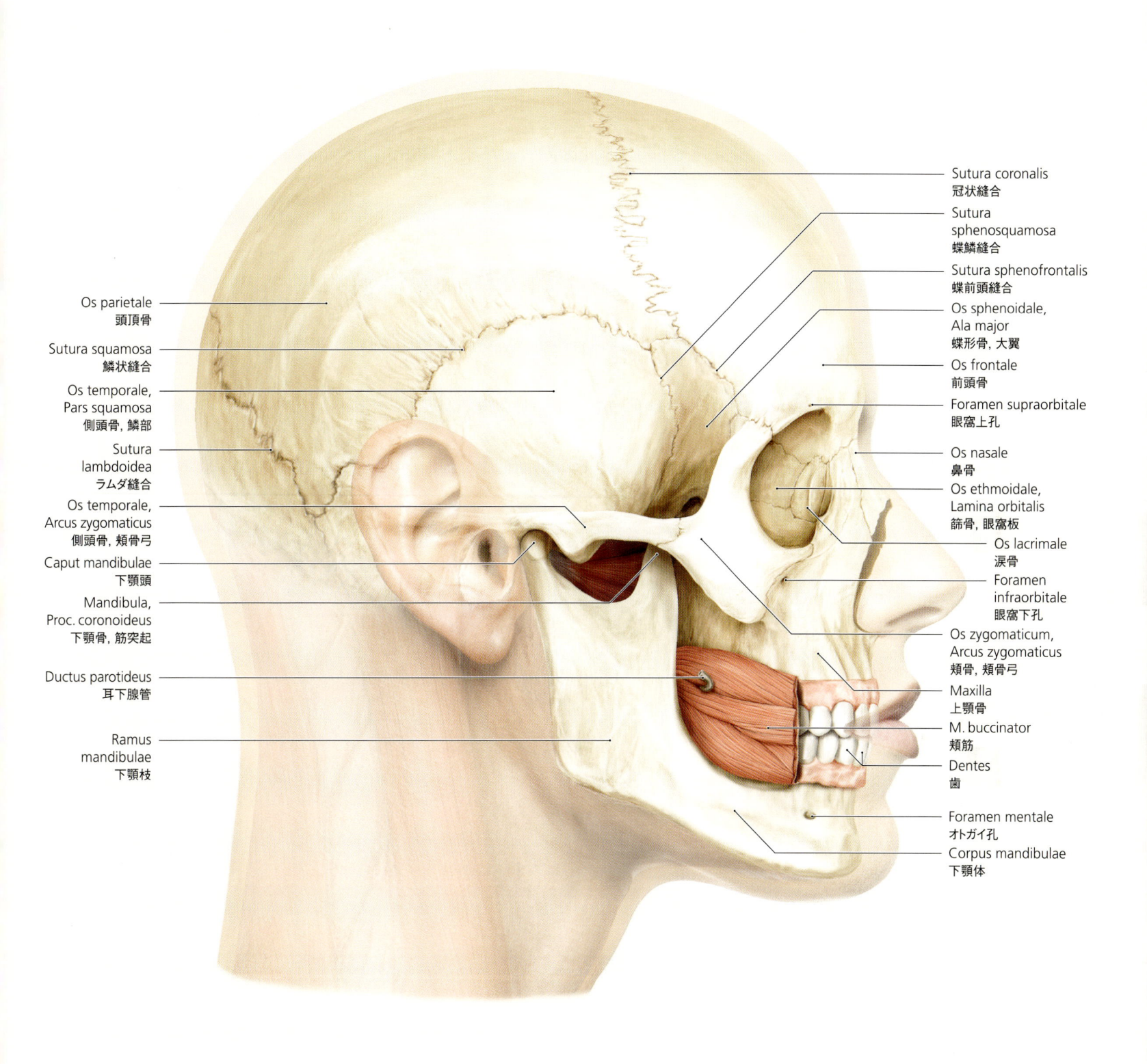

図1.73　口輪筋が除かれ，歯肉が見える．　　　　P64参照

75

顔

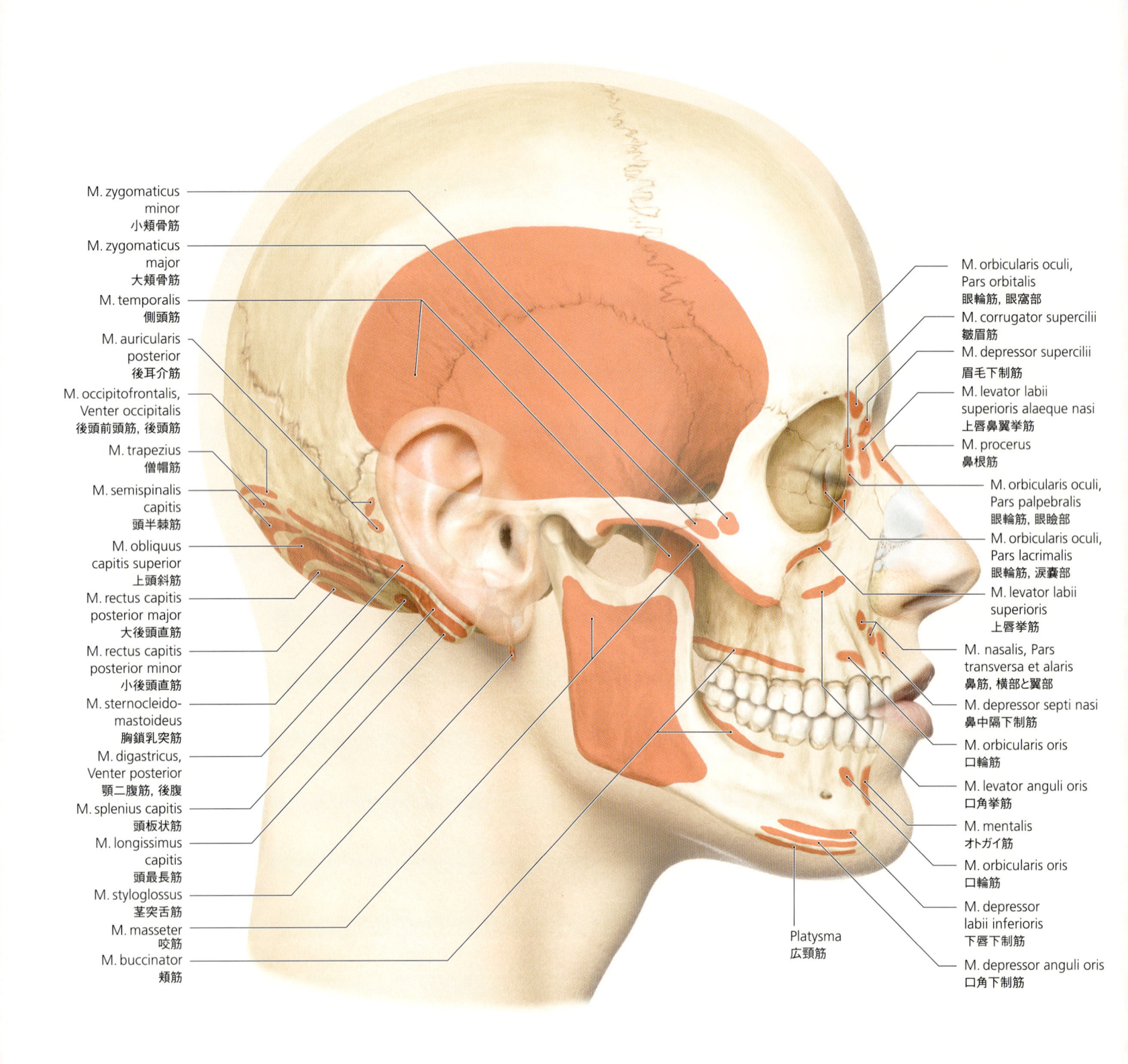

図1.74 頭蓋骨側面観上に筋付着を示した.　　　　　　　　　　　　　　　　　　　　　　　　　　　　　　　　　　　P77参照

顔の側方観

■ 図1.74　筋付着を示した頭蓋骨側面観．頭蓋骨の隆起や粗面（例：咬筋粗面 Tuberositas masseterica）から出る筋もあり，陥凹部（例：側頭窩 Fossa temporalis）から出る筋もある．

■ 図1.75　骨を触れる部位は赤く記してある．

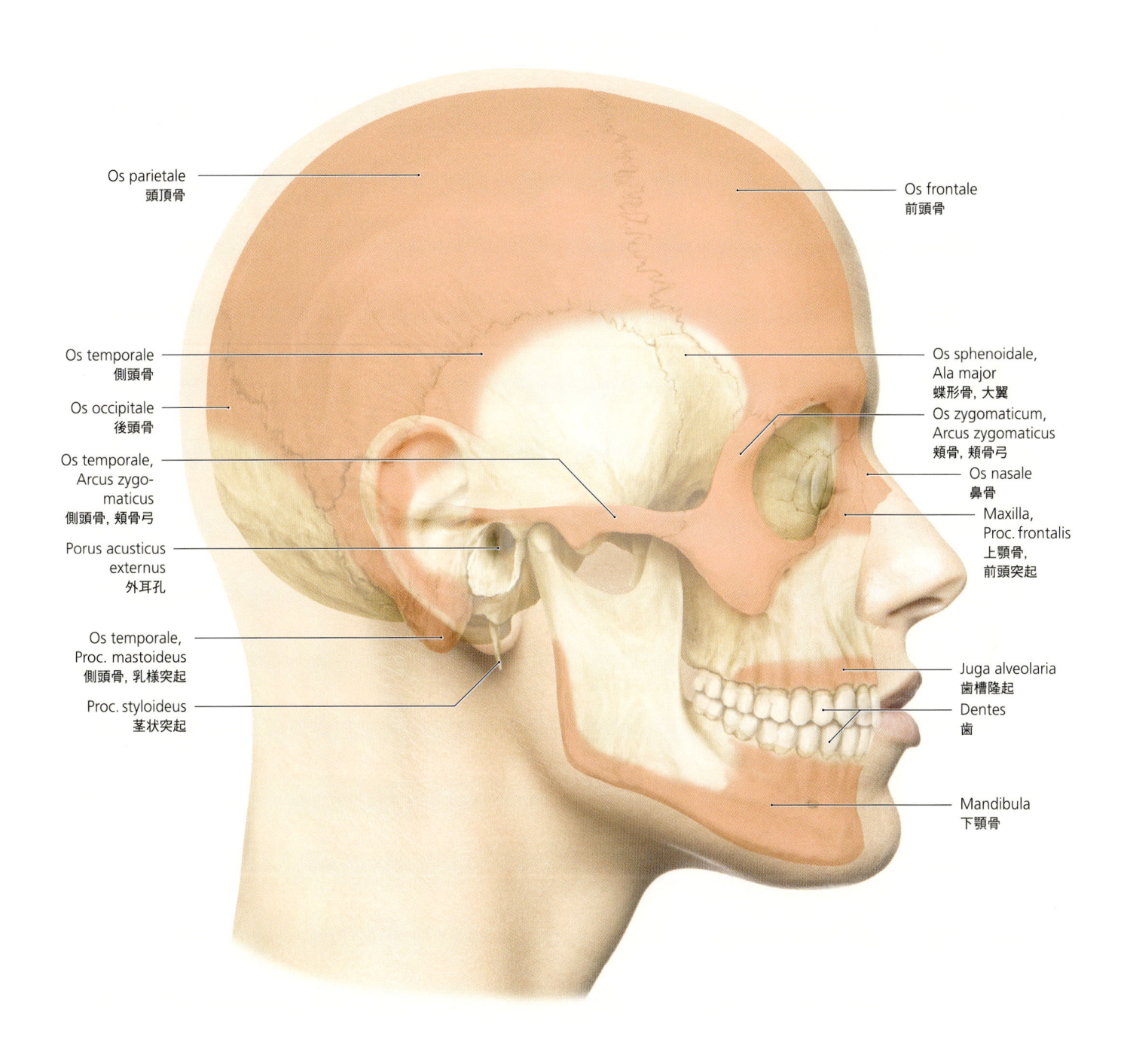

図1.75　顔の範囲で骨を触れる部位を赤色で示す．　　　　上記参照

顔

1.3.3 顔の側方観の脈管と神経

■ **図1.76** 外頸動脈 A. carotis externa は耳前部を走り，浅側頭動脈 A. temporalis superficialis になる．浅側頭動脈は頭頂枝 R. parietalis と前頭枝 R. frontalis に分かれる．耳の下部で外頸動脈から後耳介動脈 A. auricularis posterior が分枝し，さらに尾側では後頭動脈 A. occipitalis が出る．顎動脈 A. maxillaris はほぼ耳垂の高さで外頸動脈から分枝し，下顎枝の内側を走って顔面の深部への動脈供給の中心をなす．顎動脈からは多くの動脈が分枝するが，下記のものが深部の解剖段階で触れてある．

下顎枝 Ramus mandibulae の側方を顔面横動脈 A. transversa faciei が走るが，これは浅側頭動脈から外耳孔 Porus acusticus や耳垂の前方で分枝したものである．

外頸動脈から出た顔面動脈 A. facialis は下顎体 Corpus mandibulae を回り込むように走り，口角の側方へ延びる．ここで下口唇動脈 A. labialis inferior と上唇動脈 A. labialis superior が出る．その走行中に鼻の側方で眼角動脈 A. angularis と名称を変える．内眼角で鼻背動脈 A. dorsalis nasi を介して眼動脈から出た滑車上動脈（したがって内頸動脈由来）と吻合する．滑車上動脈 A. supratrochlearis はさらに前頭領域中央部に進む．目の上部の前頭部は同名の骨孔（眼窩上孔 Foramen supraorbitalis）から出る眼窩上動脈 A. supraorbitalis で栄養される．眼窩下部は，眼窩下孔 Foramen infraorbitalis から出る眼窩下動脈 A. infraorbitalis で栄養される．オトガイ孔 Foramen mentale からは下歯槽動脈のオトガイ枝 Rr. mentales が現れる．

顔の側方観

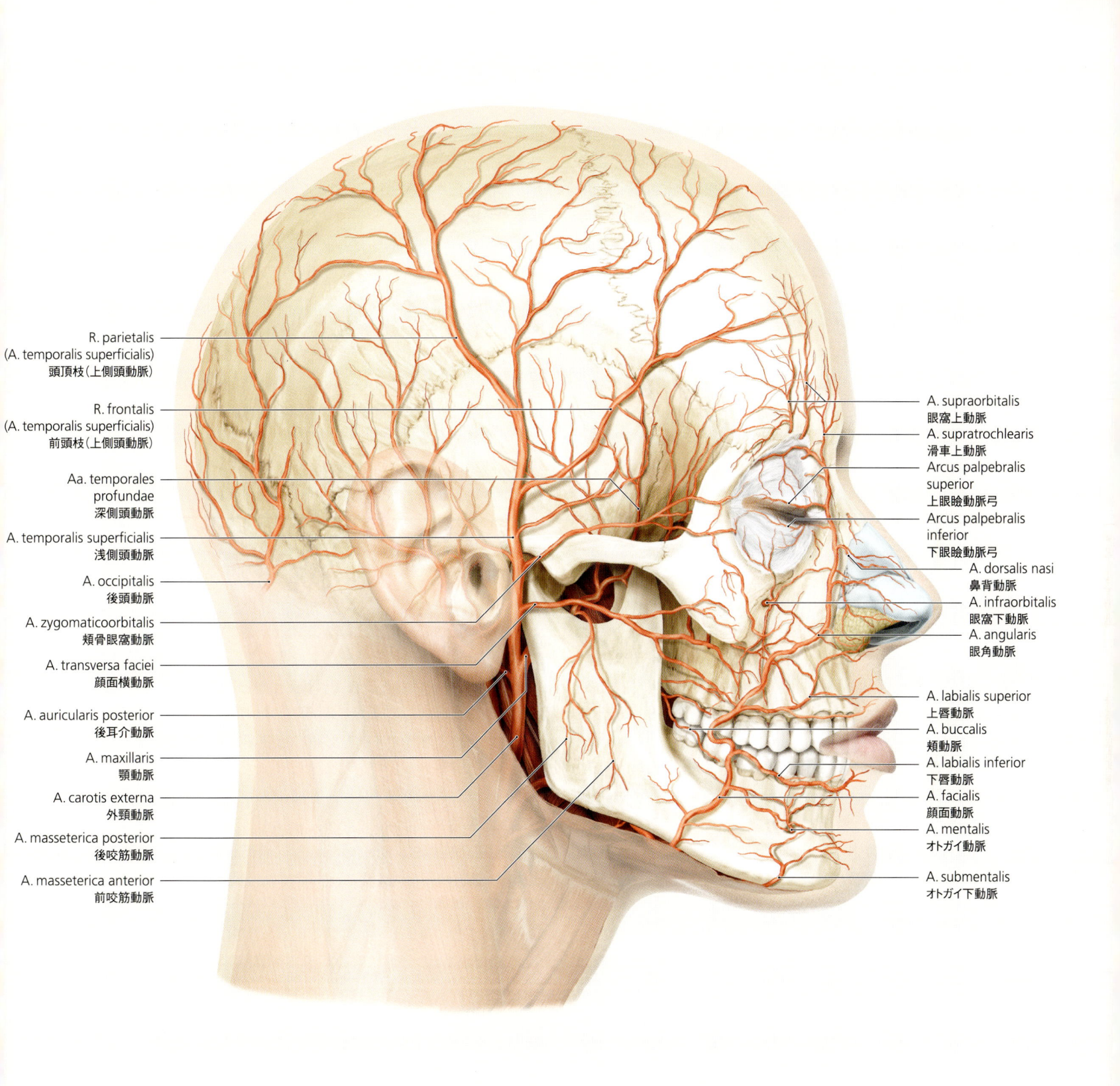

図1.76　顔の動脈分布.　　　　　　　　　　　　　　P78参照

■ 図1.77　前頭部はきわめて変異の多い密な静脈が分布，合流し，その前方部では大部分が滑車上静脈 V. supratrochlearis（または前頭静脈 V. frontalis）に開く．この静脈は眼窩の内側から中顔面を側下方へ進んで下顎下縁に向かい，頸部で顔面静脈 V. facialis として内頸静脈または外頸静脈に開口する．この走行中に名称が変わる．前頭部走行中の前頭静脈には眉間部で眼窩上静脈 V. supraorbitalis からの合流がある．眼窩内側では上眼静脈 V. ophthalmica superior を介して眼窩と海綿静脈洞 Sinus cavernosus への静脈還流へとつながる．骨性の外鼻部で眼角静脈 V. angularis と名称を変えたところで上眼瞼静脈弓と下眼瞼静脈弓*1が開口する．ここで鼻背と頬部の小静脈からの血流を集める．さらにここで同名の骨孔を通る眼窩下静脈 V. infraorbitalis と吻合する．眼球の外側からも深顔面静脈を介して静脈還流がある．頬部では顔面静脈 V. facialis と呼ばれる．その後，顔面静脈は上唇部と下唇部から，それぞれ上唇静脈と下唇静脈を介して静脈血を受け，さらにオトガイ部の静脈と吻合して下顎下縁に近接し，その後内頸静脈に開口する．
頭頂部にある血管は浅側頭静脈に開口し，同側の外頸静脈につながる．

■ 図1.78　顔は三叉神経 N. trigeminus（知覚系）と顔面神経 N. facialis（運動系）に支配される．頸神経叢からも大耳介神経 N. auricularis magnus（C2, C3由来）が顔面の一部に知覚神経を送る．その前枝は耳下腺表面皮膚に，後枝が耳介の前面と胸鎖乳突筋 M. sternocleidomastoideus の付着部の皮膚に分布する．
眼神経 N. ophthalmicus（V₁）は三叉神経の第一分岐として三叉神経節 Ganglion trigeminale から起こる．眼神経は前頭神経 N. frontalis，涙腺神経 N. lacrimalis，鼻毛様体神経 N. nasociliaris に分かれる．前頭神経は前頭部と上眼瞼に知覚を与える．ここから眼窩内を走り眼球の頭側から眼窩上神経と滑車上神経に分かれる．
前頭神経*2（眼窩上神経ともいう）の側枝は眼窩上孔－場合によっては眼窩上切痕－から前頭部に出て，額から頭頂部の皮膚に分布する．さらには上眼瞼結膜に枝を出す．それ以外に，前頭神経は前頭洞粘膜にも感覚神経を送る．細い眼窩上神経内側枝は前頭切痕のさらに内側で眼窩を出て前頭部に分布する．滑車上神経 N. supratrochlearis も前頭神経の枝で，内眼角から現れ，周囲の皮膚や結膜に知覚を送り鼻根の皮膚へ向かう．
外眼角部は涙腺神経 N. lacrimalis の支配を受ける．涙腺神経は眼窩内で眼神経から分かれ，眼窩を出る前に涙腺に枝を送る．外鼻枝*3も眼神経（V₁）の分枝で，鼻毛様体神経 N. nasociliaris からの前篩骨神経 N. ethmoidalis anterior から分枝して，篩骨蜂巣から出てくる．

眼窩下孔から同名の神経が出る．この神経は上顎神経（V₂）の大きな終枝である．また，上顎神経からは頬骨神経 N. zygomaticus も分枝する．この神経は眼窩内を側方へ少し走行した後，頬骨部にある，骨小管を通って外表に出てくる．頬骨側頭枝 R. zygomaticotemporalis は側頭部と前頭部の皮膚に分布する．頬骨顔面枝 R. zygomaticofacialis は同名の孔（多数あることがある）を出て外眼角部の皮膚に分布する．
耳介側頭神経 N. auriculotemporalis は下顎神経から出て卵円孔 Foramen ovale の下方からすぐに側方に向かい，下顎枝の内側を背側へ走行する．ここから耳下腺を貫通して，下顎頸のすぐ後ろに接近し，耳前部の皮膚に至る．ここからさらに側頭部皮膚に分布する．

上顎神経は上顎の歯に分枝を送る．下顎の歯は下歯槽神経 N. alveolaris inferior の分枝が支配する．この神経は下顎神経 N. mandibularis（V₃）の終枝で，下顎孔から下顎管に入り，そこから下歯槽神経として下方に走行し，オトガイ神経としてオトガイ孔から出てオトガイ部と下唇の皮膚の知覚系を支配する．

表情筋は，顔面神経 N. facialis（VII）により支配される．この神経は茎乳突孔 Foramen stylomastoideum を出て，顔全体に分岐する．この側頭枝 Rr. temporales は側頭部を走行し，前頭部，側頭部，眼瞼の表情筋に至る．頬骨枝 Rr. zygomatici は頬骨部と下眼瞼部の筋に分布する．頬筋枝 Rr. buccales は頬部の筋と口周囲筋さらに鼻翼の筋に伸びている．下顎縁枝 R. marginalis mandibulae はオトガイ部の筋を支配し，頸枝 R. colli は広頸筋に延びている．

■ 図1.79　顔のすべての動脈，静脈，神経の重ね合わせ．

---

*1　上眼瞼静脈弓と下眼瞼静脈弓：TAJでは同名の「動脈弓」のみで静脈については収載されていない．
*2　前頭神経は眼窩上神経内外側枝と滑車上神経をまとめた名称．
*3　TAJにおいては，鼻毛様体神経の前篩骨神経の Raums nasalis externus（単数）である．眼窩下神経V₂にも同様の Rami nasales externi（複数）がある．

顔の側方観

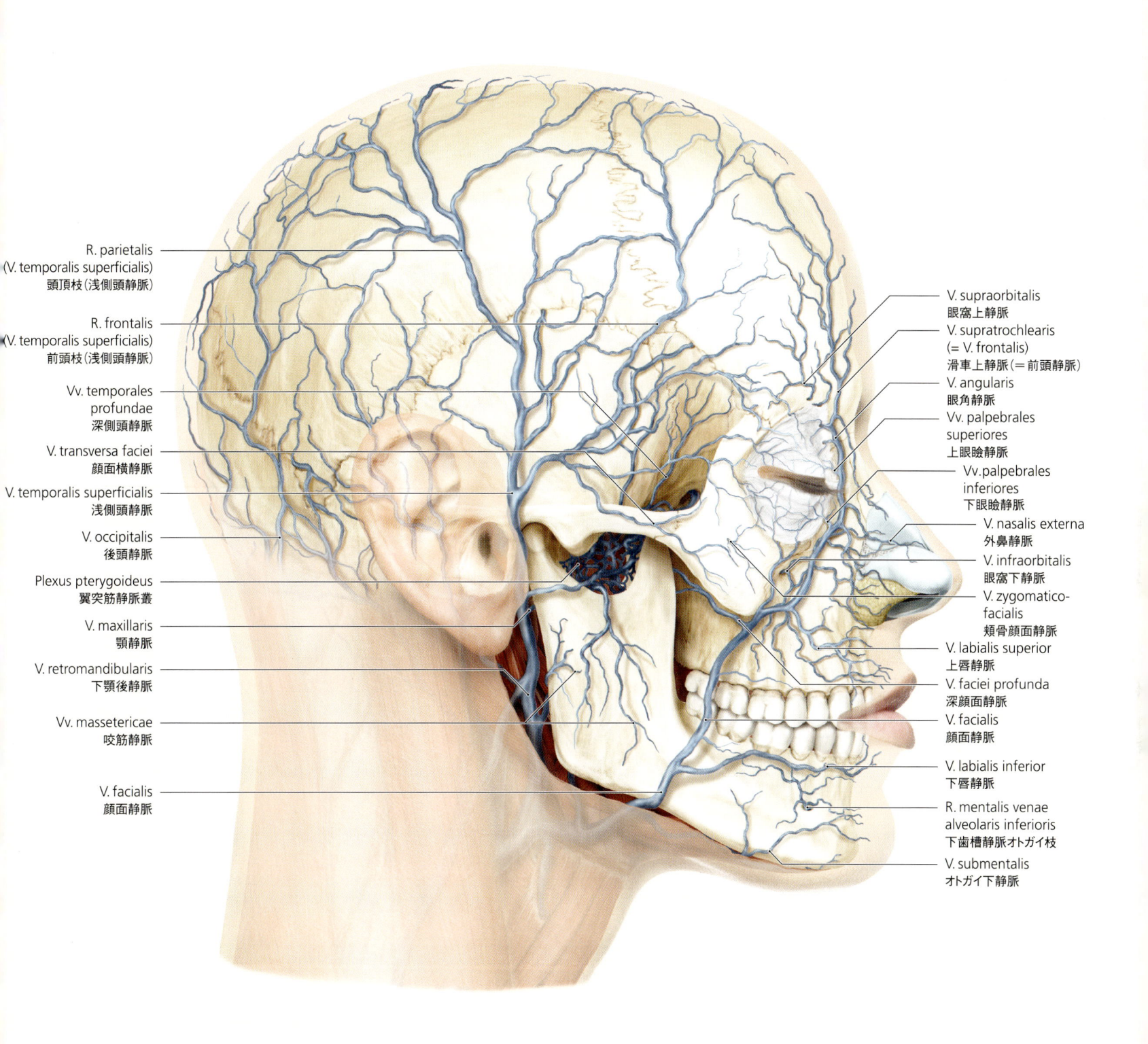

図1.77 顔の静脈分布．

P80参照

R. parietalis
(V. temporalis superficialis)
頭頂枝（浅側頭静脈）

R. frontalis
(V. temporalis superficialis)
前頭枝（浅側頭静脈）

Vv. temporales profundae
深側頭静脈

V. transversa faciei
顔面横静脈

V. temporalis superficialis
浅側頭静脈

V. occipitalis
後頭静脈

Plexus pterygoideus
翼突筋静脈叢

V. maxillaris
顎静脈

V. retromandibularis
下顎後静脈

Vv. massetericae
咬筋静脈

V. facialis
顔面静脈

V. supraorbitalis
眼窩上静脈

V. supratrochlearis
(= V. frontalis)
滑車上静脈（＝前頭静脈）

V. angularis
眼角静脈

Vv. palpebrales superiores
上眼瞼静脈

Vv. palpebrales inferiores
下眼瞼静脈

V. nasalis externa
外鼻静脈

V. infraorbitalis
眼窩下静脈

V. zygomatico-facialis
頬骨顔面静脈

V. labialis superior
上唇静脈

V. faciei profunda
深顔面静脈

V. facialis
顔面静脈

V. labialis inferior
下唇静脈

R. mentalis venae alveolaris inferioris
下歯槽静脈オトガイ枝

V. submentalis
オトガイ下静脈

顔

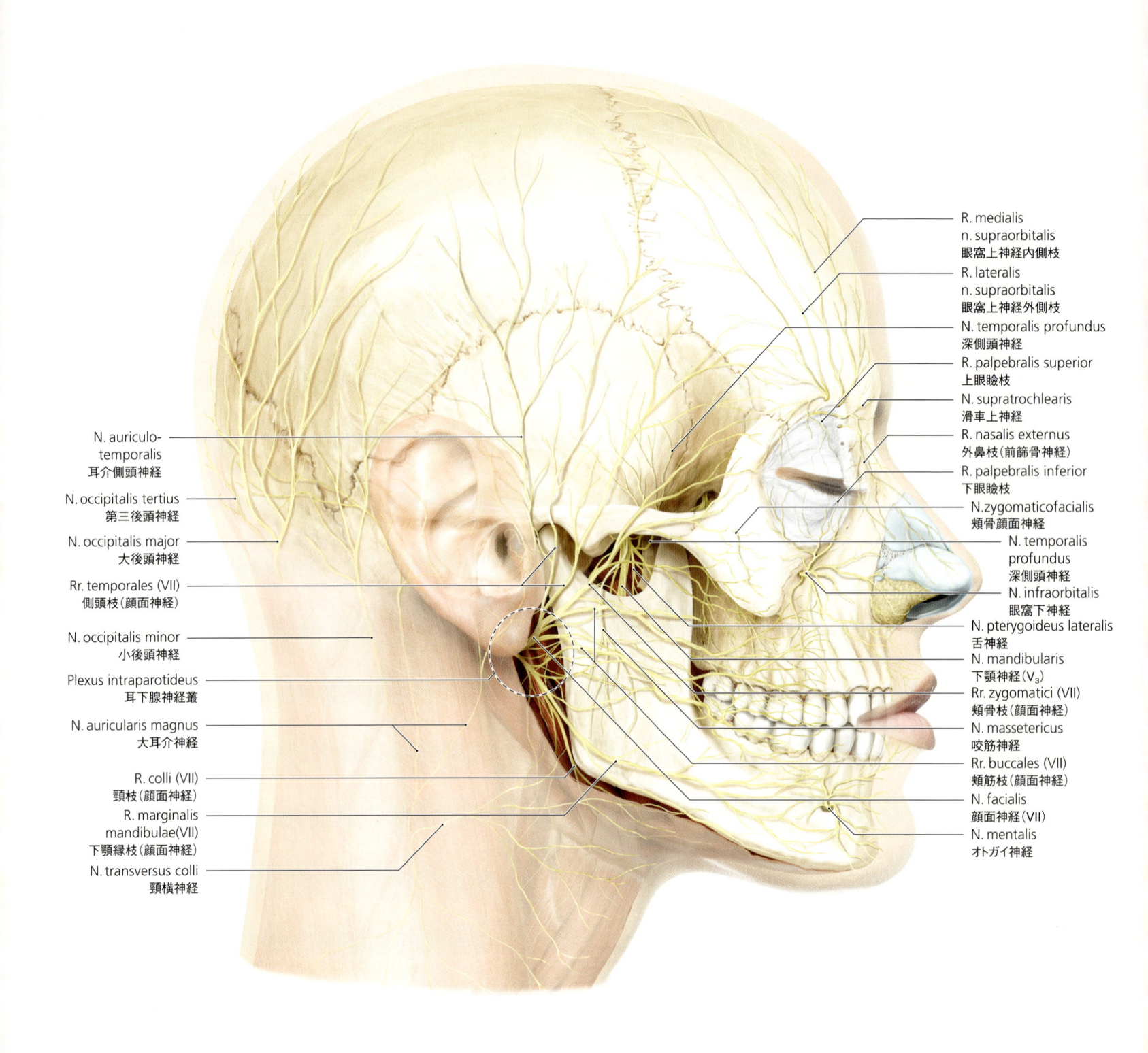

図1.78　顔の神経．　　P80参照

顔の側方観

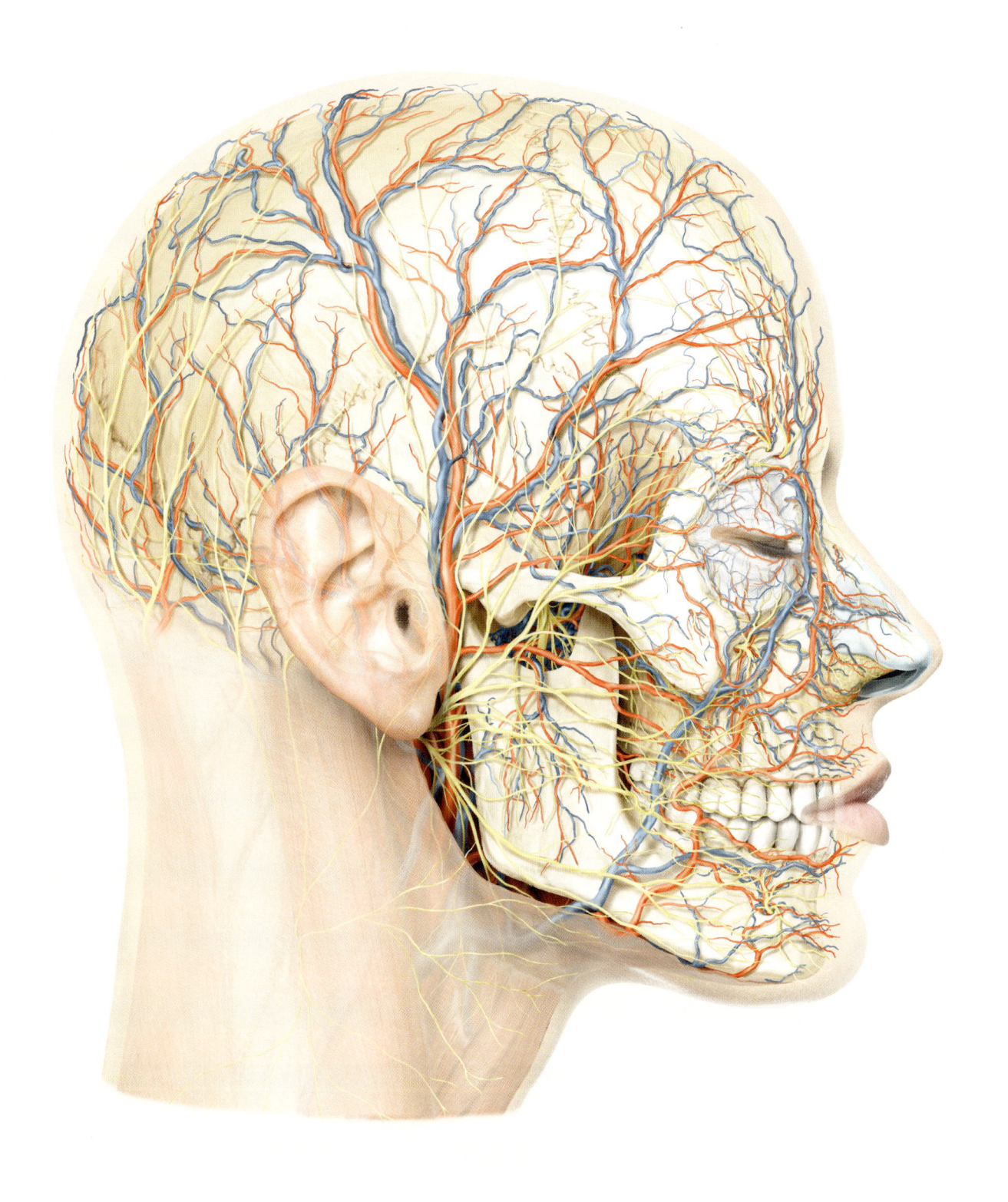

図1.79 顔のすべての動脈，静脈，神経の重ね合わせ． P80参照

顔

■ **図1.80** 顔の表層の血管と神経の分布を層ごとに示す前に，下顎後窩 Fossa retromandibularis，側頭下窩 Fossa infratemporalis，翼口蓋窩 Fossa pterygopalatina の中でのいくつかの脈管・神経の由来とその走行を明示しておかねばならない．

顎動脈 A. maxillaris は下顎後窩で前方へ出る外頸動脈 A. carotis externa の終枝で，下顎頸 Collum mandibulae の内側で側頭下窩に入っていく．顎動脈は同側の顔面深部の血流供給の主力をなし，大きく三つに分岐する．下顎部からは中硬膜動脈 A. meningea media が分かれる（図では切断されており耳介側頭神経の湾曲部でのみ示されている）．下顎骨には下歯槽動脈 A. alveolaris inferior を分け，これは下顎孔から下顎管に進入する．その前に顎舌骨筋枝 R. mylohyoideus を出す（ときに，さらに耳への分枝を出す）．翼(状)突(起)部 Pars pterygoidea では，顎動脈は咬筋動脈（図では切断されている）と側頭部への枝（前深側頭動脈と後深側頭動脈 Aa. temporales profunda anterior et posterior）を出し，頬部へ頬筋動脈 A. buccalis を送り，翼突枝 Rr. pterygoidei も出す．翼口蓋部は同名の窩である翼口蓋窩の中を経過する．

翼口蓋窩で，遠心位の上顎部を栄養する後上歯槽動脈

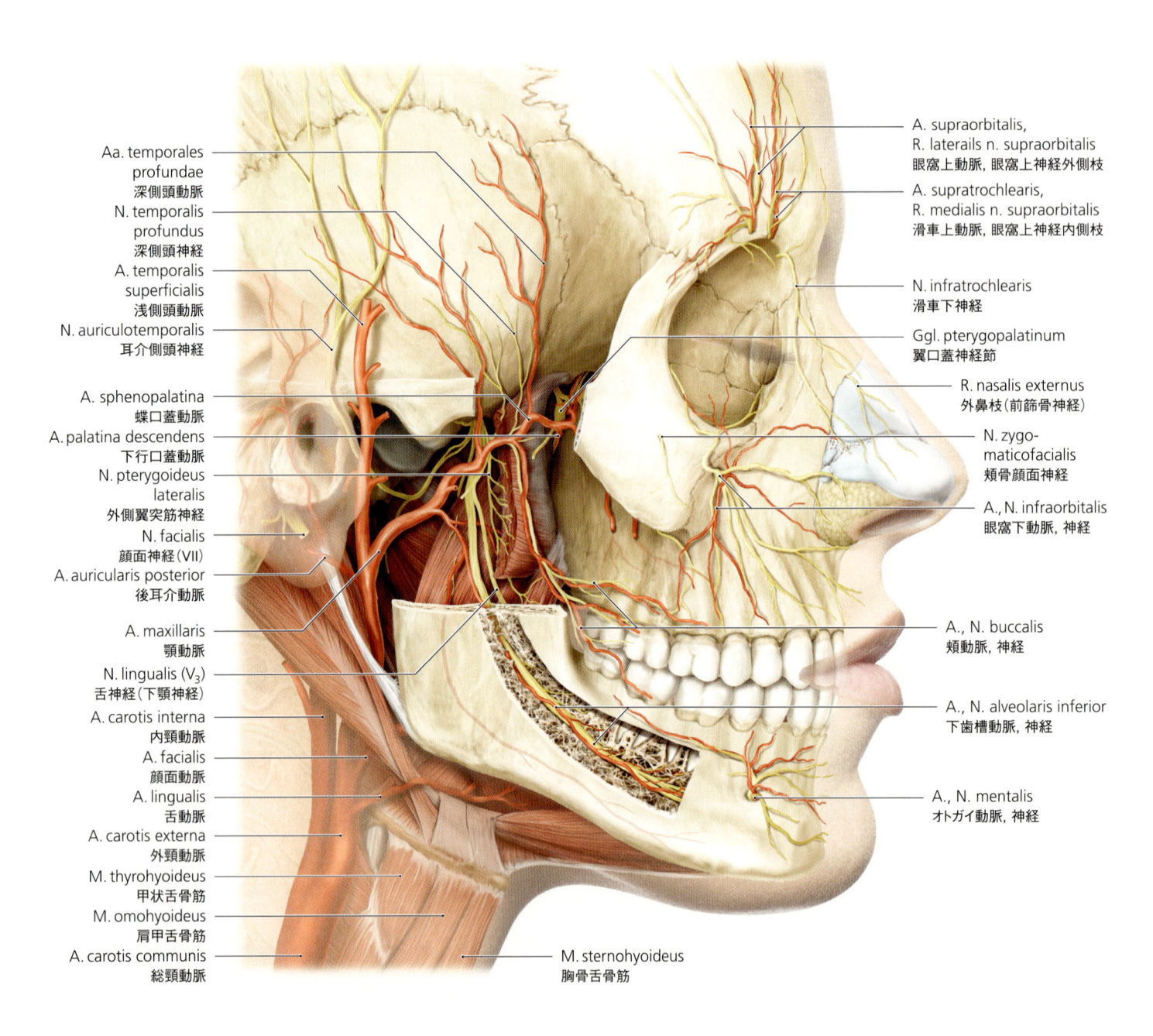

図1.80 頬骨弓の一部を除いて翼口蓋窩を見る．下顎管の一部を開いてある．動脈分布と下顎神経の走行を示す． 上記参照

顔の側方観

A. alveolaris superior posterior が分枝する．さらに翼口蓋部から，眼窩下孔から出て眼窩の下の顔面部を栄養する眼窩下動脈 A. infraorbitalis が出る．最後には蝶口蓋動脈 A. sphenopalatina として固有鼻腔に入る．

■ **図1.81** 眼神経 N. ophthalmicus（V₁），上顎神経 N. maxillaris（V₂）と下顎神経 N. mandibularis（V₃）はともに三叉神経節 Ganglion trigeminale を作り，そこから出る三叉神経 N. trigeminus である．眼神経は感覚性で全体として眼部を支配する．同様に上顎神経も感覚性で後方と下方の鼻腔の部分，上顎洞および口蓋の粘膜を支配する．

上顎神経は上顎の歯，歯肉，歯の支持組織，さらには頬の皮膚および下眼瞼結膜に達している．下顎神経は三叉神経の三番目の枝として卵円孔 Foramen ovale から頭蓋底を出る．この三叉神経は（脳内で分布する部分の他に）顔面部の大部分に知覚を送り，咀嚼筋を運動支配する．下顎神経から分かれた耳介側頭神経 N. auriculotemporalis は中硬膜動脈周囲神経網に入って側方へ向かい，耳前部で下顎頸の背側に至り耳部と側頭部に分布する．さらなる枝は内側翼突筋（内側翼突筋神経）を，咬筋（咬筋神経）を，また側頭部の深部で側頭筋（深側頭神経）を支配する．

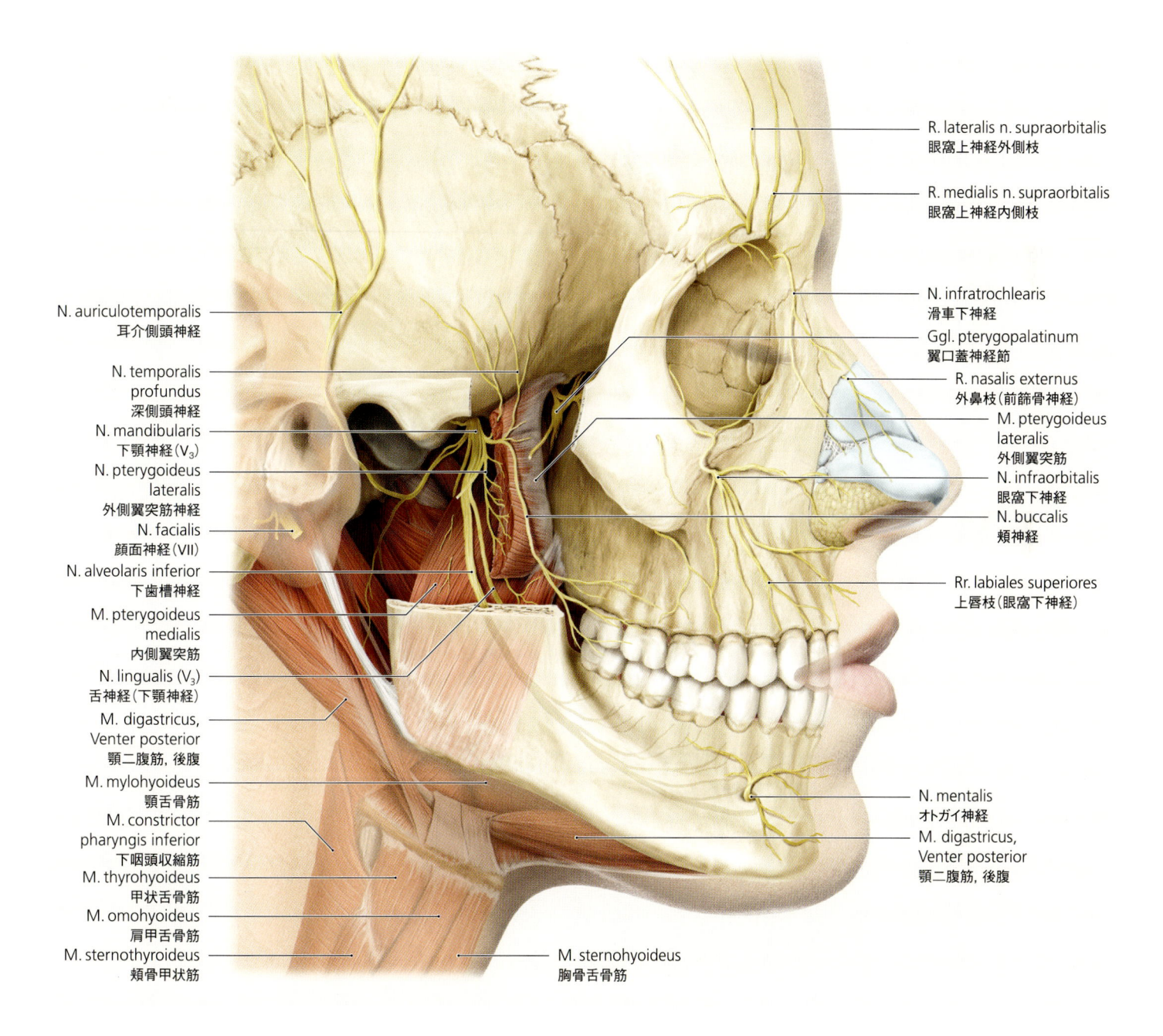

図1.81 頬骨弓の一部を除いて翼口蓋窩を見る．下顎管の一部を開いてある．下顎神経の走行を示す． 上記参照

顔

頬神経 N. buccalis は頬粘膜と頬部皮膚に知覚を送る．同様に舌神経 N. lingualis も知覚性である．下顎神経 N. mandibularis は下顎孔で下顎骨に入り，下歯槽神経 N. alveolaris inferior として下顎管内を走行する．これより前に，下顎神経は顎舌骨筋を運動支配する顎舌骨筋神経 M. mylohyoideus を分ける．

翼口蓋窩に翼口蓋神経節 Ganglion pterygopalatinum があり，これから涙腺，鼻腺，口蓋腺，咽頭腺への分泌性線維（副交感性）と，顔面と脳の一部の血管を制御するための神経が出る．副交感性の線維は顔面神経に由来する．

■ **図1.82** 顔の右半部で顔面深部の動・静脈とその進入部位が示してある．下顎枝の背側縁で外頸動脈 A. carotis externa と下顎後静脈 V. retromandibularis が見える．この静脈は少し尾側へ行くと，すぐ外頸静脈 V. jugularis externa と呼ばれるようになる．これらは下顎後窩で耳下腺内を走り，下顎の尾側縁で切断してある顔面動脈あるいは顔面静脈と吻合する．さらに前方に，ときにこれらと吻合する顎下動・静脈の基部の断端がある．

頬骨弓の尾側縁に顔面横動脈 A. transversa faciei が見え，側頭窩内では浅側頭動・静脈を切断してある．

オトガイ孔から同名の動・静脈が出るが，これらは下歯槽動・静脈を介して，基部でのいわゆる主枝（外頸動脈と外頸静脈）につながる．眼窩下孔 Foramen infraorbitale から同名の動・静脈が出る．眼窩下動脈 A. infraorbitalis は顎動脈に由来する．眼窩下静脈 V. infraorbitalis は翼突静脈叢 Plexus pterygoideus を経て下顎後静脈 V. retromandibularis に開口し，外頸静脈 V. jugularis externa に続く．

眼窩隔膜には一本または多数の滑車上動脈 A. supratrochlearis の枝を通す穿孔がある．内側眼瞼動脈 A. palpebralis medialis も眼窩隔膜を，その上縁で貫通する．これらすべての動脈は内頸動脈の枝である眼動脈に由来する．

眼窩上孔 Foramen supraorbitale から眼窩上動脈 A. supraorbitalis が出て，同名の静脈が入る．この骨孔はすべての個体で全周が骨でできているとは限らない．眼窩上切痕 Incisura supraorbitalis であることもある．さらに内側で滑車上動・静脈 A., V. supratrochlearis が眼窩隔膜を穿孔して骨縁を越えるところも同様である．

さらに内側で鼻背動脈 A. dorsalis nasi と上眼瞼動脈弓 Arcus palpebralis superior が同様に分かれる．これらは眼動脈に由来し，同様に上眼静脈に開口する．眼動脈 A. ophthalmica からは内側眼瞼動脈 Aa. palpebrales mediales と下眼瞼動脈弓 Arcus palpebralis inferior への枝が来る．鼻背もここから血流を受ける．静脈はさまざまな経過をとる．眼窩下動・静脈 A., V. infraorbitalis は眼窩下孔を通って下眼瞼部，頬部と上唇部に血流を送る．この部で眼角動・静脈 A., V. angularis との多くの吻合がある．

頬骨顔面孔を通じて同名の脈管が通る．

顔の側方観

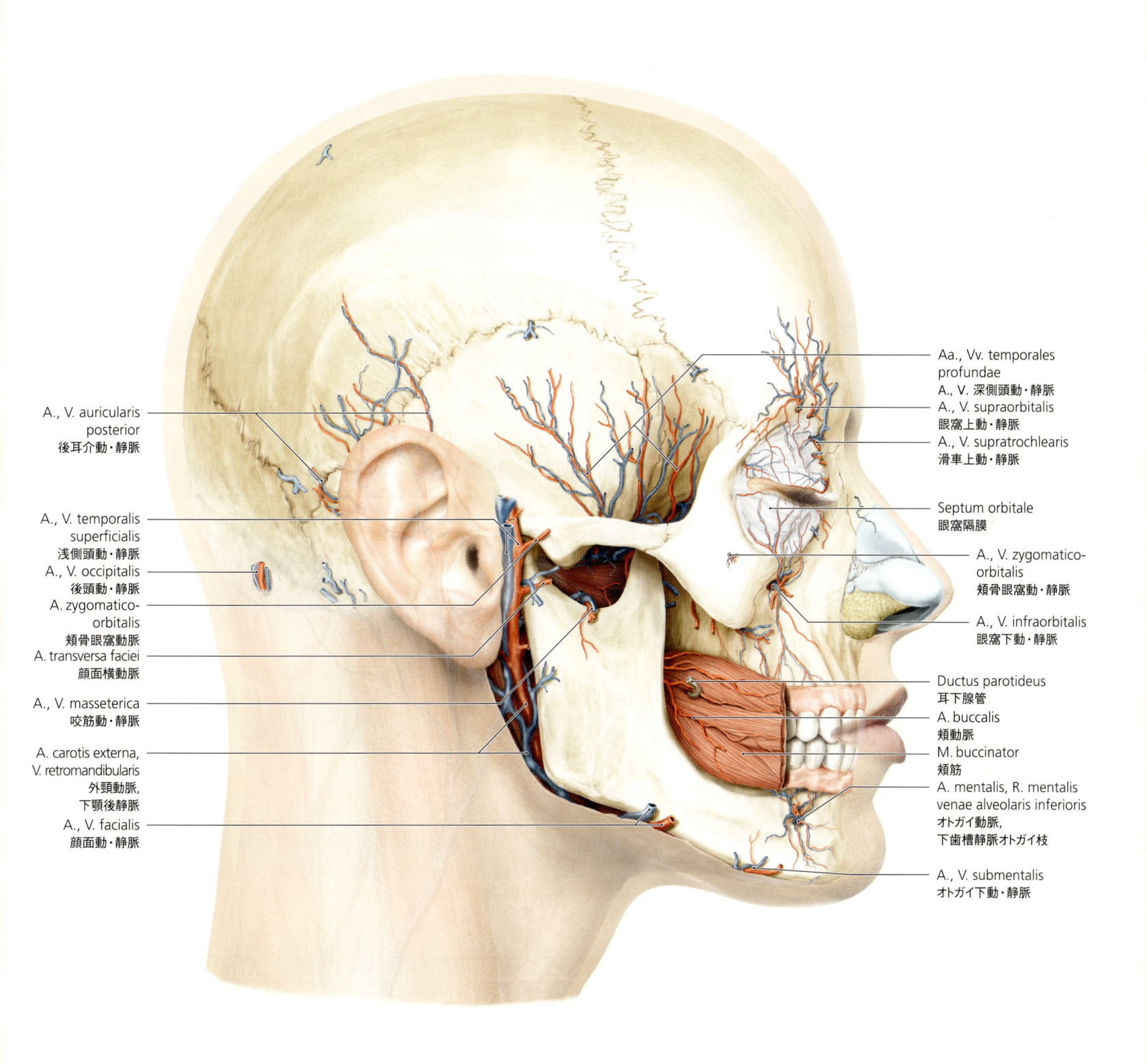

図1.82 深部の動脈と静脈．　　P86参照

■ **図1.83** 下顎枝 Ramus mandibulae の背側には顔面神経 N. facialis が明示されている．顔面神経は茎乳突孔 Foramen stylomastoideum から分枝し，大部分は運動性に全顔面を支配する．

三叉神経 N. trigeminus は顔面を支配するさらに大きな神経で，主として知覚を司る．その下顎神経 N. mandibularis (V_3) は咀嚼筋の運動性を司る．下顎切痕 Incisura mandibulae で咬筋神経 N. masetericus が見え，側頭下窩へは深側頭枝[*1]が進む．

三叉神経第一枝（眼神経 N. ophthalmicus (V_1)に由来する眼窩上神経 N. supraorbitalis）は眼窩上孔 Foramen supraorbitale を通り，眼窩上部に知覚系を送る．眼神経から眼窩内でさらに滑車上神経 N. supratrochlearis が分かれ，眼窩隔膜の小孔を経て内側，外側，眼瞼への枝に分かれる．三叉神経第二枝（上顎神経 N. maxillaris (V_2) に由来する眼窩下神経 N. infraorbitalis）は，眼窩下管 Canalis infraorbitalis の中を走り眼窩下孔 Foramen infraorbitale から出る．

眼窩下神経は下眼瞼，頬，鼻の一部と上唇に知覚神経を送る．したがって下眼瞼には知覚系の二重支配がある．つまり，滑車下神経（したがって眼神経由来）の下眼瞼枝 (si.)[*2]と，眼窩下神経（したがって上顎神経由来）の枝である下眼瞼枝 (pl.)[*2]である．頬骨顔面神経[*3]は，同様に上顎神経由来であるが，頬骨顔面孔 Foramen zygomaticofacialis から出て，知覚系を支配している．オトガイ神経 N. mentalis はオトガイ孔 Foramen mentale を経由してオトガイ部と下唇に到達し知覚を支配している．下歯槽神経として下顎管内を経過していることと，下顎枝内側で下顎神経として経過していることが，下顎骨切り移動術に際して，さらには合併症を起こしやすい智歯抜歯術に際して，下唇部の知覚障害を避けるようにとくに注意を払う必要があることを示している．頬筋 M. buccinator は顔面神経 N. facialis (VII) の頬筋枝 Rr. buccales により運動支配されている．三叉神経の第一次分枝に由来する頬神経 N. buccalis は，頬筋を貫通し口腔粘膜に知覚を送る．

頭蓋骨の後頭部には小後頭神経 N. occipitalis minor と，耳のすぐ横には大耳介神経 N. auricularis magnus の後枝 R. posterior が見える．ここには，第二頸髄後根から出て頸神経叢 Plexus cervicalis を経てきた大後頭神経 N. occipitalis major もある．

[*1] TAJでは深側頭神経 Nn. temporales profundi と記載されているが原文に沿った．
[*2] TAJでは ともに Nervus あるいは Nervi （一神経）と記載されているが原文に沿った．
[*3] TAJでは頬骨顔面枝 Ramus zygomaticofacialis であるが原文に沿った．

顔の側方観

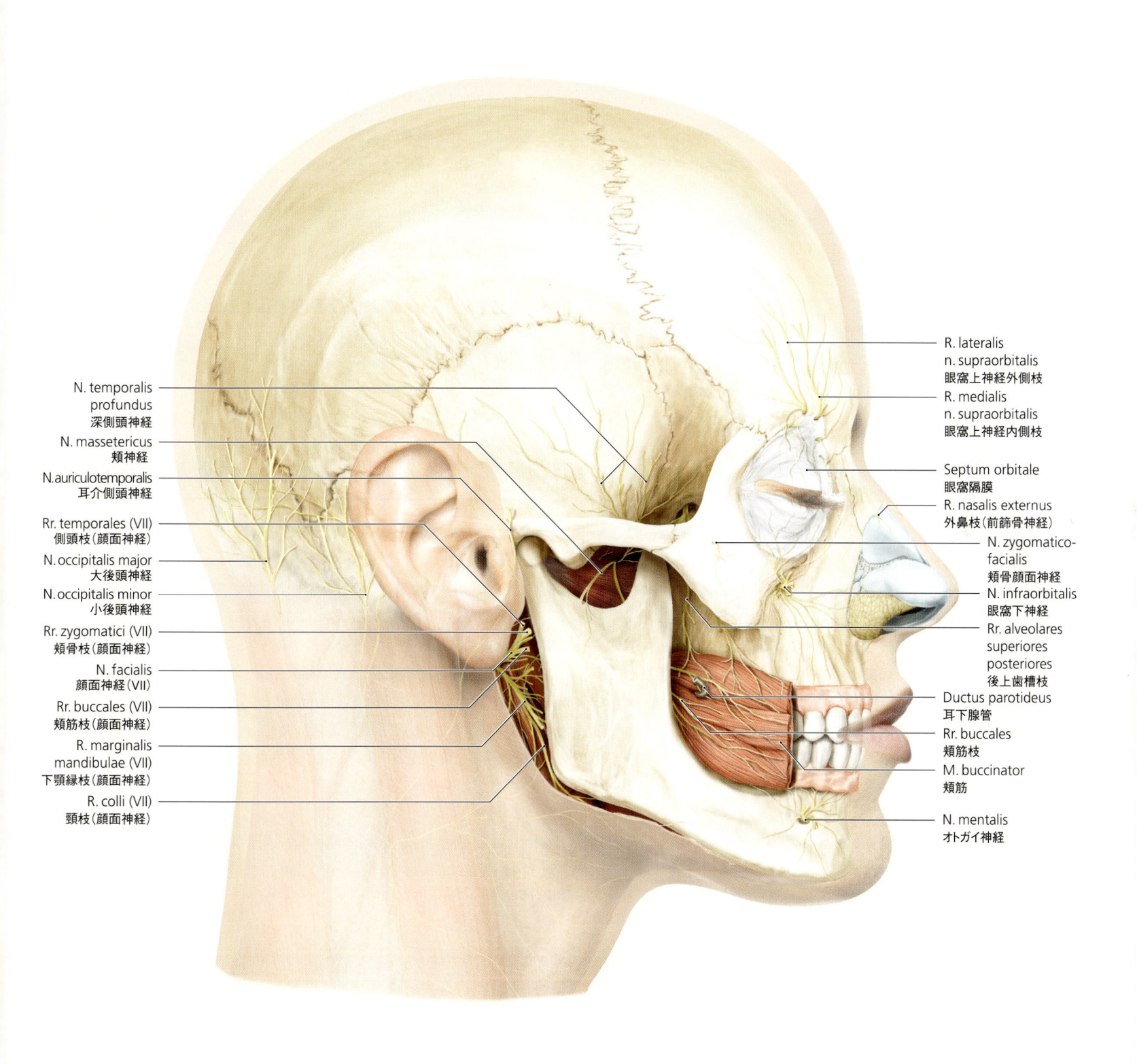

図1.83 顔面深部の神経. P88参照

89

顔

■ 図1.84　滑車上動・静脈 A., V. supratrochlearis と眼窩上動・静脈 A., V. supraorbitalis の枝に，皺眉筋の下で骨の近傍を走るものがある．他の，名前のついているその他の脈管はこの筋の上からさらに頭頂側へ分布する．

側頭筋は深側頭動・静脈 Aa., Vv. temporales profundae に灌流されるほか，浅側頭動脈から出た中側頭動脈にも栄養される．浅側頭動・静脈は頬骨弓の上にあるので，この標本の段階では切断されている．眼窩下孔から出る脈管（眼窩下動・静脈 A., V. infraorbitalis）はその孔の周辺に分布し，下眼瞼（下眼瞼枝）にも到達して，鼻の筋と上唇に枝を送る．顔面動・静脈 A., V. facialis は，咬筋の前方で下顎下縁を回り込んで，場所によって強く屈曲しながら頬筋の表層を斜め内方へ頬部へ向かい眼窩下動・静脈の枝と交叉する．

咬筋の前方で脈拍を触れることができる．下顎管からの脈管がオトガイ孔から出る．このオトガイ動脈 A. mentalis と下歯槽静脈オトガイ枝が下唇とオトガイ部に分布する．後頭動・静脈は切断してある．

■ 図1.85　眼窩上神経の外側枝と内側枝は滑車上神経と同様の経過で皺眉筋の下，中，表面へ分布する．運動神経支配は顔面神経側頭枝による．側頭筋は深側頭神経 N. temporalis profundus（V₃由来）の分枝によって支配されている．また，顔面神経側頭枝からの枝も来ている．側頭枝（顔面神経，VII）の主な部分も頬骨弓の上にあるので，この剖出段階では切断してある．

同名の骨孔から出る眼窩下神経 N. infraorbitalis は，その孔の周辺の部分を支配し，下眼瞼（下眼瞼枝）まで届き，鼻の筋や上唇にまで枝を送る．

顔面神経の枝は頬筋枝 Rr. buccales として頬筋に至る．

オトガイ神経 N. mentalis がオトガイ孔 Foramen mentale から出て，下唇部とオトガイ部の皮膚と軟組織に分布する．この部の筋の運動支配は顔面神経下顎縁枝（VII）による．

■ 図1.86　頭蓋表筋 M. epicranius の前頭筋 Venter frontalis には滑車上動・静脈 A., V. supratrochlearis と眼窩上動・静脈 A., V. supraorbitalis の枝が分布している．

帽状腱膜 Galea aponeurotica 上の背側には後頭動・静脈 A., V. occipitalis が示してある．

■ 図1.87　頭蓋表筋の前頭筋は眼窩上神経 N. supraorbitalis の外側枝と内側枝および滑車上神経 N. supratrochlearis に支配されており，多くの線維が筋上を走る．運動支配は顔面神経側頭枝から来る．

鼻背の神経支配は前篩骨神経 N. ethmoidalis anterior からの外鼻枝 R. nasalis externus で，鼻骨の尾側端（下端）から出て外側鼻軟骨上を走る．鼻翼部は眼窩下神経 N. infraorbitalis から枝が来ており，外鼻枝 Rr. nasales externi という*．運動支配は顔面神経頬骨枝からの枝による．

■ 図1.88　前頭部の表在部位からの静脈還流は，滑車上静脈 V. supratrochlearis の分枝によるものもある．

眼輪筋 M. orbicularis oculi は眼窩隔膜を覆っていて，上眼瞼動脈弓（上眼瞼）あるいは下眼動脈瞼弓（下眼瞼）の中をともに走る，内・外側眼瞼動脈の細い枝によって良好な血流が保たれている．外側眼瞼動脈 A. palpebralis lateralis は涙腺動脈から分枝し，内側眼瞼動脈 A. palpebralis medialis は眼動脈から分枝する．もともとはともに内頸動脈に由来する．上眼瞼静脈と下眼瞼静脈が上・下眼瞼の血液を集め，内方へは眼角静脈へ，外方へは上眼瞼では上眼静脈 V. ophthalmica superior へ，下眼瞼では下眼静脈 V. ophthalmica inferior へ導く．

鼻根筋 M. procerus と眉毛下制筋 M. depressor supercilii は眉間と眼窩上部を覆う．鼻の筋は，眼角動脈からの枝とその頭頂側で出る終枝である鼻背動脈 A. dorsalis nasi で栄養されている．静脈還流は眼角静脈に開口する外鼻静脈 Vv. nasales externae を経由する．眼窩下静脈へも還流がある．

口角挙筋 M. levator anguli oris は口角上方部で口輪筋 M. orbicularis oris を覆う．顔面動・静脈 A., V. facialis は眼窩下神経からの枝，上唇枝 Rr. labiales superiores もともに，この部で筋の上を走る．下唇下制筋 M. depressor labii inferioris は，オトガイ孔を覆って走行している．

* 眼神経由来のものは単数形の，眼窩下神経由来のものは複数形の「枝」の名称が使われる．

顔の側方観

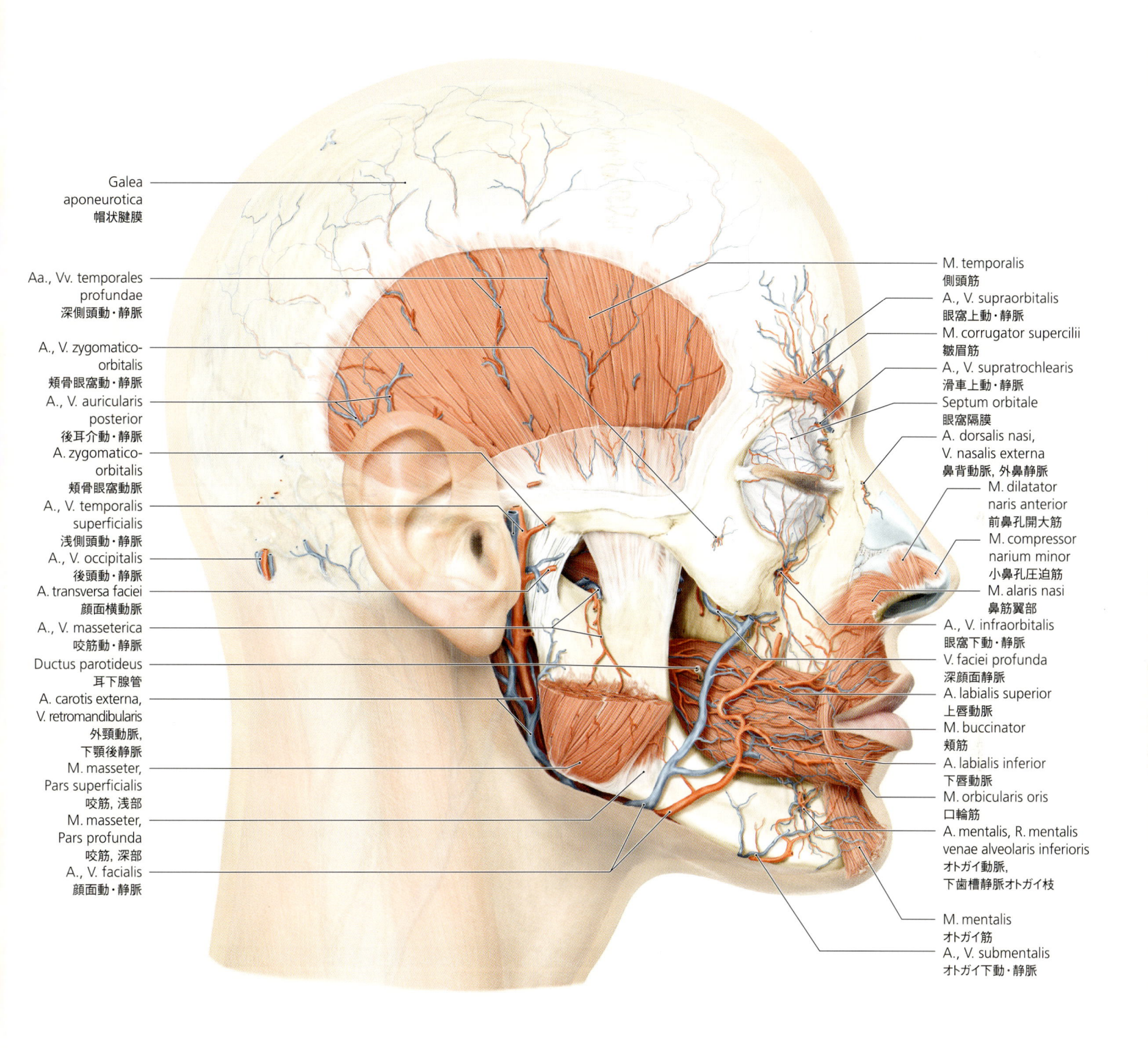

図1.84 顔面筋の位置と深部の動・静脈の関係. P90参照

顔

■ 図1.89　鼻根筋 M. procerus と眉毛下制筋 M. depressor supercilii は眉間と眼窩上部を覆う．両筋は眼窩上神経の内・外側枝 Rr. laterales et mediales および滑車上神経の枝に支配されている．運動は顔面神経側頭枝からの枝に支配されている．知覚は前篩骨神経の枝である外鼻枝 R. nasalis externus により確保される．運動神経は顔面神経頬骨枝からの枝を受ける．

■ 図1.90　さらに表層の，前頭部や頭頂部の筋膜上の層には浅側頭静脈頭頂枝が走る．ここには滑車上静脈との吻合枝が来るし，浅側頭動脈と耳介上動脈*もこのコースを取る．
内眼角部では，眼角静脈 V. angularis は滑車上静脈とつながる．同様に上眼静脈への吻合枝があり，これは海綿静脈洞 Sinus cavernosus に開く．
外鼻静脈は鼻背部の血液を集め，眼角静脈に開く．この経過中，眼角静脈は少し内側に伴走する眼角動脈に沿う．
上唇挙筋 M. levator labii superioris の位置で走行が変わり，眼角動脈は下を横切る一方で，眼角静脈は上を横切る．頬部ではこの二つの脈管は顔面動脈，顔面静脈と呼ばれるようになる．上唇部からの血液は上唇静脈 V. labialis superior を通じて顔面静脈 V. facialis に注ぐ．上唇挙筋は，オトガイ孔を覆っている．眼角静脈からの枝の一部は眼窩下孔 Foramen infraorbitale からの眼窩下静脈の枝と吻合し，翼突静脈叢 Plexus venosus pterygoideus とのつながりができる．下唇部の血液は下唇静脈 V. labialis inferior を介して顔面静脈 V. facialis に導かれる．上唇の動脈支配は上唇動脈 A. labialis superior を介して，下唇は下唇動脈 A. labialis inferior を介して，ともに顔面動脈から来る．口角下制筋 M. depressor anguli oris はオトガイの側方の比較的広範囲を覆っている．

■ 図1.91　上唇挙筋は，眼窩下孔を覆っている．この筋は顔面神経により運動性に支配され，眼窩下孔からの神経も受ける．口角下制筋 M. depressor anguli oris は顎の側方の比較的広い範囲を覆っている．この筋は下顎縁枝 R. marginalis mandibulae から運動性支配を受け，知覚性には下歯槽神経からのオトガイ枝の枝を受ける．顔面神経は運動性の枝を頭頂部と，とりわけ前耳介筋，上耳介筋，後耳介筋 M. auricularis anterior, superior et posterior に送る．

■ 図1.92　眼角動・静脈は上唇鼻翼挙筋 M. levator labii superioris alaeque nasi と眼輪筋の間を走る．その途上，眼輪筋の内側縁がこれを覆う．
顔面静脈は上唇挙筋 M. levator labii superioris の上を横切り顔面動脈はこの筋の下を横切る．小頬骨筋 M. zygomaticus minor の下を顔面動・静脈が横切り，それに対して，その動脈の枝はそれぞれ上を横切る．この部位では特に変異が多い．顔面動・静脈は大頬骨筋 M. zygomaticus major の必ず下を横切る．咬筋と口角下制筋 M. depressor anguli oris の間の筋窩で顔面動・静脈は下顎の尾側縁に至り，これを回り込む．頬部は顔面横動・静脈とその分枝が覆う．

■ 図1.93　顔面神経は多くの分枝で側頭部，眼窩周囲，頬骨部，頬部，下顎下縁部に至る．細かな分枝が表情筋に分布し，顔面の中央部にも分布する．

■ 図1.94　耳下腺は咬筋 M. masseter の大半を覆う．逆に笑筋 M. risorius と広頸筋 Platysma で一部が覆われる．全動脈，静脈，神経の分枝はこの薄い筋層と耳下腺内にある．

■ 図1.95　神経と表情筋の位置関係

＊　TAJでは 後頭動脈の耳介枝と収載されているが，原文に沿った．

顔の側方観

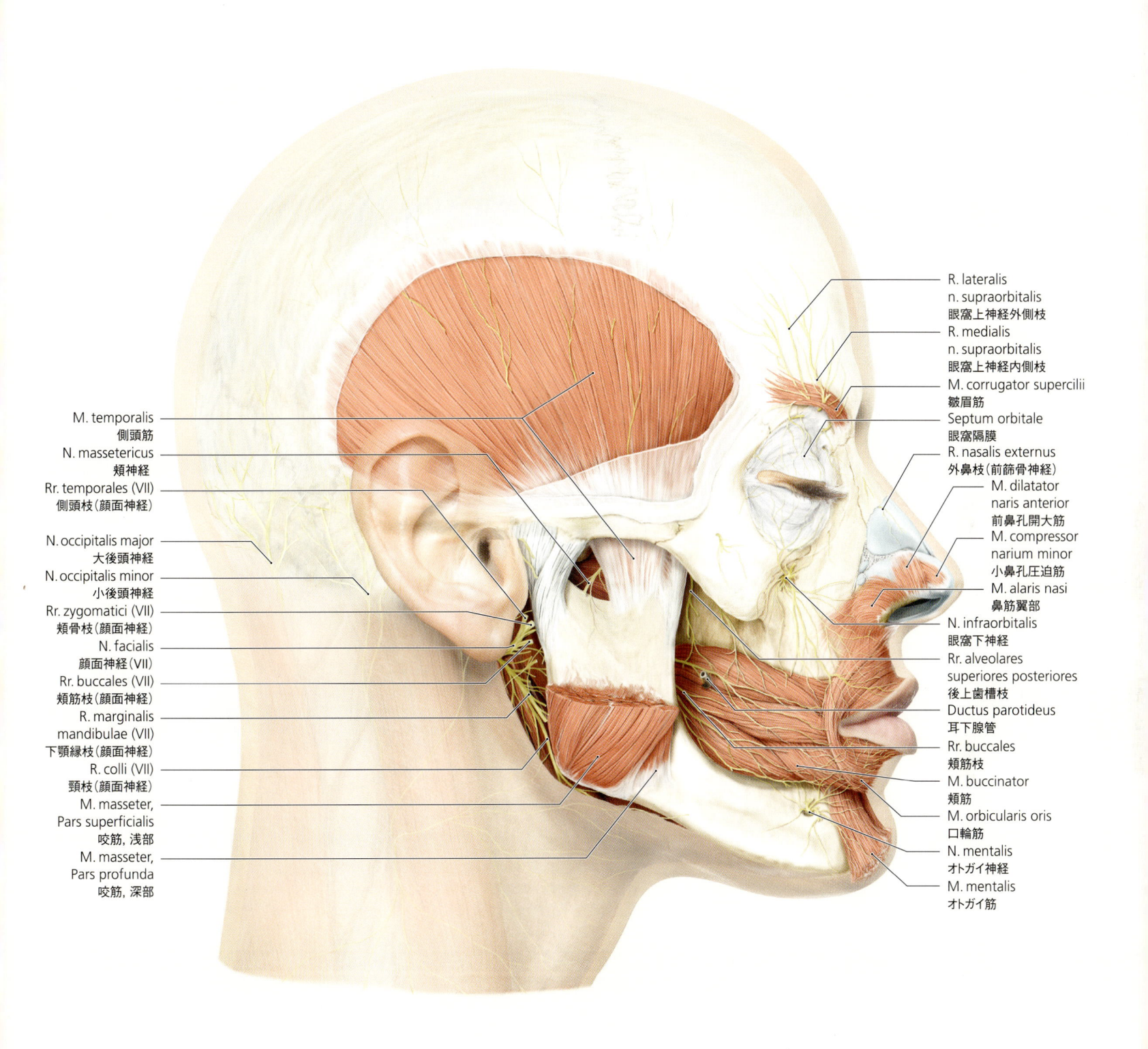

図1.85 深部の神経と顔面筋の位置関係. P90参照

顔

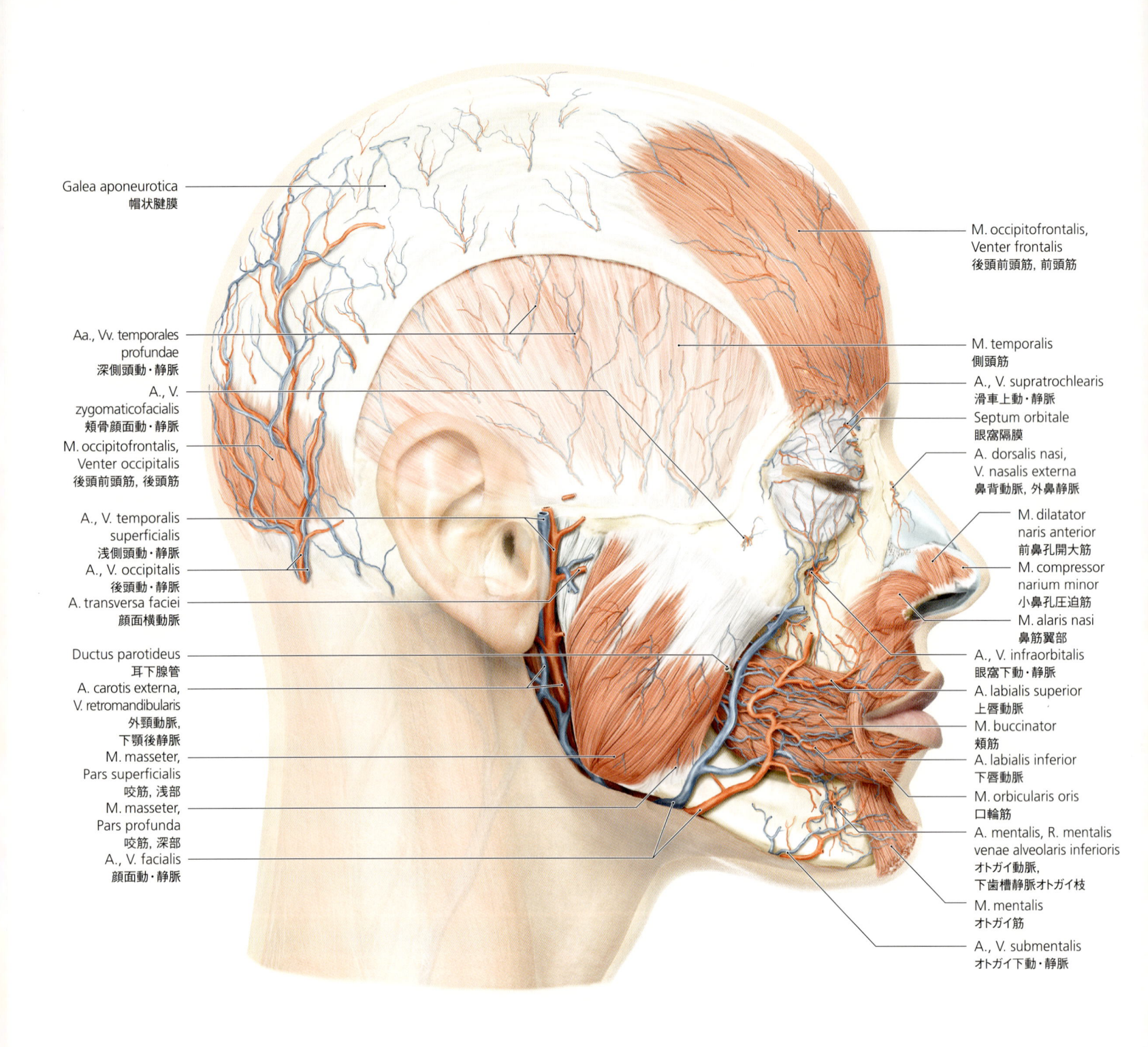

図1.86　動脈・静脈と顔面筋の位置関係．

P90参照

顔の側方観

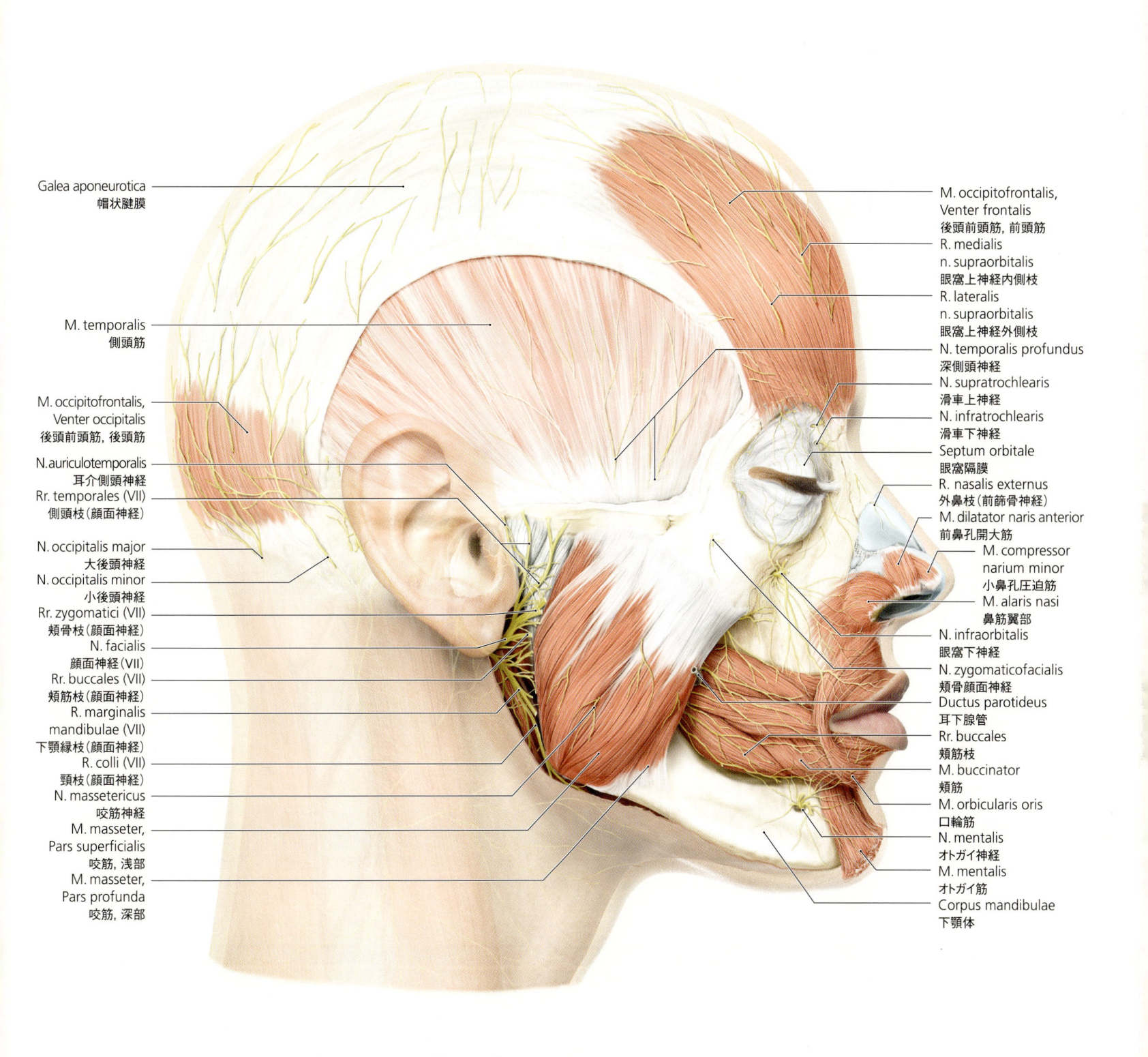

図1.87 神経と顔面筋の位置関係.　　　P90参照

顔

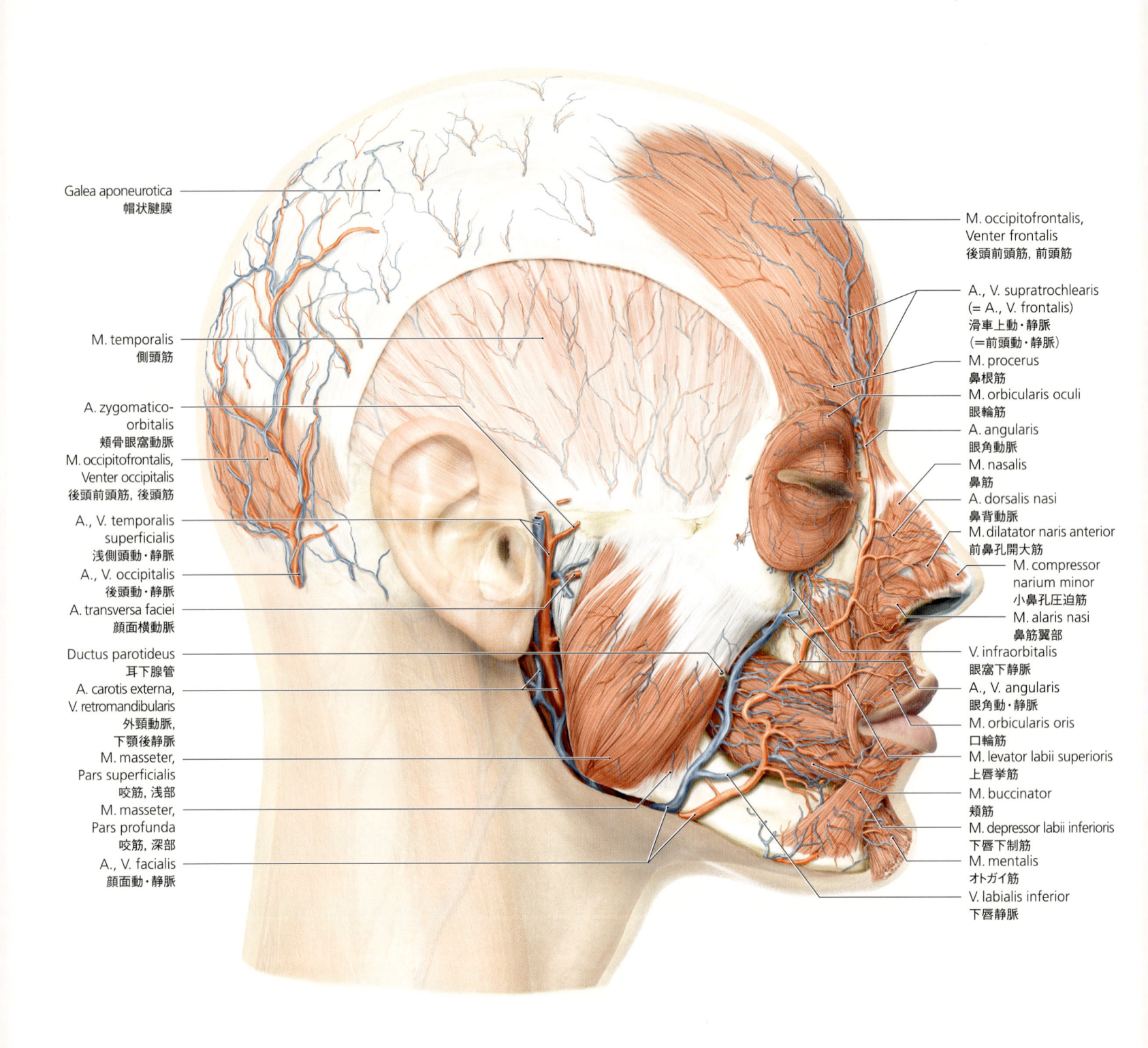

図1.88　動脈・静脈と顔面筋の位置関係．

P90参照

顔の側方観

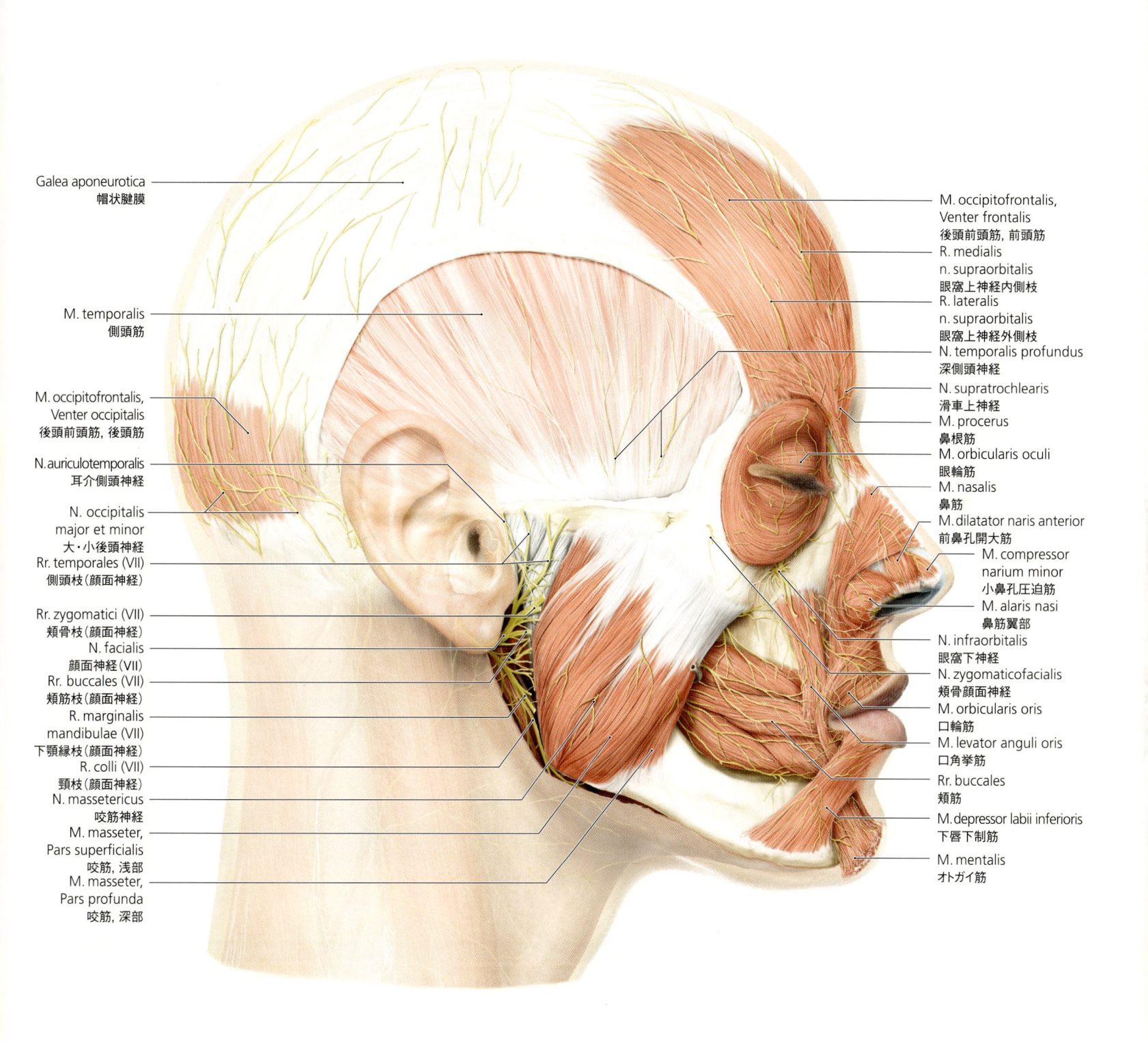

図1.89 神経と顔面筋の位置関係．

P92参照

顔

Galea aponeurotica
帽状腱膜
R. parietalis
(A., V. temporalis superior)
頭頂枝
(上側頭動・静脈)
M. auricularis anterior
前耳介筋
M. auricularis superior
上耳介筋
M.temporoparietalis
側頭頭頂筋
R. frontalis
(A., V. temporails superficialis)
前頭枝
(上側頭動・静脈)
A. zygomatico-orbitalis
頬骨眼窩動脈
A., V. temporalis superficialis
浅側頭動・静脈
A., V. occipitalis
後頭動・静脈
A. transversa faciei
顔面横動脈

A. carotis externa,
V. retromandibularis
外頸動脈,
下顎後静脈
M. masseter, Pars superficialis
咬筋, 浅部
M. masseter, Pars profunda
咬筋, 深部
A., V. facialis
顔面動・静脈
V. jugularis externa
外頸静脈

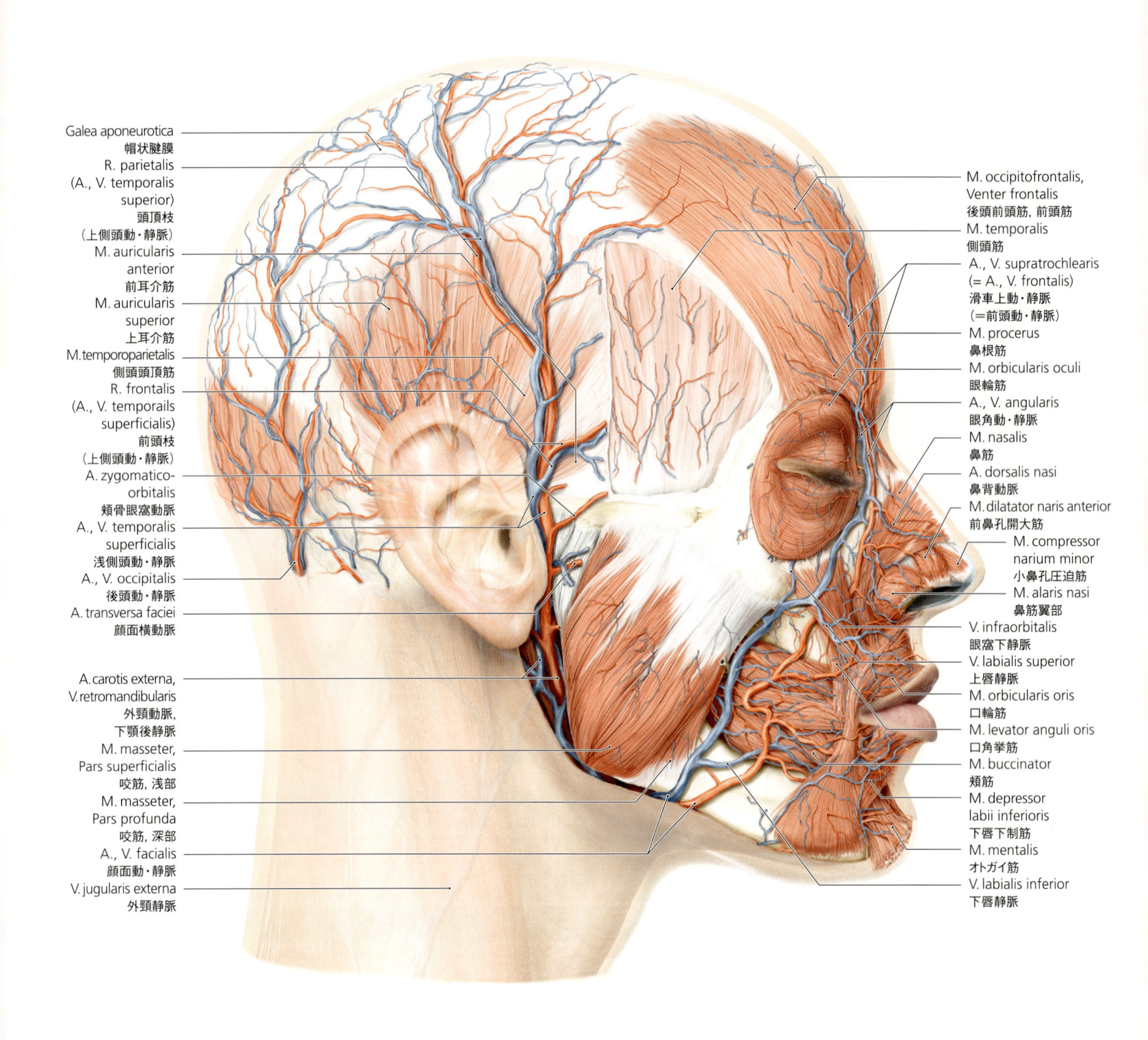

M. occipitofrontalis, Venter frontalis
後頭前頭筋, 前頭筋
M. temporalis
側頭筋
A., V. supratrochlearis
(= A., V. frontalis)
滑車上動・静脈
(＝前頭動・静脈)
M. procerus
鼻根筋
M. orbicularis oculi
眼輪筋
A., V. angularis
眼角動・静脈
M. nasalis
鼻筋
A. dorsalis nasi
鼻背動脈
M. dilatator naris anterior
前鼻孔開大筋
M. compressor narium minor
小鼻孔圧迫筋
M. alaris nasi
鼻筋翼部
V. infraorbitalis
眼窩下静脈
V. labialis superior
上唇静脈
M. orbicularis oris
口輪筋
M. levator anguli oris
口角挙筋
M. buccinator
頬筋
M. depressor labii inferioris
下唇下制筋
M. mentalis
オトガイ筋
V. labialis inferior
下唇静脈

図1.90 動脈・静脈と顔面筋の位置関係．

P92参照

98

顔の側方観

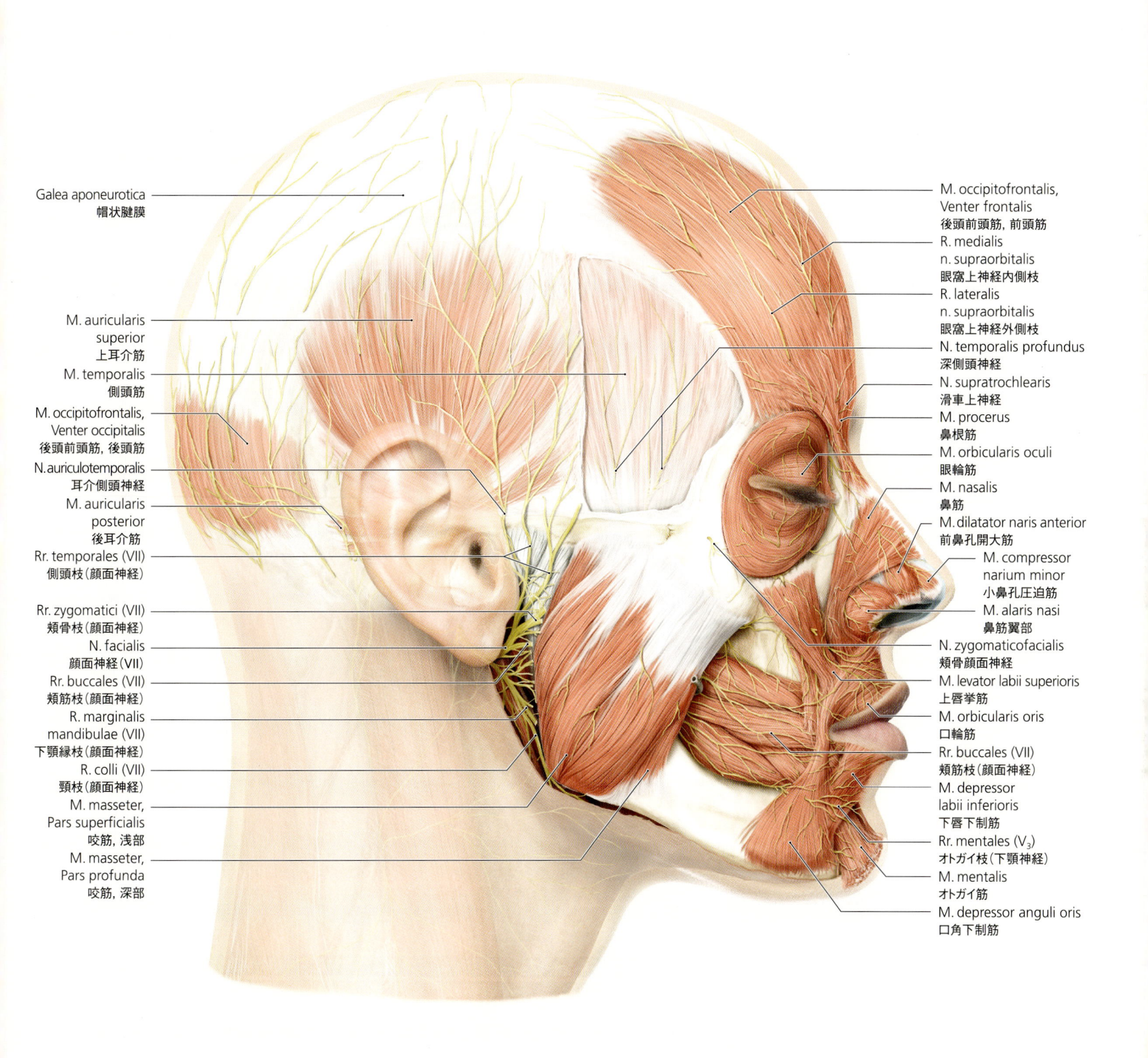

図1.91　顔面筋の位置と神経の関係．　　　　　　　　　　　　　　　　　　　　　　　P92参照

顔

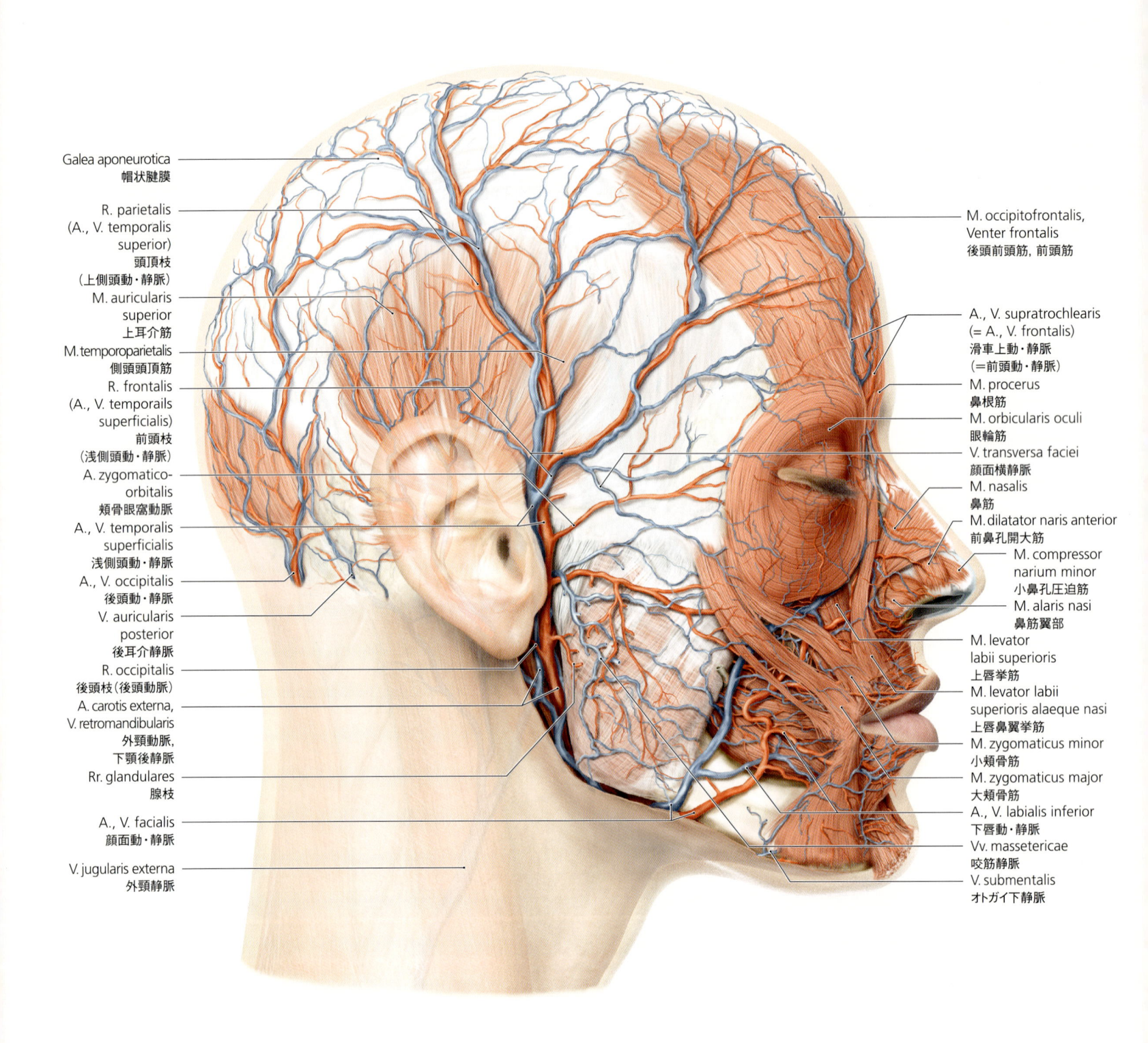

図1.92 動脈・静脈と顔面筋の位置関係.　　　　　　　　　　　　　　　　　　　　　　　　　　　　　　　　P92参照

顔の側方観

Galea aponeurotica
帽状腱膜

M. auricularis superior
上耳介筋

M. temporoparietalis
側頭頭頂筋

M. auricularis anterior
前耳介筋

N. auriculotemporalis
耳介側頭神経

M. auricularis posterior
後耳介筋

Rr. temporales (VII)
側頭枝（顔面神経）

N. occipitalis major
大後頭神経

N. occipitalis minor
小後頭神経

N. facialis
顔面神経 (VII)

Rr. zygomatici (VII)
頬骨枝（顔面神経）

Rr. buccales (VII)
頬筋枝（顔面神経）

R. colli (VII)
頸枝（顔面神経）

R. marginalis mandibulae (VII)
下顎縁枝（顔面神経）

M. occipitofrontalis, Venter frontalis
後頭前頭筋, 前頭筋

R. medialis n. supraorbitalis
眼窩上神経内側枝

R. lateralis n. supraorbitalis
眼窩上神経外側枝

M. procerus
鼻根筋

N. supratrochlearis
滑車上神経

M. orbicularis oculi
眼輪筋

R. palpebralis superior
上眼瞼枝

M. levator labii superioris alaeque nasi
上唇鼻翼挙筋

R. palpebralis inferior
下眼瞼枝

M. compressor narium minor
小鼻孔圧迫筋

M. alaris nasi
鼻筋翼部

M. levator labii superioris
上唇挙筋

M. zygomaticus minor
小頬骨筋

M. zygomaticus major
大頬骨筋

M. buccinator
頬筋

M. depressor labii inferioris
下唇下制筋

Rr. mentales (V₃)
オトガイ枝（下顎神経）

M. mentalis
オトガイ筋

M. depressor anguli oris
口角下制筋

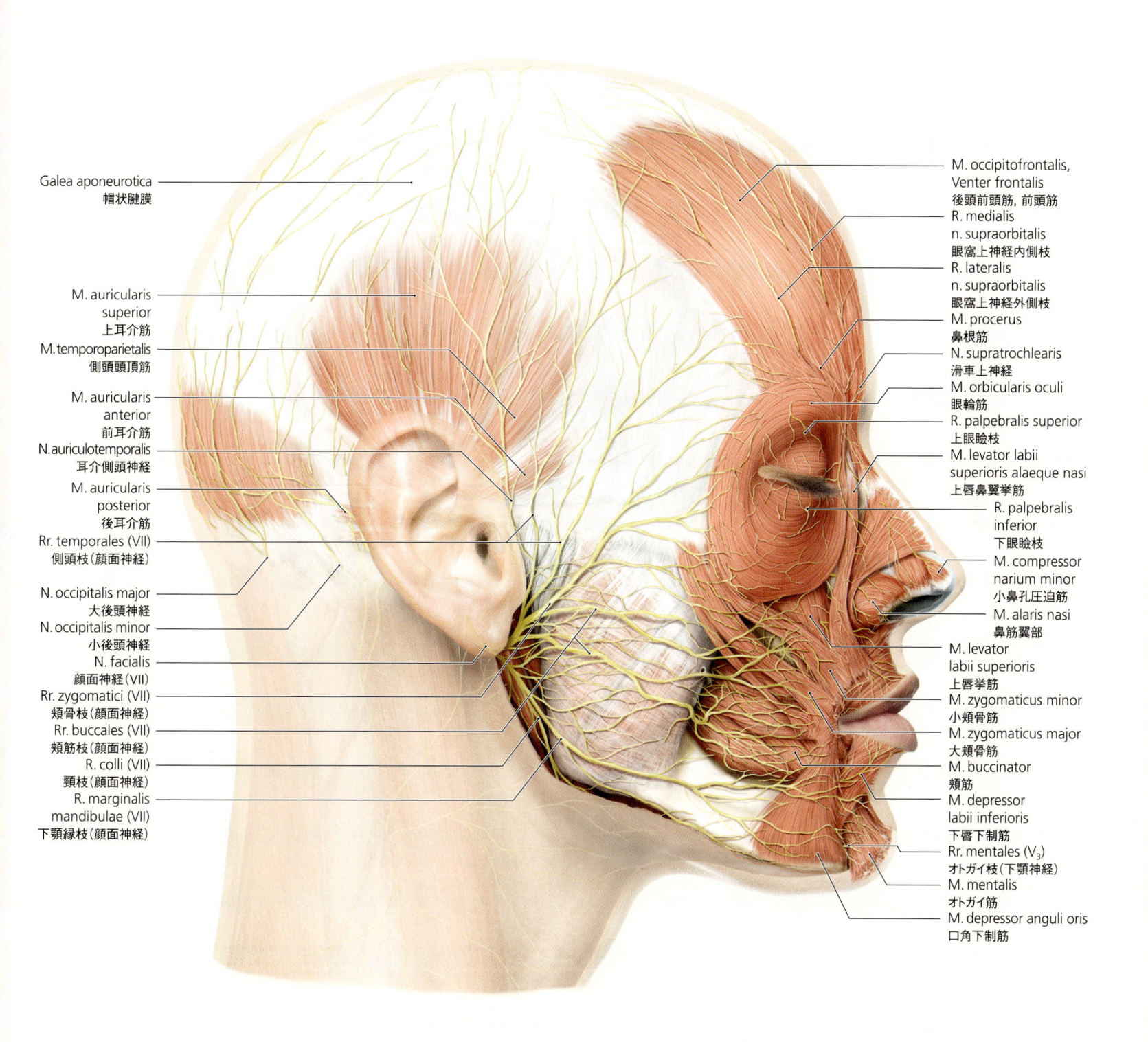

図1.93 神経と顔面筋の位置関係.

P92参照

顔

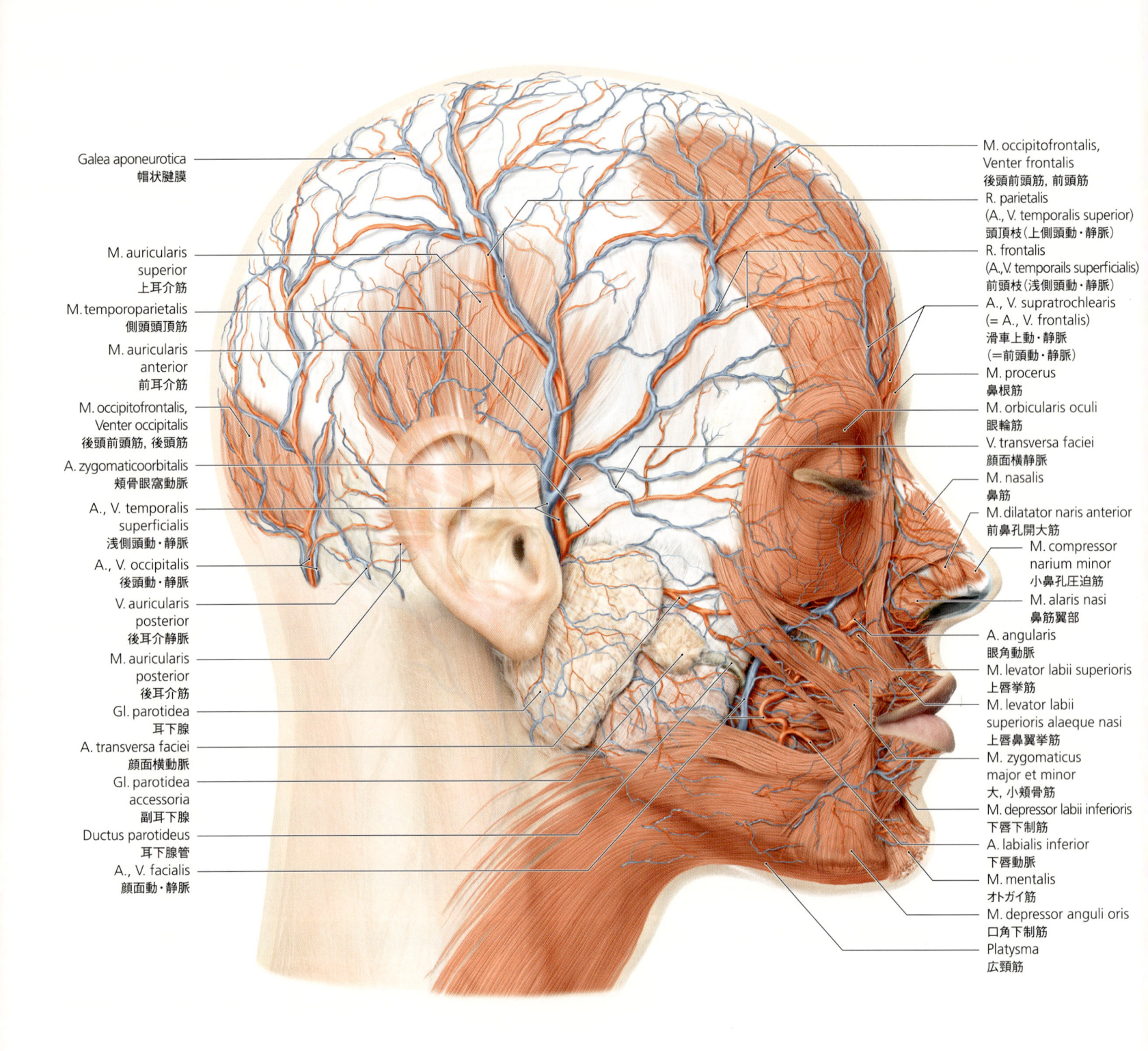

図1.94 動脈・静脈と顔面筋の位置関係．

P92参照

顔の側方観

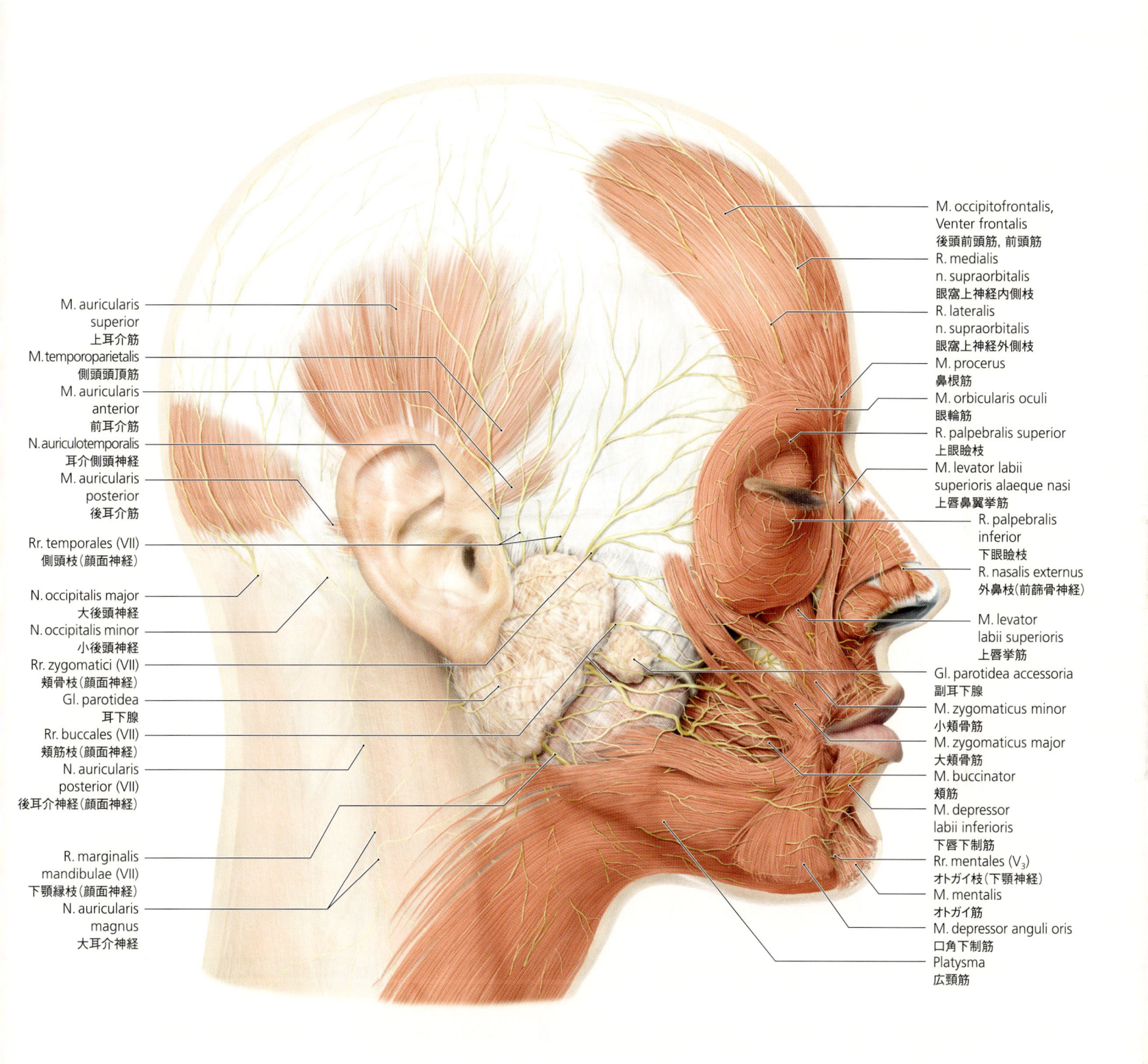

図1.95　神経と顔面筋の位置関係.

P92参照

103

顔

■ **図1.96** 耳下腺 Gl. parotidea の腺体の中の，浅部と深部 Pars superficialis et profunda[*1]の間の少量の結合織の中に耳下腺神経叢 Plexus parotideus があり，顔面神経の主な2つの分枝につながっている．下の分枝が顔面神経の走行の特徴を出す．
この枝から下顎縁枝 R. marginalis[*2]と頬筋枝 Rr. buccales が出る．上の分枝は高く水平方向へ向かい側頭枝 Rr. temporales, 頬骨枝 Rr. zygomatici，ときには頬筋枝を出す．支配神経の障害が起きると顔の離れたところで影響が出る．耳下腺の外科手術の際は顔面神経にできる限りの配慮をしなければならない．

■ **図1.97** 耳下腺内での顔面神経の分枝と顔の筋肉の位置関係．

■ **図1.98** 皮下脂肪層内の動脈・静脈および神経．

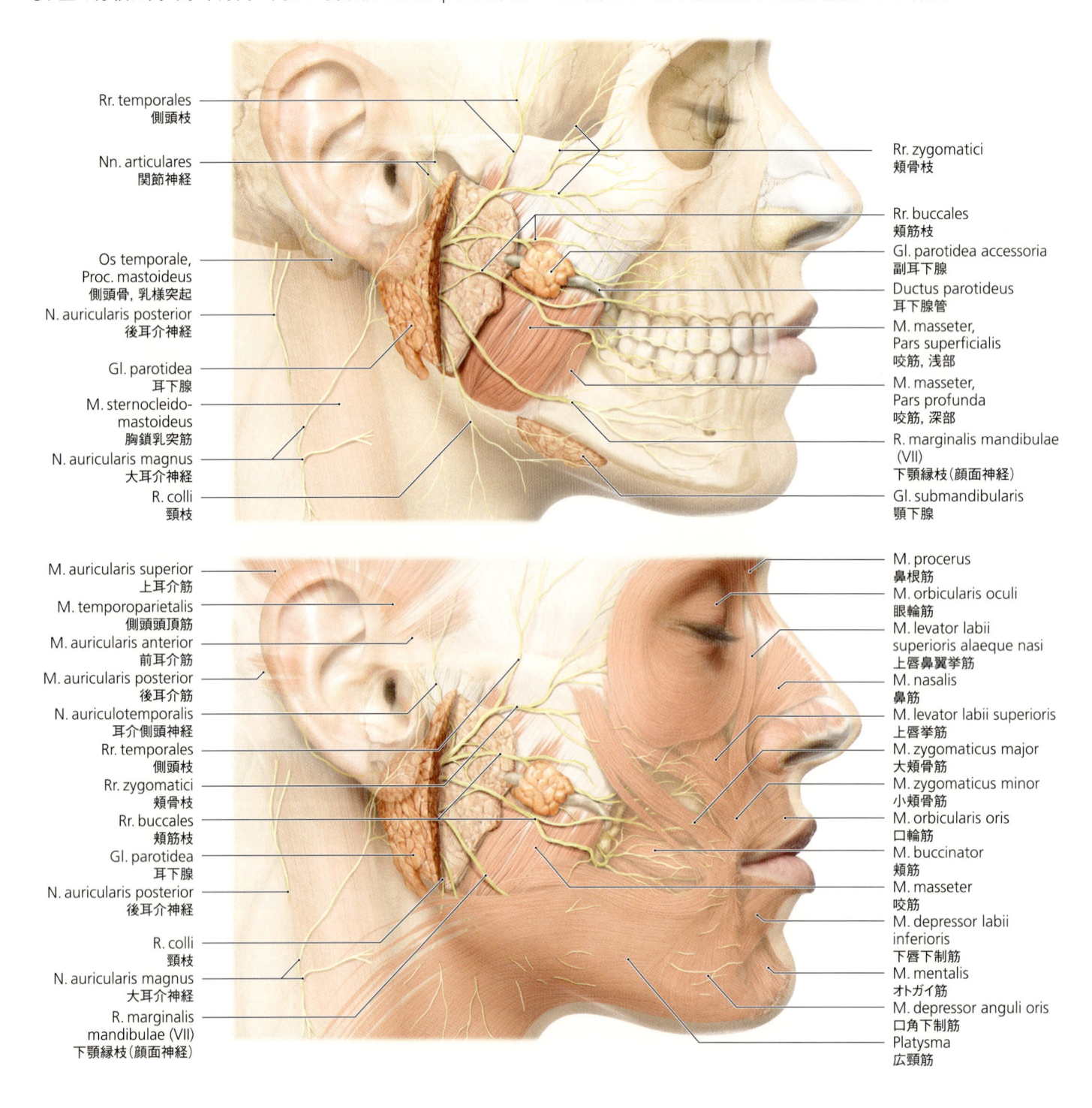

図1.96 耳下腺内での顔面神経の分枝． 　　　　　　　　　　　　　　　　　　　　　　　　　　　　　　上記参照
図1.97 耳下腺内での顔面神経の分枝と顔面筋との関係．

[*1] 外科解剖では浅葉，深葉 Lobus superficialis et profunda とよぶことが多い． 　　[*2] TAJ では R. marginalis mandibularis.

104

顔の側方観

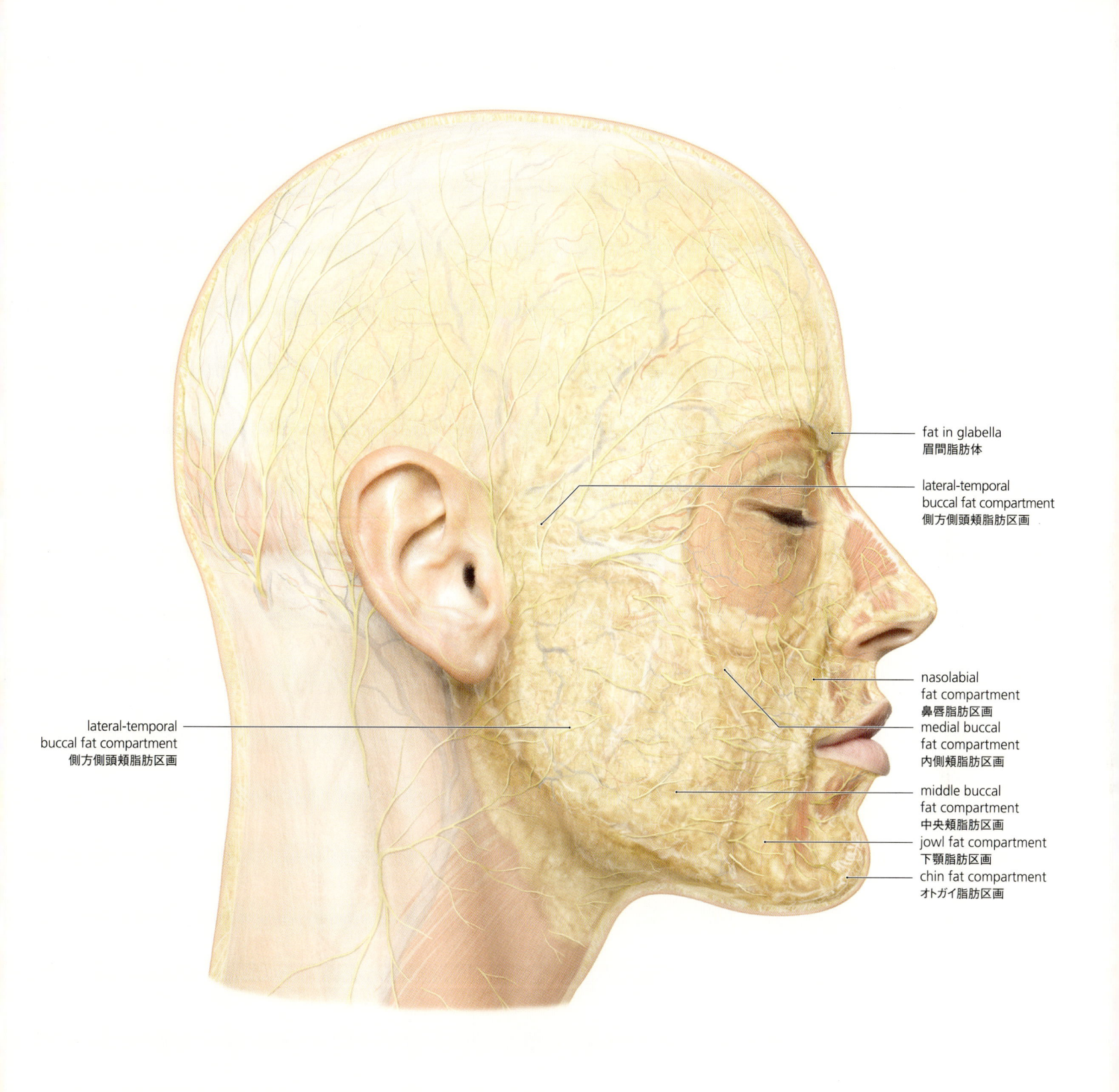

図1.98　皮下脂肪層内の動脈・静脈および神経.

顔

1.4 頭部の頭頂観

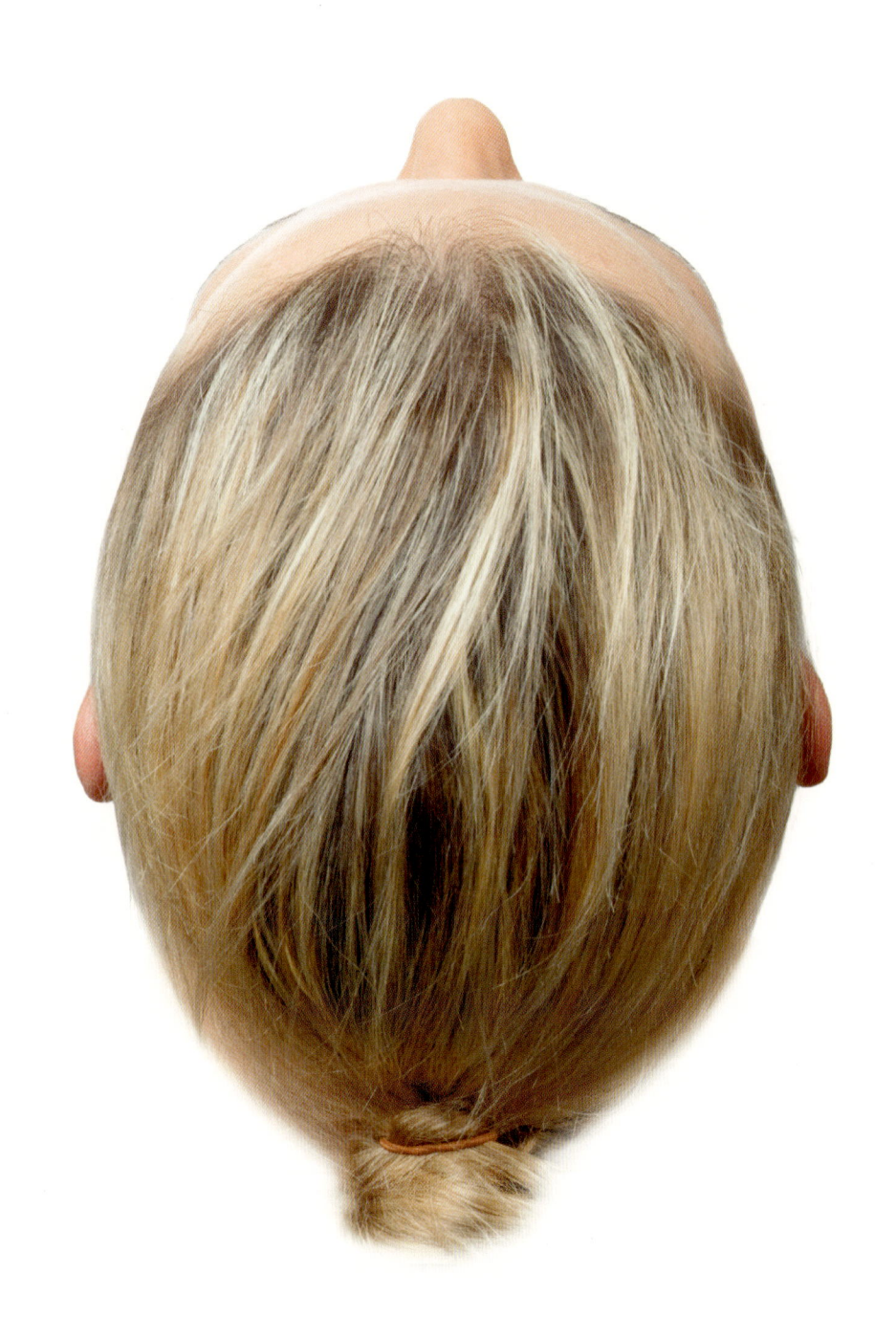

図 1.99 頭部の頭頂観.

頭部の頭頂観

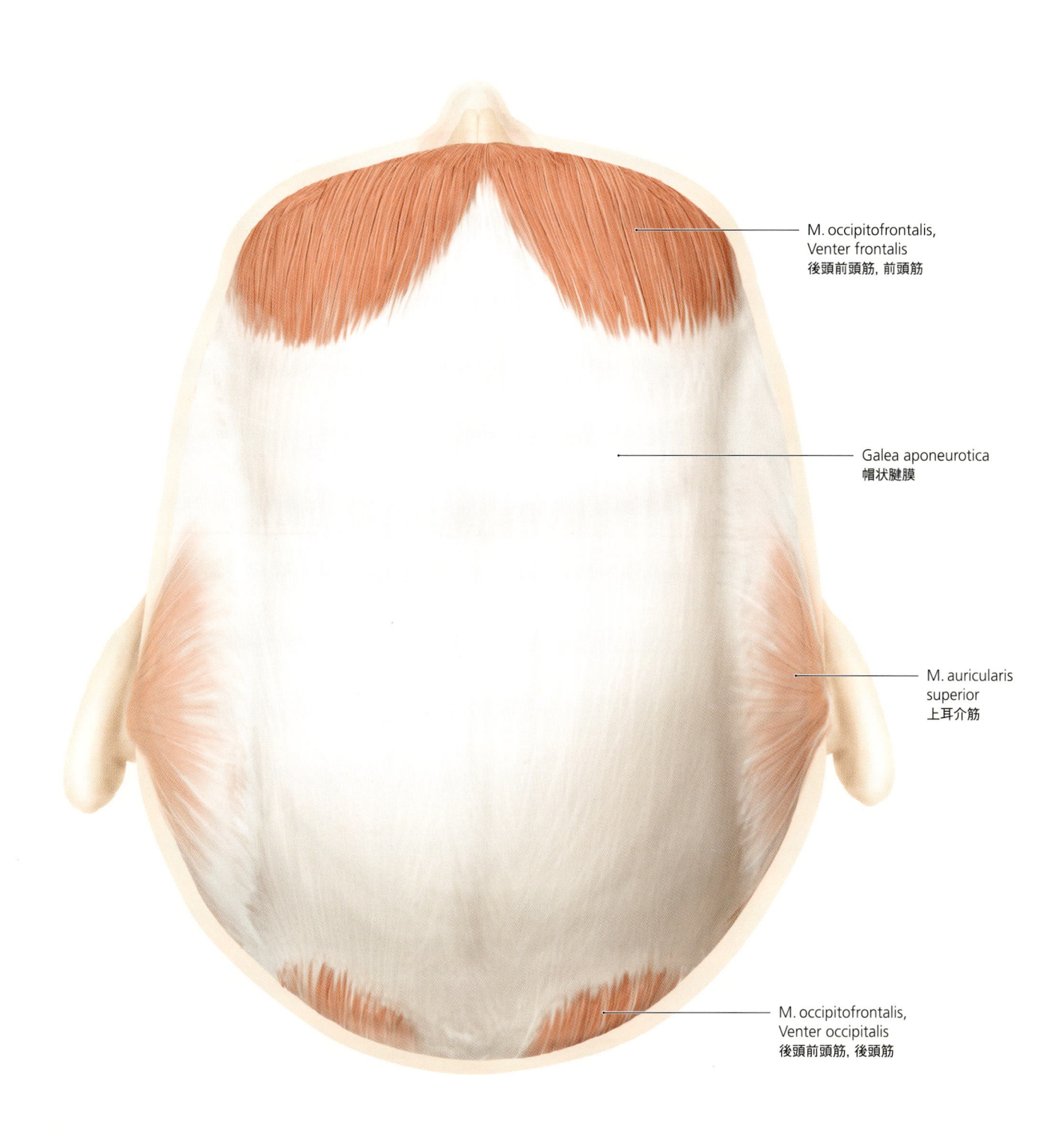

M. occipitofrontalis, Venter frontalis
後頭前頭筋, 前頭筋

Galea aponeurotica
帽状腱膜

M. auricularis superior
上耳介筋

M. occipitofrontalis, Venter occipitalis
後頭前頭筋, 後頭筋

図1.100　頭部の頭頂観．帽状腱膜が明示されている．

顔

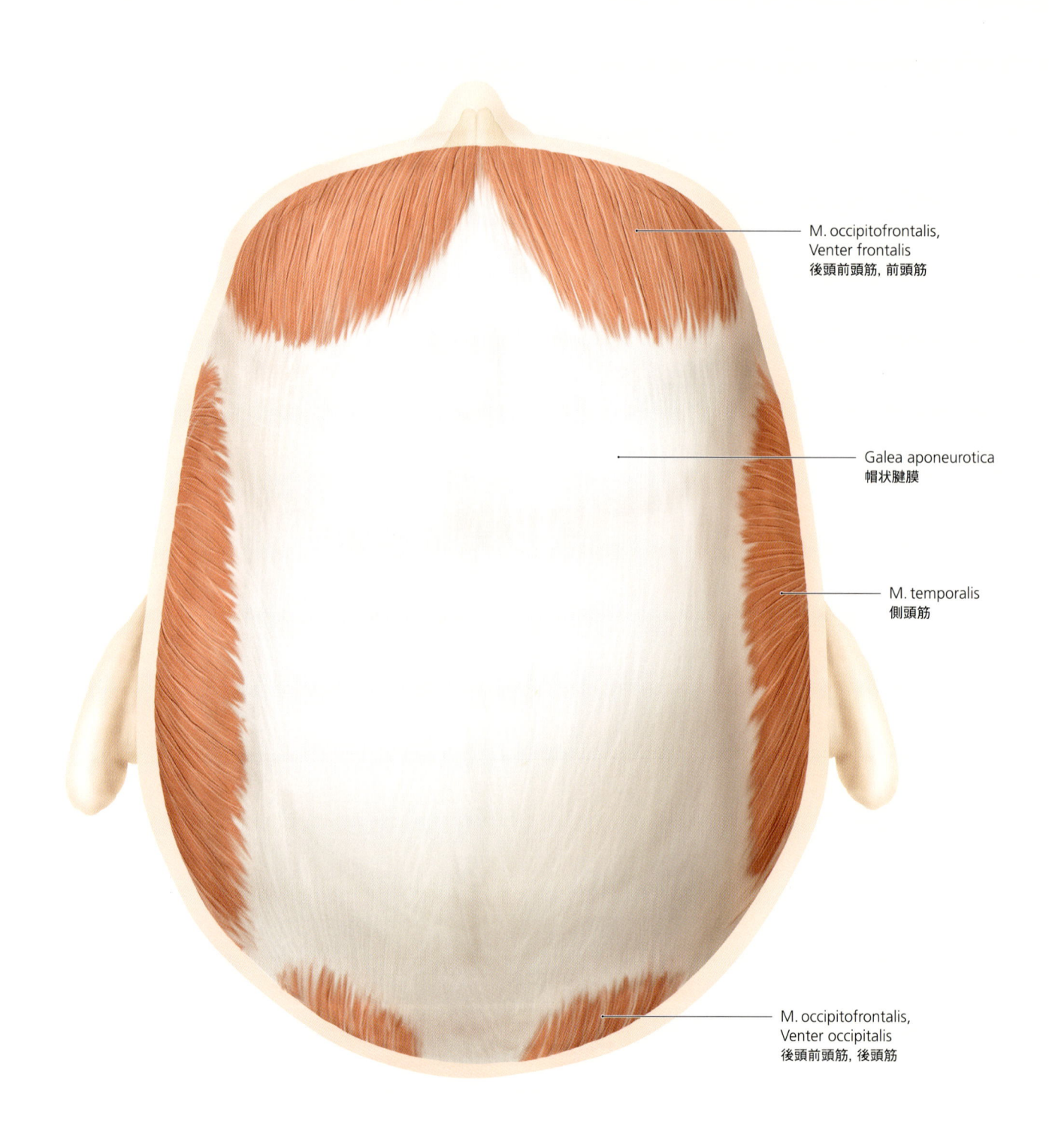

- M. occipitofrontalis, Venter frontalis
  後頭前頭筋, 前頭筋
- Galea aponeurotica
  帽状腱膜
- M. temporalis
  側頭筋
- M. occipitofrontalis, Venter occipitalis
  後頭前頭筋, 後頭筋

図1.101 頭部の頭頂観. 帽状腱膜と側頭筋が明示されている.

頭部の頭頂観

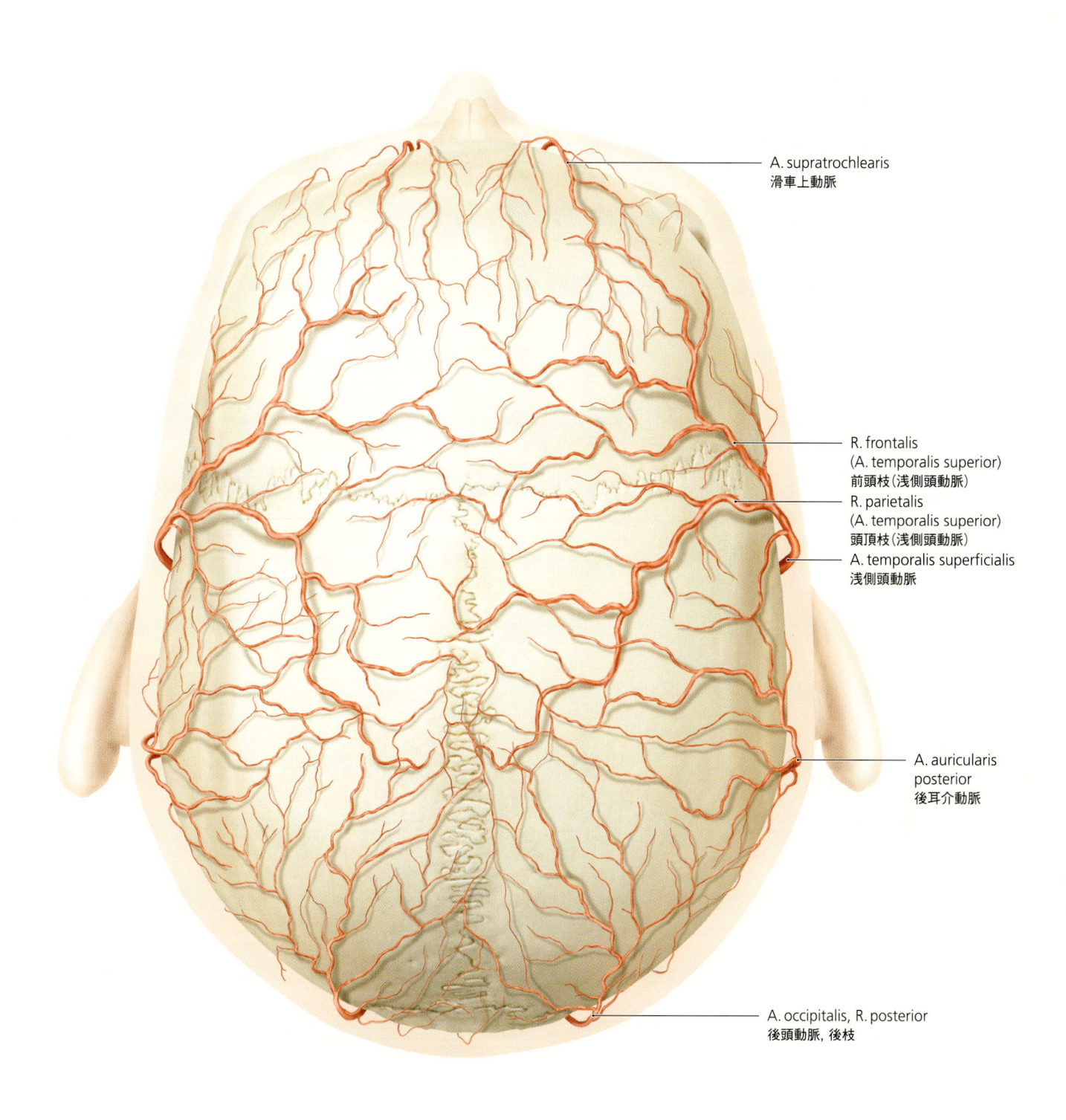

図1.102　頭頂観での頭部の動脈分布．

顔

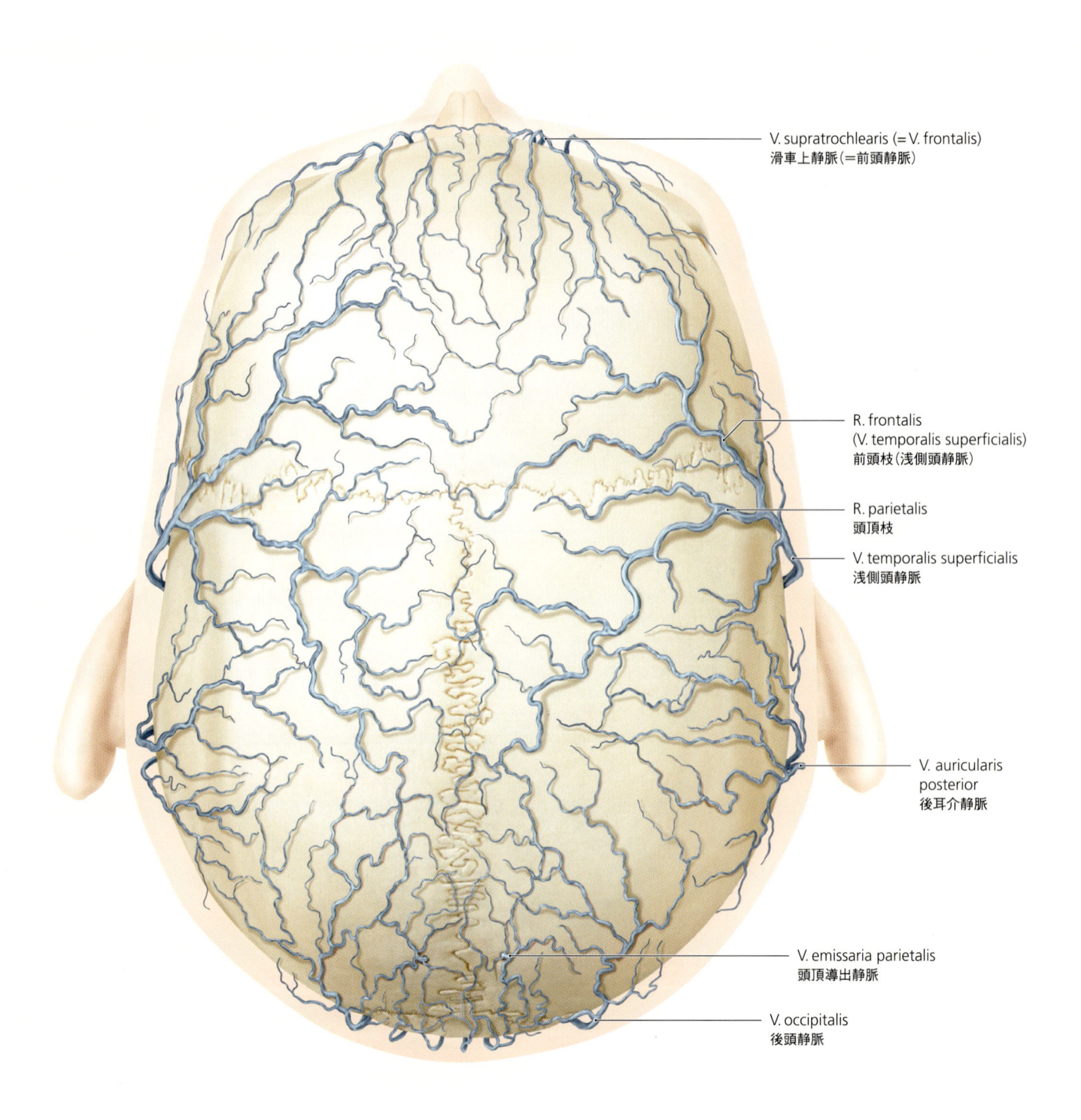

図1.103　頭頂観での頭部の静脈分布.

頭部の頭頂観

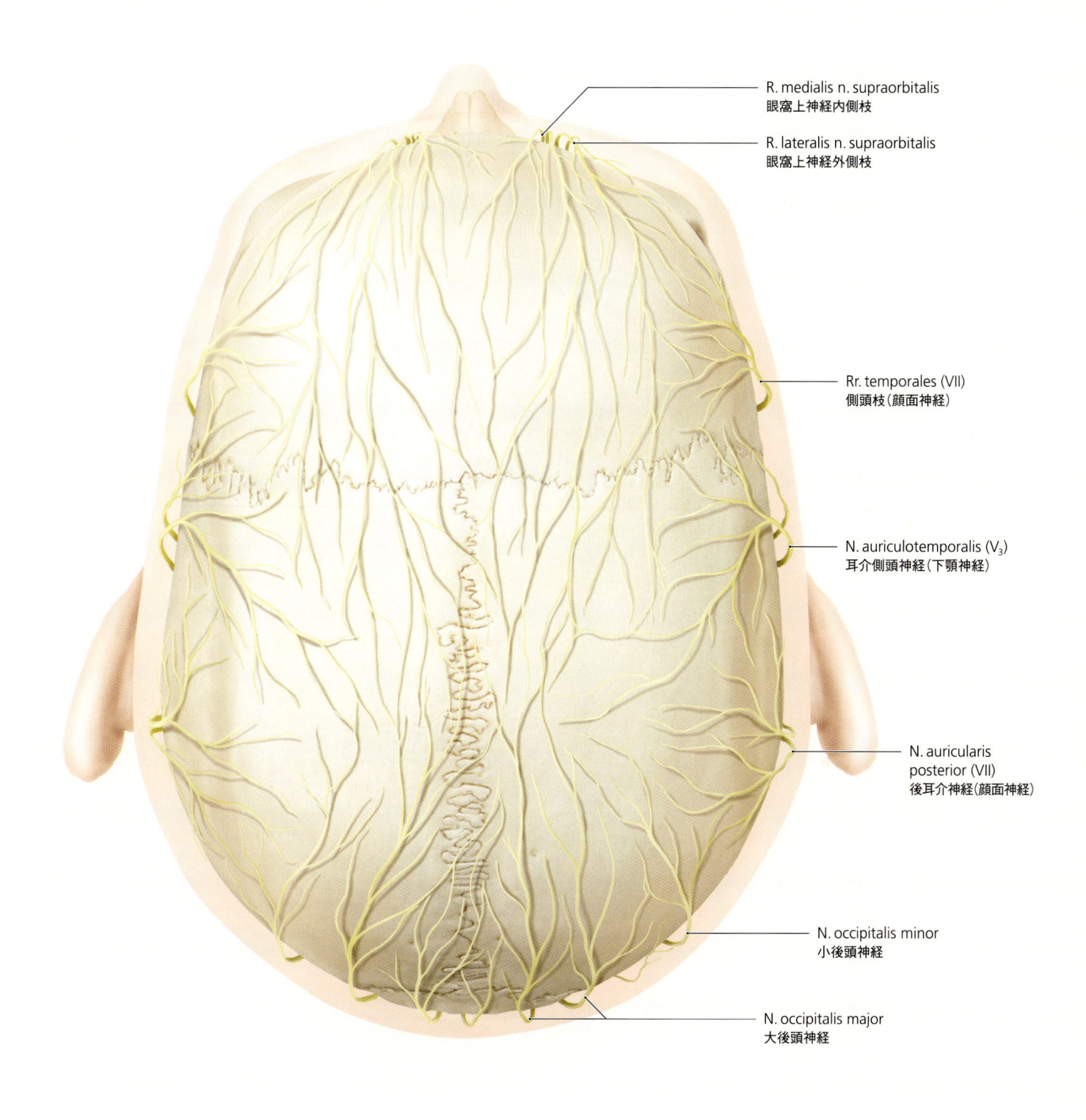

図1.104　頭頂観での頭部の神経分布．

111

顔

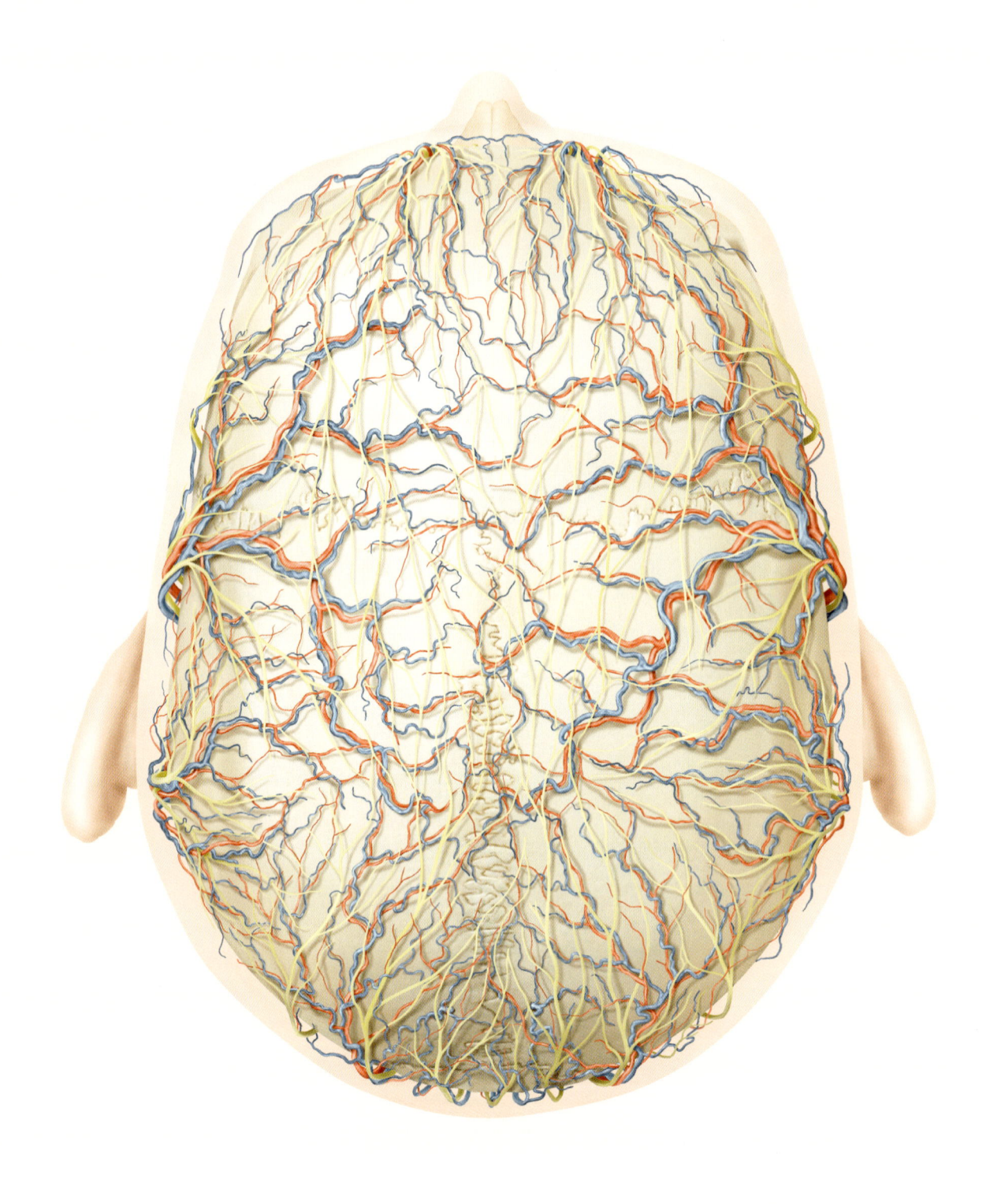

図1.105 頭頂観での頭部の動脈, 静脈, 神経分布の重ね合わせ.

頭部の頭頂観

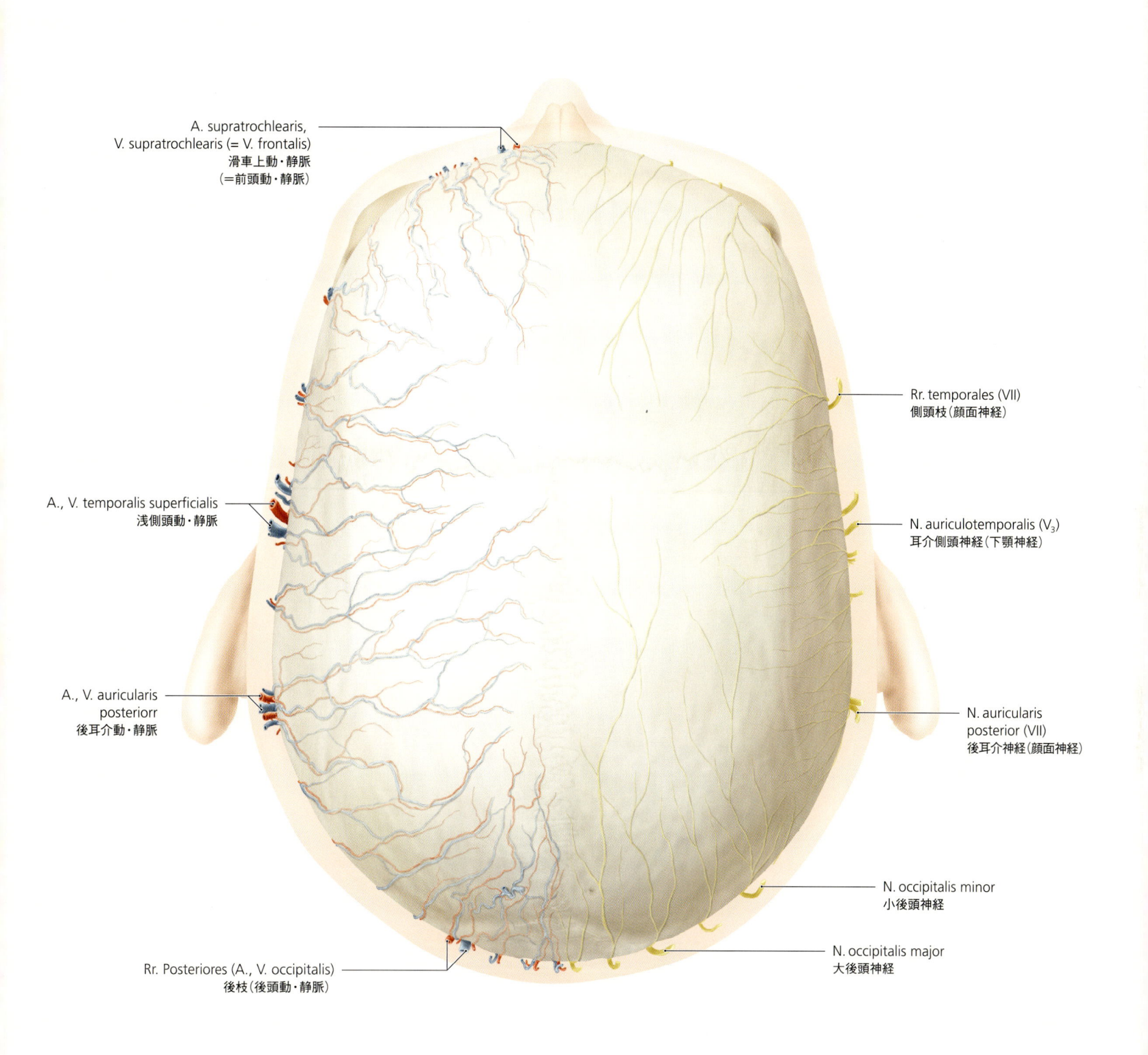

図1.106 頭頂観での頭部の深層の動脈・静脈および浅層への動・静脈の起始部（切断してある，左半頭部）と頭蓋への神経分布（右半頭部）.

顔

M. occipitofrontalis, Venter frontalis
後頭前頭筋, 前頭筋

Galea aponeurotica
帽状腱膜

Rr. temporales (VII)
側頭枝（顔面神経）

A., V. temporalis superficialis
浅側頭動・静脈

N. auriculotemporalis (V₃)
耳介側頭神経（下顎神経）

M. temporalis
側頭筋

A., V. auricularis posterior
後耳介動・静脈

N. auricularis posterior (VII)
後耳介神経（顔面神経）

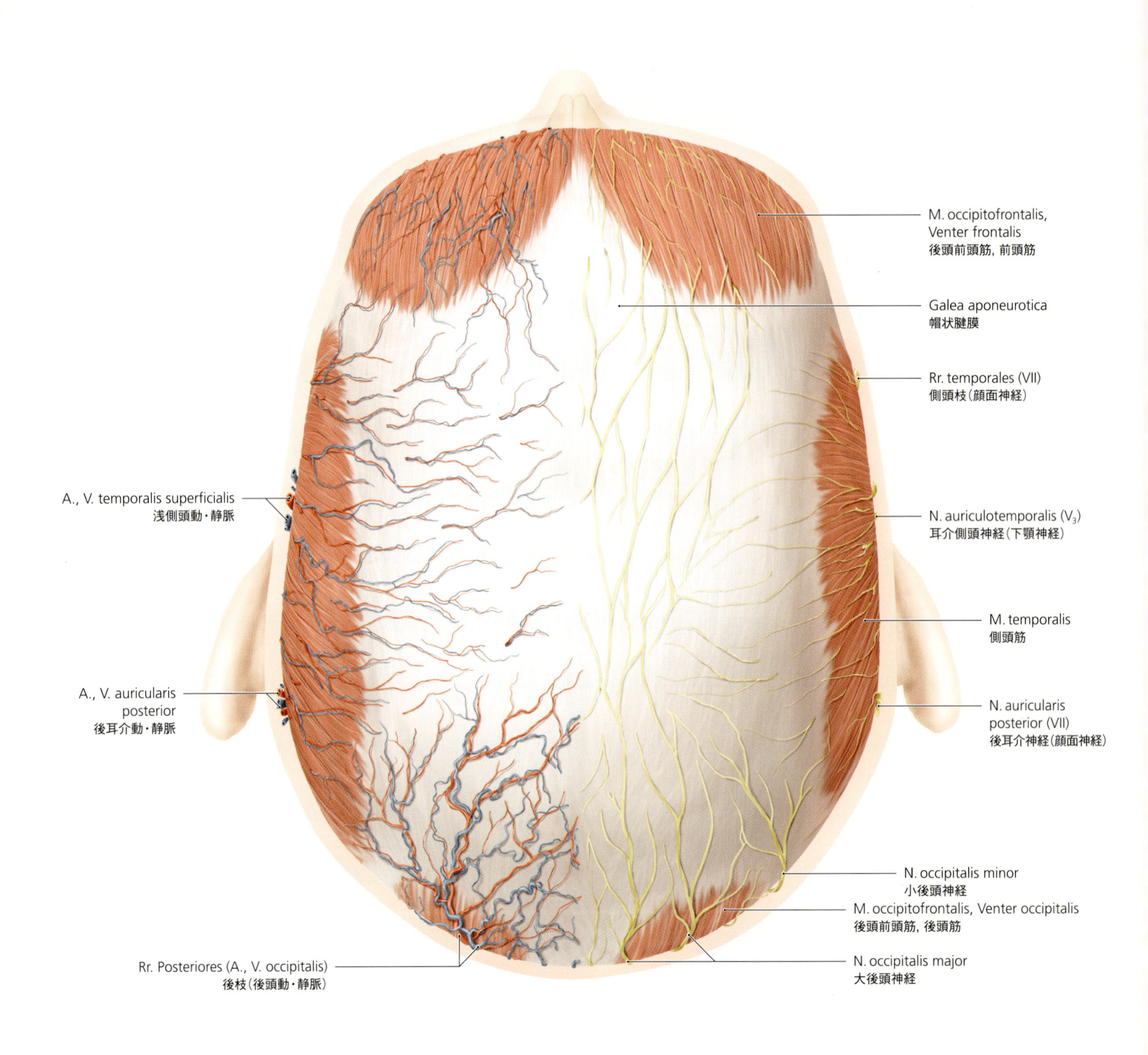

N. occipitalis minor
小後頭神経

M. occipitofrontalis, Venter occipitalis
後頭前頭筋, 後頭筋

Rr. Posteriores (A., V. occipitalis)
後枝（後頭動・静脈）

N. occipitalis major
大後頭神経

図1.107 頭頂観での頭部の深層の動脈・静脈および浅層への動・静脈の起始部（切断してある, 左半頭部）と帽状腱膜, 頭蓋表筋, 前頭筋, 後頭筋および側頭筋への神経分布（右半頭部）.

頭部の頭頂観

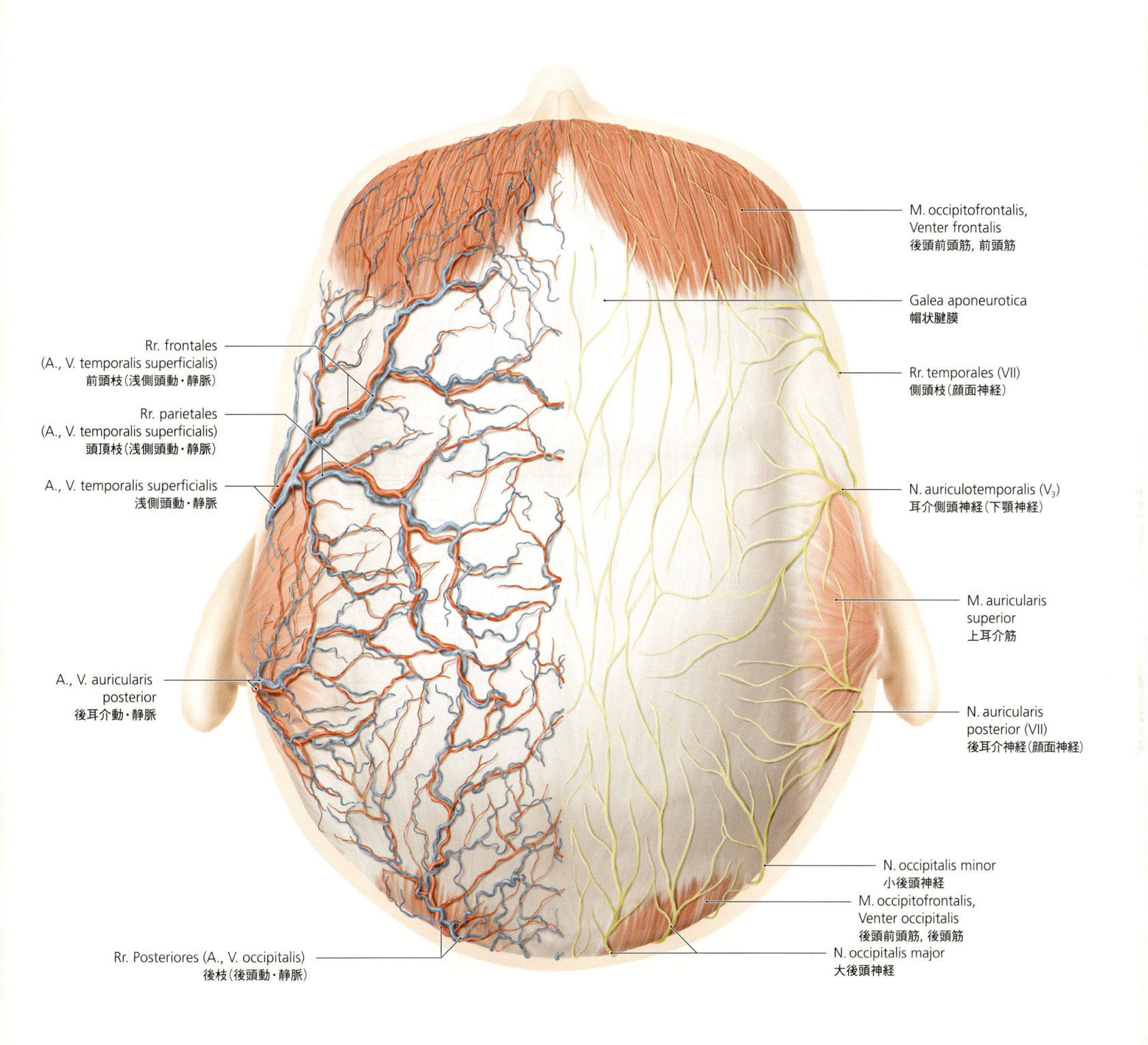

図1.108　頭頂観での頭部の浅層の動脈・静脈（左半頭部）と帽状腱膜，頭蓋表筋，前頭筋，後頭筋および上耳介筋への神経分布（右半頭部）．

115

顔

1.5　頭部の後方観

この部では，頭部の背側の領域について記載する．
頸部の背側の解剖は頸部1.6.3の章で扱う．

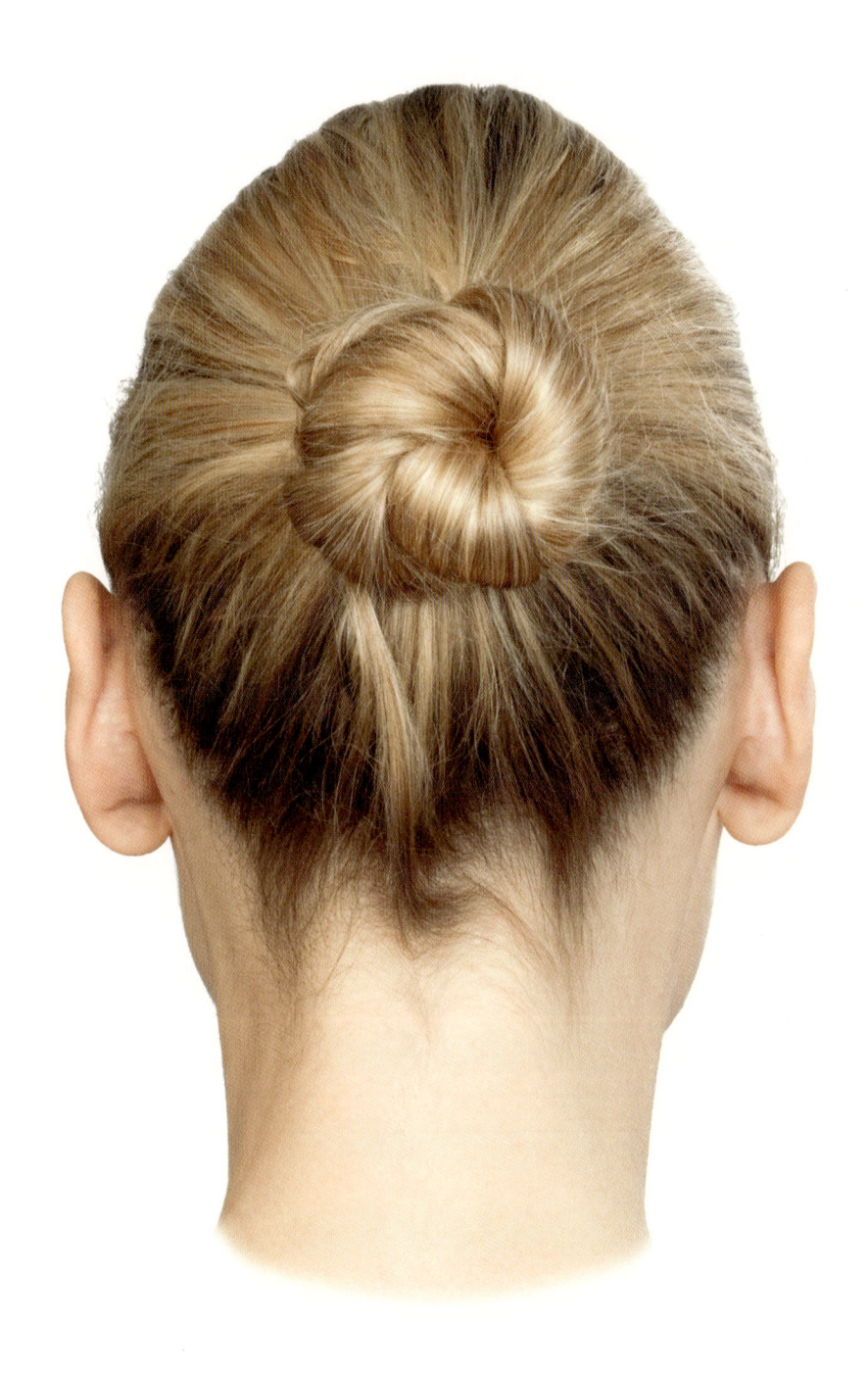

図1.109　頭部後方観．

116

頭部の後方観

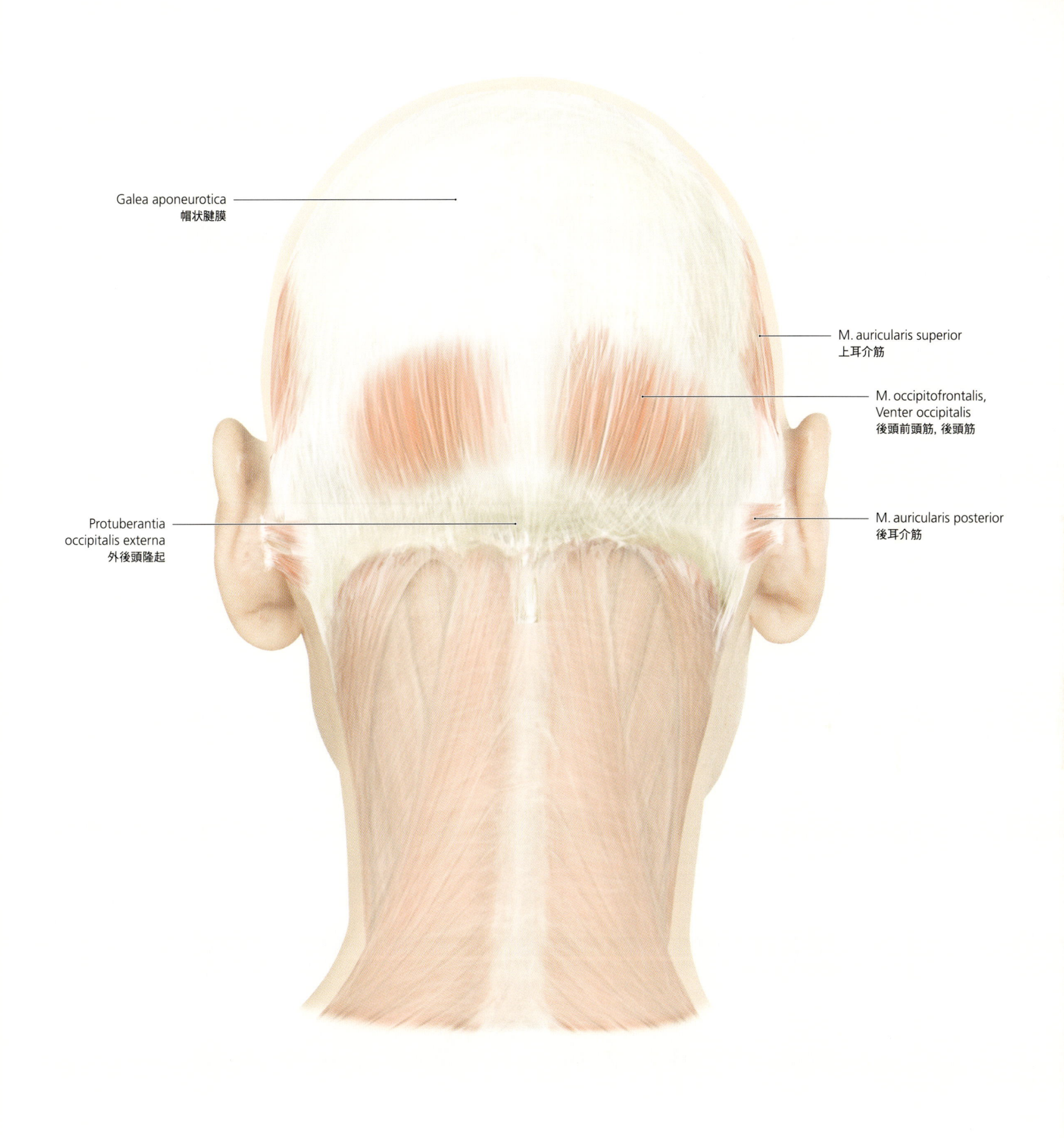

図1.110　頭部後方観．帽状腱膜が明示してある．

117

顔

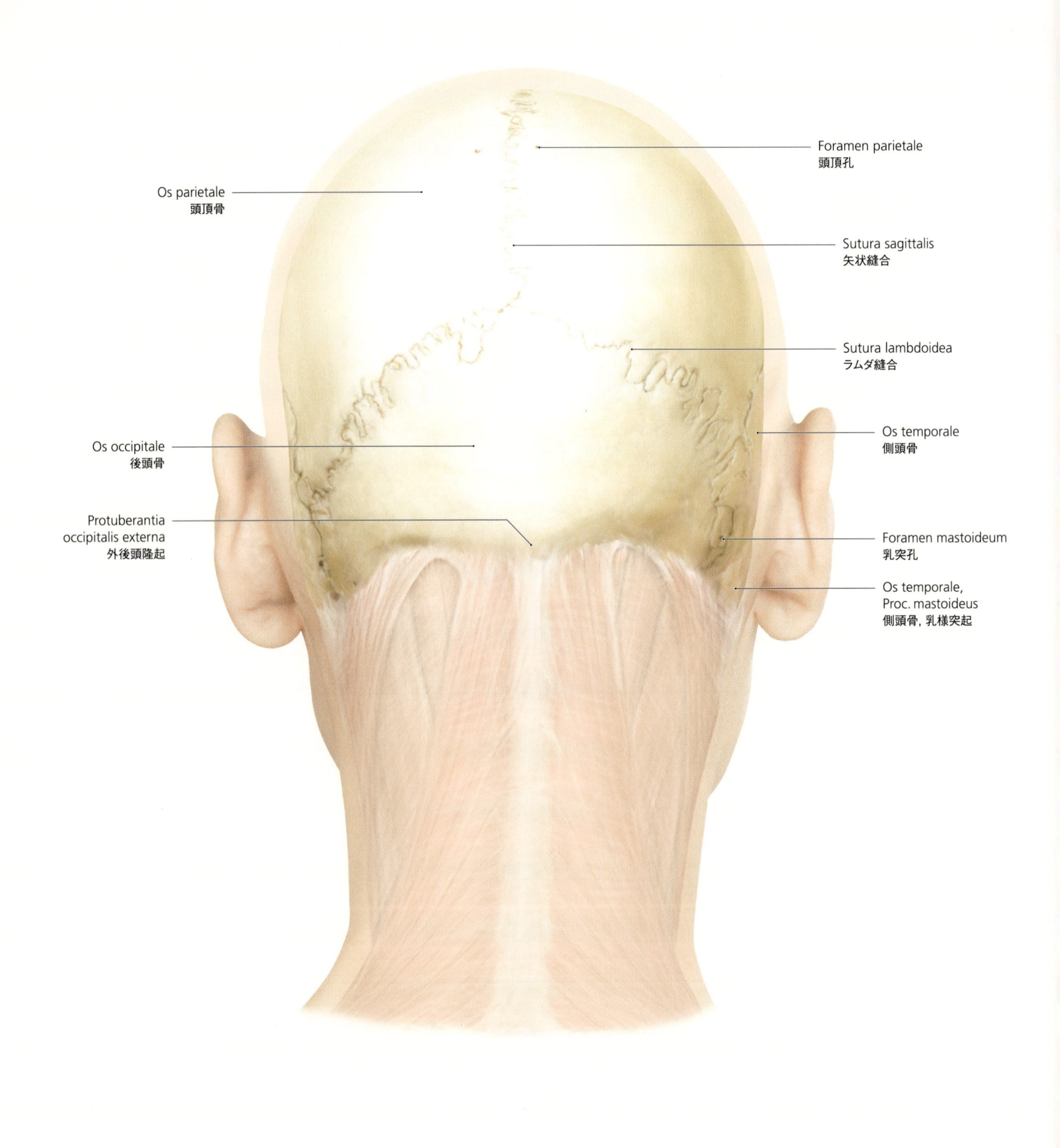

図1.111 頭部後方観．帽状腱膜は除いてある．

頭部の後方観

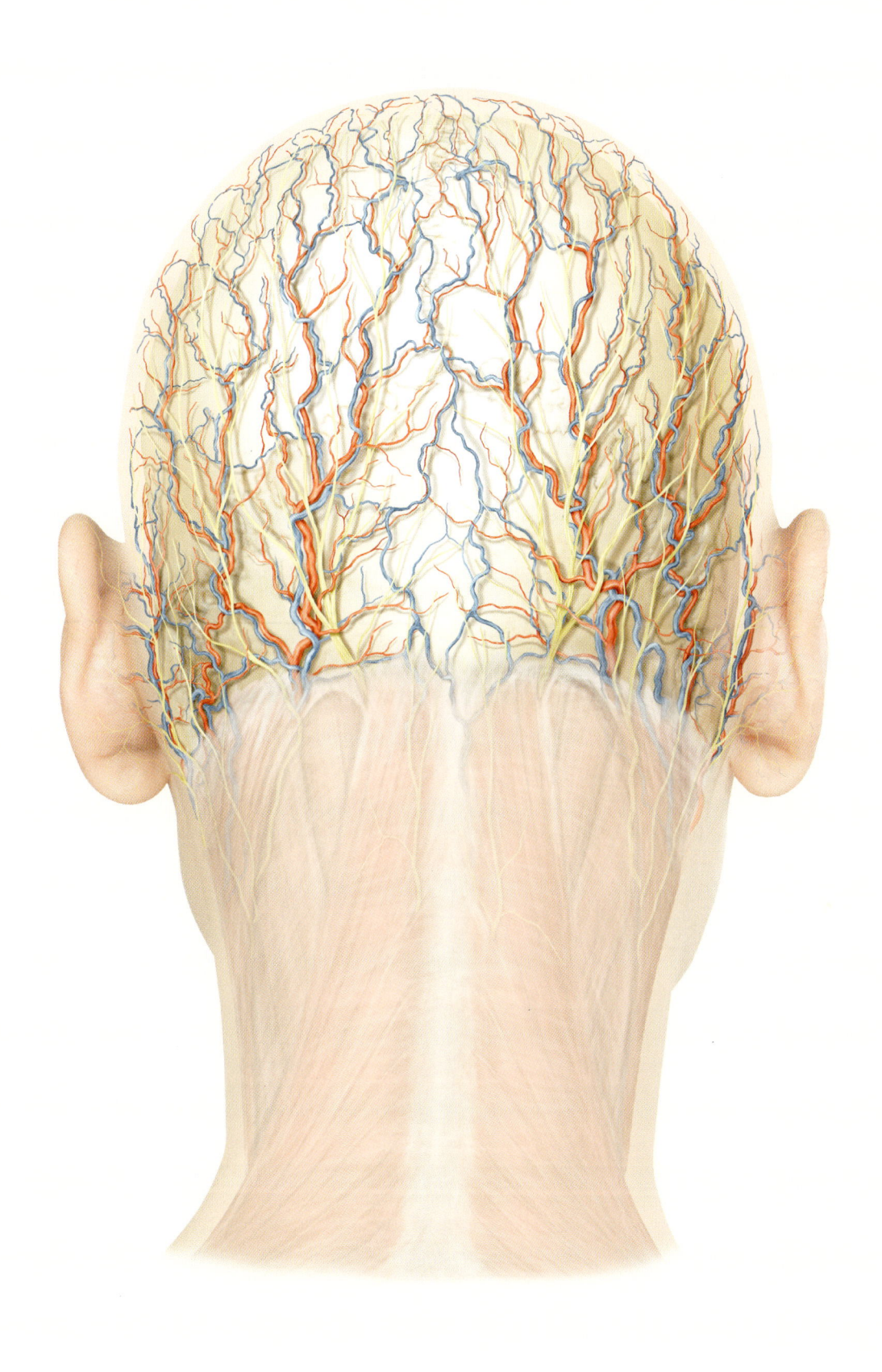

図1.112 頭部後方観で動脈・静脈および神経を重ねて示す．

顔

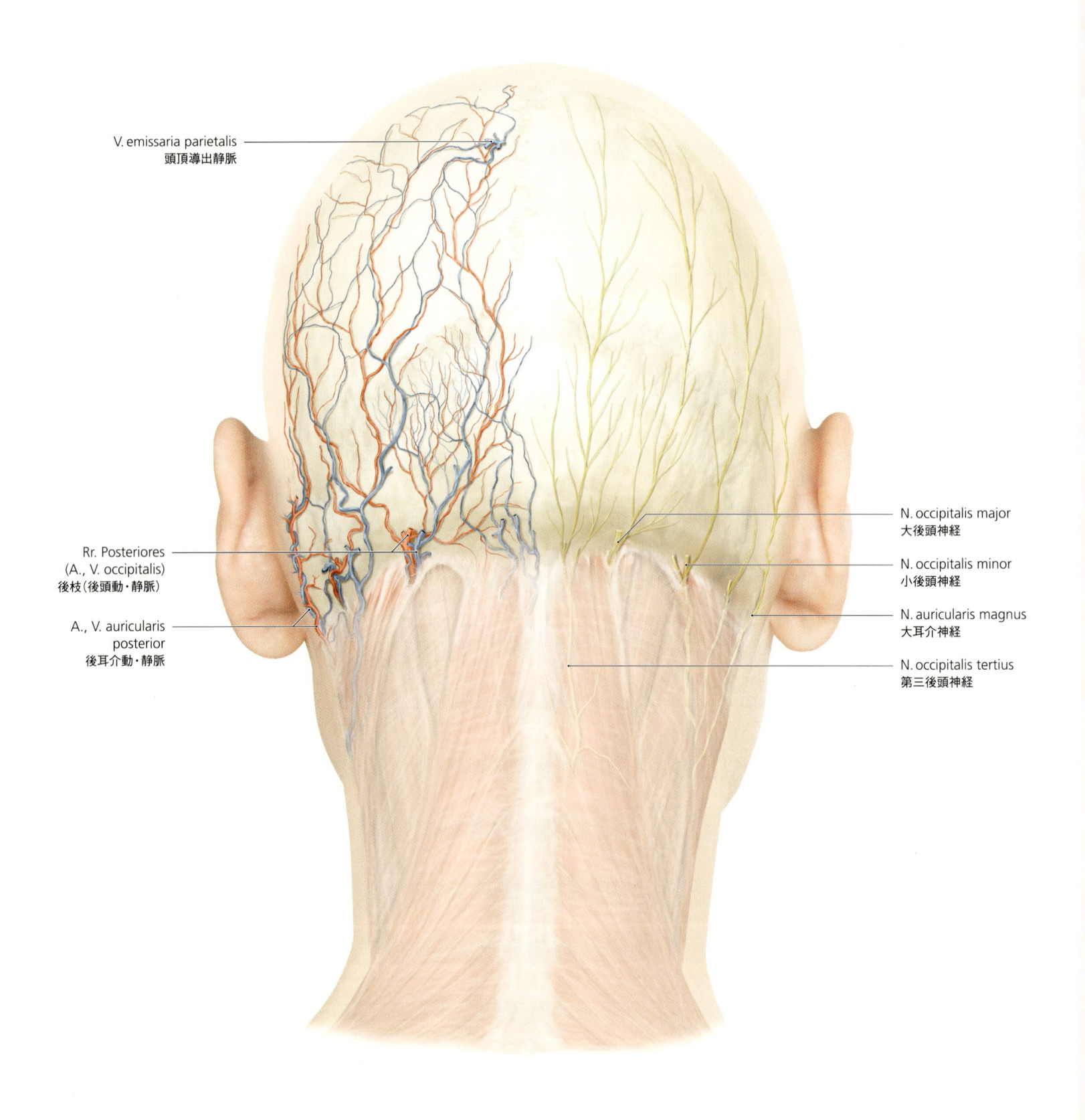

図1.113　右半頭部：帽状腱膜の下層での神経分布．
　　　　　左半頭部：後方観での頭部の深層の動脈・静脈および浅層への動脈・静脈の起始部（切断してある）．

頭部の後方観

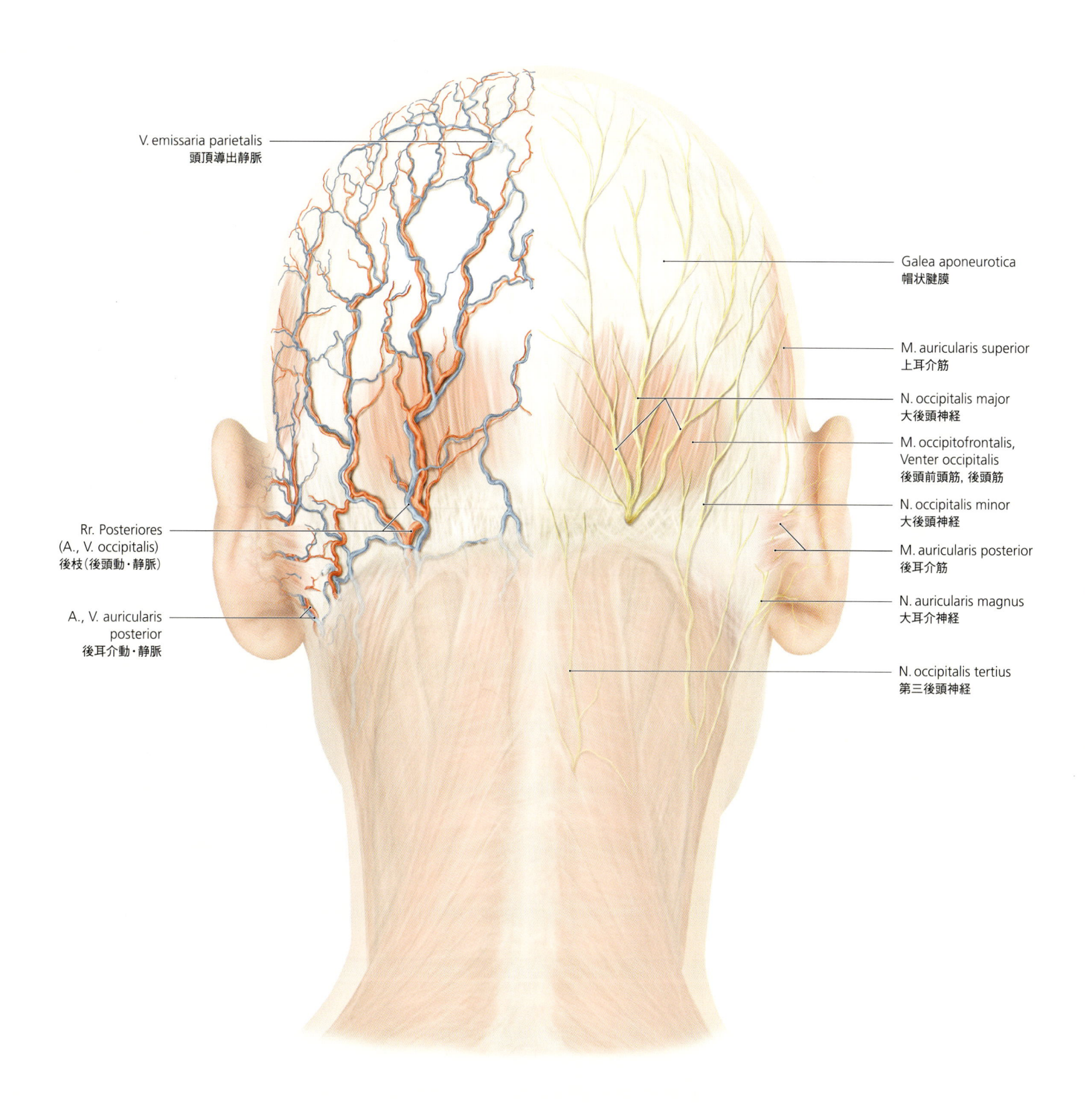

図1.114　右半頭部：後方観での帽状腱膜と頭蓋表筋，後頭筋，上耳介筋への神経分布．
　　　　　左半頭部：後方観での帽状腱膜と頭蓋表筋，後頭筋，上耳介筋への動脈・静脈分布．

121

顔

1.6 頸部

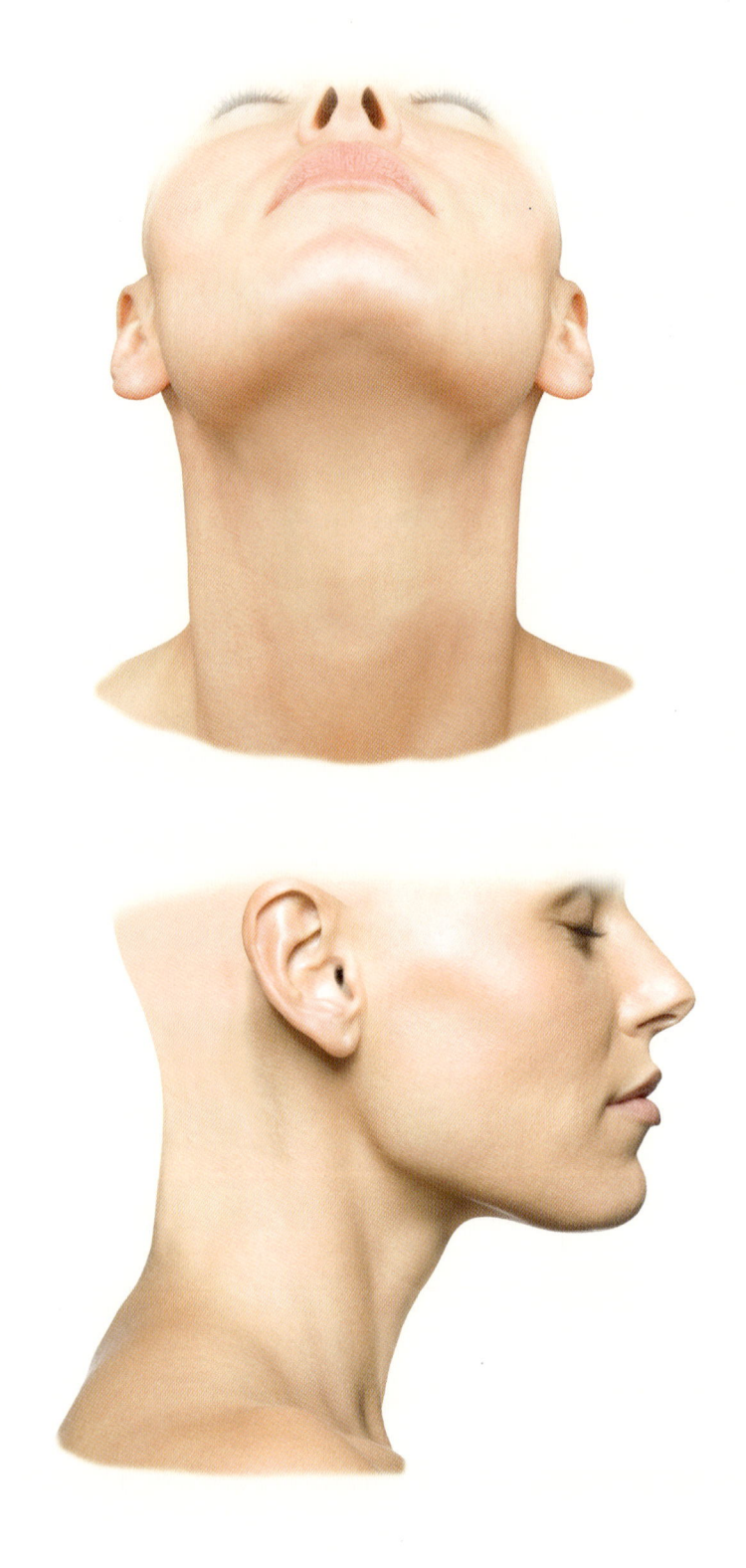

図 1.115 頸部の前方観.
図 1.116 頸部の側方観.

P123参照

1.6.1 頸部の前方観

■ 図1.115　頸部の前方観.

■ 図1.116　頸部の側方観.

■ 図1.117　広頸筋 Platysma は表情筋として皮下脂肪層に埋め込まれている. 頸部の喉頭部には多くの場合, 広頸筋はなく, 最表層では頸部筋膜が筋に覆われることなく露出している. 頸部の皮下脂肪は広頸筋により二層に分けられ, 広頸筋上の浅層は強固に形成されており, これに対して広頸筋下の深層は多くの場合いくらか疎で, 頸の中ほどに限局している.

■ 図1.118　広頸筋の下にも個体ごとに量が異なる脂肪区画がある. 外層の頸筋膜がオトガイ下と舌骨下部全体を覆い, 胸鎖乳突筋 M. sternocleidomastoideus も包み込む.
オトガイ下静脈 Vv. submentales は顎下部とオトガイ下部からの血流を集め, 顔面静脈を経て内頸静脈 V. jugularis interna へ導く. 舌骨下部の血流は外頸静脈経由でも還流する.
筋膜上を頸横神経 N. transversus colli が走り, 顎角部近くでは顔面神経頸枝 R. coli n. facialis が走る. これらは一緒に浅頸神経ワナ Ansa cevicalis superficialis を形成し, 広頸筋の運動を支配する. 大耳介神経 N. auricularis magnus はさらに側方で胸鎖乳突筋 M. sternocleidomastoideus の上を頭側へ進む.
頸部には200から300個のリンパ節があり, その大部分は脈管-神経に沿って配列している. しかし頸筋膜の浅葉 Lamina superficialis fascia cervicalis にもかなりの数のリンパ節があり, 前頸リンパ節[*1]あるいは浅頸リンパ節[*2]と呼ばれる. 外頸静脈 V. jugularis externa は浅頸リンパ節 Nll. cervicales laterales superficiales に取り囲まれ, これが頸の皮下の筋膜上のリンパ流を受ける. さらに, 下顎骨の内側縁では, オトガイ下リンパ節や顎下リンパ節 Nll. submandibulares が頸筋膜上に存在している.

■ 図1.119　頸筋膜浅葉を開くと(図の右半分)口底の筋が見え, 下顎の内縁より深部にあるオトガイ下リンパ節 Nll. submentales と顎下リンパ節 Nll. submandibulares が見える. 深部にある特別なリンパ節は頸静脈二腹筋リンパ節 Nl. jugulodigastricus で, 内頸静脈と顎二腹筋 M. digastricus が交叉する場所で胸鎖乳突筋前縁と顎角部にある耳下腺尾側縁の間にある.
頸筋膜浅葉を開くと胸鎖乳突筋 M. sternocleidomastoideus が明示される. しかし舌骨下筋はもう一つの筋膜に覆われており, この筋膜は舌骨 Os hyoideum の表面にある頸のシワ部[*3]から胸骨 Sternum にまで広がっている. これは頸筋膜気管前葉と呼ばれる. 頸のシワ[*3]の深部には, 前頸静脈 V. jugularis anterior のほかに内頸静脈 V. jugularis interna があり, 顔面静脈を経由して顎下部の深部からの血流を受ける. 前頸静脈はオトガイ下部では頸筋膜浅葉の上にあるが, 気管前部では浅葉の下を走行する. 前頸静脈はここでは胸骨舌骨筋 M. sternohyoideus に直接は接せず, 頸筋膜気管前葉に覆われている.

[*1] Nll. cervicales anteriores superficialis は, 直訳では「浅前頸リンパ節」であるが, 通常「浅」をつけずに記述される.
[*2] Nll. cervicales laterales superficialis は, 直訳では「浅側頸リンパ節」であるが, 通常「側」をつけずに記述される.
[*3] Halsknick (独)の原意は「頸と顎下の間のシワ, 折れ目」の意. Linea cutis とも書かれる. その正中は顔面計測点のC (Cervicalis)に相当するので, 「頸のシワ」または「頸のシワ部」と訳した.

顔

	supraplatysmal submental fat compartment 広頸筋上オトガイ下脂肪区画
	N. auricularis magnus 大耳介神経
	Platysma 広頸筋
	N. transversus colli 頸横神経
	V. jugularis externa 外頸静脈
	Fascia cervicalis, Lamina superficialis 頸筋膜, 浅葉

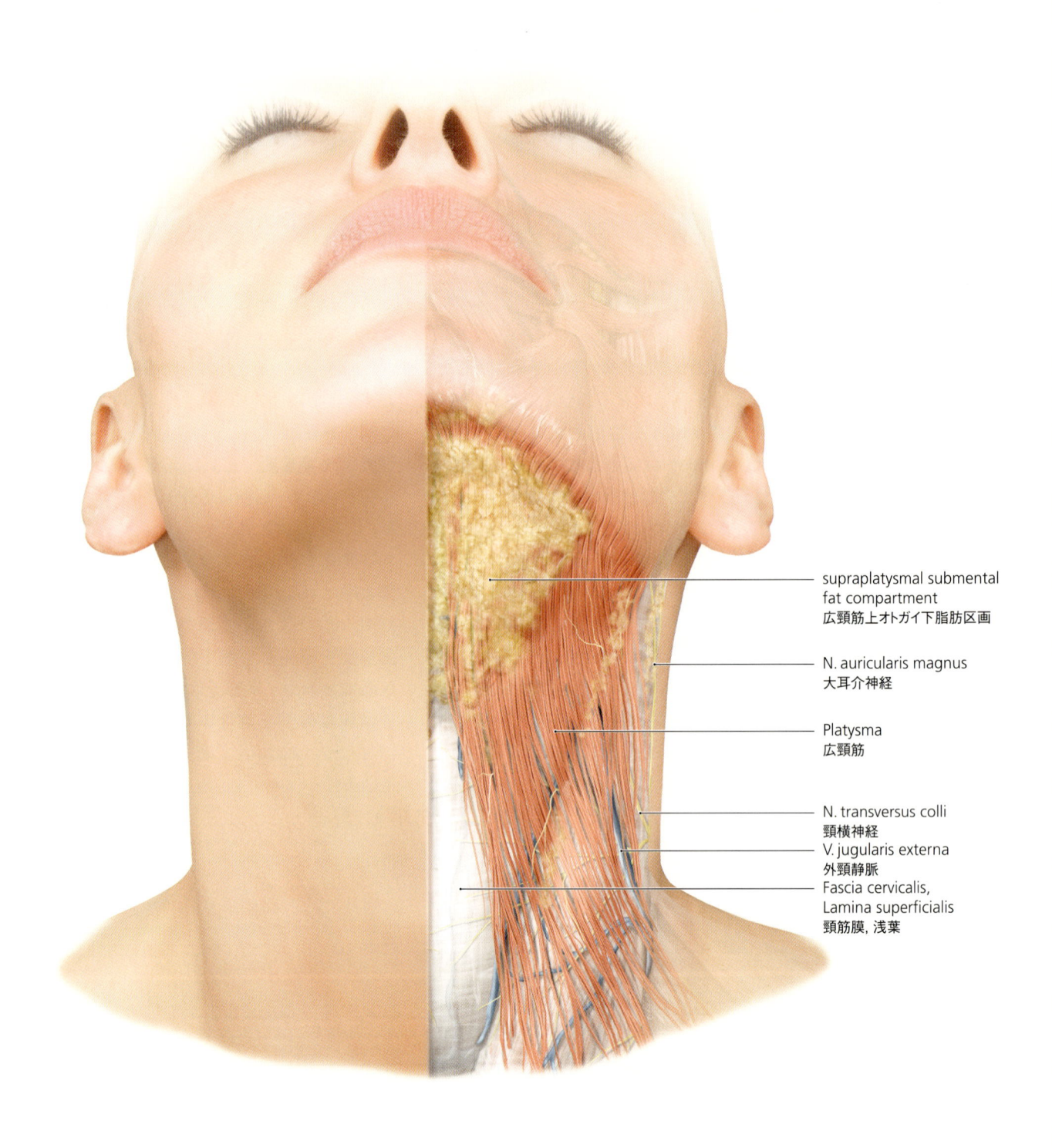

図1.117 頸部前方観．左半頸部：皮膚を除いてある．皮下の脂肪層と広頸筋を示す．　　P123参照

頸部

N. auricularis magnus
大耳介神経

Platysma
広頸筋

N. transversus colli
頸横神経

subplatysmal submental fat compartment
広頸筋下オトガイ下脂肪区画

V. submentalis
オトガイ下静脈

R. colli
頸枝

Nll. cervicales laterales
外側頸リンパ節

Ansa cervicalis superficialis
浅頸神経ワナ

N. transversus colli
頸横神経

V. jugularis externa
外頸静脈

Fascia cervicalis, Lamina superficialis
頸筋膜, 浅葉

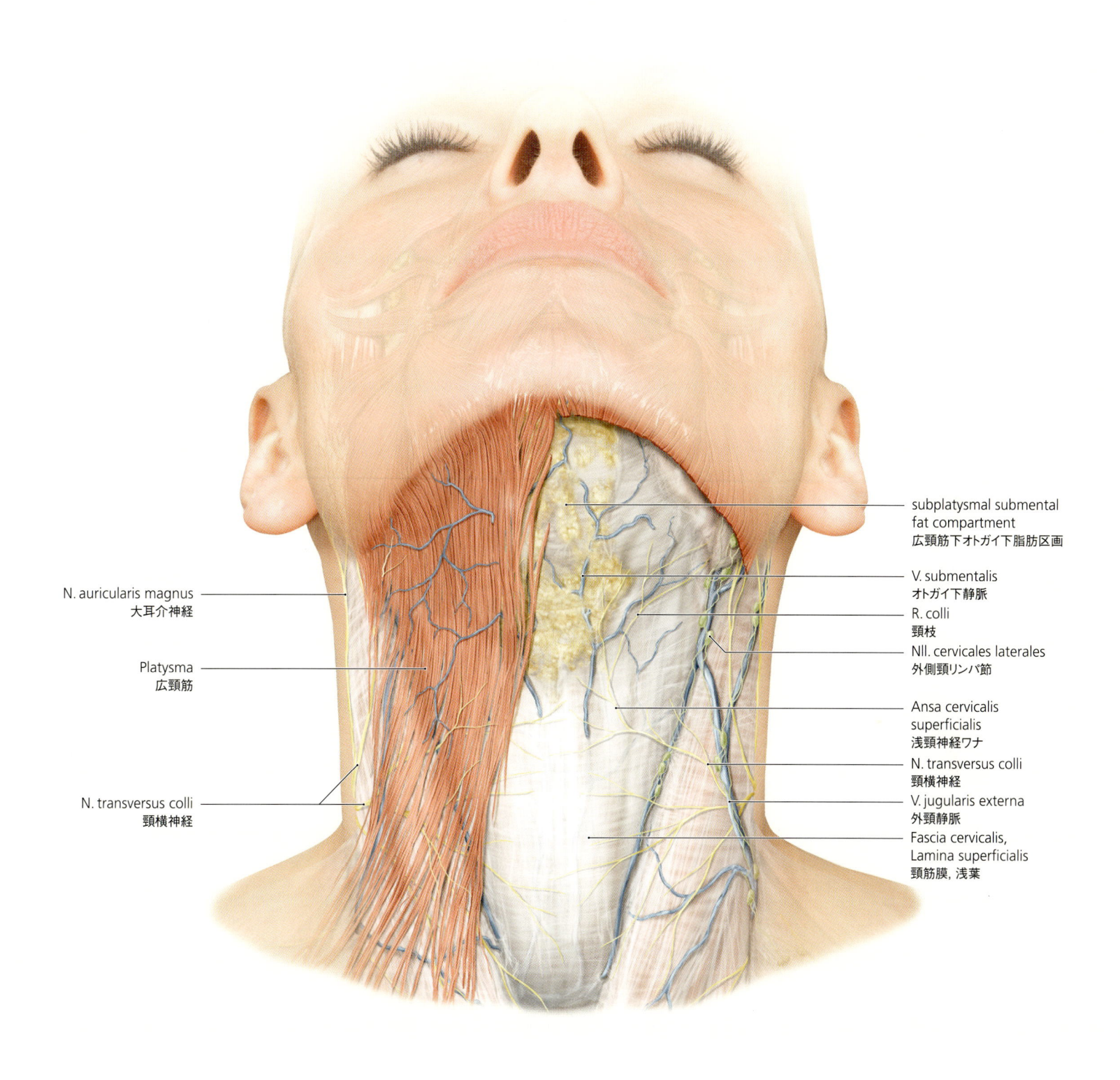

図 1.118 頸部前方観. 右半頸部：広頸筋.
左半頸部：広頸筋を除いて表層の頸筋膜を見る.

P123参照

顔

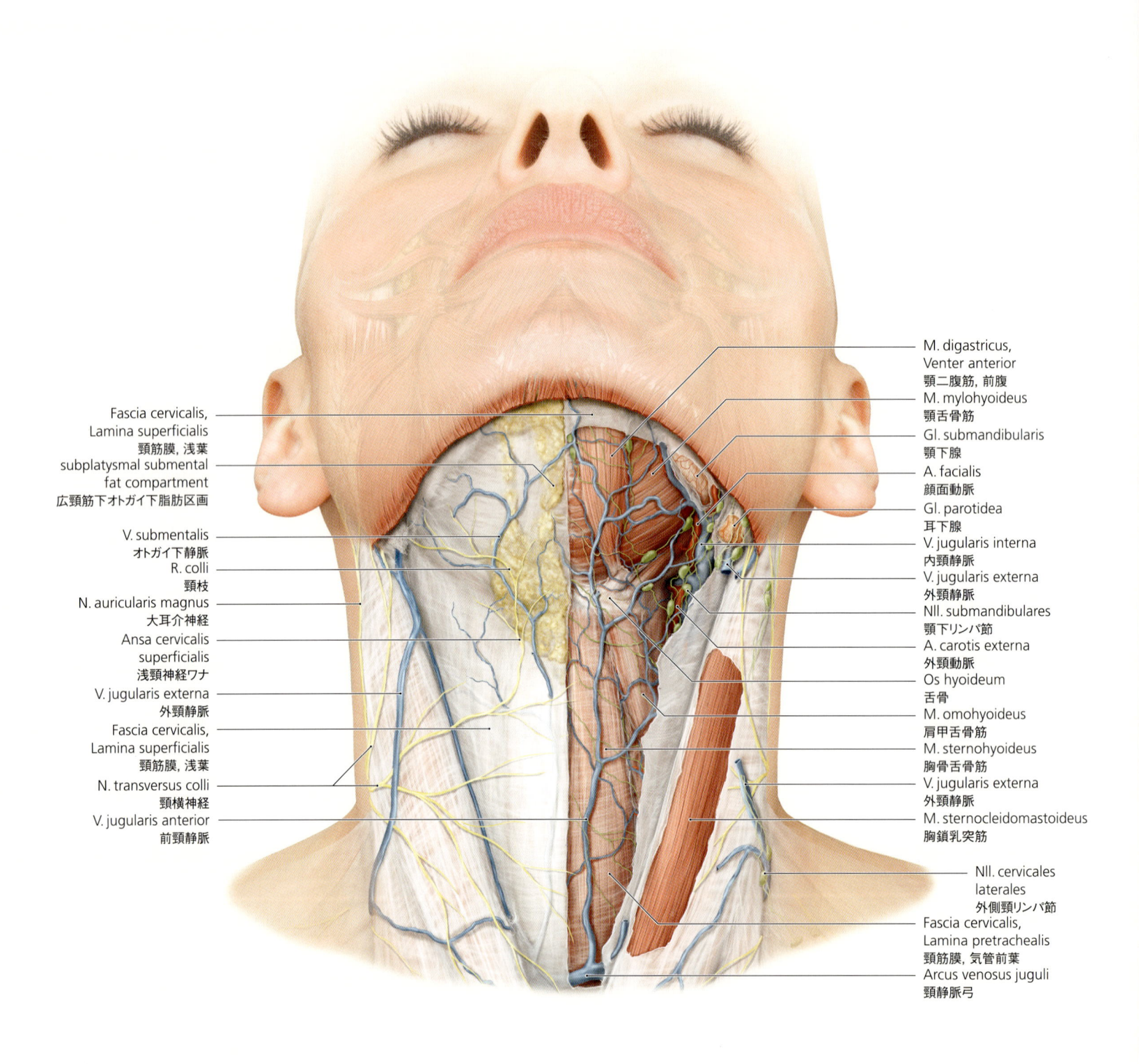

図1.119 頸部前方観．右半頸部：表層の頸筋膜．
左半頸部：表層の頸筋膜を開窓して口底筋群および頸筋膜気管前葉を明示してある．

P123参照

訳注：口腔顔面のがんからの頸部リンパ節転移の予防あるいは治療によく選択される．顎下郭清や舌骨上郭清の対象となる．顎静脈二腹筋リンパ節，顎下リンパ節は「顎より下にある深頸リンパ節」として厳密には区別されていない場合がある．

頸部

■ **図1.120, 1.121** 頰部と頸部では，すべての筋は結合組織が編み重なった層を介して皮膚とつながっている．この表情筋上の結合組織層は表在性筋-腱膜システム（SMAS：superficial musculo-aponeurotic system）と呼ばれる．ここから皮膚に線維が走り，脂肪区画の隔壁を作る．深部への結合もあり，骨に進入する結合組織線維は"真の"付着と呼ばれる．

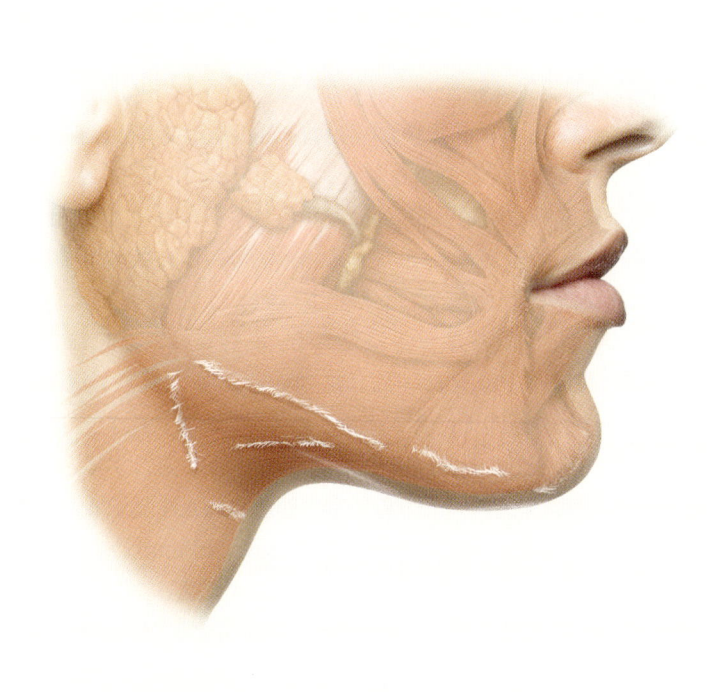

図1.120 頸部側方観での脂肪区画の表在性筋 - 腱膜システム（SMAS）． 上記参照

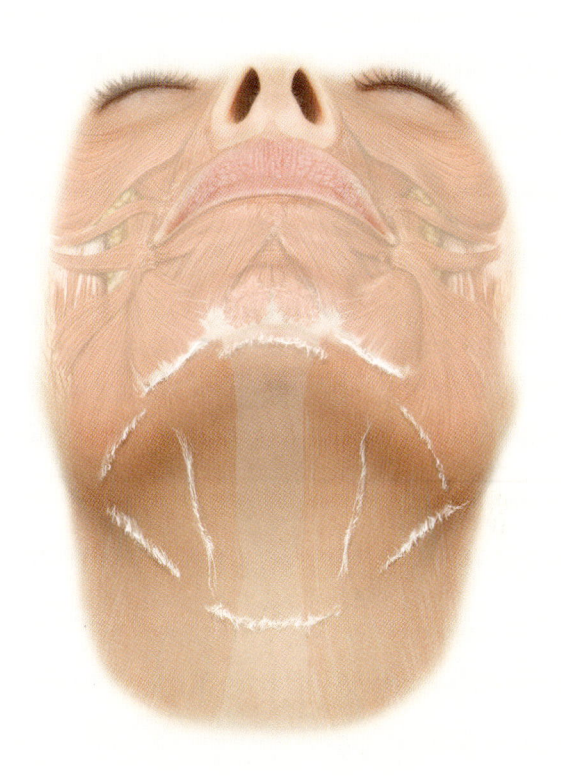

図1.121 頸部前方観での脂肪区画の表在性筋 - 腱膜システム（SMAS）． 上記参照

1.6.2 頸部の側方観

■ **図1.122** 皮膚と頸筋膜浅葉の間には，頸部の前方に広頸筋がある．これは表情筋であるので皮下脂肪に埋め込まれている．この脂肪層は個体ごとに大いに異なる．項部の脂肪層も非常に変異が多い．外頸静脈は後頭静脈 V. occipitalis と耳介後静脈 V. auricularis posterior からの血液を集めて頸筋膜の浅葉上を走り，胸鎖乳突筋 M. sternocleidomastoideus 上を横切る．これに沿って浅頸リンパ節が並ぶ．頸神経叢 Plexus cervicalis から出て神経点[*1]で頸筋膜を穿通してくる皮神経が胸鎖乳突筋上を横切る．小後頭神経 N. occipitalis minor は頭頂側へ進んで耳介後方部に至り，大耳介神経 N. auricularis magnus は胸鎖乳突筋上を横切って耳垂の方向へと向かう．頸横神経 N. transversus colli は外頸静脈の下を横切って広頸筋 Platysma の下を進んで前頸部に至り，広頸筋を貫通して頸部前方の皮膚に分布する．その他のリンパ節としては，前述の頸筋膜浅葉にある浅頸リンパ節のほかに後頭リンパ節，乳突リンパ節[*2]，前頸リンパ節[*3]がある．

■ **図1.123** 広頸筋を頸のシワ[*4]で分割して取り除くと，広頸筋に覆われていた脂肪層が明示される．外頸静脈は浅頸リンパ節を伴い，胸鎖乳突筋上を横切って頸筋膜を貫通して内頸静脈と鎖骨下静脈 V. subclavia の合流点へ進む．
頸神経叢 Plexus cervicalis の皮神経が頸筋膜を貫通する点（神経点[*1]，Erb点）は胸鎖乳突筋の背側縁の全長のほぼ中間点にある．頸横神経と顔面神経頸枝は吻合を形成し，浅頸神経ワナ[*5]と呼ばれる．これは広頸筋 Platysma の運動を支配する．

■ **図1.124** 頸筋膜浅葉を開くと僧帽筋 M. trapezius と胸鎖乳突筋 M. sternocleidomastoideus が露出する．側頸三角 Trigonum colli（胸鎖乳突筋の後縁と僧帽筋の前縁および尾側では鎖骨の中央部分で境される）には，頭板状筋 M. splenius capitis，挙肩甲骨 M. levator scapulae と前斜角筋 M. scalenius medius，中斜角筋 M. scalenius anterior が見える．これらはまだ頸筋膜椎前葉ですべて覆われている．頸筋膜のこの葉には鎖骨下動脈 A. subclavia から出て斜角筋隙 Hiatus scalenus（前斜角筋，中斜角筋の間）を経過する浅頸動脈 A. cervicalis superficialis が走る．伴走する浅頸静脈は，前斜角筋隙（前斜角筋と胸鎖乳突筋間）を走る鎖骨下静脈 V. subclavia に開く．頸神経叢 Plexus cervicalis から出る鎖骨上神経 Nn. supraclaviculares の近くに副神経外枝 N. accesorius, Ramus externus がはっきり見える．副神経外枝は起源である脊髄（脊髄根 Radix spinalis）に向かい，内枝（延髄根 Radix cranialis）と頭蓋内で吻合するが，その後，頸静脈孔 Foramen jugulare を通って頭蓋腔から出て，再び別々に走行する．副神経外枝は頸動脈三角の上方の角で内頸静脈の上を横切る．この神経は多くの場合，胸鎖乳突筋 M. sternocleidomastoideus を貫通してさらに進み，僧帽筋 M. trapezius に至る．この神経は両筋を運動性に支配する．その走行中の最後の部分は図中に見ることができるが，頸部郭清術を含めて頸部のどんな手術の場合でも可能な限り保護すべきである．リンパ節は副神経に沿って並んでおり，椎前葉にもある．頸静脈顔面静脈角および頸静脈鎖骨下静脈角にある深部のリンパ節群[*6]はこの頸筋膜にある．

■ **図1.125** 頸部側方観．頸筋膜浅葉を除いて，胸鎖乳突筋の一部を透明に示してある．

[*1] TAJには「Punctum nervosum」は収載されていない．
[*2] 耳介後リンパ節ともいう．
[*3] Nll. jugulares anteriores など名称が多様である．
[*4] 顎下部と頸部の間にある横ジワで，ほとんど舌骨の位置に相当する．
[*5] TAJには「Ansa cervicalis」とのみ収載されている．
[*6] 前者には二腹筋リンパ節，上内頸静脈リンパ節などの名称がある．後者は単に頸静脈角リンパ節とも呼ばれる．

頸部

- A., V. occipitalis
  後頭動・静脈
- N. occipitalis tertius
  第三後頭神経
- N. occipitalis minor
  小後頭神経
- N. auricularis magnus
  大耳介神経
- Punctum nervosum (Erb)
  神経点(Erb点)
- N. transversus colli
  頸横神経
- V. jugularis externa
  外頸静脈
- Nn. supraclaviculares
  鎖骨上神経
- supraplatysmal cervical fat compartment
  広頸筋上, 頸部脂肪区画
- Platysma
  広頸筋

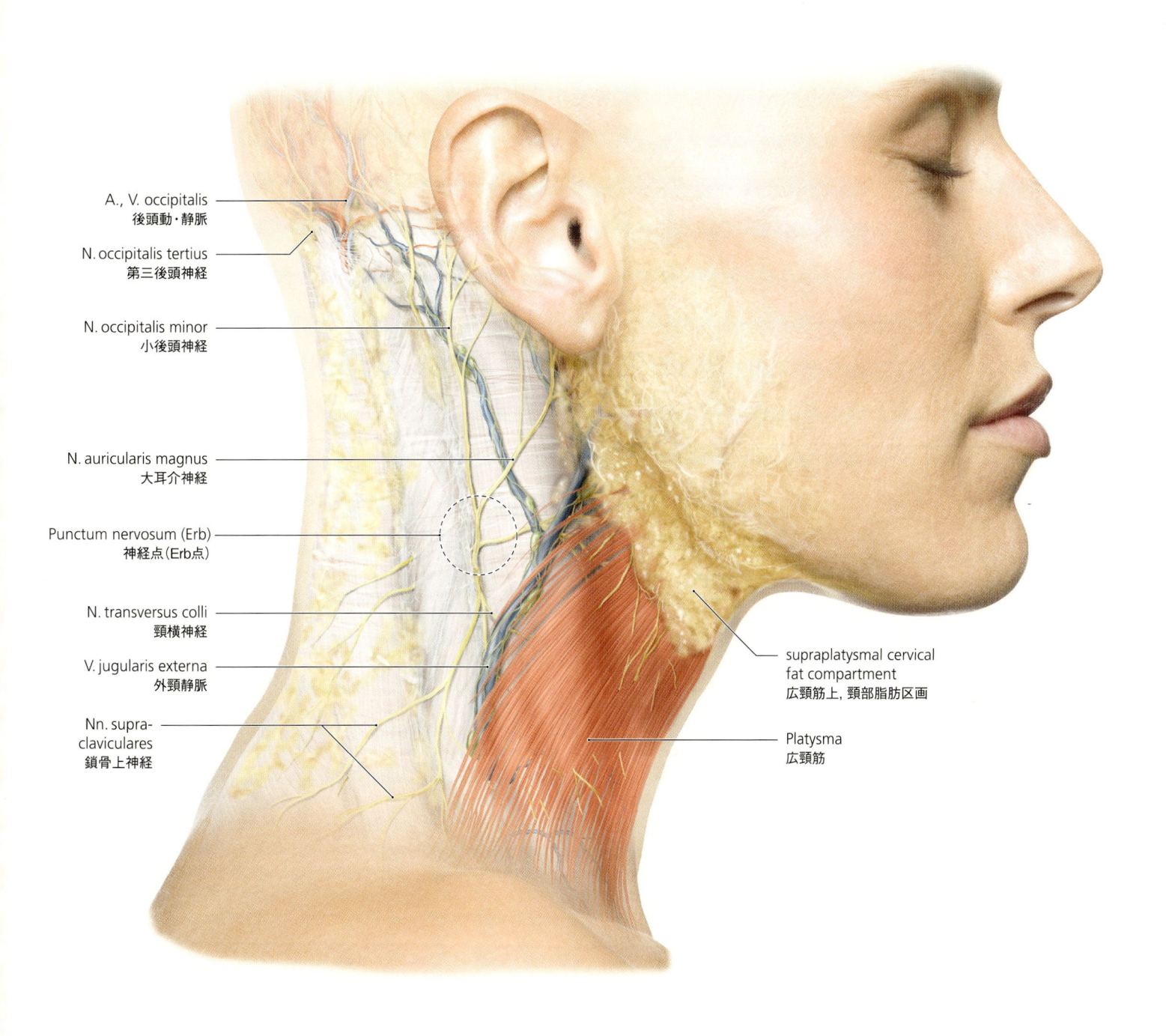

図1.122 頸部側方観. 皮下の筋と筋膜.

P128参照

129

顔

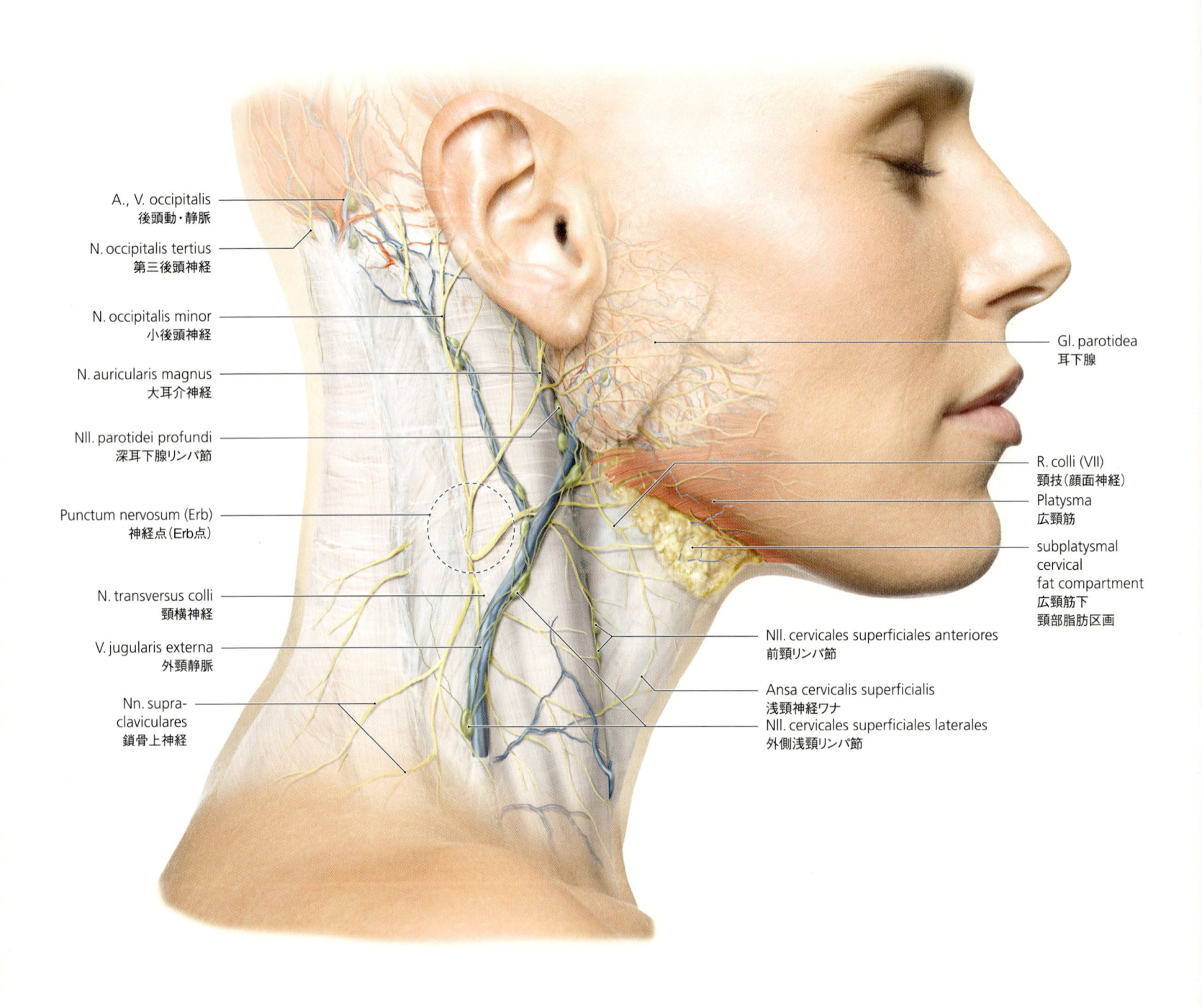

図1.123　頸部側方観．筋膜上の層．

P128参照

頸部

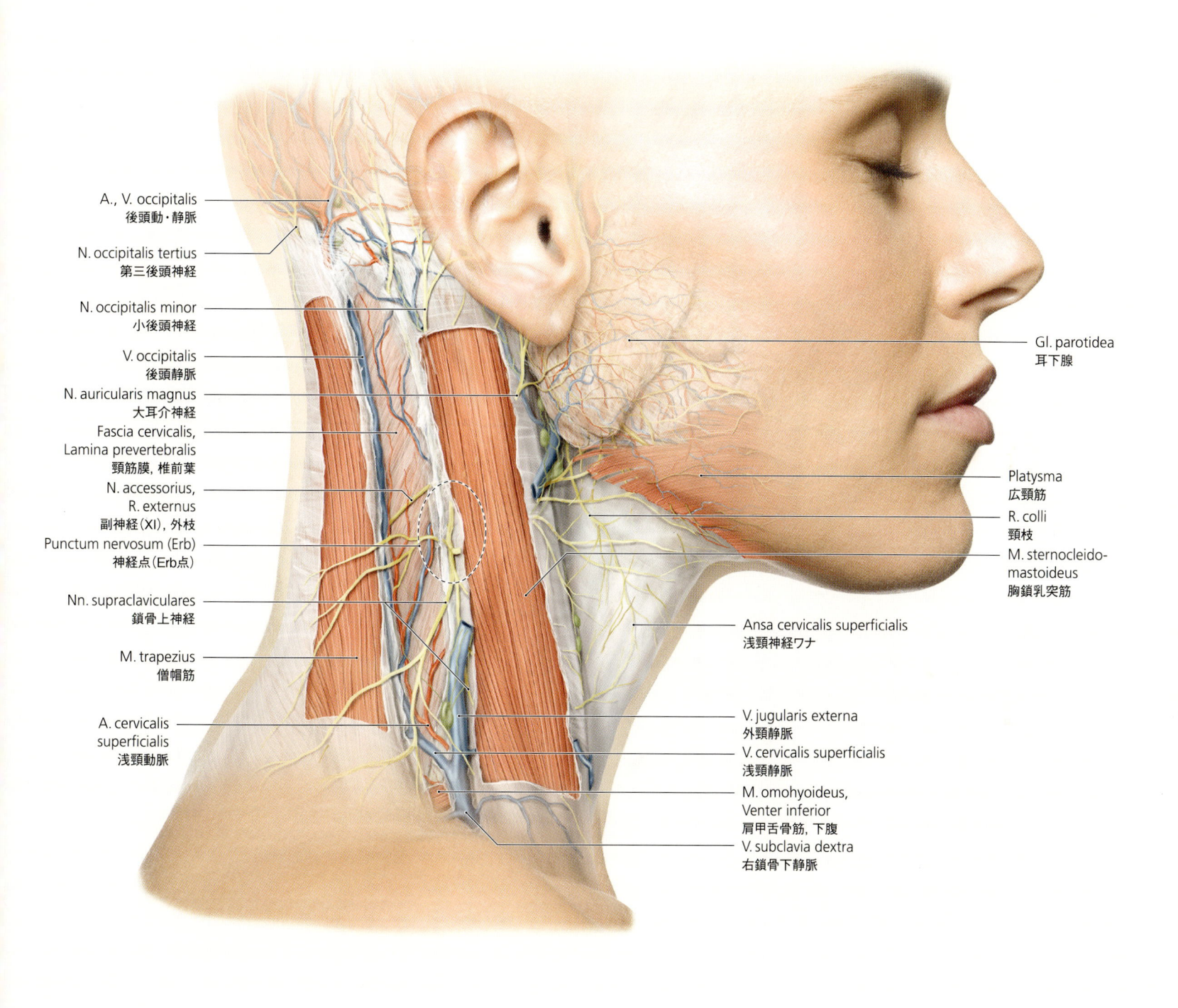

図1.124　頸部側方観. 頸筋膜浅葉を開窓した.

P128参照

131

顔

A., V. occipitalis
後頭動・静脈
Nll. occipitales
後頭リンパ節
N. occipitalis tertius
第三後頭神経
N. occipitalis major
大後頭神経
N. occipitalis minor
小後頭神経
Nll. mastoidei (retroauriculares)
乳突リンパ節(耳介後リンパ節)
Nll. cervicales profundi
深頸リンパ節
V. occipitalis
後頭静脈
N. accessorius, R. externus
副神経(XI), 外枝
Punctum nervosum (Erb)
神経点(Erb点)
Nl. cervicalis lateralis
側頸リンパ節
Nn. supraclaviculares
鎖骨上神経
V. jugularis externa
外頸静脈
V. subclavia dextra
右鎖骨下静脈

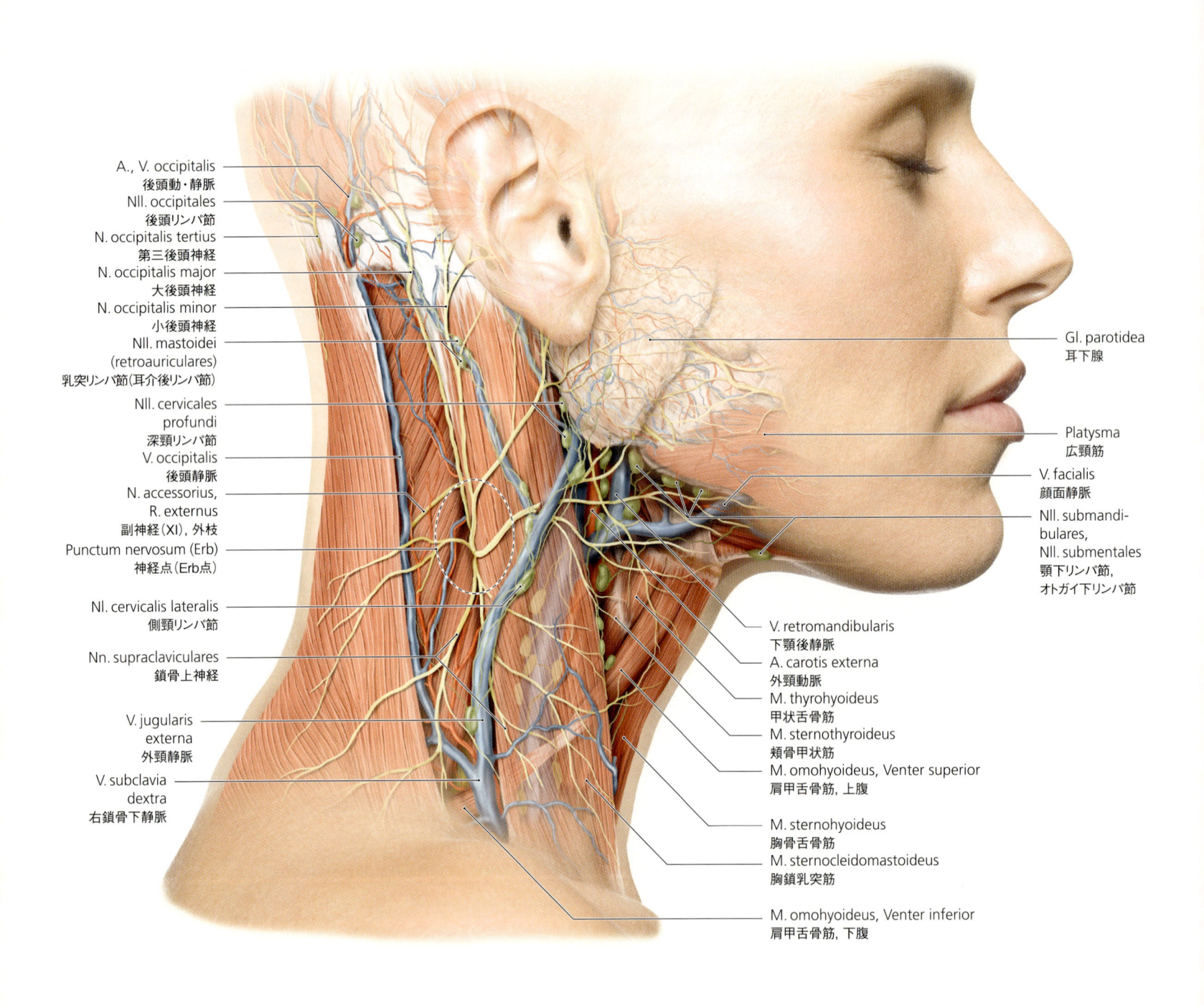

Gl. parotidea
耳下腺
Platysma
広頸筋
V. facialis
顔面静脈
Nll. submandibulares, Nll. submentales
顎下リンパ節, オトガイ下リンパ節
V. retromandibularis
下顎後静脈
A. carotis externa
外頸動脈
M. thyrohyoideus
甲状舌骨筋
M. sternothyroideus
胸骨甲状筋
M. omohyoideus, Venter superior
肩甲舌骨筋, 上腹
M. sternohyoideus
胸骨舌骨筋
M. sternocleidomastoideus
胸鎖乳突筋
M. omohyoideus, Venter inferior
肩甲舌骨筋, 下腹

図1.125　頸部側方観. 頸筋膜浅葉を除いて, 胸鎖乳突筋の一部を透明に示してある.

P128参照

訳注：口腔顔面のがんからの頸部リンパ節転移の予防あるいは治療によく選択される. 顎下郭清や舌骨上郭清の対象となる. 頸静脈二腹筋リンパ節, 顎下リンパ節は「顎より下にある深頸リンパ節」として厳密には区別されていない場合がある.

132

1.6.3 頸部の後方観

■ **図1.126** 項部では皮膚の下の脂肪の量がさまざまで，上項線[*1]まで広がることがある．後頭鱗 Squama occipitalis 上に小後頭神経 N. occipitalis minor と大後頭神経 N. occipitalis major が走り，前者は頸神経叢 Plexus cervicalis から，後者は頸神経C2の後枝から出る．後頭前頭筋の後頭筋の筋膜が後頭動・静脈，後耳介動・静脈を覆う．

頸の脂肪層から後皮枝（頸神経の後枝）と対応する脈管が皮下に突き出る．

■ **図1.127** 項筋膜浅葉の上の項部脂肪層を除くと後皮枝（頸神経の後枝）および伴走する動・静脈が分節ごとに見える．図の左半部ではこの浅葉を除き，僧帽筋 M. trapezius を通しての走行を明らかに示す．

図の右半部では頸筋膜浅葉を残してあり，頸神経叢からの神経の筋膜上での走行が見える．ここでは知覚性の神経だけが残してあるが，項部の筋の深部では運動性の神経が送られてくる．これらの神経は胸鎖乳突筋の背側縁にある神経点 Punctum nervosum（Erb点）[*2]を経由した後，小後頭神経 N. occipitalis minor として，さらに頭頂方向へ進み，耳後部の後頭部のその支配部位へ向かう．大耳介神経 N. auricularis magnus は，より耳に近い位置で同様の経過をとる．

大後頭神経 N. occipitalis major は頸神経C2から出て，僧帽筋を貫通して後頭部に知覚性の枝を送る．第三後頭神経は第三頸髄節に由来する．この神経は大後頭神経と吻合し，自身は僧帽筋を貫通して少し尾側に向う．

副神経外枝は頸動脈三角の上端の角で内頸静脈の上を横切る．その大部分は胸鎖乳突筋で留まり，さらに僧帽筋に至る．この神経は両筋の運動を支配する．

胸鎖乳突筋と僧帽筋の間の筋群は，頸筋膜浅葉を除いても，まだ深層の項部結合織で覆われている．これらは頭半棘筋 M. semispinalis capitis，頭板状筋 M. splenius capitis，および斜角筋群である．

歯の咬合，顎運動と顎関節機能の失調は，近くにある咬合筋の機能障害のみならず，頸と項の筋肉が反応して筋痛を起こす．筋とその付着部の典型的な触診点は，頭蓋下顎機能障害の多元的で時に痛みのある病像の診断に有用な情報を与えることがある．

[*1] TAJでは Linea nuchae suprema でなく Linea nuchalis suprior と綴る．同意である．
[*2] TAJには「Punctum nervosum」は収載されていない．

顔

M. occipitofrontalis,
Venter occipitalis
後頭前頭筋, 後頭筋
N. occipitalis major
大後頭神経
A., V. occipitalis
後頭動・静脈
A., V. auricularis posterior,
N. auricularis posterior
(VII)
後耳介動・静脈
後耳介神経（顔面神経）
N. occipitalis minor
小後頭神経

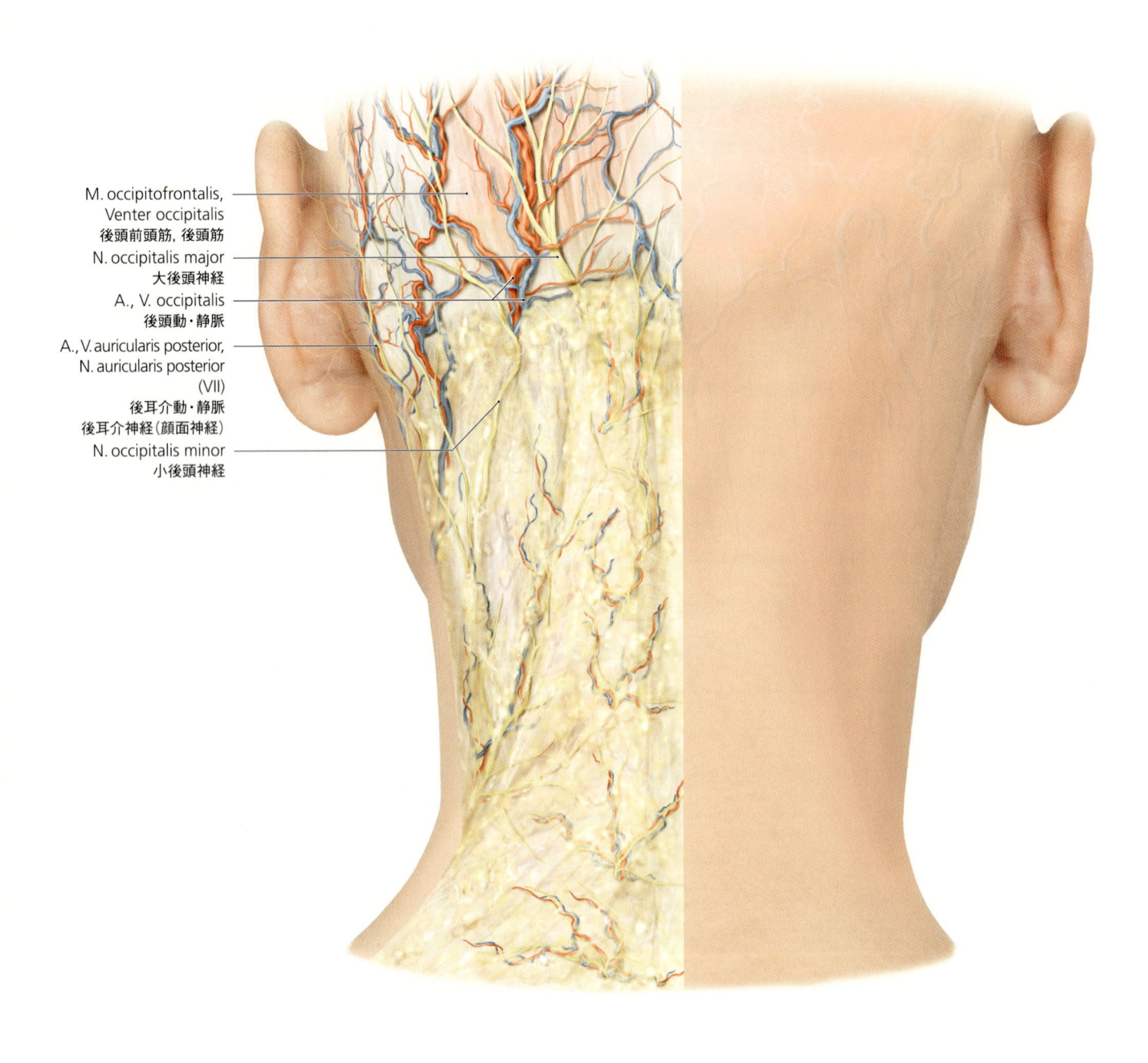

図1.126 頸部後方観．左半頭部：皮膚を除き皮下脂肪，神経脈管を露出してある．

P133参照

頸部

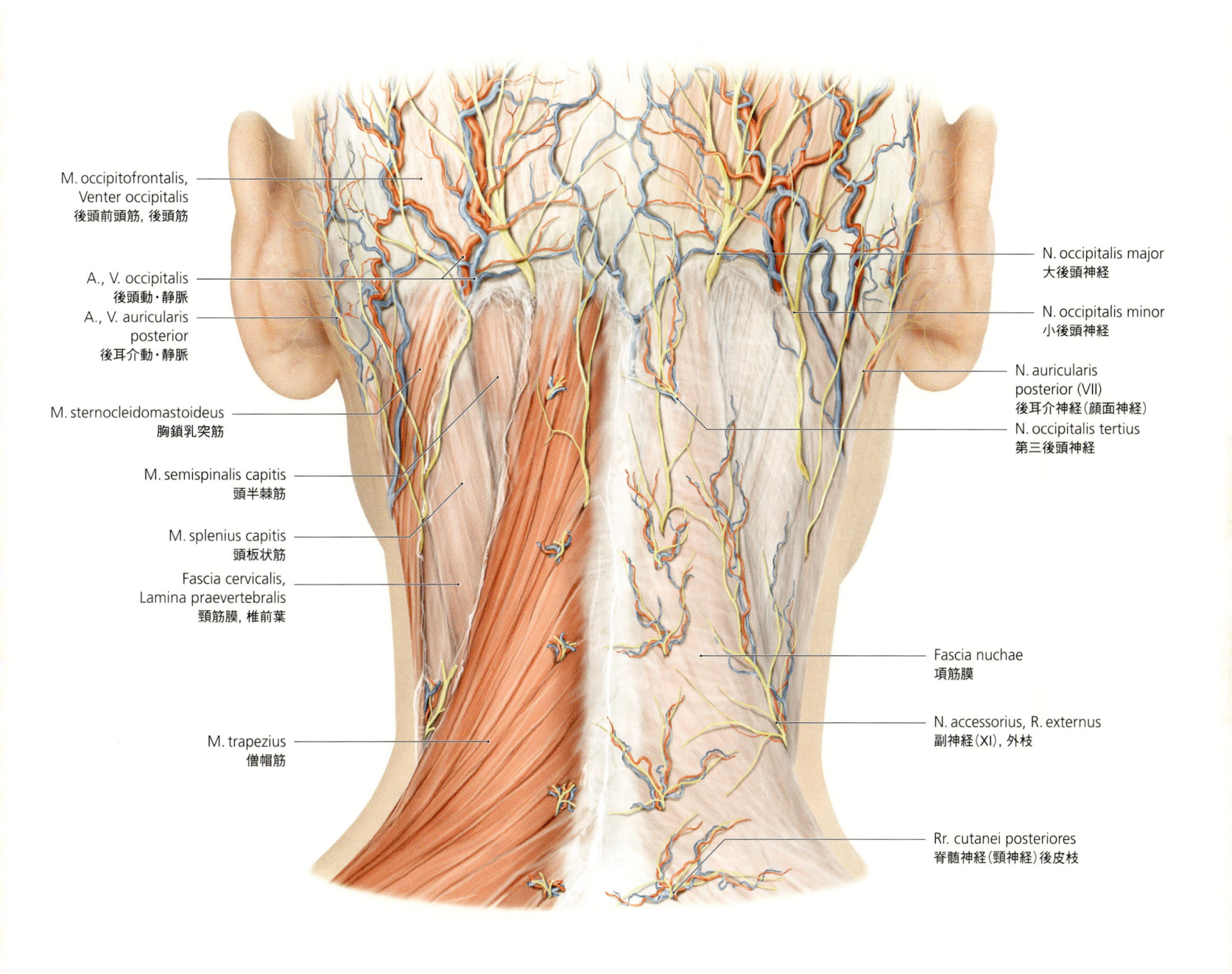

図1.127　頸部後方観．右半頭部：頸筋膜浅葉を残してある．
　　　　　　　　　　　左半頭部：僧帽筋を露出してある．

P133参照

135

1.7 表情

表情筋が顔にさまざまな感情や信号を表出する．これは随意的にも不随意的にも起こる．したがって表情は心の状態の表われであり，長年にわたって作られてきた顔のハリやシワの広がり方，深さが，他人の目を意識していないときにでも情報を発信している．

顔の比率や解剖学的な特徴から基本になっている個性を推察しようとするのはあまりに遠まわりな方法である．これは実証されていないし，むしろ誤った解釈をもたらしかねない．

顔面の表情というものは持続的でしかも常に変化する，たいていの動きは短期間で習得できる程度のものである．以下に，例として典型的な，静的で，極端な表情を示す．

■ **図1.128** 筋安静時の顔．

■ **図1.129** 眉をひそめるのは単純な表情である．このとき前頭後頭筋の前頭筋が主に収縮している．眉を挙上しておく，つまり，この図のように眉毛部の筋を持続的に緊張させておくことができる．前頭後頭筋の後頭筋も収縮すると帽状腱膜が引かれて，さらに複雑な動きになる．

■ **図1.130** 皺眉筋の収縮で縦方向のシワを生じ，「思索」あるいは「心理的痛み」の印象を与える．鼻根筋は眉毛を下方に引き，鼻根部に斜めのシワを作り出す（いわゆる"しかめっ面"）．

■ **図1.131** 口を閉じた微笑みでは口角は側方に引いて上方にあげる．頬部の筋の収縮は皮膚と皮下組織を持ち上げて鼻唇溝を明確に示す．また，口角のやや側方にえくぼができることがある．ここで活動する筋肉は口唇挙上筋（上唇鼻翼挙筋，上唇挙筋と小頬骨筋 M. levator labii superioris alaeque nasi, M. levator labii superioris, M. zygomaticus minor），大頬骨筋 M. zygomaticus major および笑筋 M. risorius, さらに深部では頬筋 M. buccinator である．眼輪筋が収縮すると眼の側方の皮膚にシワができる．

■ **図1.132** 口を開けた笑顔では，とくに上唇が強く挙上され，上顎の歯列が見える．口唇挙上筋（上唇鼻翼挙筋，上唇挙筋，小頬骨筋）がより強く活動する．大頬骨筋および笑筋，さらに深部での頬筋も関与している．下顎の前歯は大笑いした時でも大部分が下唇で隠されている．

■ **図1.133** 普通に起きる反射性の，瞼板 Tarsus を相互に合わせる眼瞼閉鎖は眼輪筋の中央部分が行う．眼を"ぎゅっと"閉じることは，大多数の人では同時に，口唇を挙上し鼻にシワを寄せてはじめて可能である．これには眼輪筋 M. orbicularis oculi 全体，皺鼻筋 M. corrugator supercilii, 鼻根筋 M. procerus が活動する．鼻筋 M. nasalis と口角鼻翼挙筋とともに，口唇挙上筋（上唇鼻翼挙筋，上唇挙筋と小頬骨筋）が強く関与する．オトガイ筋も多少緊張する．

■ **図1.134** 眼輪筋とその随伴筋の緊張に口輪筋が加わると，このような顔の表情はさらに強まる．口唇挙上筋が強く活動して口裂を鼻の下に引きつける．鼻筋も緊張し，オトガイ筋 M. mentalis がオトガイを緊張させて挙上し，皮膚に敷石状の模様を作り出す．

■ **図1.135** 唇を突き出すには第一に口輪筋が収縮する．その際，頬部の筋がこれに呼応して緩んでいる．

■ **図1.136** 口角を下げるには，第一に口角下制筋と下唇下制筋が収縮する．加えて頬部の筋は緩んでいる．頸部では広頸筋と深部にある筋が緊張する．

■ **図1.137** さらに下唇を外側に飜転するには，口角下制筋と下唇下制筋がさらに強く収縮し，口輪筋はこの際弛緩している．この動きは，広頸筋とその下の前方・側方の頸部の深部筋に支えられている．

■ **図1.138** 嫌悪の表現では，上唇は口唇挙上筋の活動により上方に引かれる．下唇はわずかに引かれオトガイは緊張する．口輪筋とオトガイ筋も活動する．鼻にシワが寄って眉毛も引き寄せられる．

表情

M. occipitofrontalis, Venter frontalis
後頭前頭筋, 前頭筋

M. procerus
鼻根筋
M. depressor supercilii
眉毛下制筋
M. orbicularis oculi
眼輪筋

M. levator labii superioris alaeque nasi
上唇鼻翼挙筋
M. nasalis
鼻筋
M. levator labii superioris
上唇挙筋
M. zygomaticus minor
小頬骨筋
M. zygomaticus major
大頬骨筋
M. levator anguli oris
口角挙筋
M. orbicularis oris
口輪筋
M. risorius
笑筋
Platysma
広頸筋
M. depressor anguli oris
口角下制筋
M. depressor labii inferioris
下唇下制筋
M. mentalis
オトガイ筋

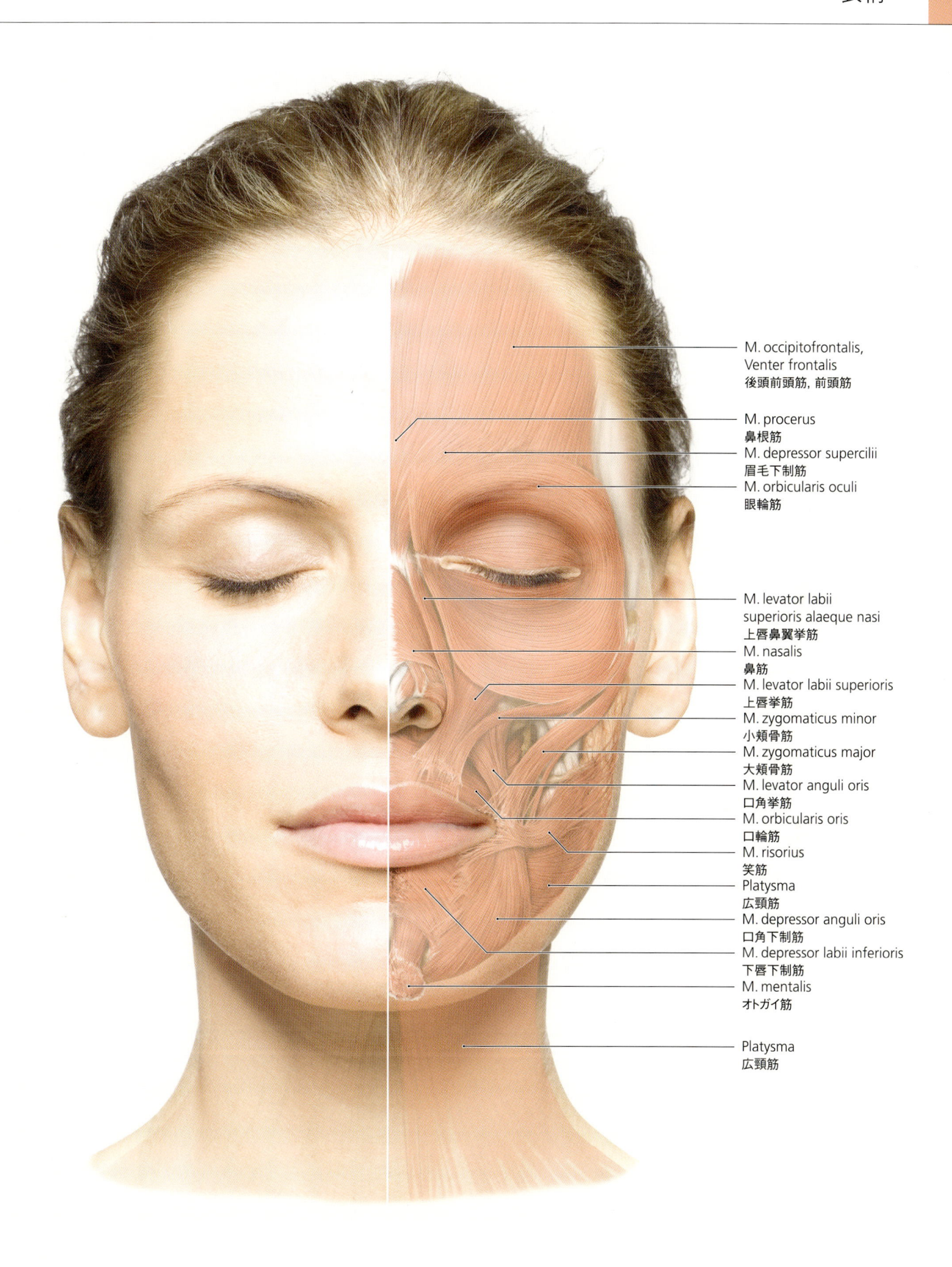

Platysma
広頸筋

図1.128 筋安静時の顔.

P136参照

顔

M. occipitofrontalis, Venter frontalis
後頭前頭筋, 前頭筋

M. procerus
鼻根筋

M. corrugator supercilii
皺眉筋

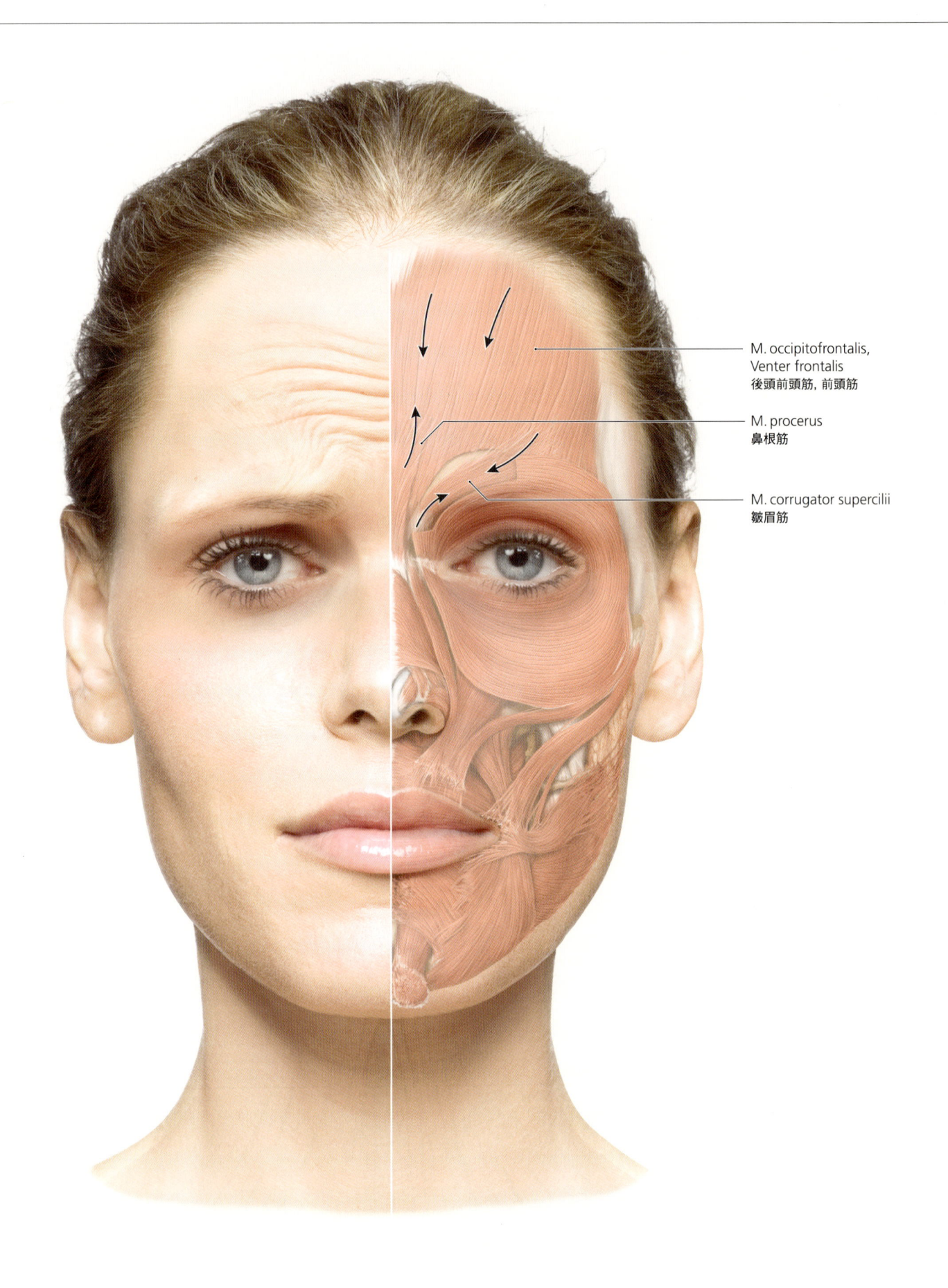

図1.129 額のシワ.

P136参照

表情

M. procerus
鼻根筋

M. corrugator supercilii
皺眉筋

M. orbicularis oculi
眼輪筋

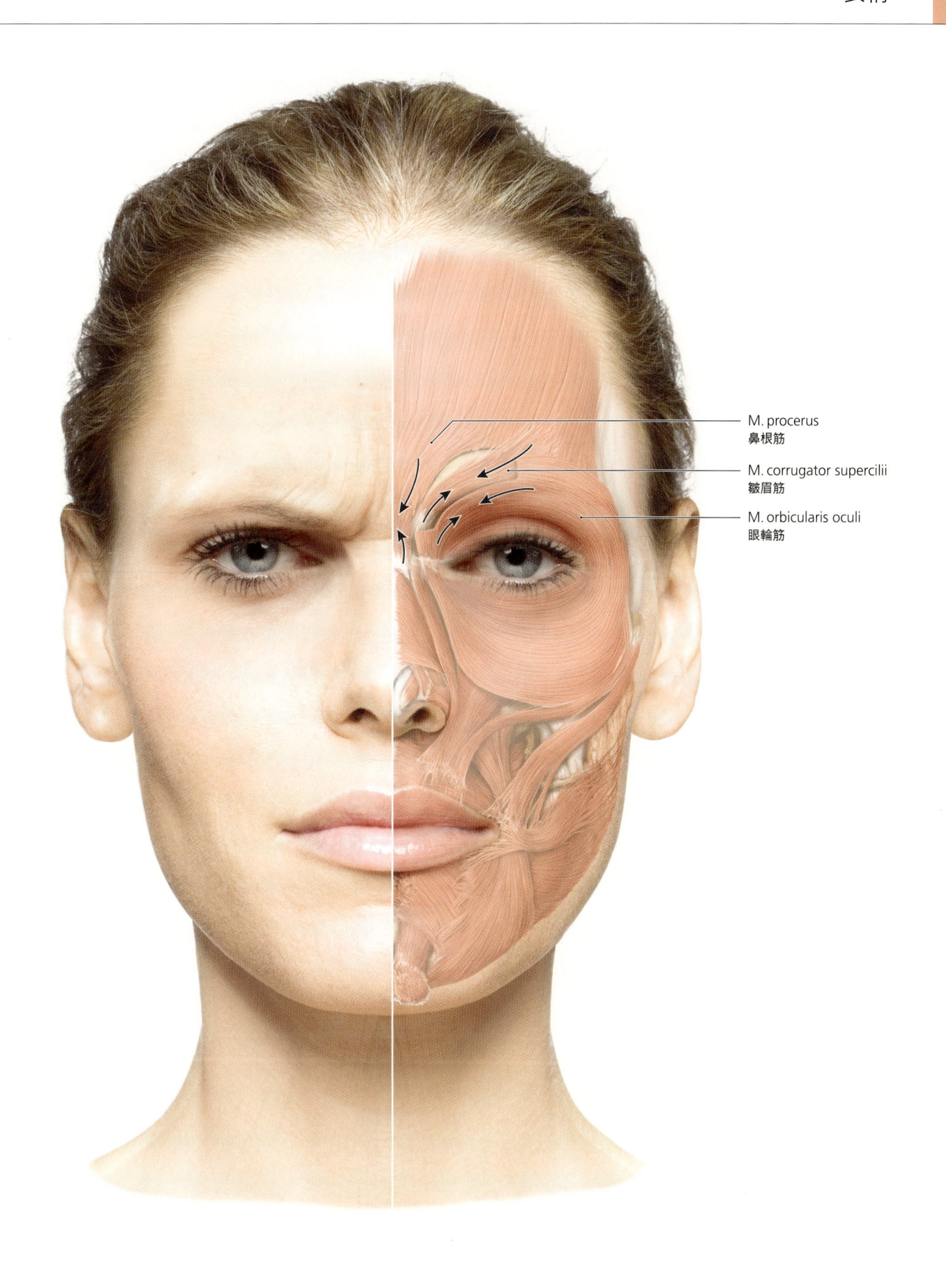

図1.130 皺眉筋の収縮．

P136参照

顔

M. orbicularis oculi
眼輪筋

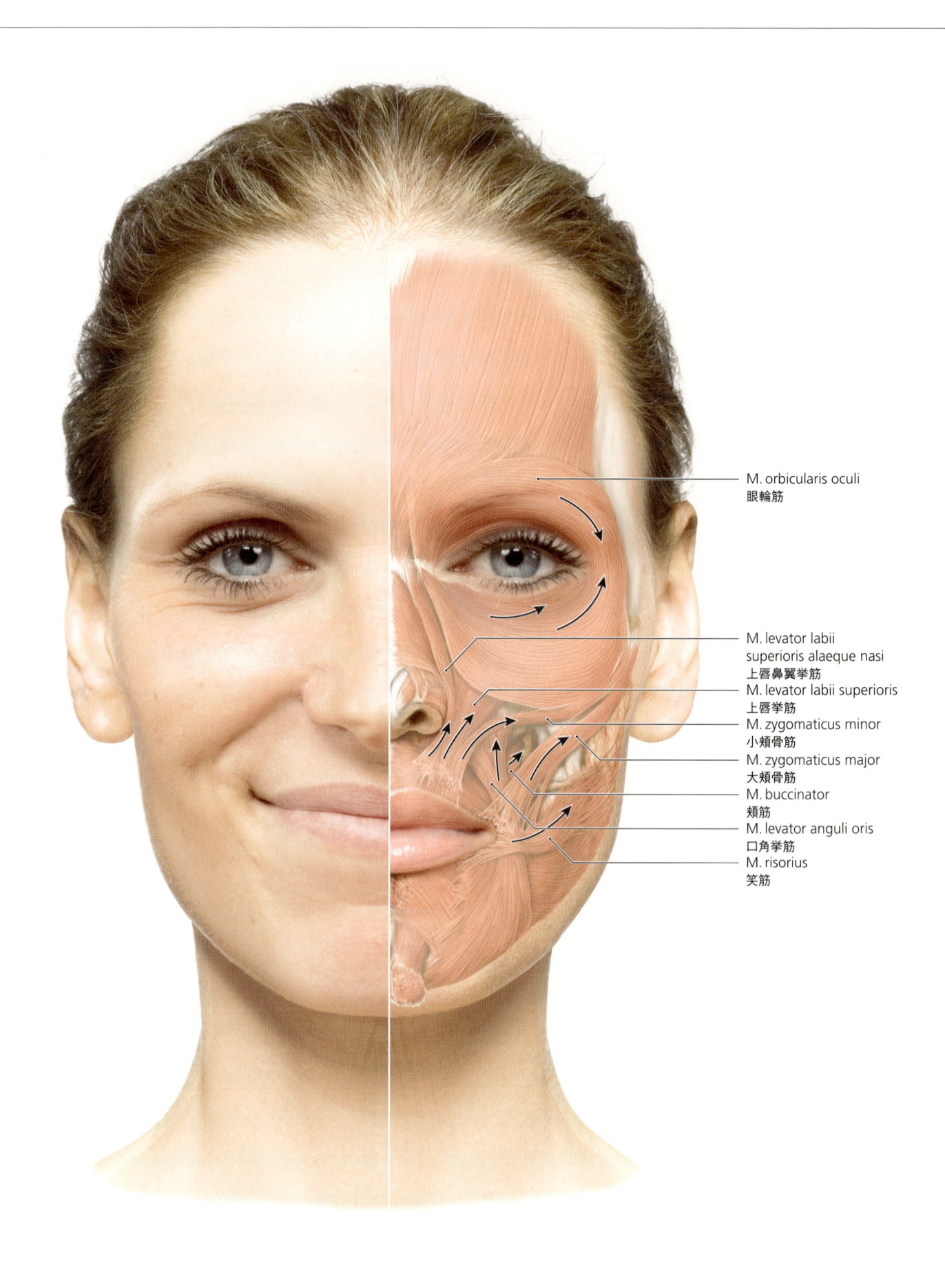

M. levator labii superioris alaeque nasi
上唇鼻翼挙筋
M. levator labii superioris
上唇挙筋
M. zygomaticus minor
小頬骨筋
M. zygomaticus major
大頬骨筋
M. buccinator
頬筋
M. levator anguli oris
口角挙筋
M. risorius
笑筋

図1.131 口を閉じた微笑み．

P136参照

表情

M. orbicularis oculi
眼輪筋

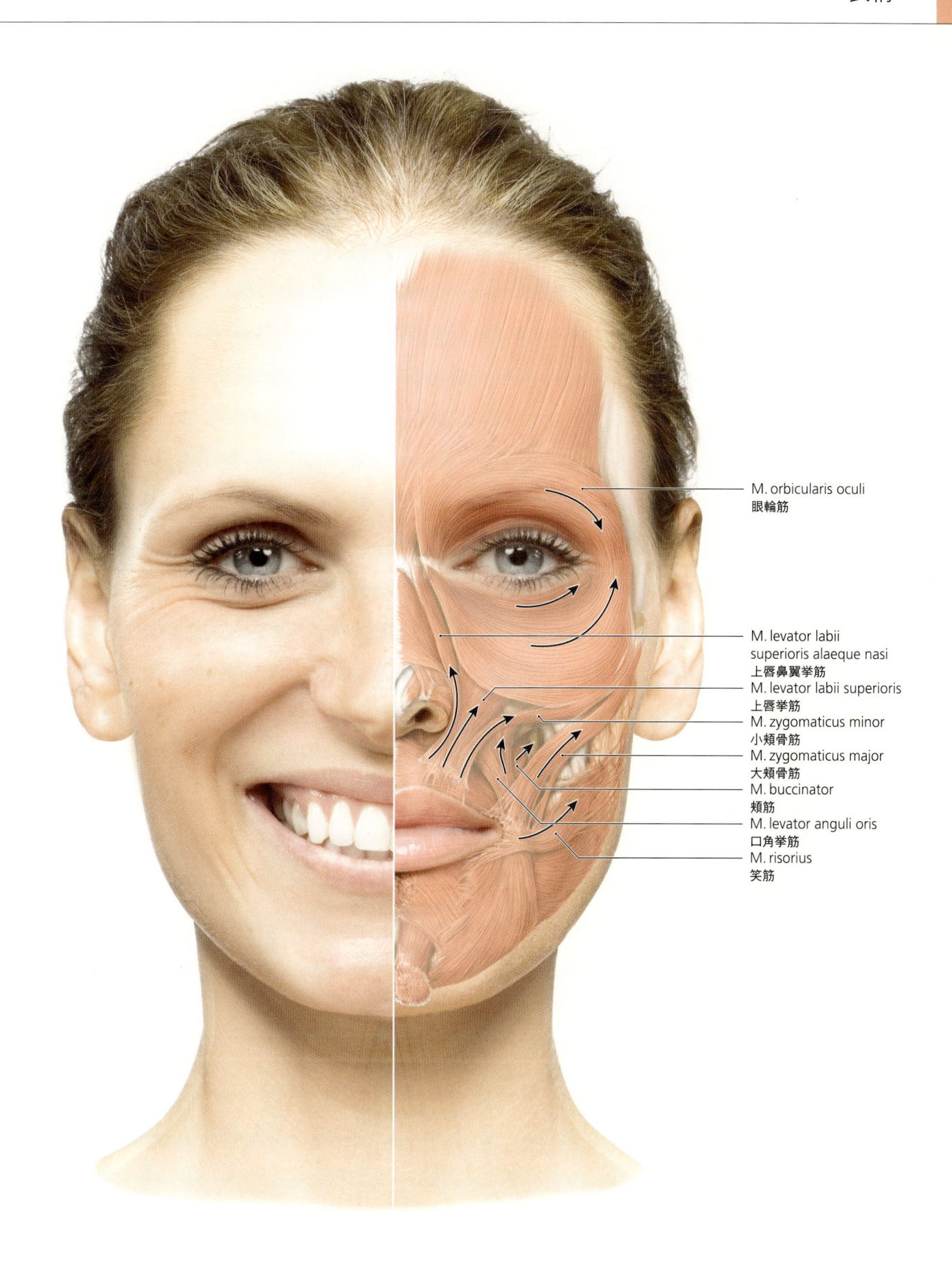

M. levator labii superioris alaeque nasi
上唇鼻翼挙筋

M. levator labii superioris
上唇挙筋

M. zygomaticus minor
小頬骨筋

M. zygomaticus major
大頬骨筋

M. buccinator
頬筋

M. levator anguli oris
口角挙筋

M. risorius
笑筋

図1.132　口を開いた笑顔．

P136参照

141

顔

M. procerus
鼻根筋
M. corrugator supercilii
皺眉筋
M. orbicularis oculi
眼輪筋

M. levator labii superioris alaeque nasi
上唇鼻翼挙筋
M. nasalis
鼻筋
M. levator labii superioris
上唇挙筋
M. zygomaticus minor
小頬骨筋
M. levator anguli oris
口角挙筋

M. mentalis
オトガイ筋

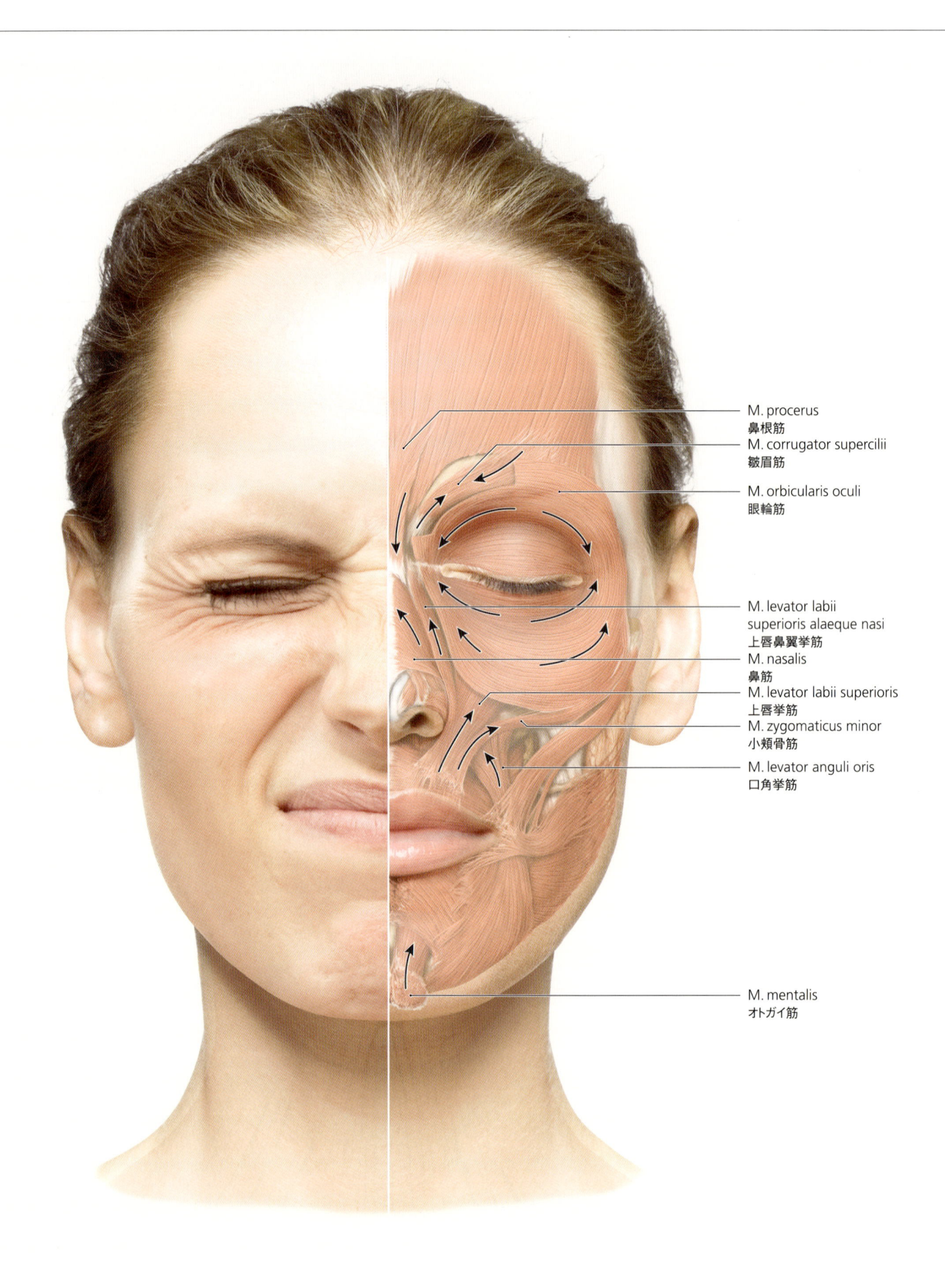

図1.133 眼を"ぎゅっと"閉じる．

P136参照

表情

M. procerus
鼻根筋

M. corrugator supercilii
皺眉筋

M. orbicularis oculi
眼輪筋

M. levator labii superioris alaeque nasi
上唇鼻翼挙筋

M. nasalis
鼻筋

M. levator labii superioris
上唇挙筋

M. zygomaticus minor
小頬骨筋

M. levator anguli oris
口角挙筋

M. mentalis
オトガイ筋

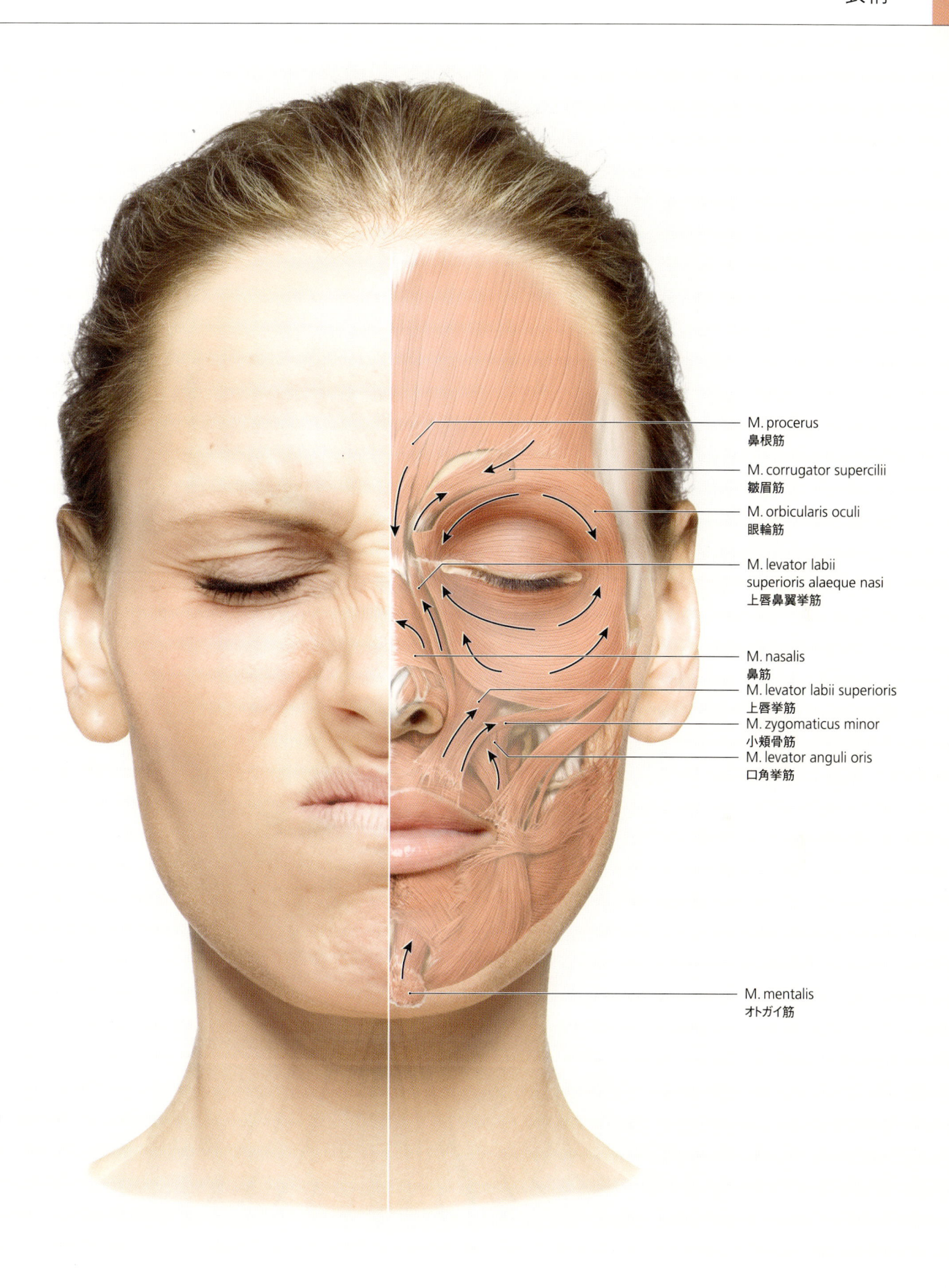

図1.134 顔と口を(強く)しかめる.

P136参照

143

顔

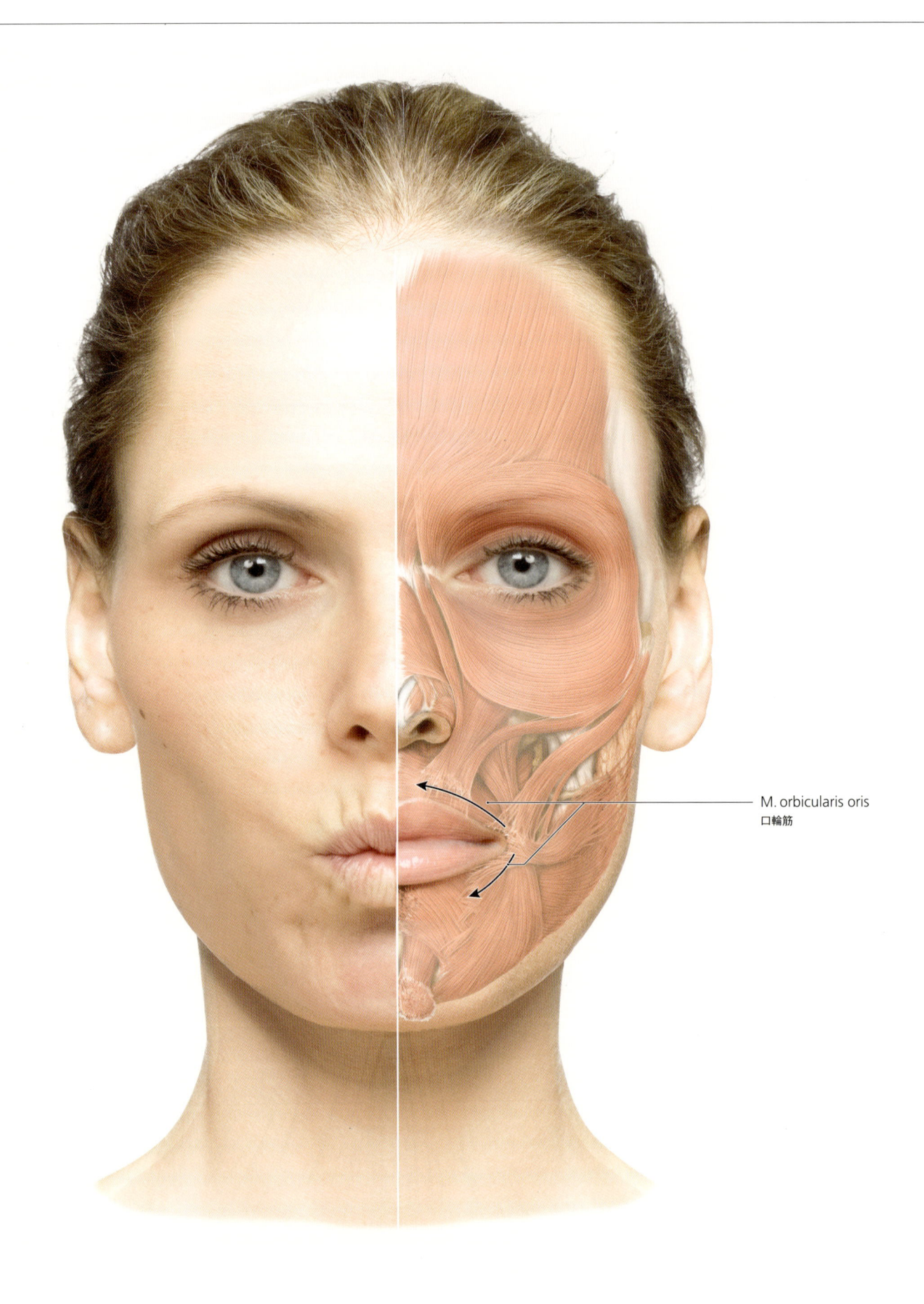

M. orbicularis oris
口輪筋

図1.135 口を尖らせる．

P136参照

表情

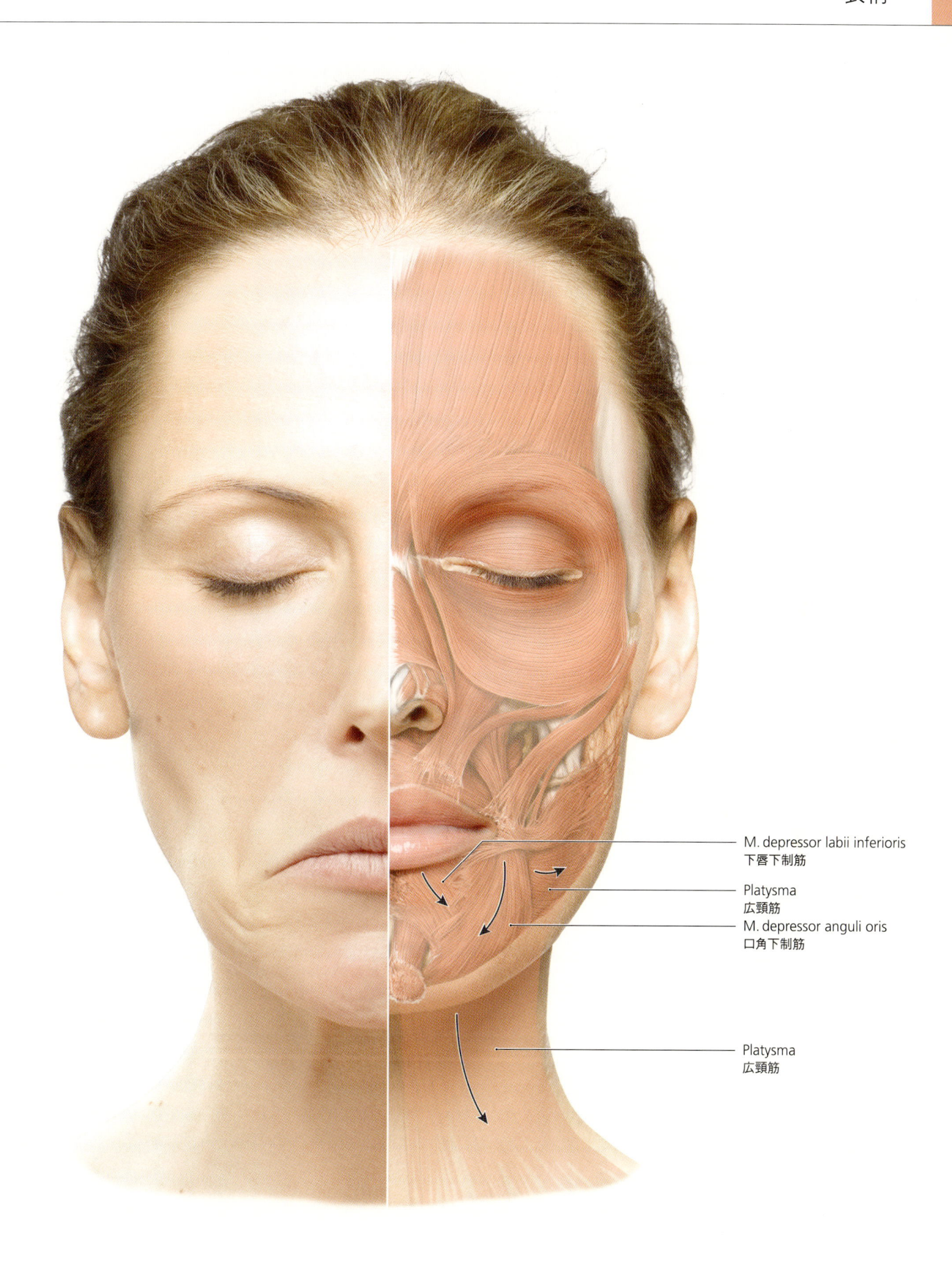

M. depressor labii inferioris
下唇下制筋

Platysma
広頸筋

M. depressor anguli oris
口角下制筋

Platysma
広頸筋

図1.136　口角を引き下げる．

P136参照

145

顔

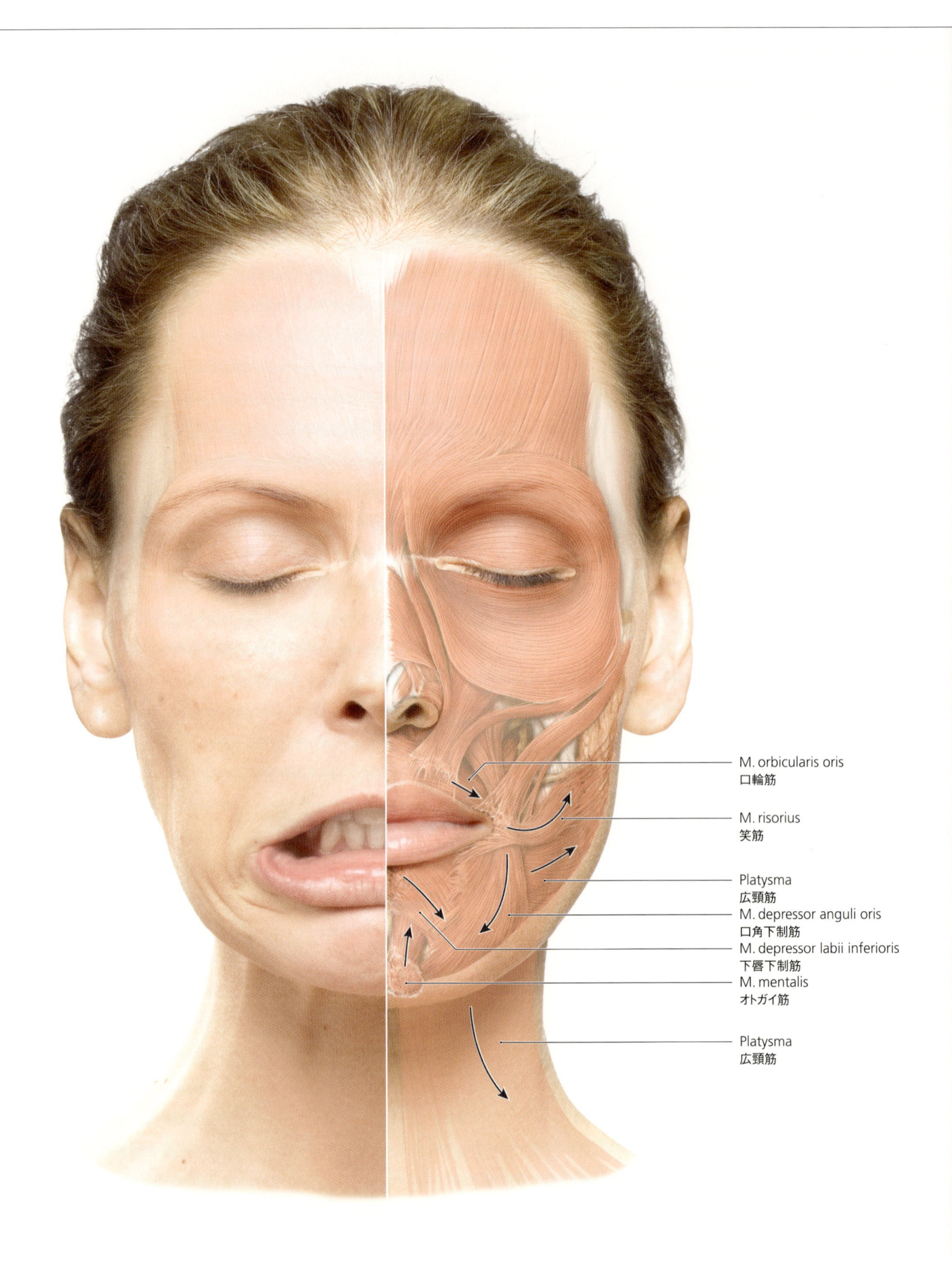

	M. orbicularis oris 口輪筋
	M. risorius 笑筋
	Platysma 広頸筋
	M. depressor anguli oris 口角下制筋
	M. depressor labii inferioris 下唇下制筋
	M. mentalis オトガイ筋
	Platysma 広頸筋

図1.137　口角を引き下げて外翻させる.

P136参照

146

表情

M. procerus
鼻根筋
M. corrugator supercilii
皺眉筋
M. orbicularis oculi
眼輪筋

M. levator labii superioris alaeque nasi
上唇鼻翼挙筋
M. nasalis
鼻筋
M. levator labii superioris
上唇挙筋
M. zygomaticus minor
小頬骨筋
M. zygomaticus major
大頬骨筋
M. levator anguli oris
口角挙筋

M. depressor labii inferioris
下唇下制筋

M. mentalis
オトガイ筋

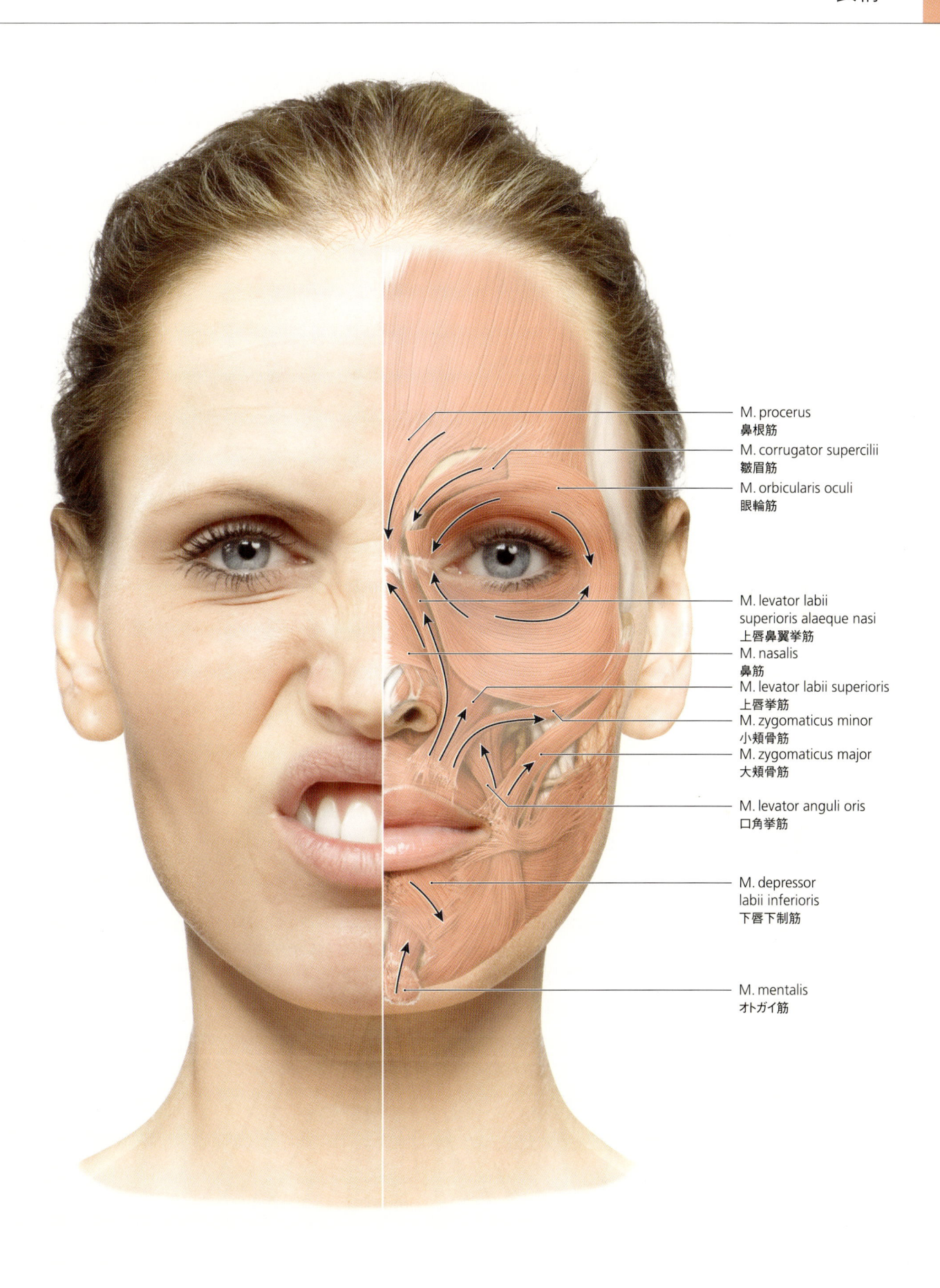

図1.138　嫌悪の表情.

P136参照

147

顔

1.8 顔面骨格

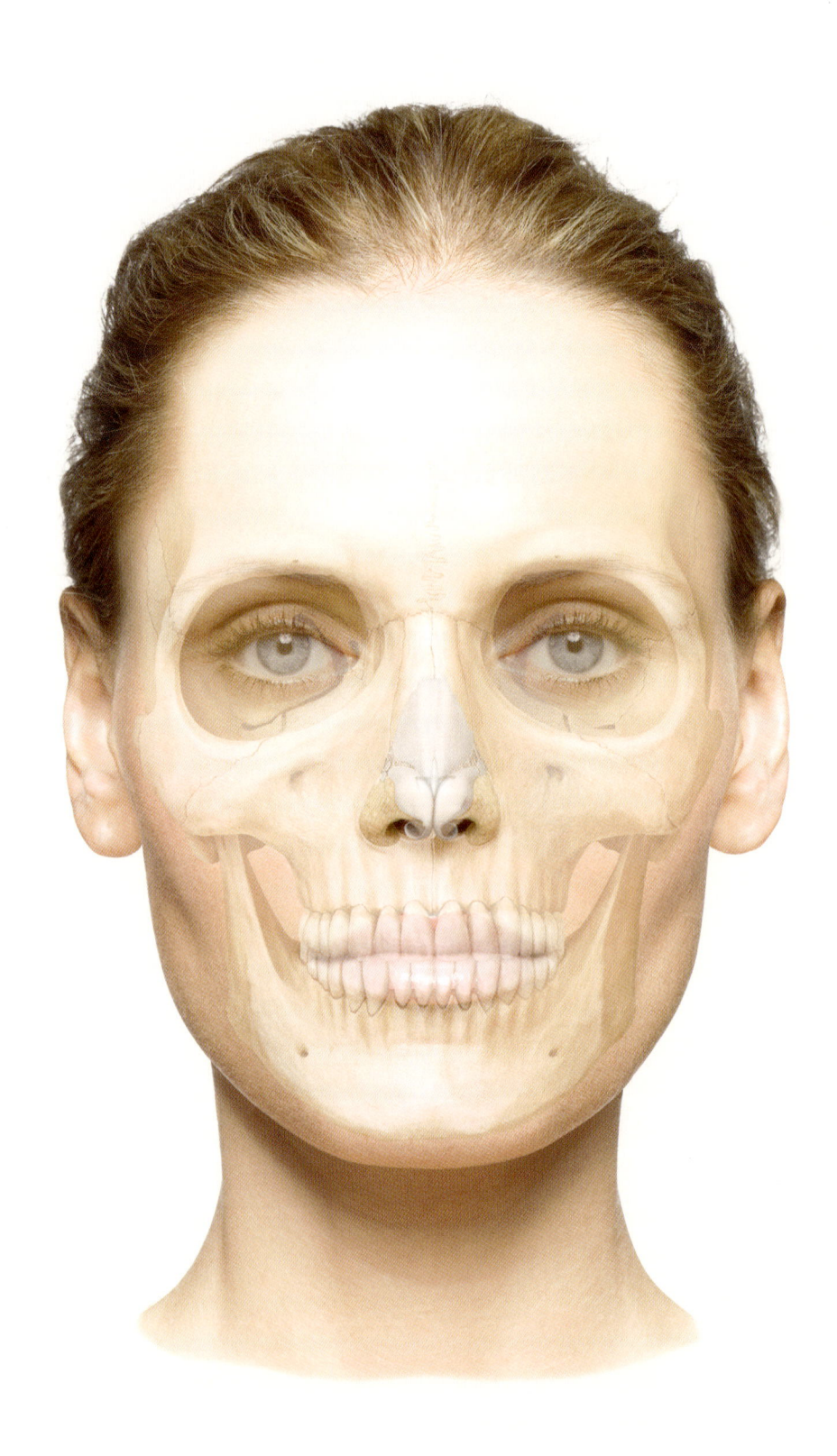

図1.139 顔面前方観に顔面骨格を重ねた．

148

顔面骨格

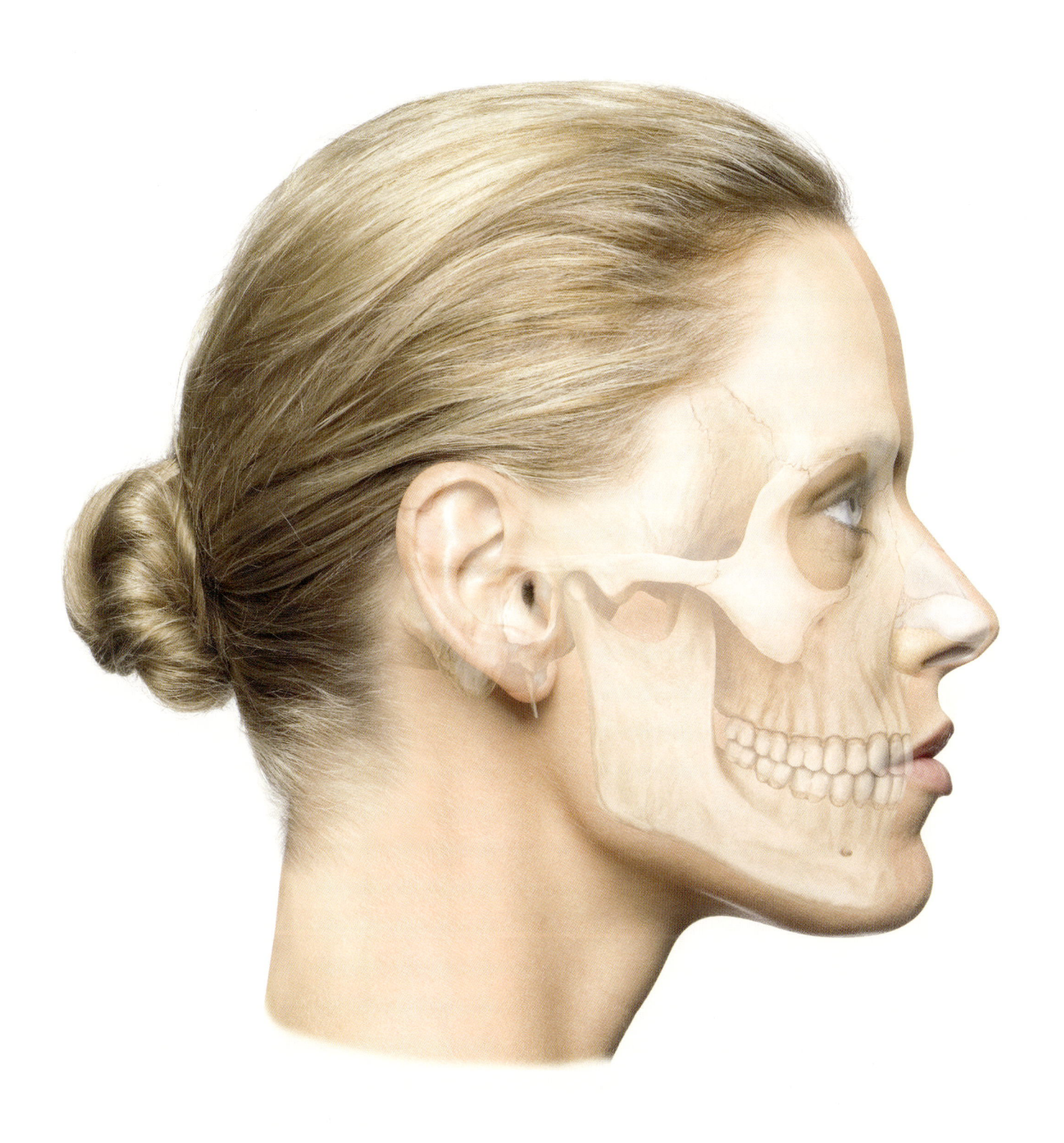

図1.140 顔面側方観に顔面骨格を重ねた.

顔

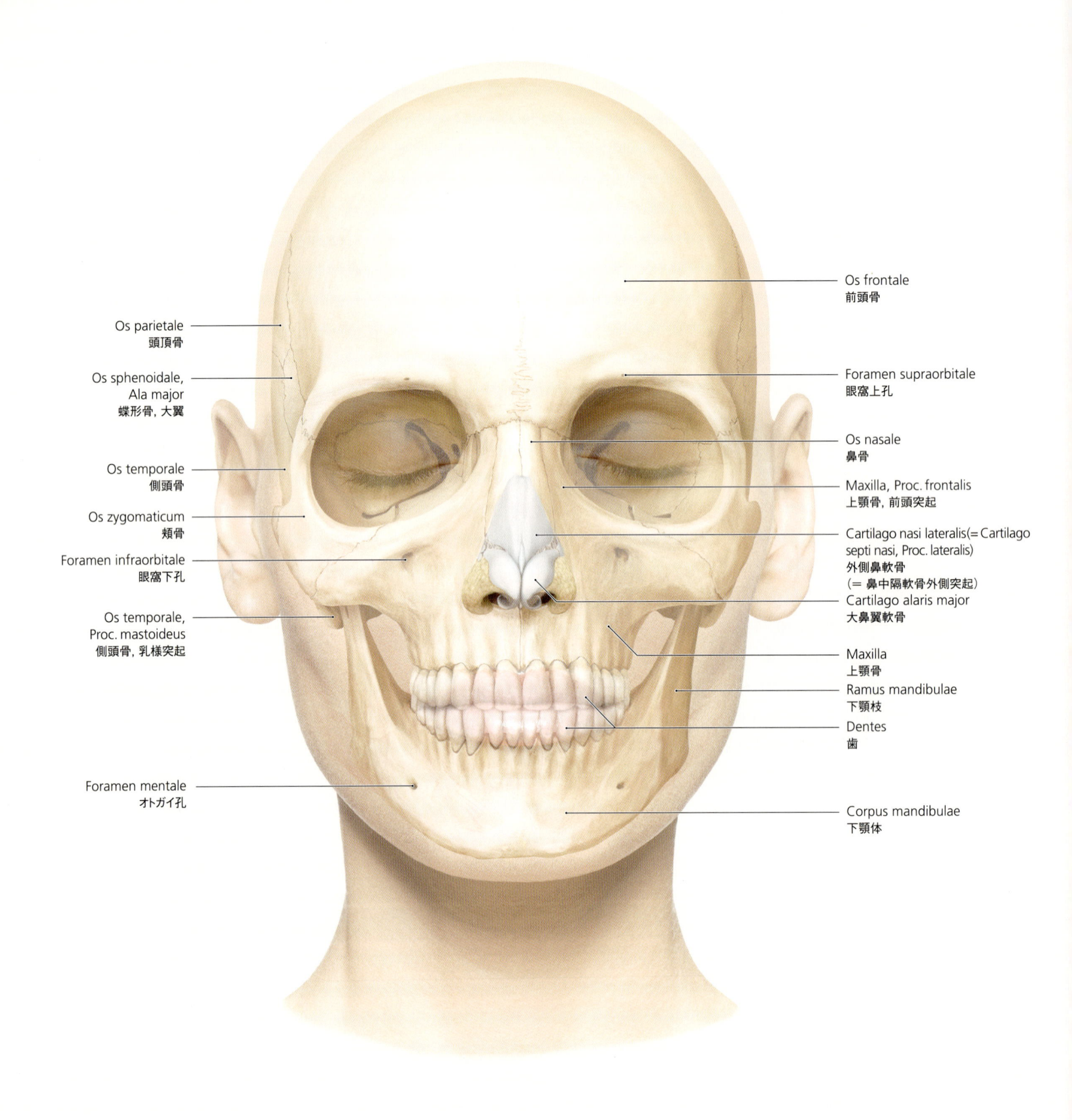

図1.141 顔面輪郭前方観に顔面骨格を重ねた.

150

顔面骨格

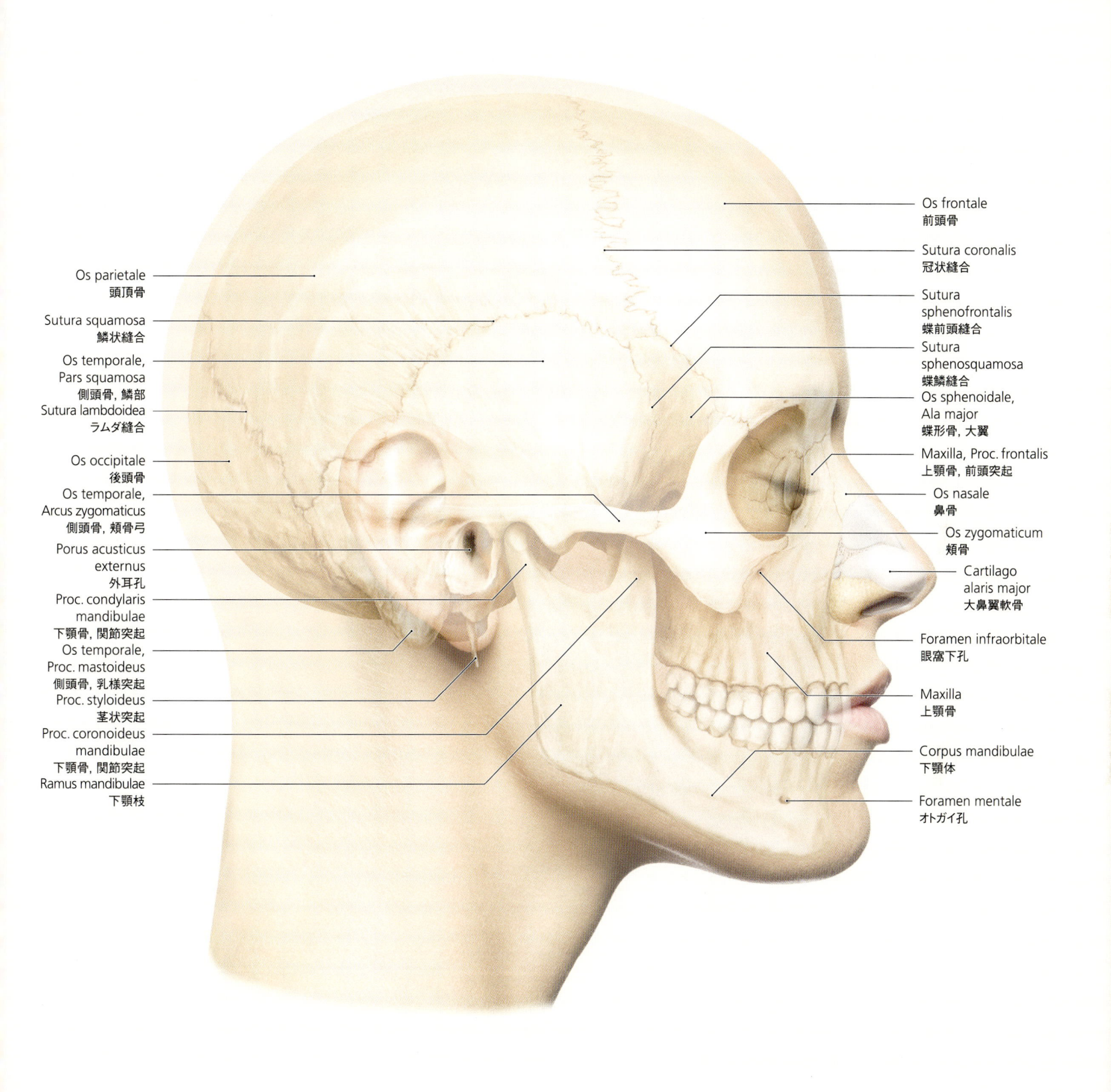

図 1.142　顔面輪郭側方観に顔面骨格を重ねた．

顔

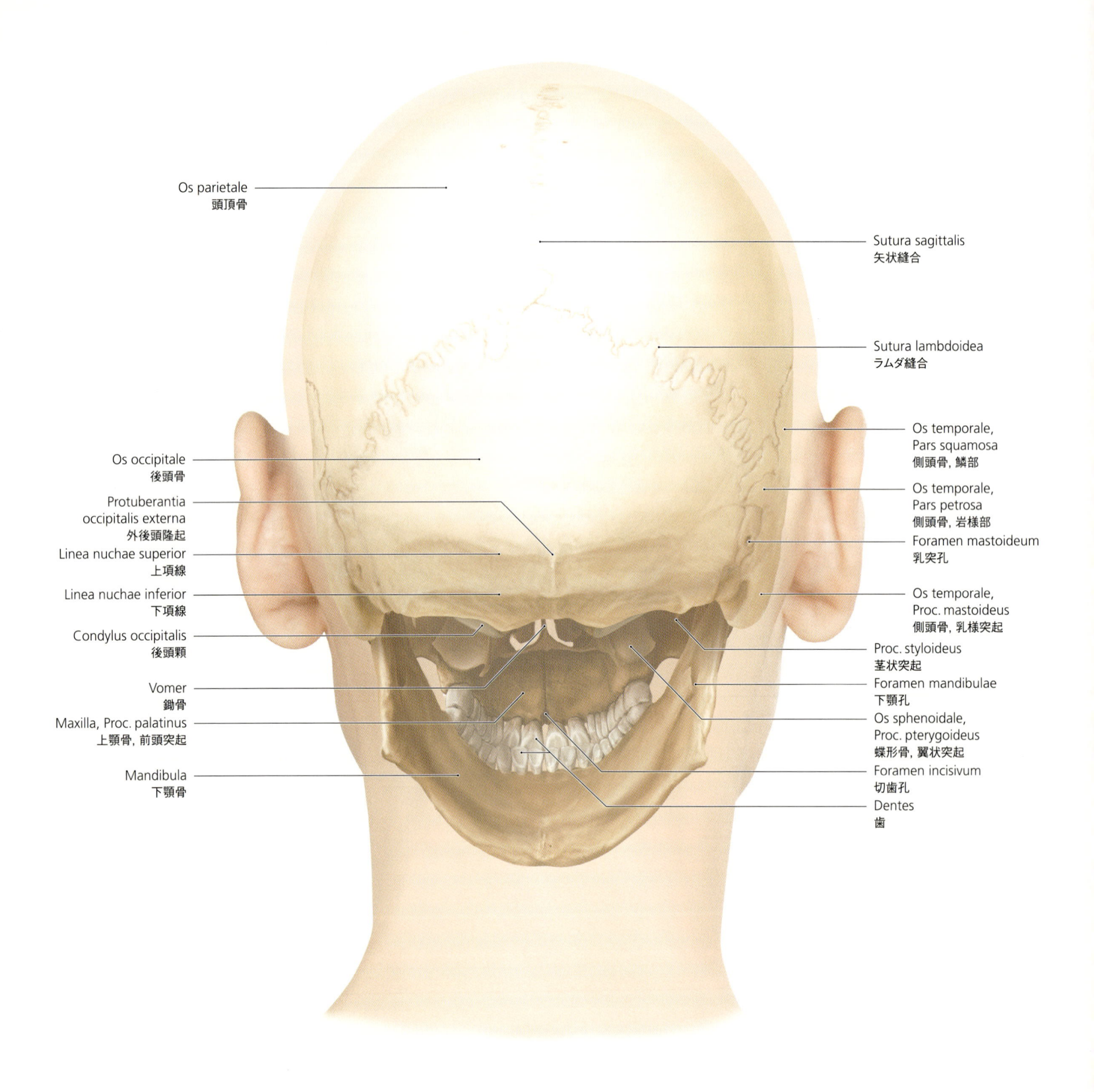

図1.143　顔面輪郭後方観に顔面骨格を重ねた．

顔面骨格

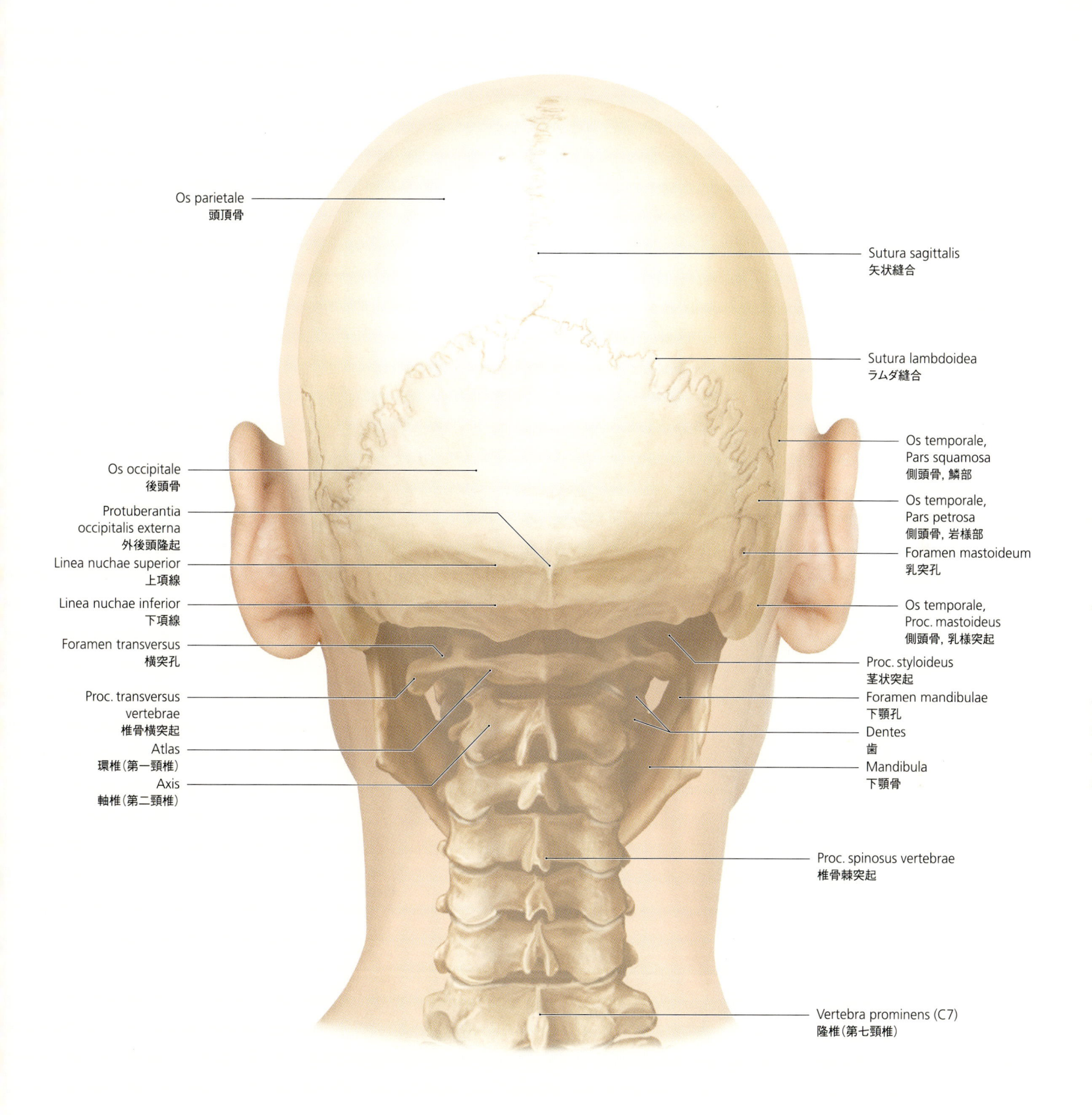

図1.144 顔面輪郭と頸椎の後方観に顔面骨格を重ねた．

顔

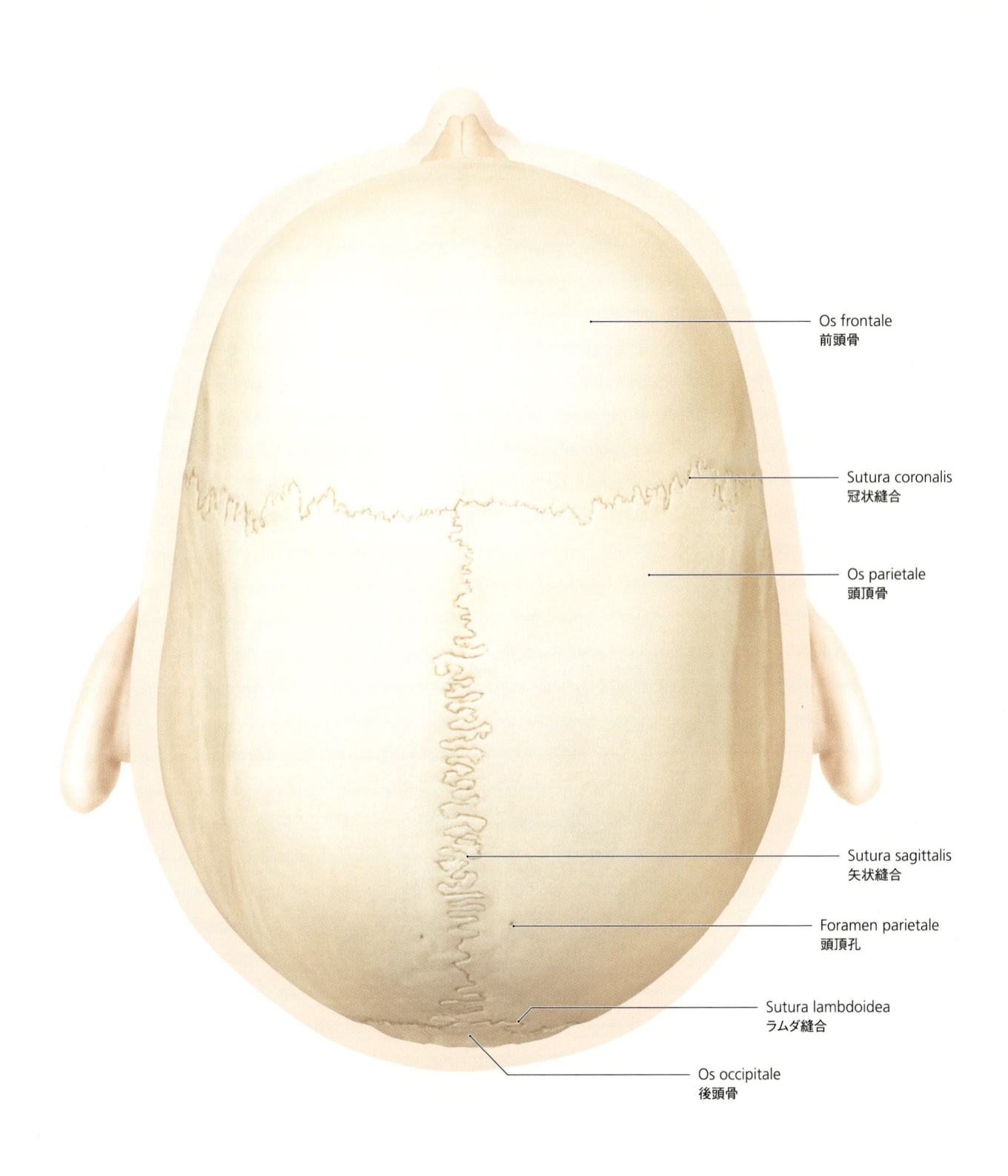

図1.145 頭蓋の頭頂観．頭蓋骨を描き頭部の外形を重ねた．

154

顔面骨格

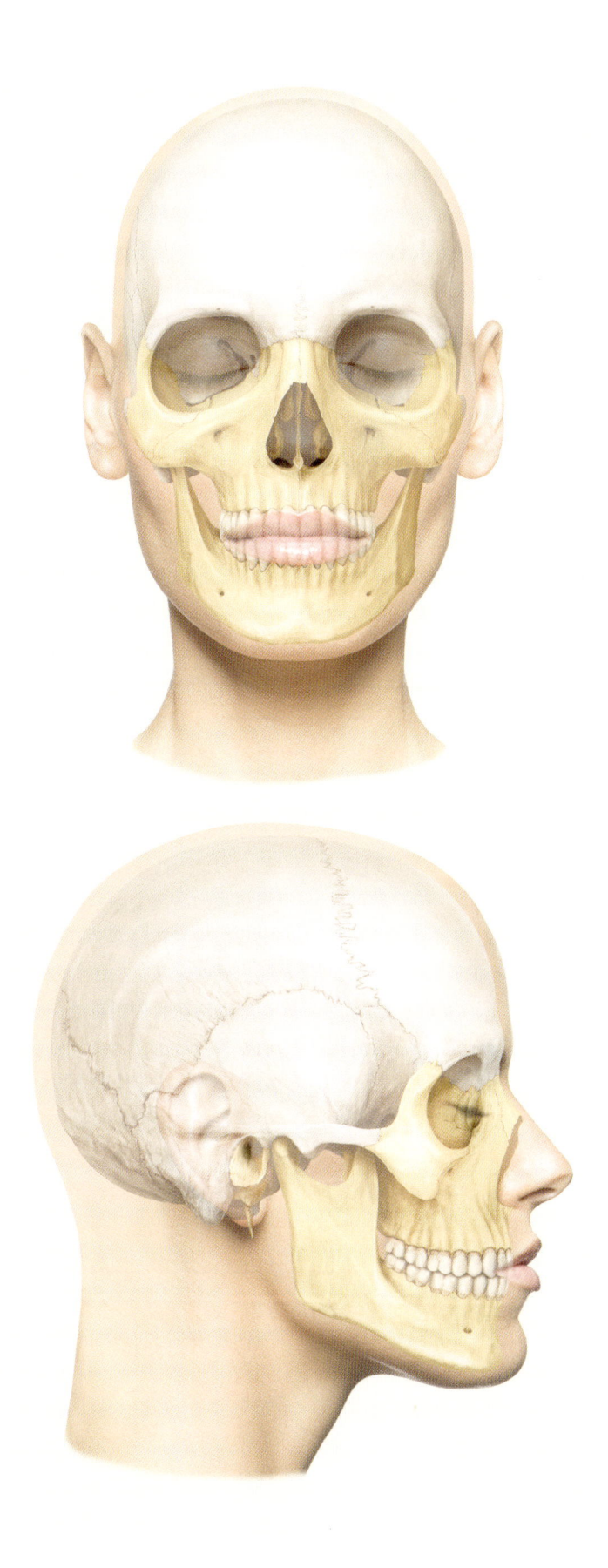

図 1.146, 1.147 顔面頭蓋骨と顔の外形を重ね，前方と側方から見る．顔面頭蓋は薄く色づけてある．

顔

前方から見ると顔面頭蓋には12個の骨が見え，すべてが対になっている．下顎骨も一対からなり生下後にはじめてオトガイ縫合 Symphysis menti（または下顎縫合 Symphysis mandibulae）全体が骨性になる．成人においても，うっすらと垂直に正中に走行する線あるいは稜があることが，一対の構造であることの証左である．多くの場合オトガイには皮質骨が強く集積されて，隆起した丸い稜線あるいはオトガイ結節を形成する．下顎体 Corpus mandibulae と下顎骨歯槽部 Pars alveolaris mandibulae と下顎枝 Ramus mandibulae に区別される．下顎体は水平に走る部分で，これは下顎骨歯槽突起とは区別される．後者は歯をのせていて，この部の骨は非常に薄いため，とくに歯列の前方部では浮き彫りのように起伏がある（歯槽隆起 Juga alveolaria）．歯性感染および膿瘍はこの場所では外側へ貫通し得る．歯頸部に至るのは歯槽突起骨の歯槽縁がきわめて薄く歯周疾患ですぐに吸収される傾向がある．また歯槽突起の前庭側の骨の欠損は高齢者ではしばしば観察される．下顎枝 Ramus mandibulae が頭蓋に対してなす角は個体により大幅に異なり，やや後方かつ側方に向かう．下顎枝は頭頂側遠心端に関節突起 Processus condylaris と筋突起 Processus coronoideus を持つ．下顎枝の前縁は筋突起から始まり，時にきわめて薄く，弱い弧状をなし第二，第三大臼歯の外側の下顎体に続く．側頭筋 M. temporalis は主に筋突起に停止するが，筋の各部分はこの縁に沿ってそれぞれ異なった場所に付着する．下顎上行枝の外側に咬筋粗面 Tuberositas masseterica，咬筋の付着部がある．第二小臼歯の根尖の先にオトガイ孔 Foramen mentale があり，下顎管から来る神経と血管がここから出る．歯列（歯槽部 Pars alveolaris）と下顎体の矢状方向での位置関係でオトガイ孔の位置は異なり得る．歯の喪失は骨吸収の原因になり，オトガイ孔より上部の下顎骨の高さの変化につながる．

上顎骨 Maxilla は一対の分かれた骨で，正中の分離線（正中口蓋縫合 Sutura palatina media，上顎間縫合 Sutura intermaxillaris）は一生にわたって認められる．上顎骨の歯をのせる部分は歯槽突起 Processus alveolaris と呼ばれる．上顎骨は側方で頬骨 Os zygomaticum に続く．上顎骨の前頭突起 Processus frontalis は眼窩内側縁の一部を形成し，上顎体 Corpus maxilla は眼窩底の大部分を作る眼窩底には眼窩下孔から出る神経と血管が中を通る眼窩下管 Foramen infraorbitalis が走る．上顎は大部分が上顎洞 Sinus maxillaris で占められている，つまり強く含気化している．上顎は鼻骨 Os nasale とともに梨状口 Apertura piriformis を形成する．口腔内では口蓋の天井部分の大部分を作り（上顎骨口蓋突起 Processus palatinus maxillae），後方では口蓋骨 Os palatinum に続く．

臼歯部の歯根は上顎洞内に尖端を作って突出し，ごく薄い骨の層で覆われているにすぎない．臼歯の抜歯時に，時に歯肉や歯槽粘膜の弁を形成して閉じねばならないような，医原性の口腔上顎洞の交通が簡単に起きる．

臼歯と小臼歯部の歯槽窩は処置せずに長期間放置されると，以前は歯根があった空間を上顎洞が占めるように広がる．抜歯窩の閉鎖手術[*1]をしても，後のインプラント埋入は困難になる．

梨状口 Apertura piriformis から篩骨の一部である中鼻甲介 Concha nasalis media と独立した骨である下鼻甲介 Concha nasalis inferior が見える．

鋤骨 Vomer は骨性鼻中隔として鼻腔 Cavitus nasi を半分に分ける．鼻骨は一対の比較的薄い骨で，上顎骨の前頭突起 Processus frontalis とともに前頭骨につながる．

前頭骨 Os frontale は一対の骨として発生し，前頭縫合 Sutura frontalis は多くの成人で鼻根部に依然として見られる状態にある．前頭骨は前頭部で前頭鱗 Squama frontalis を形成する．この場所には前頭洞の容積に応じて眼窩上部の前頭部に強い突出部が形成される．男性の前頭洞は女性に比べて大きく広がっており，これは顔面骨格に表われる性別の特徴の1つである．前頭骨の眼窩上縁は眼窩の上方の境界になる．ここに眼窩から出る血管や神経があり，これらは滑車上切痕とさらに側方の眼窩上孔を通る．これらの切痕と孔は非常に変異が多い．眼窩の上壁は前頭骨の眼窩部からなる．

前頭骨眼窩部 Pars orbitalis ossis frontalis の側方は頬骨に連なる．眼窩は多くの骨からなっており，前頭骨眼窩部と蝶形骨小翼 Ala minor ossis sphenoidalis が眼窩の上壁を形作る．外側壁は頬骨 Os zygomaticum，前頭骨頬骨突起 Processus zygomaticus ossis frontalis および蝶形骨大翼 Ala major ossis sphenoidalis からなる．内側壁は，上顎骨の前頭突起 Processus frontalis，涙骨 Os lacrimale，篩骨眼窩板 Lamina orbitalis ossis ethmoidalis と蝶形骨体と小翼 Corpus et ala minor ossis sphenoidalis が合してできる．この薄い骨が眼窩と鼻腔，篩骨蜂巣 Celulae ethmoidales とを境する．眼窩底[*2]は頬骨の一部，口蓋骨の眼窩突起 Processus orbitalis と上顎骨の眼窩面 Facies orbitalis からなる．上顎洞との境界をなす骨はきわめて薄い．したがって，外力がかかると眼窩底は簡単に破れる．また炎症や腫瘍の際にも眼窩底を簡単に超えて拡がり得る．蝶形骨大翼は眼窩壁の後方，外側方の主要部分を形成し，

---

*1 口腔上顎洞瘻孔閉鎖術．
*2 解剖名称としては眼窩下壁．

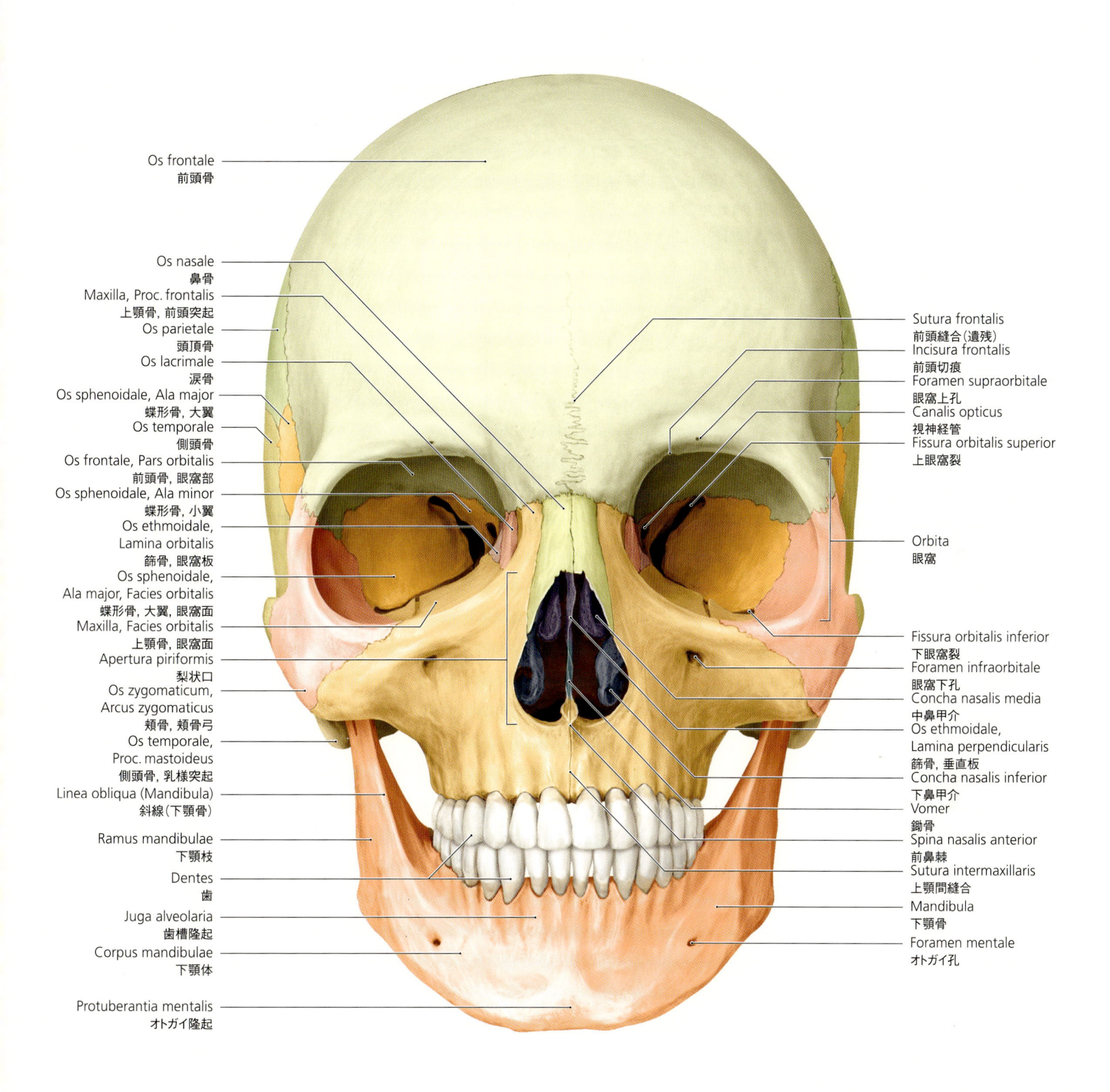

図 1.148　顔面骨の前方観．骨は色分けしてある．

顔

小翼は眼窩の前方と内側の壁を形成する．その間に上眼窩裂 Fissura orbitalis superior が走る．口蓋骨は最後に小さな眼窩突起 Processus orbitalis ossis palatinum を送って眼窩を構成する．

顔面骨格の厚みと密度が異なるために中顔面骨折には3つの典型的な骨折線の走行がある[*1]．Le Fort I 型骨折は骨折線は上顎から歯槽突起が離れる型である．Le Fort II 型の骨折は，上顎骨と頬骨の境界部および眼窩と鼻腔間の明らかに骨が弱いところを通る．Le Fort III 型の骨折はもう少し高位にあり，側頭窩 Fossa temporalis と眼窩外側壁と両側の眼窩内壁間を通る．

頭蓋骨の側方は頭頂骨 Os parietale，側頭骨 Os temporale および蝶形骨大翼 Ala major os sphenoidales からなり，後方では後頭骨 Os occipitale が頭蓋底の大きな部分を構成する．側頭骨は3つの部分に分けられる．鱗部 Pars squamosa，鼓室部 Pars tympanica，岩様部 Pars petrosa（錐体乳突部）である．

鱗部は頭蓋骨壁の構成要素である．ここには下顎窩 Fossa mandibularis と関節結節 Tuberculum articulare があり，下顎骨関節突起 Processus condylaris と顎関節を作る．前方方向に頬骨突起が伸び，頬骨とともに頬骨弓を形成する．これが側頭窩 Fossa temporalis を取り囲み，その中を側頭筋 M.temporalis が走る．側頭骨岩様部 Pars petrosa os temporales は乳様突起 Processus mastoideus から離れており，外からは見えない．ここには耳小骨を含む内耳と聴覚と平衡器を含む膜迷路が内包される．鼓室部 Pars tympanica は外耳道 Meatus と外耳孔 Porus acusticus externus に接している．岩様部と鼓室部の間で，下顎窩の関節面のすぐ後ろに錐体鼓室裂 Fissura petrotympanica（Glaser 裂[*2]）が走る．

外部から見える乳様突起 Processus mastoideus は岩様部の一部分として見える．これは胸鎖乳突筋の付着部である．乳様突起には中耳腔の副腔としての乳突蜂巣 Celulae mastoidea がある．ここが中耳腔への手術の経路になる（外耳道を経由しない場合）．急性中耳炎の際に乳様突起中の腔所へ波及すると強い合併症を起こす（乳突炎）．

側頭筋は側頭窩を満たし，頭蓋骨壁にその筋線維の走行の圧痕と，その起始である側頭線 Linea temporalis を残す．わずかに離れて，大部分は頭頂骨に相当する場所に側頭筋膜の線が走る．頬骨弓 Arcus zygomaticus は咬筋の起始部になる．

[*1] とはいえ実際の骨折線がこの線上に収束するわけではない．
[*2] 鼓索神経が通る．Johann Heinrich Glaser（1629-1675，スイスの解剖学者）に因む．

顔面骨格

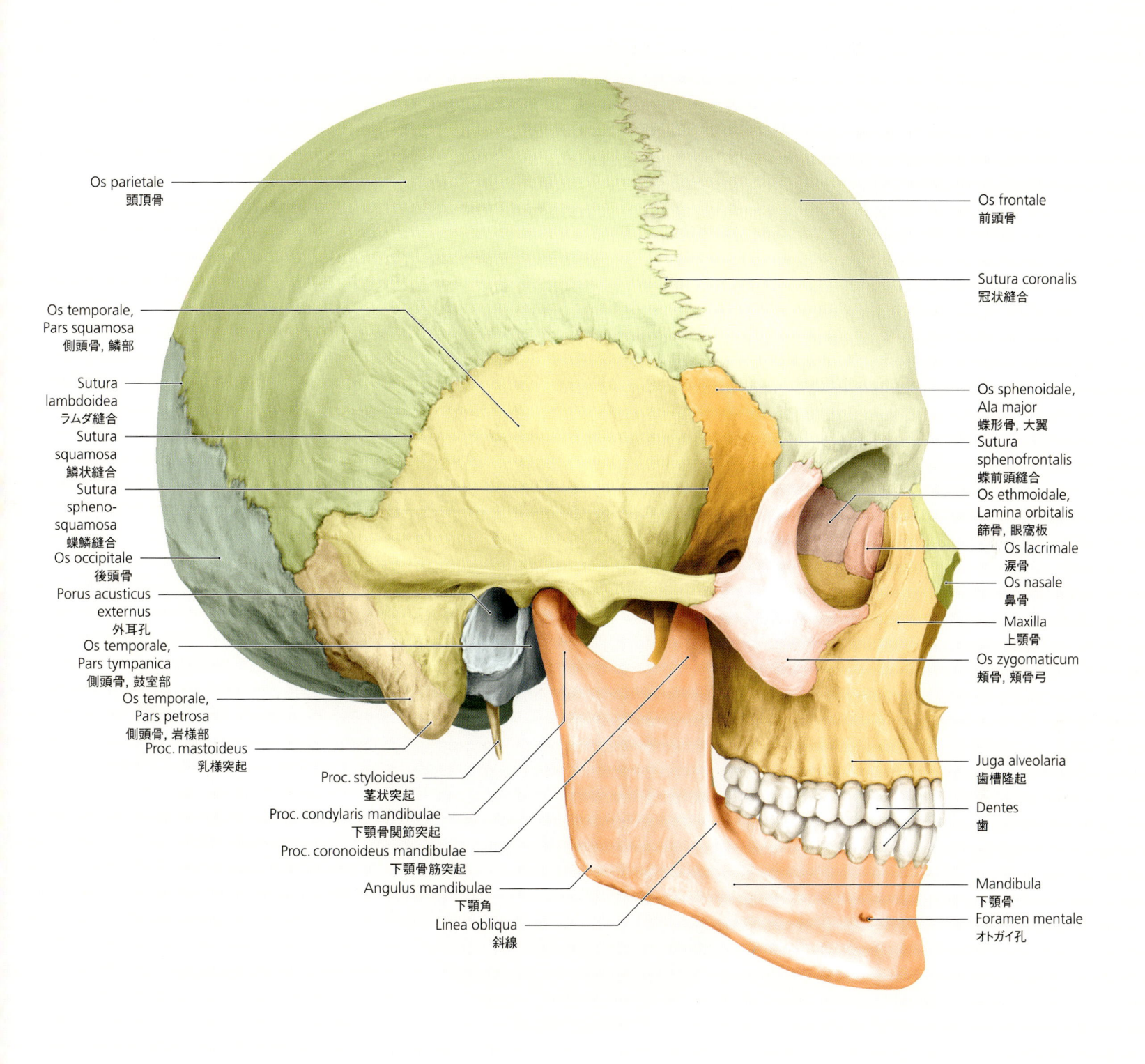

図1.149 顔面骨の側方観．骨を色分けして示す．

顔

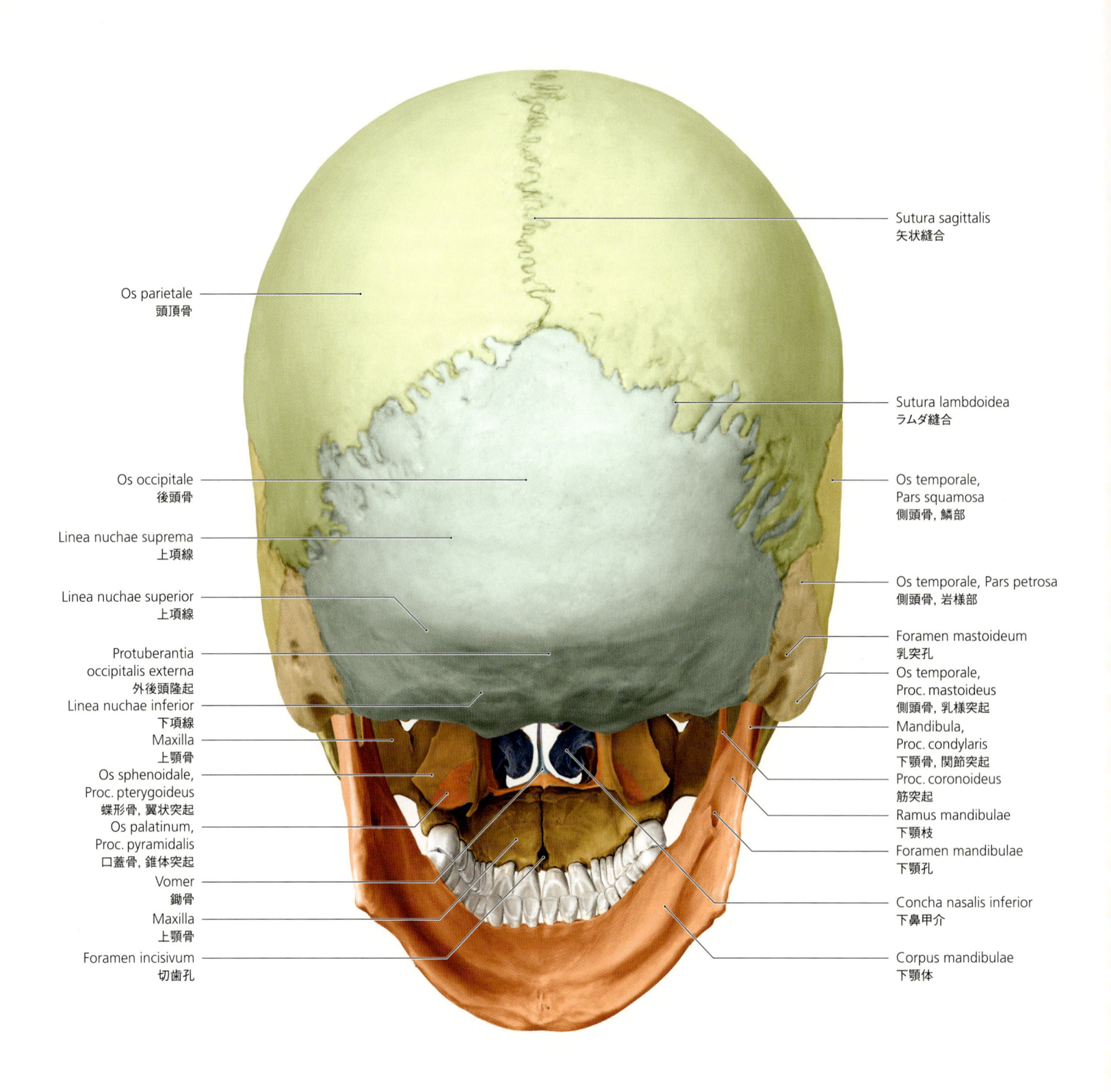

図1.150 頭蓋骨の後方観．骨を色分けして示す．

顔面骨格

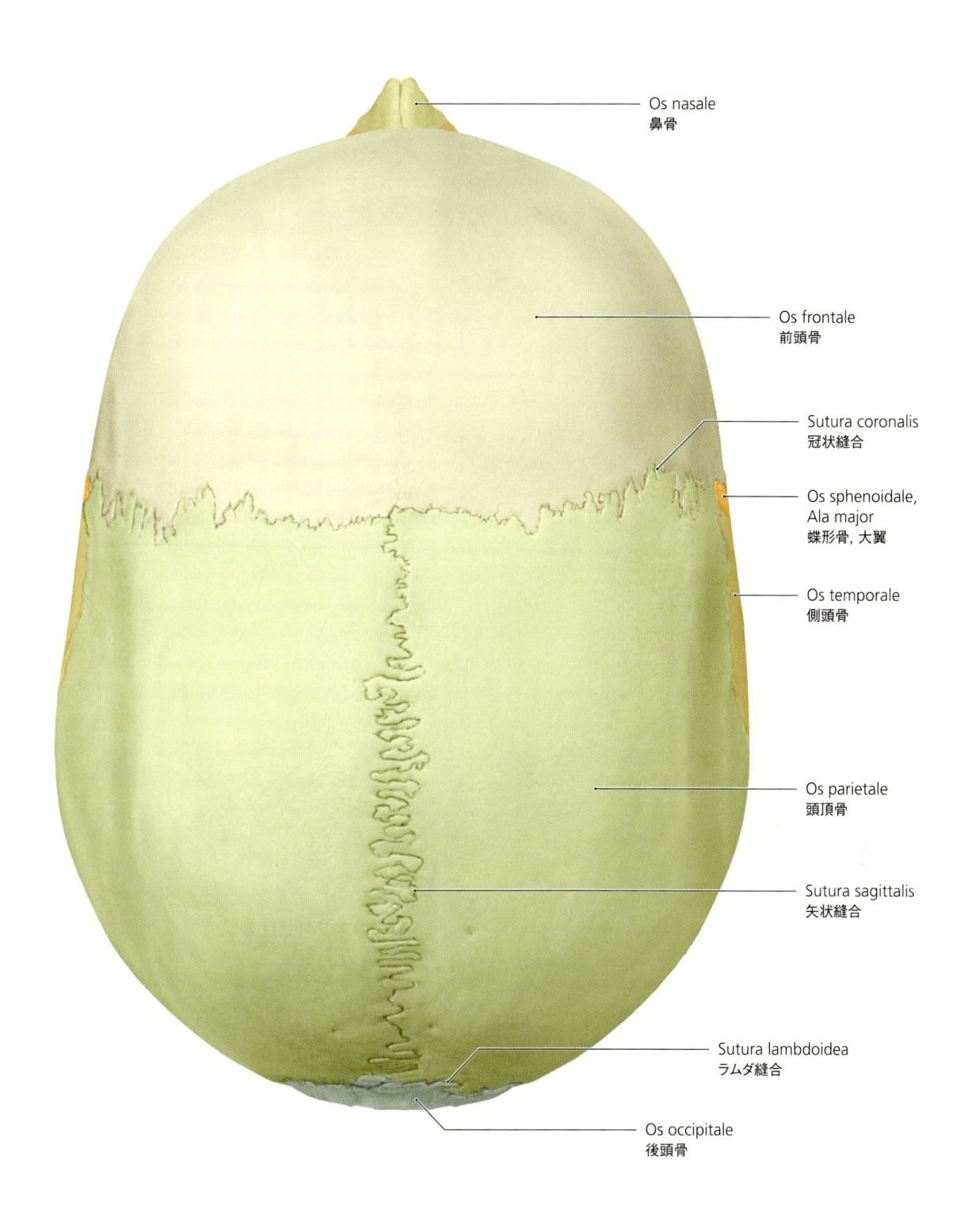

図1.151 頭蓋骨の頭頂観.骨を色分けして示す.

1.9 割面図

現在では画像操作で仮想三次元像を得ることが可能になっている．放射線診断に加えて三次元模型を作成することも可能である．このような進歩があるものの，依然として断面像での診断に高い価値が認められる．各画像は，ほとんどの場合一連の横断画像として生成される．経験ある診断医はこの連続した画像から空間的な把握ができる．心に留めるべきことは，放射線の二次元像は純粋に物理的にできた像だということで，読影者によっては見誤るような結果に導かれ得るということである．どんな三次元再構築画像にも数学的でコンピュータ化された中間操作が伴い，そこには工学技術による放射線画像の解釈が必須である．誤解を引き起こす要素をすべて理解していないと簡単に人工産物像に惑わされてしまう．

ここでは，顔の断面解剖のいくつかの典型的な図を示して，放射線断面画像の説明のためのヒントとしたい．

割面図

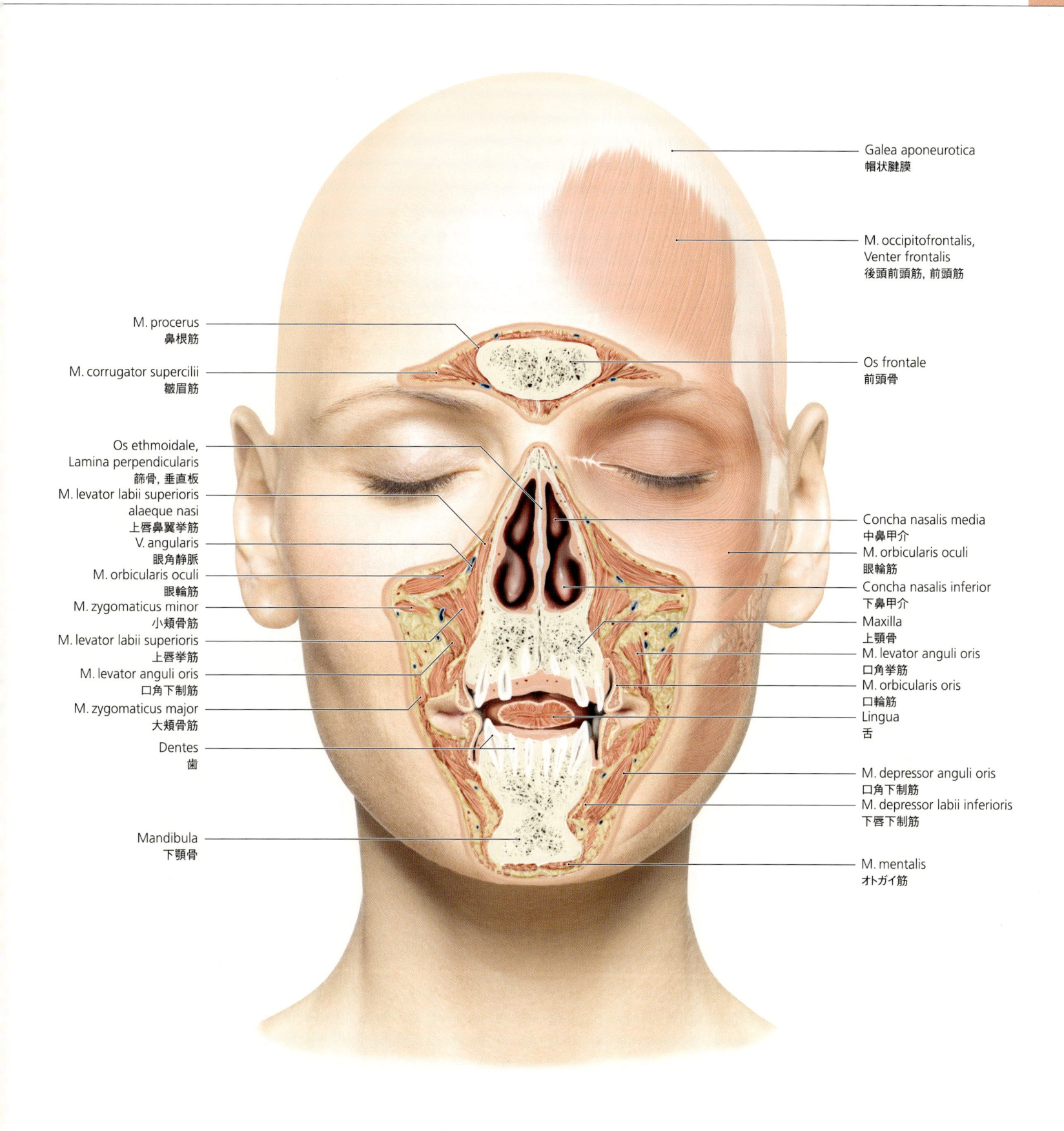

M. procerus 鼻根筋	Galea aponeurotica 帽状腱膜
M. corrugator supercilii 皺眉筋	M. occipitofrontalis, Venter frontalis 後頭前頭筋, 前頭筋
Os ethmoidale, Lamina perpendicularis 篩骨, 垂直板	Os frontale 前頭骨
M. levator labii superioris alaeque nasi 上唇鼻翼挙筋	Concha nasalis media 中鼻甲介
V. angularis 眼角静脈	M. orbicularis oculi 眼輪筋
M. orbicularis oculi 眼輪筋	Concha nasalis inferior 下鼻甲介
M. zygomaticus minor 小頬骨筋	Maxilla 上顎骨
M. levator labii superioris 上唇挙筋	M. levator anguli oris 口角挙筋
M. levator anguli oris 口角下制筋	M. orbicularis oris 口輪筋
M. zygomaticus major 大頬骨筋	Lingua 舌
Dentes 歯	M. depressor anguli oris 口角下制筋
	M. depressor labii inferioris 下唇下制筋
Mandibula 下顎骨	M. mentalis オトガイ筋

図1.152 切歯の位置での顔面前額断.

顔

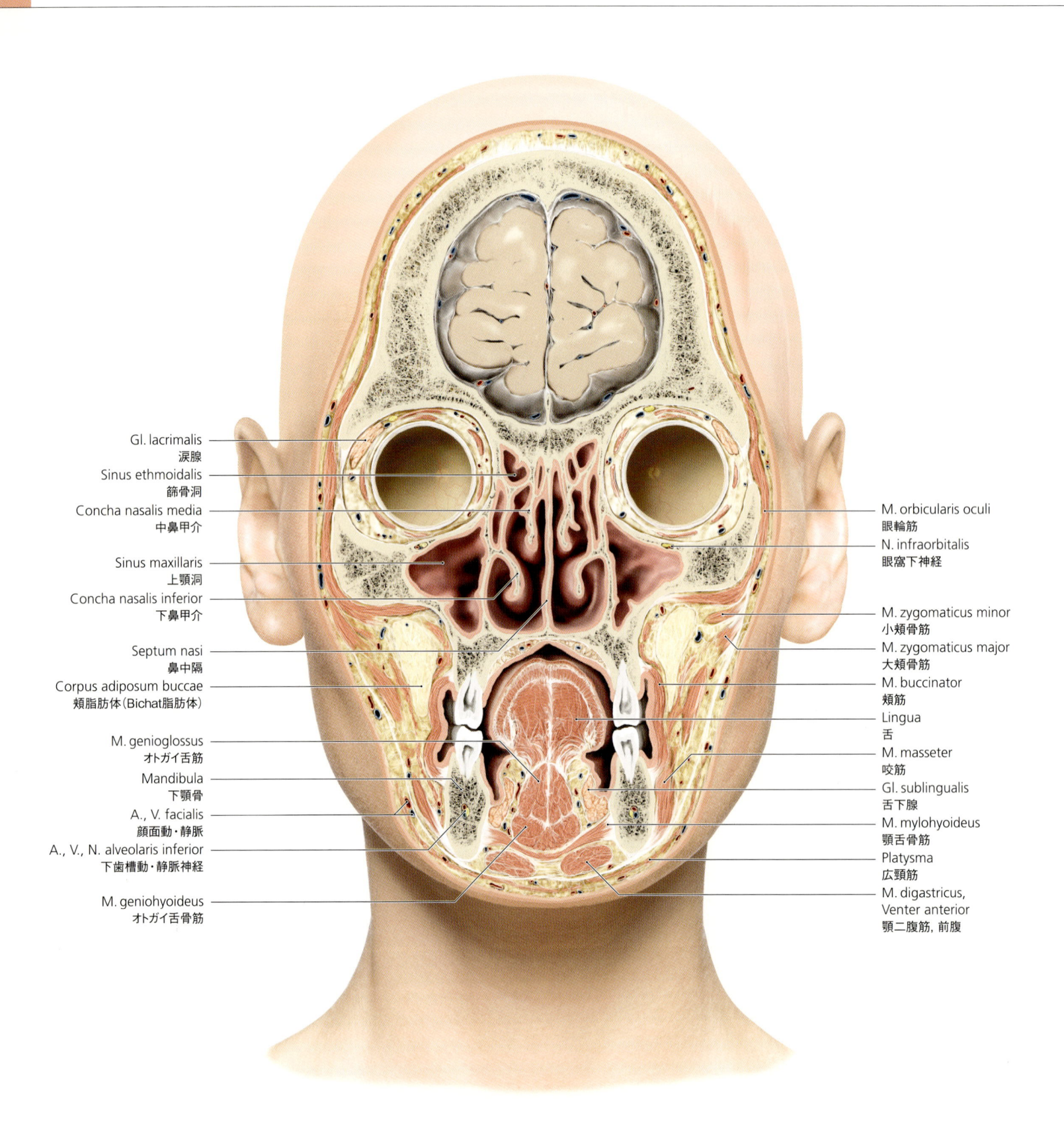

図1.153　第一大臼歯の位置での顔面前額断．

164

割面図

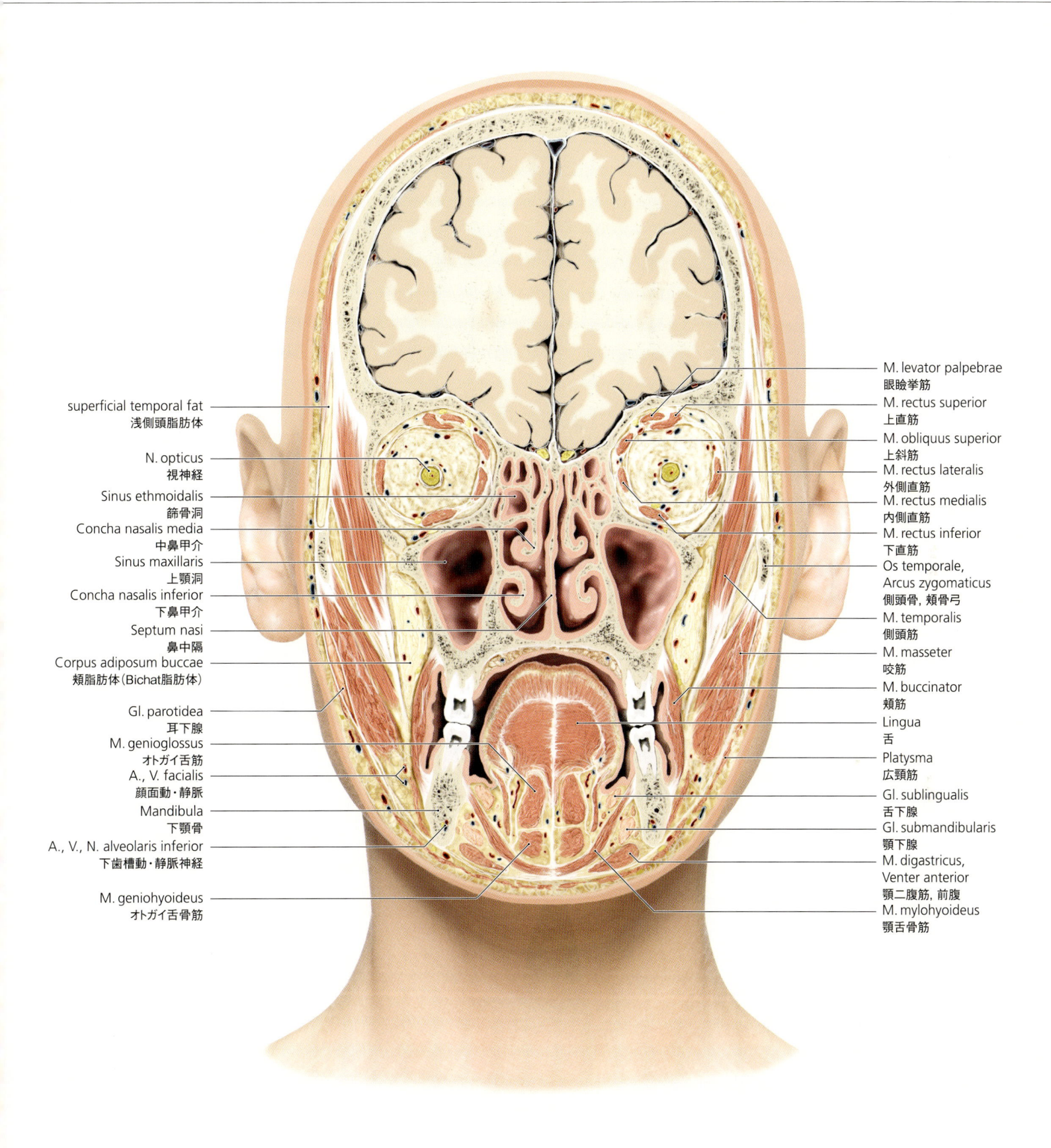

図1.154 第二大臼歯の位置での顔面前額断.

顔

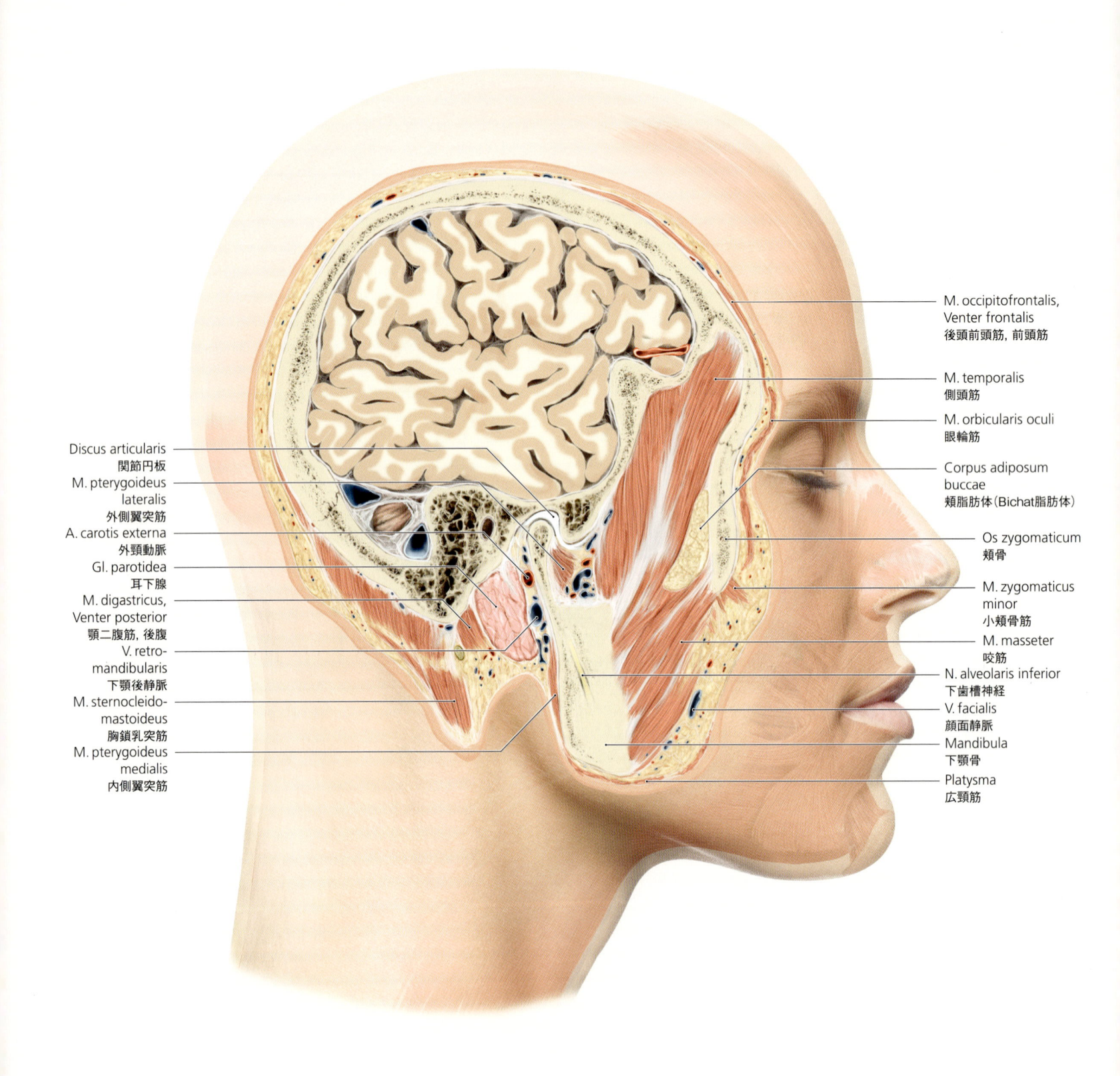

図1.155　顎関節の位置での顔面矢状断．

割面図

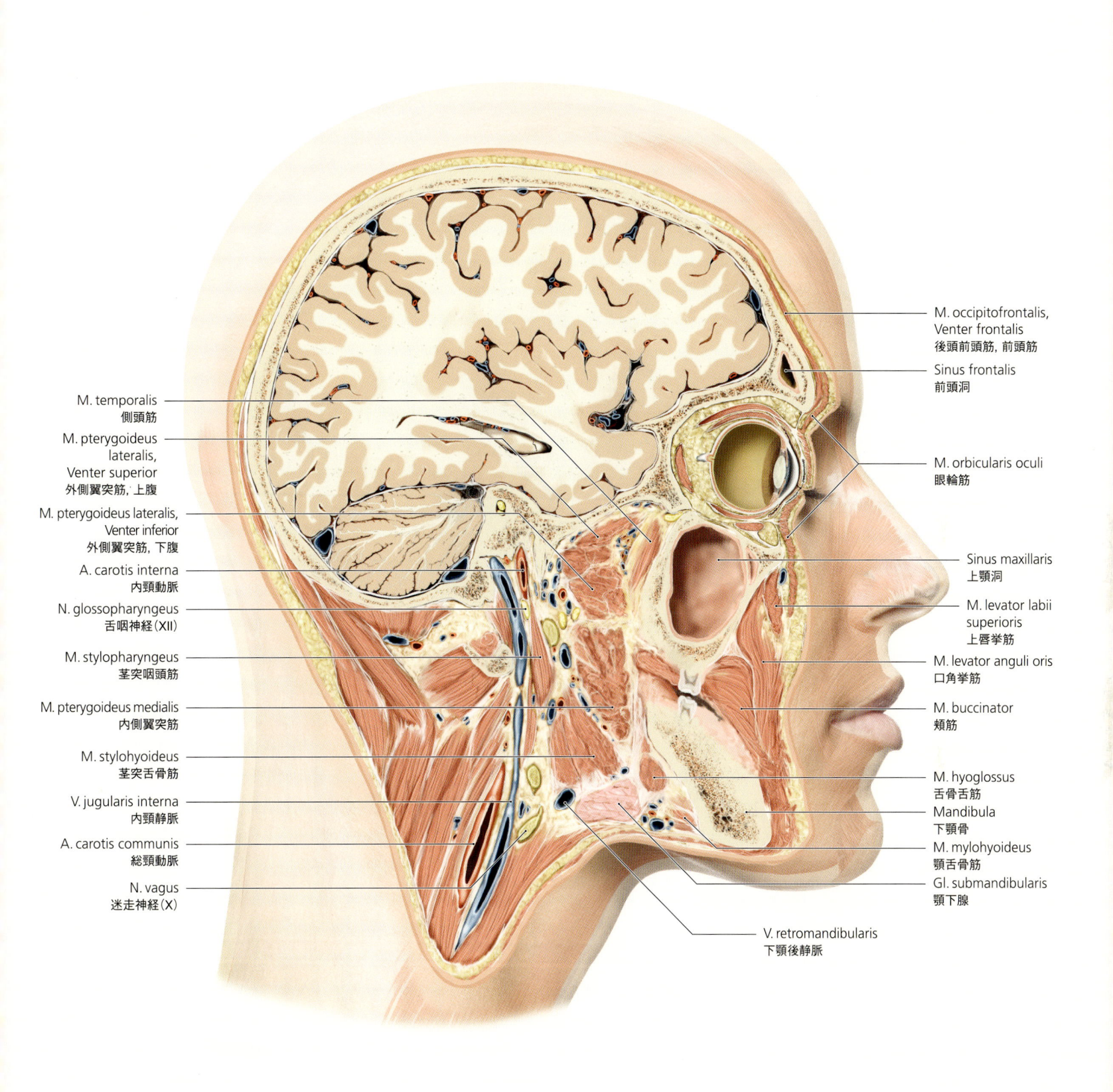

M. temporalis 側頭筋	M. occipitofrontalis, Venter frontalis 後頭前頭筋, 前頭筋
M. pterygoideus lateralis, Venter superior 外側翼突筋, 上腹	Sinus frontalis 前頭洞
M. pterygoideus lateralis, Venter inferior 外側翼突筋, 下腹	M. orbicularis oculi 眼輪筋
A. carotis interna 内頸動脈	Sinus maxillaris 上顎洞
N. glossopharyngeus 舌咽神経(XII)	M. levator labii superioris 上唇挙筋
M. stylopharyngeus 茎突咽頭筋	M. levator anguli oris 口角挙筋
M. pterygoideus medialis 内側翼突筋	M. buccinator 頬筋
M. stylohyoideus 茎突舌骨筋	M. hyoglossus 舌骨舌筋
V. jugularis interna 内頸静脈	Mandibula 下顎骨
A. carotis communis 総頸動脈	M. mylohyoideus 顎舌骨筋
N. vagus 迷走神経(X)	Gl. submandibularis 顎下腺
	V. retromandibularis 下顎後静脈

図1.156　上顎洞の位置での顔面矢状断.

167

顔

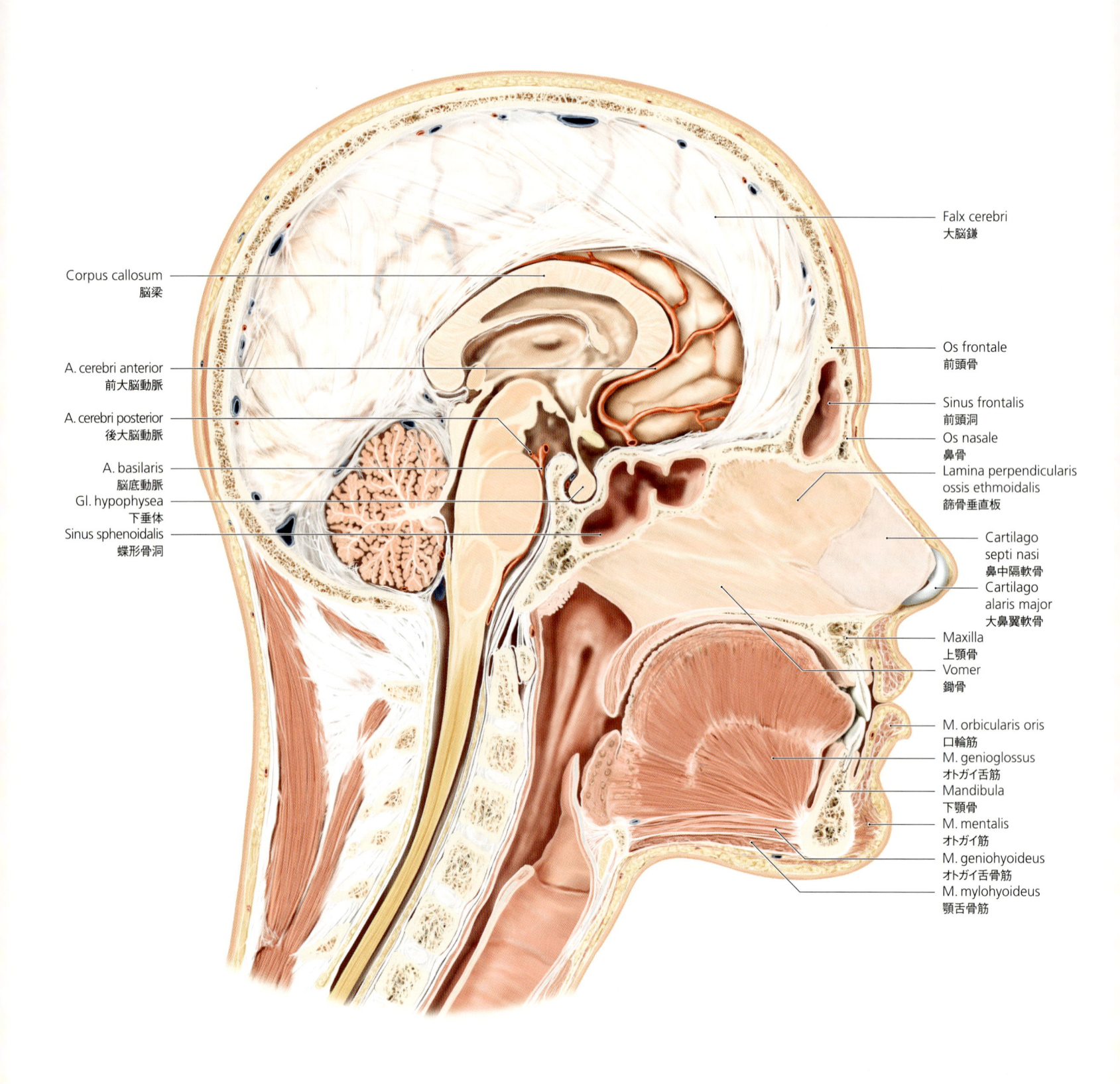

図1.157　鼻中隔の右傍正中位での顔面矢状断.

割面図

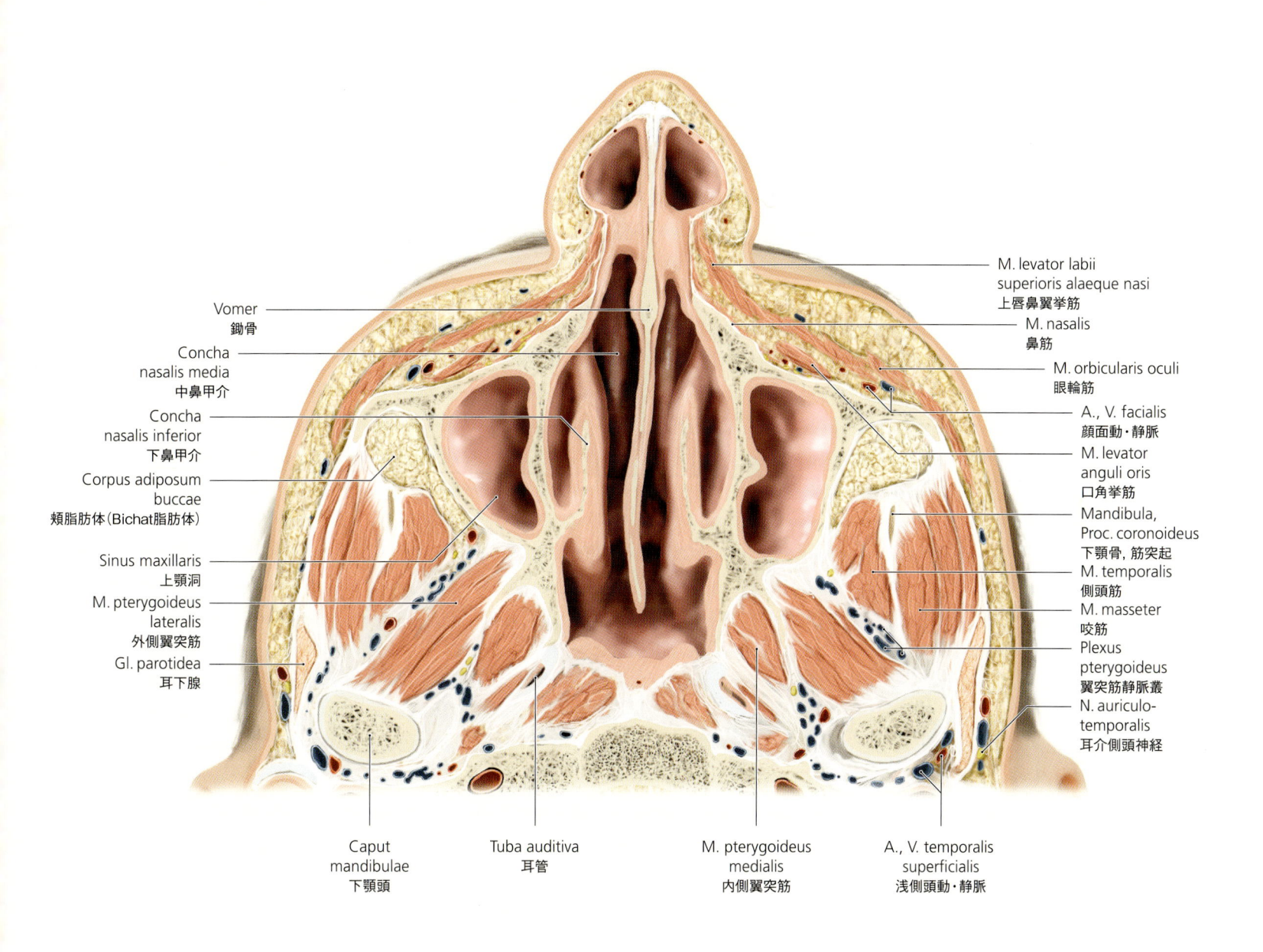

図1.158 上顎洞の高さでの顔面水平断.

169

顔

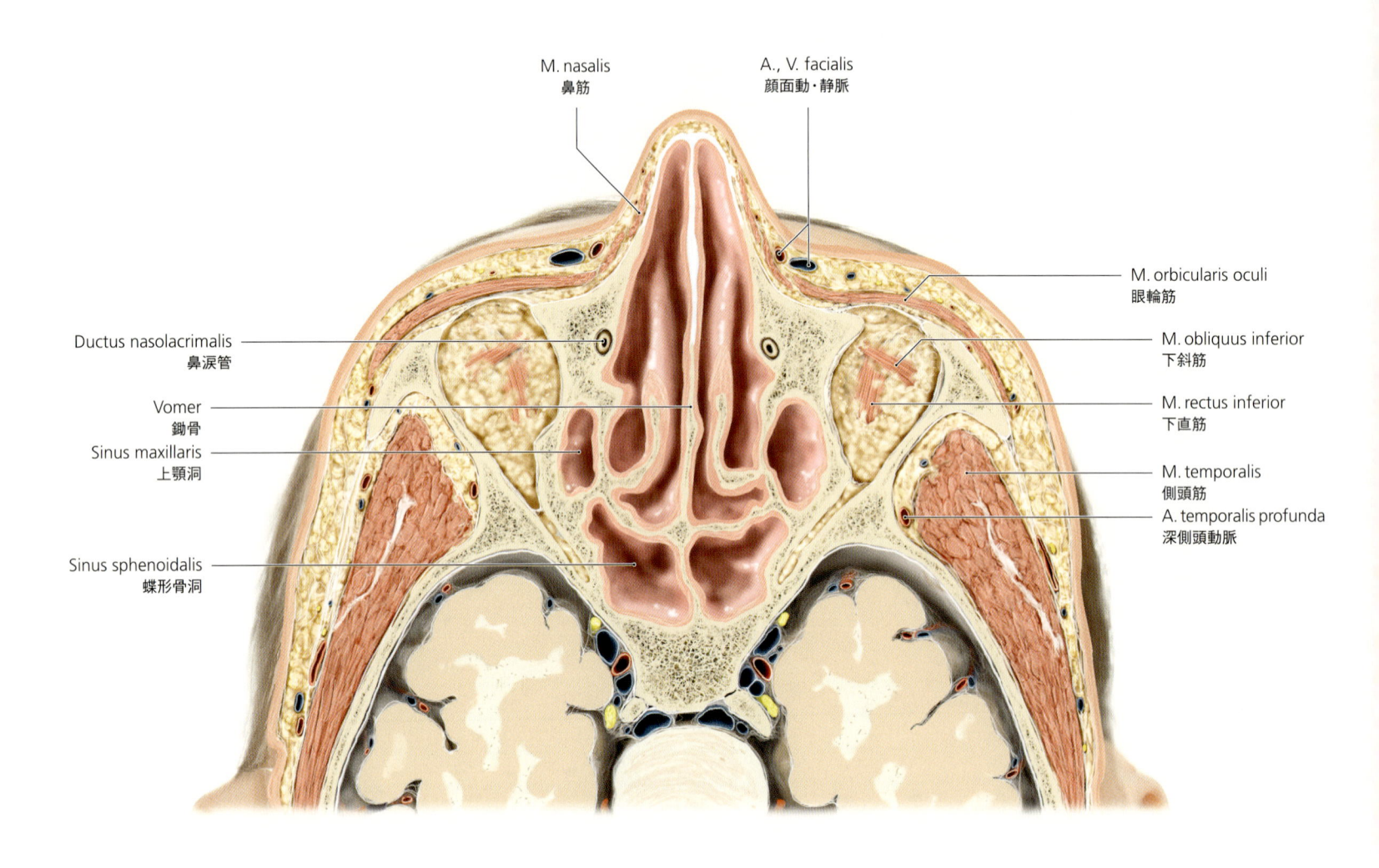

図1.159 眼窩底上面の高さでの顔面水平断．

170

割面図

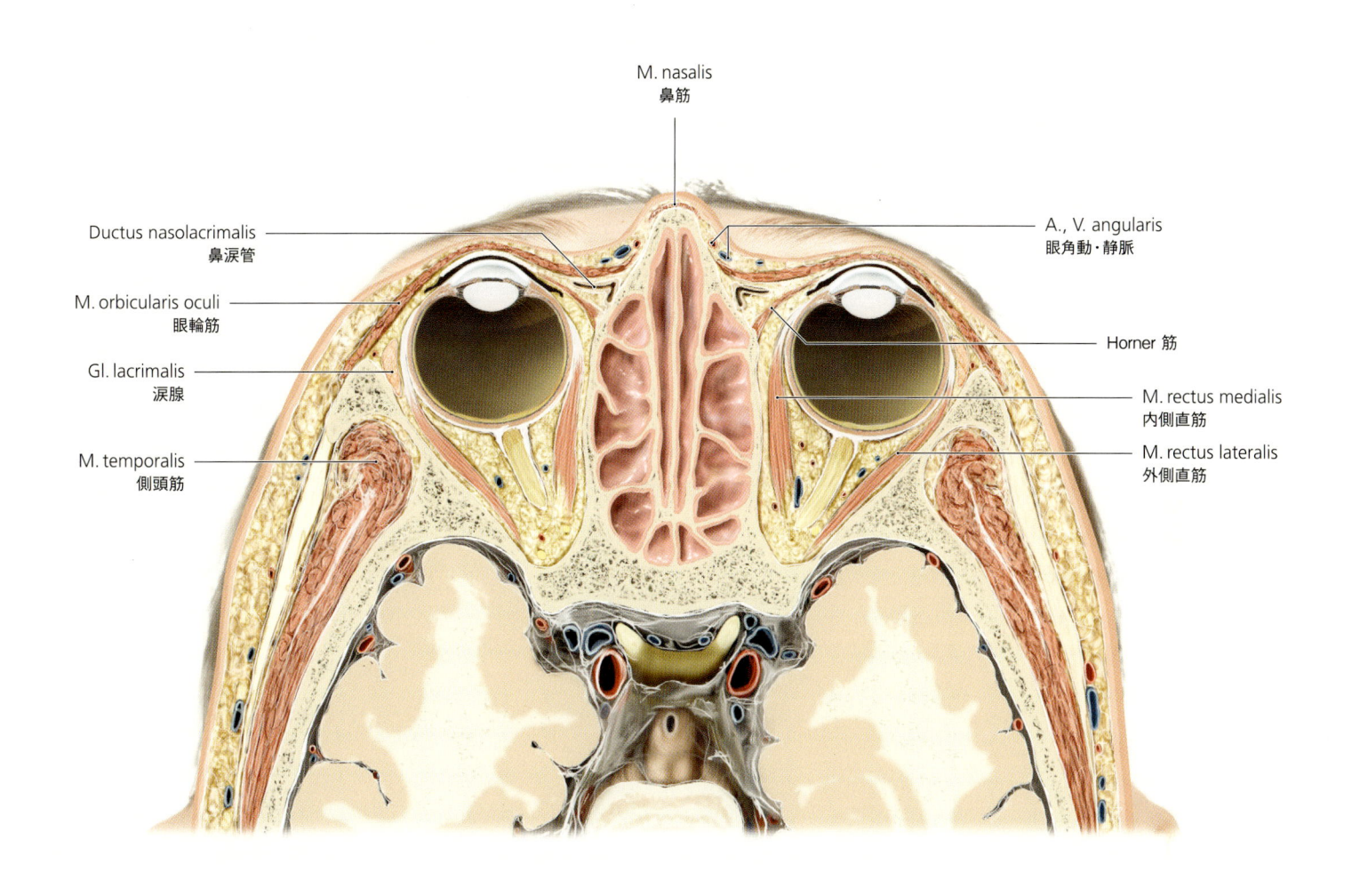

図1.160 眼窩の高さでの顔面水平断.

顔

1.10　顔の脈管系の図解

■ 図1.161　中顔面部，側頭部，頭頂部は外頸動脈の分枝で栄養されている．前頭部と眼部は内頸動脈の分枝が眼動脈を介して栄養している．鼻背動脈を介して眼動脈系（内頸動脈）と顔面動脈系（外頸動脈）が吻合している．

■ 図1.162, 1.163　顔の静脈還流とリンパ流．

■ 図1.164　顔の前方観での三叉神経の主たる枝の支配領域．

■ 図1.165　顔の側方観での三叉神経の主たる枝の支配領域．

顔の脈管系の図解

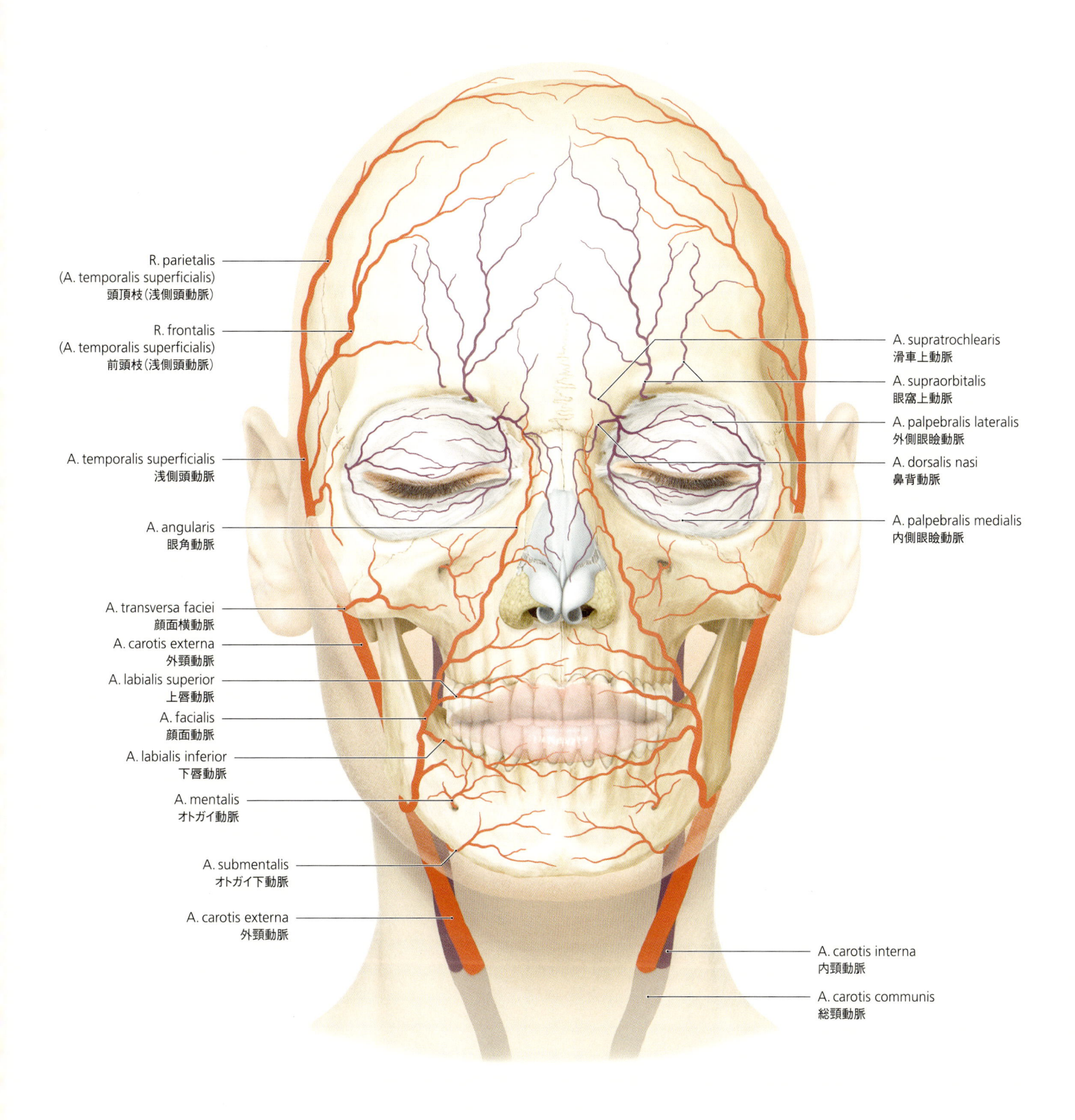

図1.161 顔の動脈分布図．外頸動脈系（赤）と内頸動脈系（紫）．　　　P172参照

173

顔

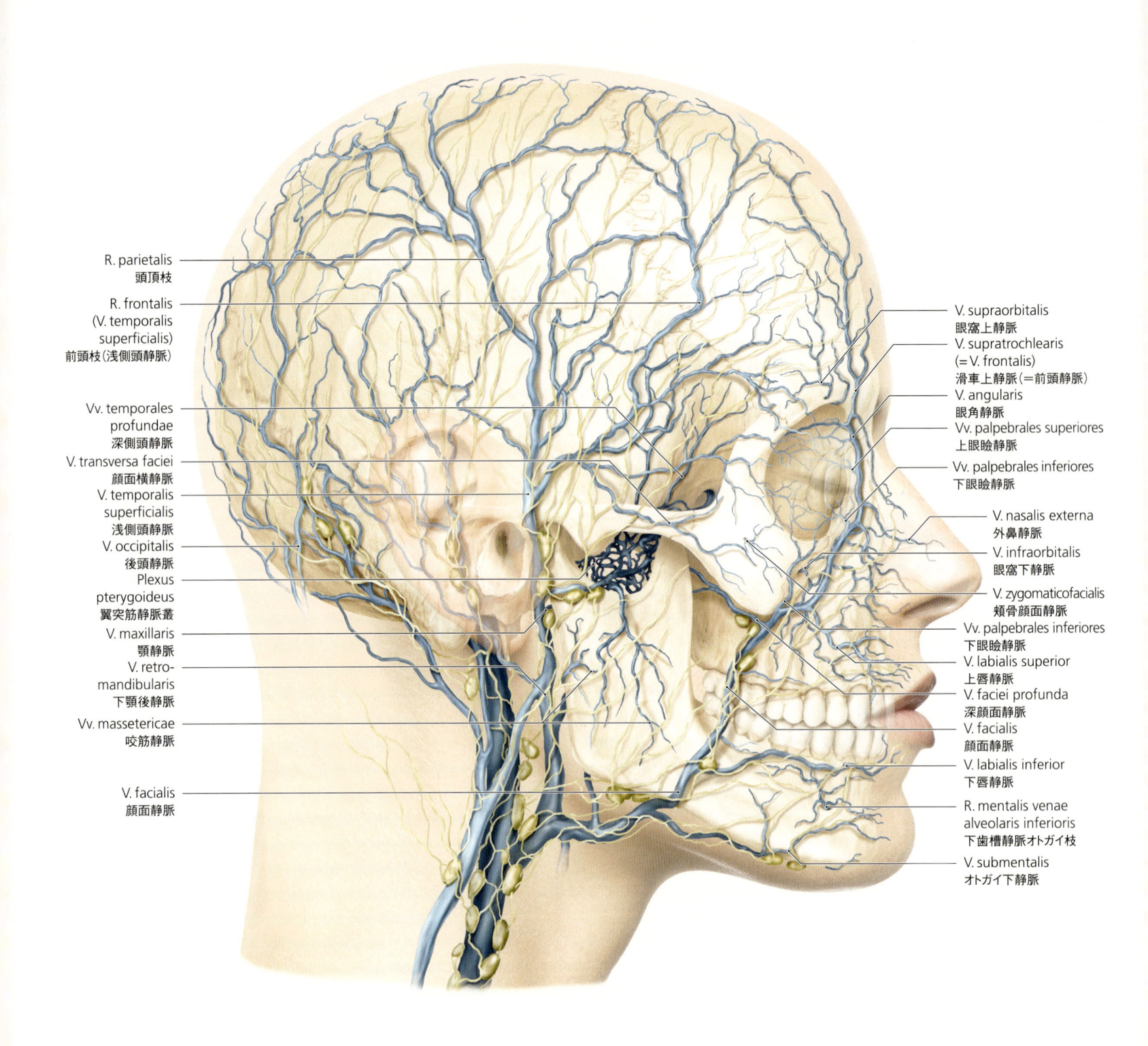

図1.162　顔の静脈還流とリンパ流．

顔の脈管系の図解

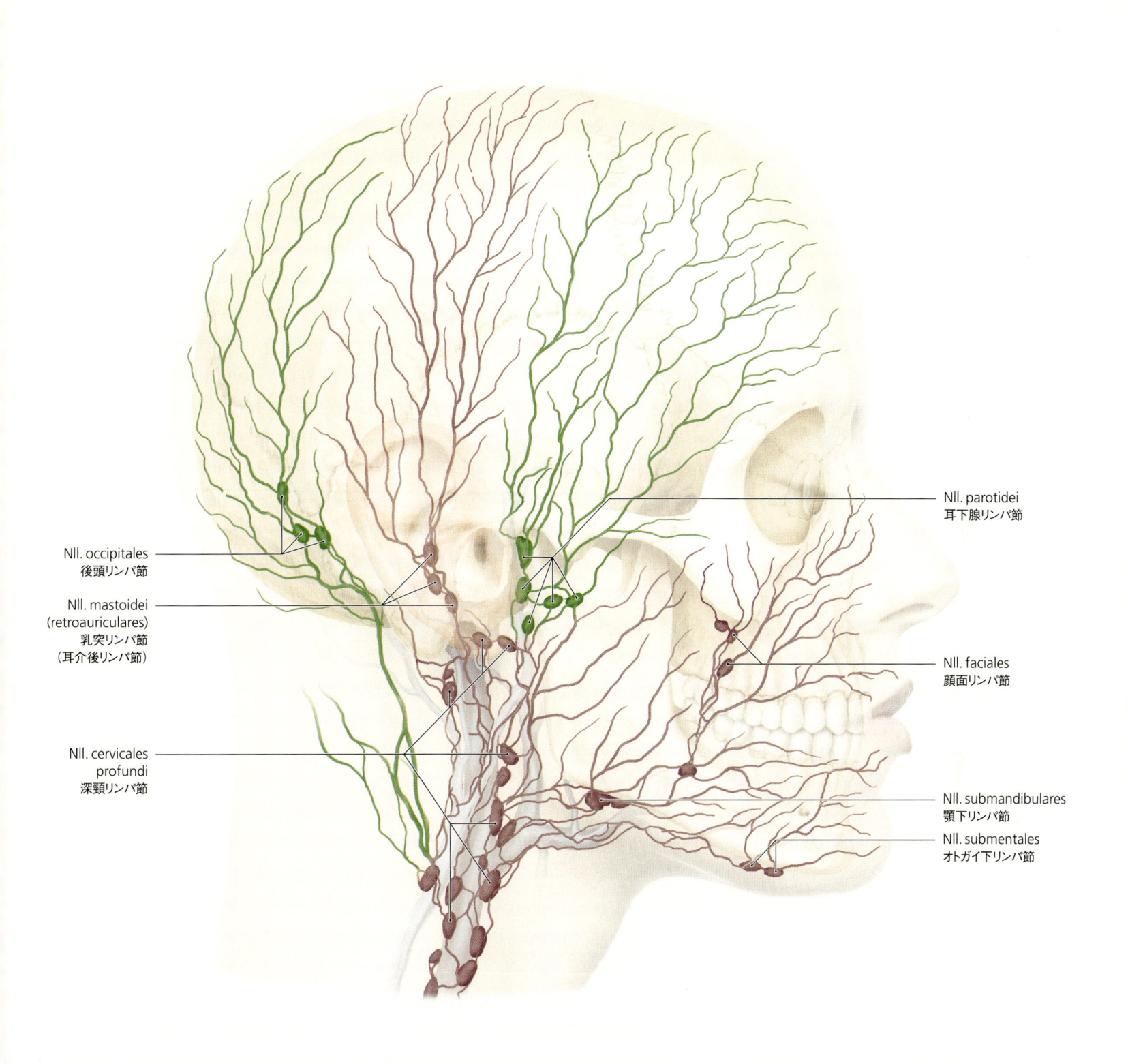

Nll. parotidei
耳下腺リンパ節

Nll. occipitales
後頭リンパ節

Nll. mastoidei
(retroauriculares)
乳突リンパ節
（耳介後リンパ節）

Nll. faciales
顔面リンパ節

Nll. cervicales
profundi
深頸リンパ節

Nll. submandibulares
顎下リンパ節

Nll. submentales
オトガイ下リンパ節

図 1.163 顔の静脈還流とリンパ流．

175

顔

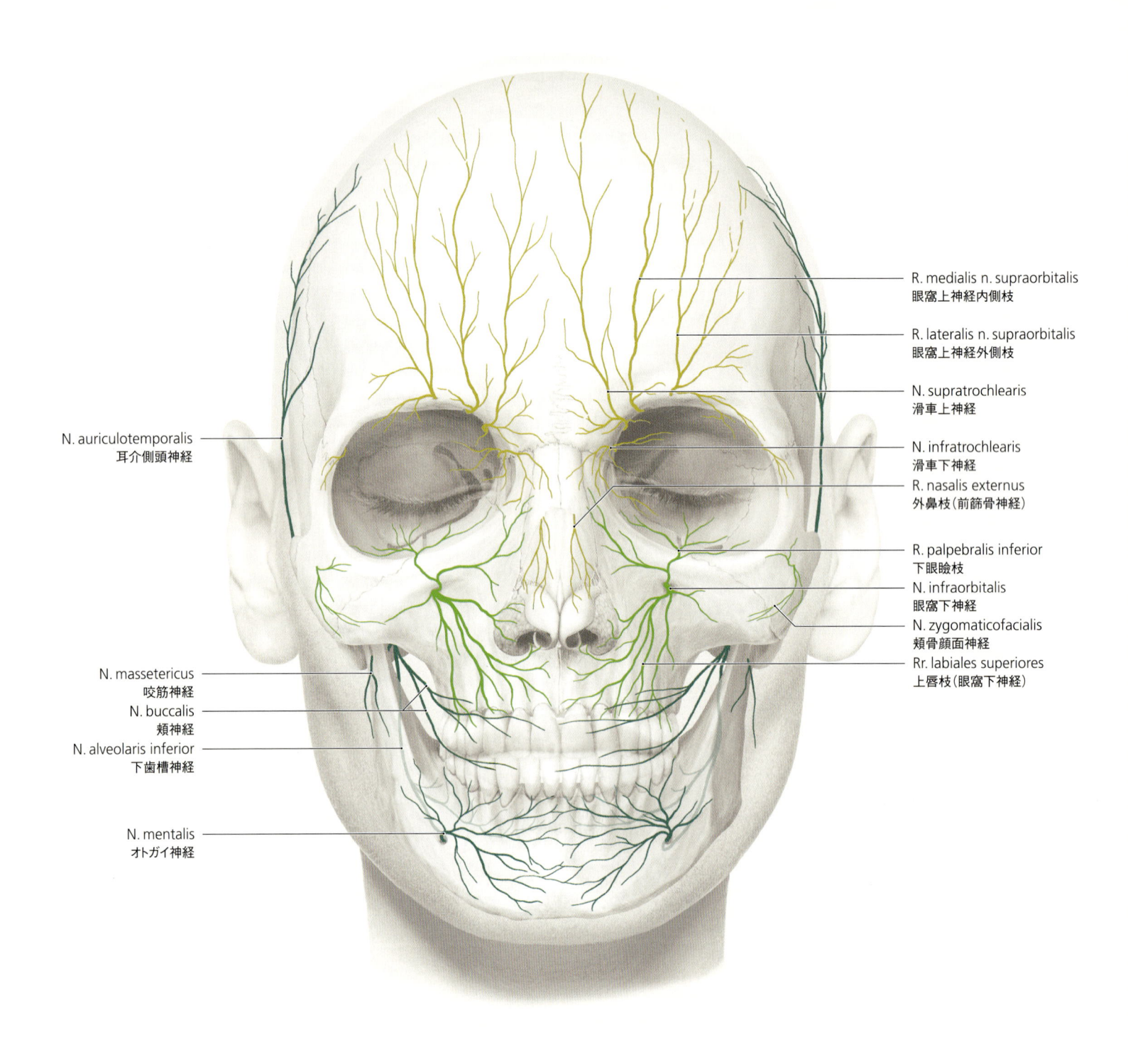

図1.164 顔の前方観での三叉神経の主たる枝の支配領域．

P172参照

顔の脈管系の図解

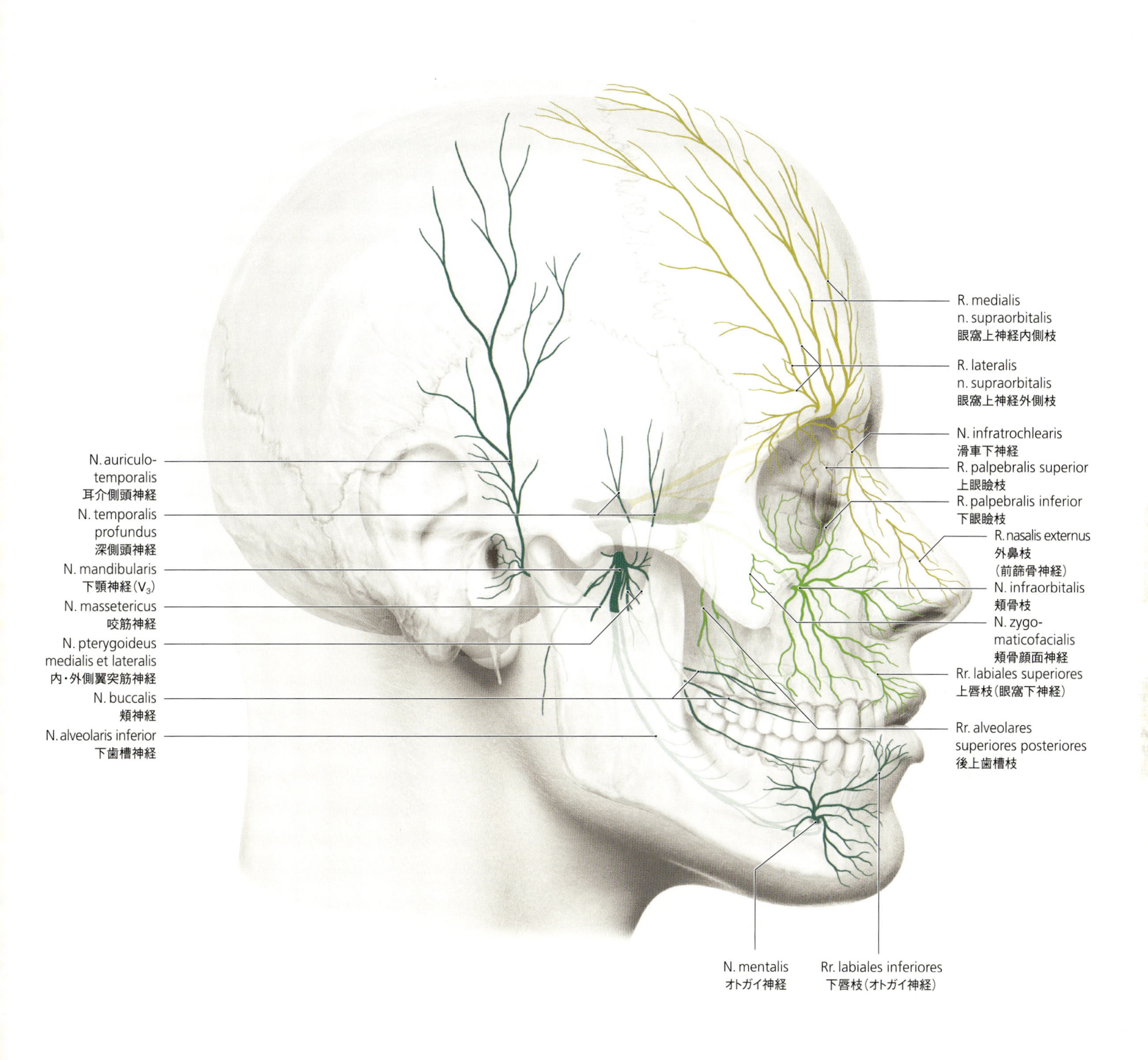

図1.165 顔の側方観での三叉神経の主たる枝の支配領域.

顔

■ **図1.166-1.168** 頭部が他部位と異なるところは，顔の主な神経である三叉神経を含めた末梢神経以外に，脊髄神経根からの神経も知覚を送るということである．とくに，頸部と後頭部では分布領域が重なる．眼神経 N. ophthalmicus は眼窩上神経の外側枝と内側枝を前頭部に送って頭頂部をはるかに超えて後頭部に届く．眼神経のその他の枝は涙腺神経 N. lacrimalis と滑車上神経 N. supratrochlearis で，これらは前頭部と眼部を支配する．鼻の皮膚では，鼻背と鼻尖は前篩骨神経の枝である外鼻枝が支配する．眼窩下神経外鼻枝 Rr. nasales externi n. infraorbitalis は鼻翼を支配する[*1]．

下眼瞼部，頰部，上眼瞼部は側頭部とともに上顎神経 N. maxillaris（V$_2$）が支配する．この部には頰骨側頭枝と頰骨顔面枝が頰骨神経から出て，大きな部分を占める眼窩下神経とともに分布する．下顎神経 N. mandibularis（V$_3$）は下顎に沿った皮膚（オトガイ神経，頰神経 N. mentalis, N. buccalis 支配）のみでなく，側頭部，耳介の上半部，外耳道の皮膚を支配する耳介側頭神経 N. auriculotemporalis とともに分布する．耳介の耳介腔[*2]は迷走神経 N. vagus の耳介枝 R. auricularis によって知覚支配される．

頸神経叢 Plexus cervicalis 由来の大耳介神経から顔へ知覚の一部が来る．大耳介神経 N. auricularis magnus の前枝は耳下腺と下顎角の表層の皮膚に分布し，後枝は耳介の近心側（前面）と胸鎖乳突筋の上部の皮膚に分布する．

後頭部と項部は脊髄神経の後枝（大後頭神経 N. occipitalis major, 第三後頭神経 N. occipitalis tertius および第四頸神経後枝の内側枝）から知覚を受ける．さらに頸神経叢から小後頭神経 N. occipitalis minor が分かれる．耳介の各部位の知覚支配はもとより，鼓膜と耳垂後部の皮膚に痛覚，触覚，温度覚を司り，これが温度眼振の解析に意義を持つ．

頸の前部は頸横神経 N. transversus colli（C3）が分布する．耳後部，耳介下部および側頸部の皮膚へは小後頭神経 N. occipitalis minor（C3）が分布する．大後頭神経 N. occipitalis major（C2）は頭蓋後頭部の皮膚に分布し，尾側では脊髄神経後枝由来の知覚枝に連続する．鎖骨上神経も頸神経叢から出て鎖骨部の皮膚と胸部上部および肩の皮膚に分布する．

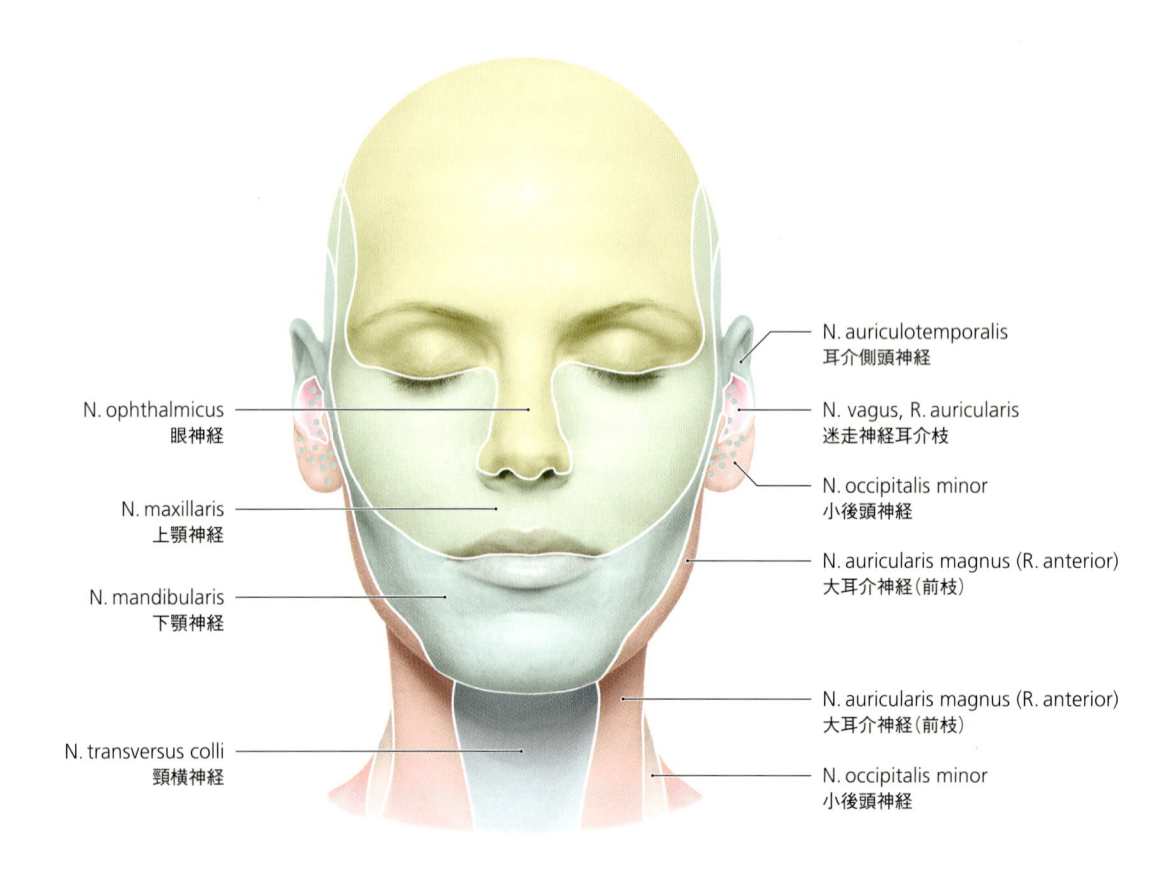

図1.166 顔の知覚系支配領域．前方観． 上記参照

[*1] 眼神経由来の「外鼻枝」は単数形の名称．眼窩下神経由来のものは複数形の「外鼻枝」の名称が使われる．
[*2] ここでは Cavum conchae とあるが，第5章では Cavitas conchae としてある．語意に差はない．

顔の脈管系の図解

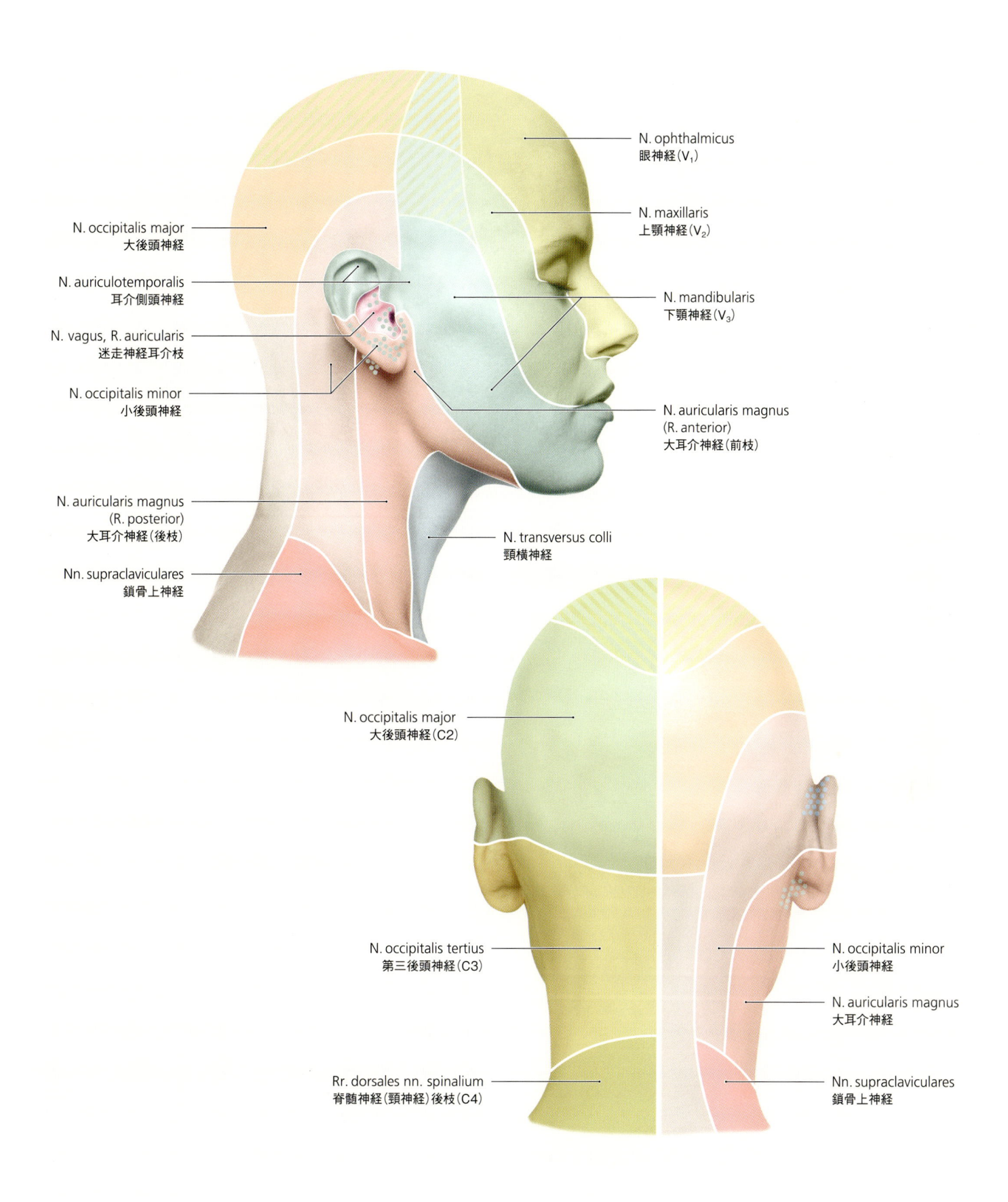

図1.167, 1.168 顔の知覚系支配領域. 側方観と後方観.

P178参照

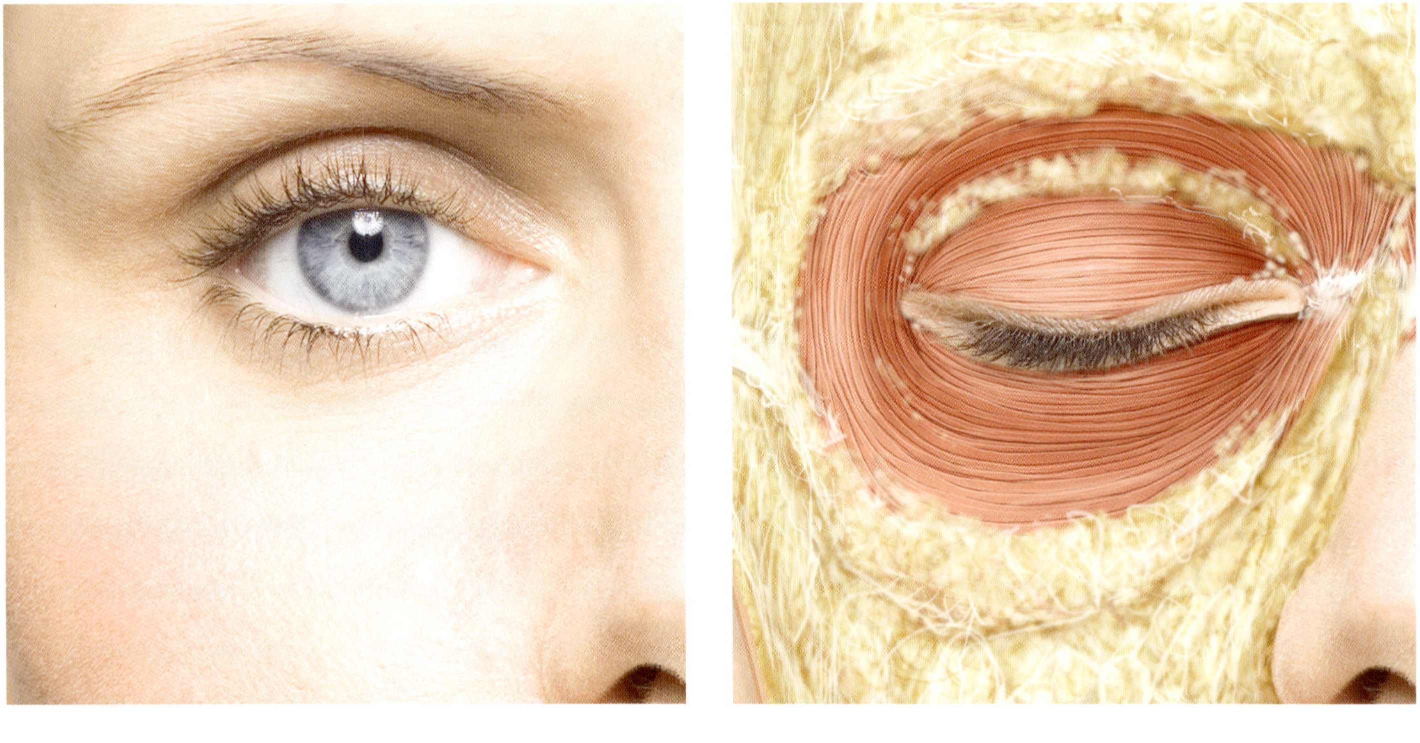

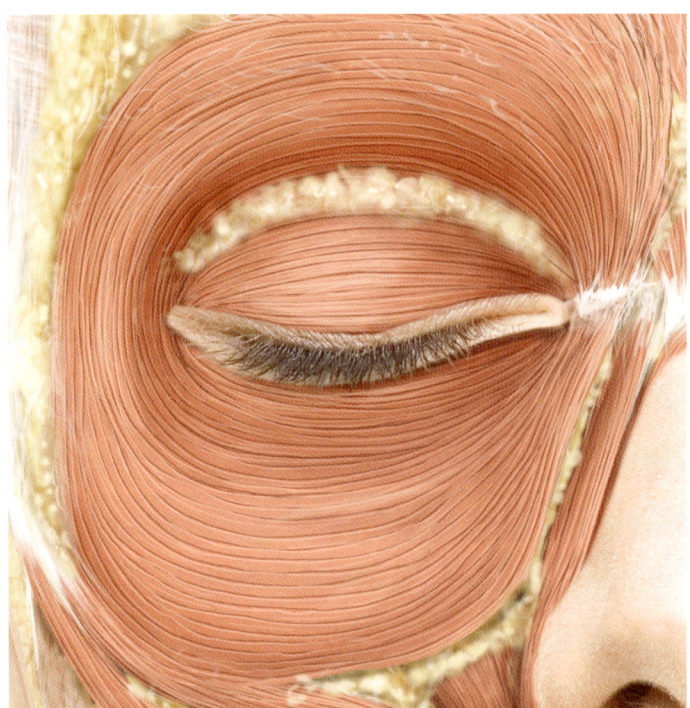

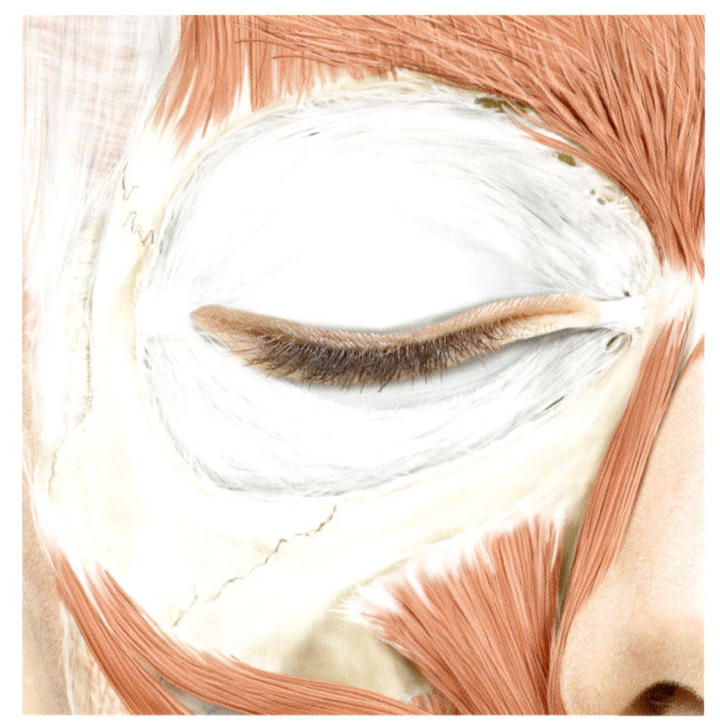

2 眼部

2.1 臨床的側面 …………………………………… 182
2.2 眼窩隔膜前部の筋層と脂肪 …………………… 185
2.3 眼窩隔膜と眼球 ………………………………… 189
2.4 眼部の脈管と神経 ……………………………… 196
2.5 筋に関連する眼部の脈管と神経 ……………… 205
2.6 断面図で見た眼部の解剖 ……………………… 210

眼部

2.1 臨床的側面

■ 図2.1, 図2.2　強膜 Sclera はいわゆる白目とよばれる透明な粘膜を指し, 眼球結膜 Tunica conjunctiva bulbi を覆っているが, 角膜部は覆われていない. 角膜 Cornea を通じて虹彩 Iris を見ることができ, その色は青灰色〜青色, 緑〜明るい茶または暗い茶色を呈している. 虹彩の中心部には瞳孔 Pupilla が存在しており, 虹彩の緊張によってその大きさが変化し得る. その後面には水晶体 Lens が存在し, 結膜 Conjuntiva は眼球を覆うだけではなく眼瞼内面も覆っている(Tunica conjuntiva palpebrae, 眼瞼結膜). 上眼瞼と下眼瞼へ折り返す溝は, 上結膜円蓋ならびに下結膜円蓋といわれる.

内眼角には結膜が斜めになって小さな結膜半月ヒダ Plica semilunaris conjunctivae を形成している. さらにその内側には涙丘 Caruncula lacrimalis がある. アジア人では内眼角がしばしば上眼瞼の皮膚によって部分的に隠れていることがある(内眼角贅皮).

上下眼瞼の外側の移行部は外側眼瞼交連 Commissura lateralis palpebrarum と呼ばれる. 眼瞼の縁からカールして伸びている毛は睫毛 Cilia と呼ばれ, 上眼瞼は約200本, 下眼瞼は約100本生えている. これらは約3〜4か月に1度生え変わる. 眼瞼は全身でもっとも薄い皮膚で構成されている. 眼部の皮膚は眼窩縁の骨に近づくにつれて厚くなる.

眼窩縁上の皮膚には眉毛 Supercilia が存在しており, その位置, 形態には非常に個人差があるが外側3分の1は眼窩縁よりやや上方を取り囲むように向きを変える.

下眼瞼の下方には膨らみがあり, 瞼頬溝 Sulcus palpebromalaris を境界としている. この弧状の溝の内側が"涙の谷"と呼ばれている. 眼角内側のシワが頬骨弓にまで延長されている場合, 瞼頬溝と定義される.

■ 図2.3　その構造的特色により眼部の皮膚領域は以下のように区分される. 眼瞼部は(a)下眼瞼部, (b)上眼瞼部, (c)外眼角部, (d)内眼角部のように区分される. 眉部(e)はこれと区別されている. 外科手術を行う場合には, (a)〜(e)各領域においてお互いが干渉することのないよう再構築されなければならない.

■ 図2.4　aとbの垂線は内眼角と外眼角の距離を計測するために用い, これを「眼角幅」といい, 28〜30mmとされる. cとdは「中央反射領域」で(c)下眼瞼から瞳孔まで(d)上眼瞼から瞳孔までである. これらの距離を合わせ「眼瞼高」または「眼瞼裂幅」と定義され, 10〜12mmである. (e)上眼瞼から上眼瞼溝までの距離は女性で9〜12mm, 男性で7〜9mmとされるが, 個人差があり, 中年になると眼瞼膨大(眼瞼の膨らみ)ができることが多い.

■ 図2.5　眉の最高点から垂線を引くと, 眼部の外側1/3にあたる.

外眼角は内眼角よりも数mm高い位置に存在している. したがって内眼角から引いた水平線bと両眼角を結んだ線cが違うことが確かめられる. 外側眼窩稜から外眼角までの距離は約5mmである.

図には涙腺 Gl. Lacrimalis も記入されている.

■ 図2.6　(a)眉の内側および外側を結ぶとほぼ水平となる.
(b)眉の最高点は眼部の外側1/3に位置し, 外眼角を通る垂線に近い.
(c)内眼角から垂線を下ろすと, 同側の鼻翼と同じ位置にあり, その上部延長線上に眉の内側の起始部がある.
(d)外眼瞼と外側鼻翼を結んだ線で, 眉の外側の終点または眉の外側部と交わる.

臨床的側面

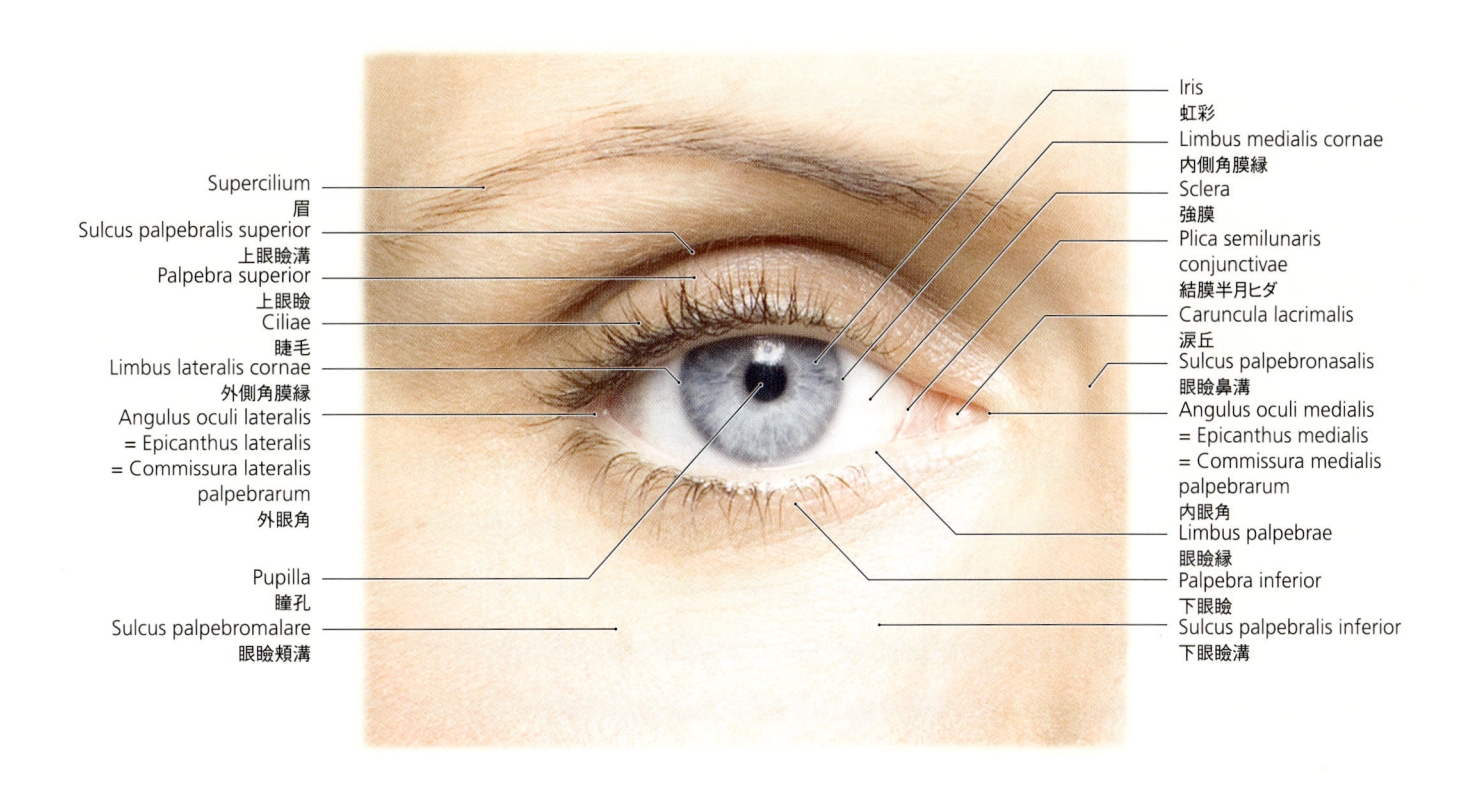

図2.1 前方からみた眼の解剖. P182参照

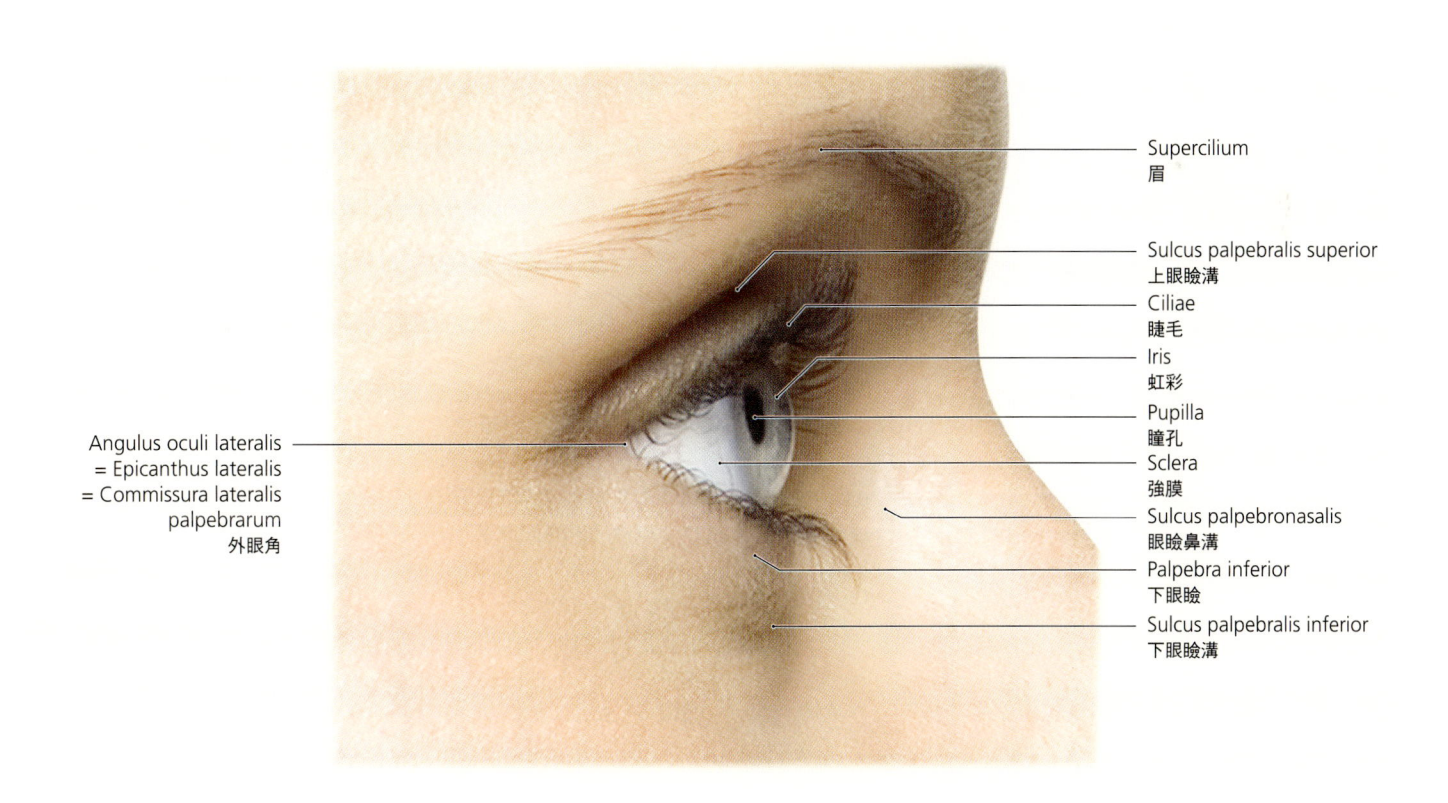

図2.2 側方からみた眼の解剖. P182参照

183

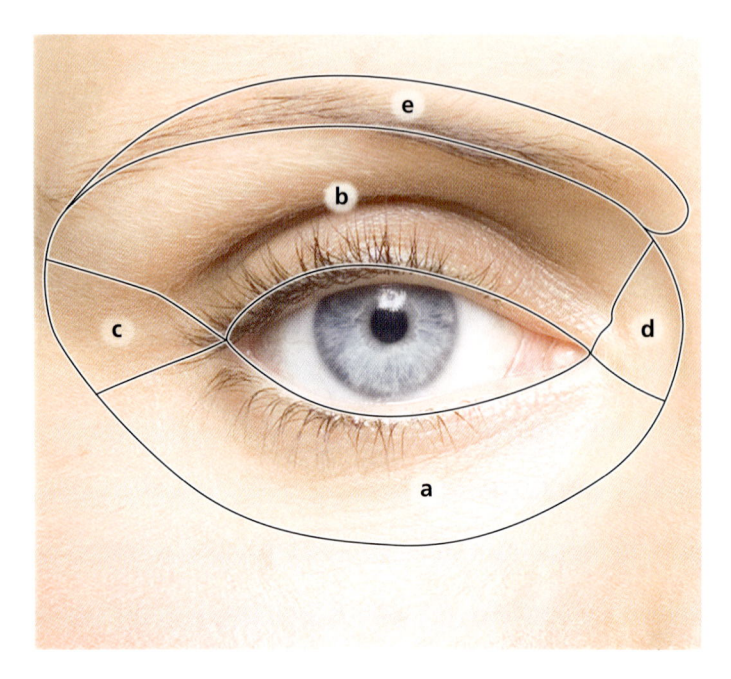

眼部

図2.3 眼の皮膚領域. P182参照

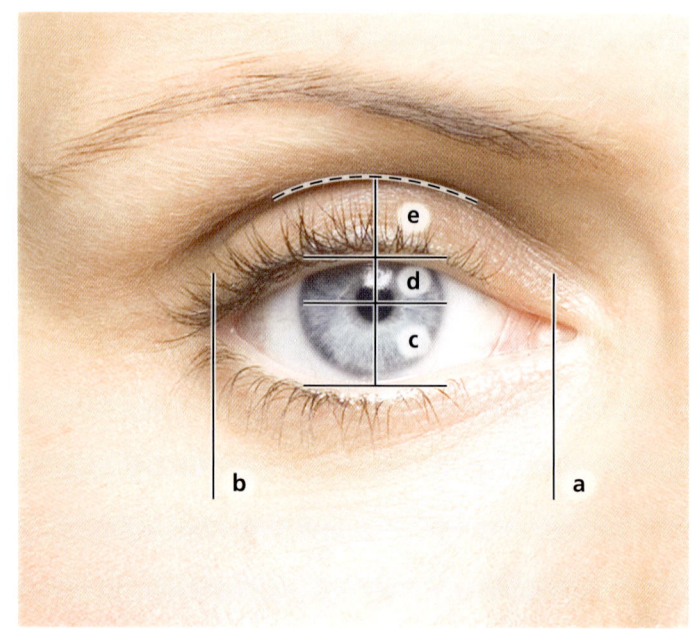

図2.4 眼の比率. P182参照

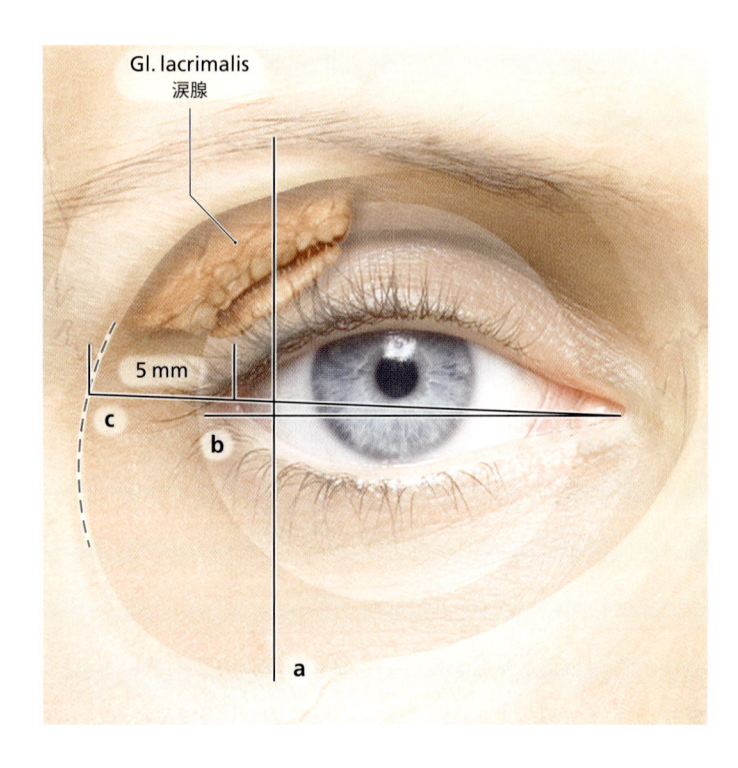

Gl. lacrimalis
涙腺

5 mm

図2.5 眼の比率（眼周囲の皮膚は透明に描いてある）. P182参照

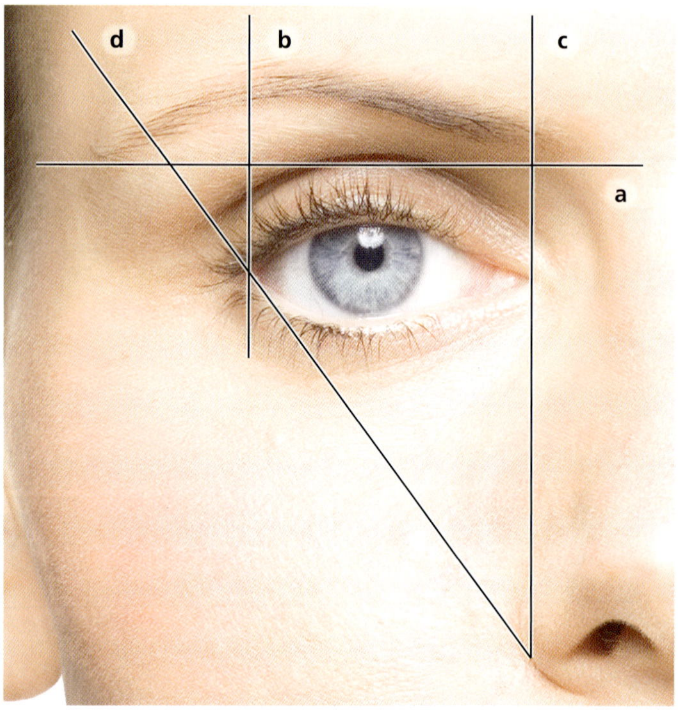

図2.6 女性における理想的な眉毛の比率. P182参照

184

2.2 眼窩隔膜前部の筋層と脂肪

■ 図2.7　眼瞼の皮膚直下には眼輪筋眼瞼部 Pars palpebralis m. orbicularis が存在し，その間には皮下脂肪はまったくないかごくわずかに認める．眼瞼以外の，眼輪筋のより周辺の眼窩部 Pars orbitalis では個人差があり，若年者においても厚い脂肪層が存在することがある．一部の個体では眼輪筋眼瞼部にも認めうる．

■ 図2.8　表面上の脂肪層を剥離していくと，眼輪筋（眼窩部）の周辺部を覆う額部や頰部の脂肪層も確認することができる．

■ 図2.9　眼輪筋は，眼窩部と，瞼板前で眼窩隔膜前部を含む眼瞼部，眼瞼裂に接する涙嚢部の3部に分けることができる．眼輪筋は眼窩稜を超えて眉毛部に到達する．その内側部では上唇鼻翼挙筋と明瞭な境界がある．その筋線維はさらに頭側，内側へ向かい，前頭筋，皺眉筋 M. corrugator supercilii と一部は鼻根筋 M. procerus の筋線維へと移行していく．外側方向においては眼輪筋線維が外側の眼窩稜を超え，頰部ではより広く鼻翼と同じ高さ程度に至り，眼窩下孔を覆っている．

頰部外側においては眼輪筋と小頰骨筋 M. zygomaticus minor とがまとまって存在する．眼輪筋の頰部は2つの靱帯で固定され，眼窩稜へは眼輪筋支持靱帯が付き，耳下腺 Gl. parotidea と咬筋のSMAS（表在性筋筋膜システム）から頰骨皮膚靱帯が出て，頰部に近い眼輪筋周辺部へ付着する．

■ 図2.10，図2.11　眼輪筋周辺部を剥離していくとROOF（眼輪筋後脂肪体）が見えるようになる．これは眼輪筋の額に近い部位にあり，この量が多いと眉が突出して見えるようになる．上眼瞼溝が覆われてしまうこともある．
眼輪筋下脂肪体 SOOF は眼輪筋の頰側の周辺部にある．眼輪筋保持靱帯と頰骨皮膚靱帯で境された脂肪区画は"malar bag"と呼ばれる．この脂肪区画に脂肪が集積すると，頰部の眼窩下膨隆が頰骨部に届くほどに成長する．

■ 図2.12　眼輪筋とその脂肪層を除くと眼窩隔膜が露出してくる．

眼部

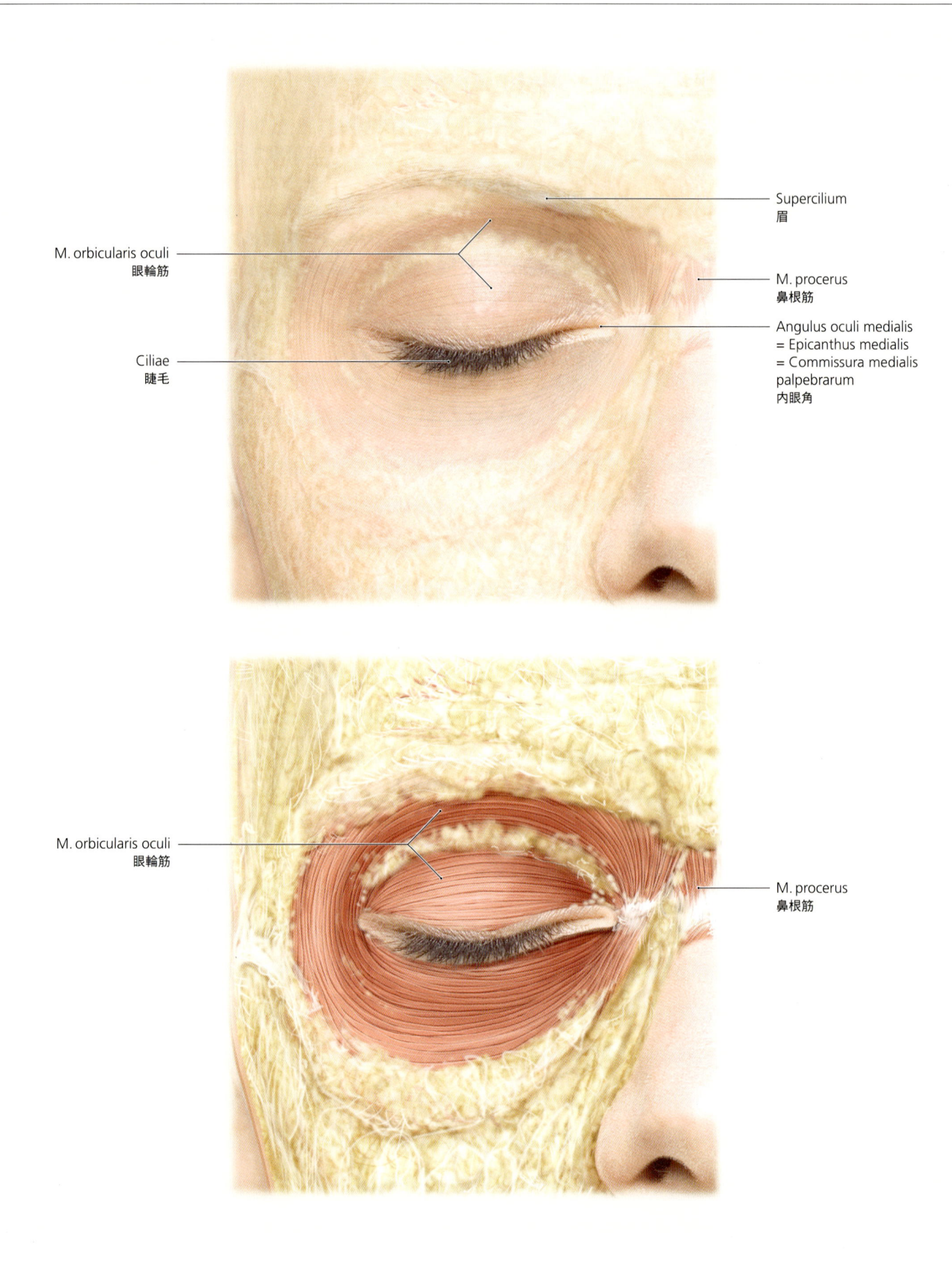

図2.7 眼輪筋上に存在する皮下脂肪．
図2.8 眼輪筋末梢部の脂肪被覆．

P185参照

眼窩隔膜前部の筋層と脂肪

- M. occipitofrontalis, Venter frontalis
  後頭前頭筋，前頭筋
- M. orbicularis oculi, Pars orbitalis
  眼輪筋，眼窩部
- M. orbicularis oculi (pretarsal)
  眼輪筋（瞼板前）
- M. orbicularis oculi (preseptal)
  眼輪筋（隔膜前）

- fat in glabella
  眉間脂肪体
- M. orbicularis oculi, Pars lacrimalis
  眼輪筋，涙嚢部
- M. levator labii superioris alaeque nasi
  上唇鼻翼挙筋
- SOOF (suborbicularis oculi fat)
  眼輪筋下脂肪

- M. depressor supercilii
  眉毛下制筋
- ROOF (retroorbicularis oculi fat)
  眼輪筋後部脂肪
- M. orbicularis oculi
  眼輪筋
- SOOF (suborbicularis oculi fat)
  眼輪筋下脂肪

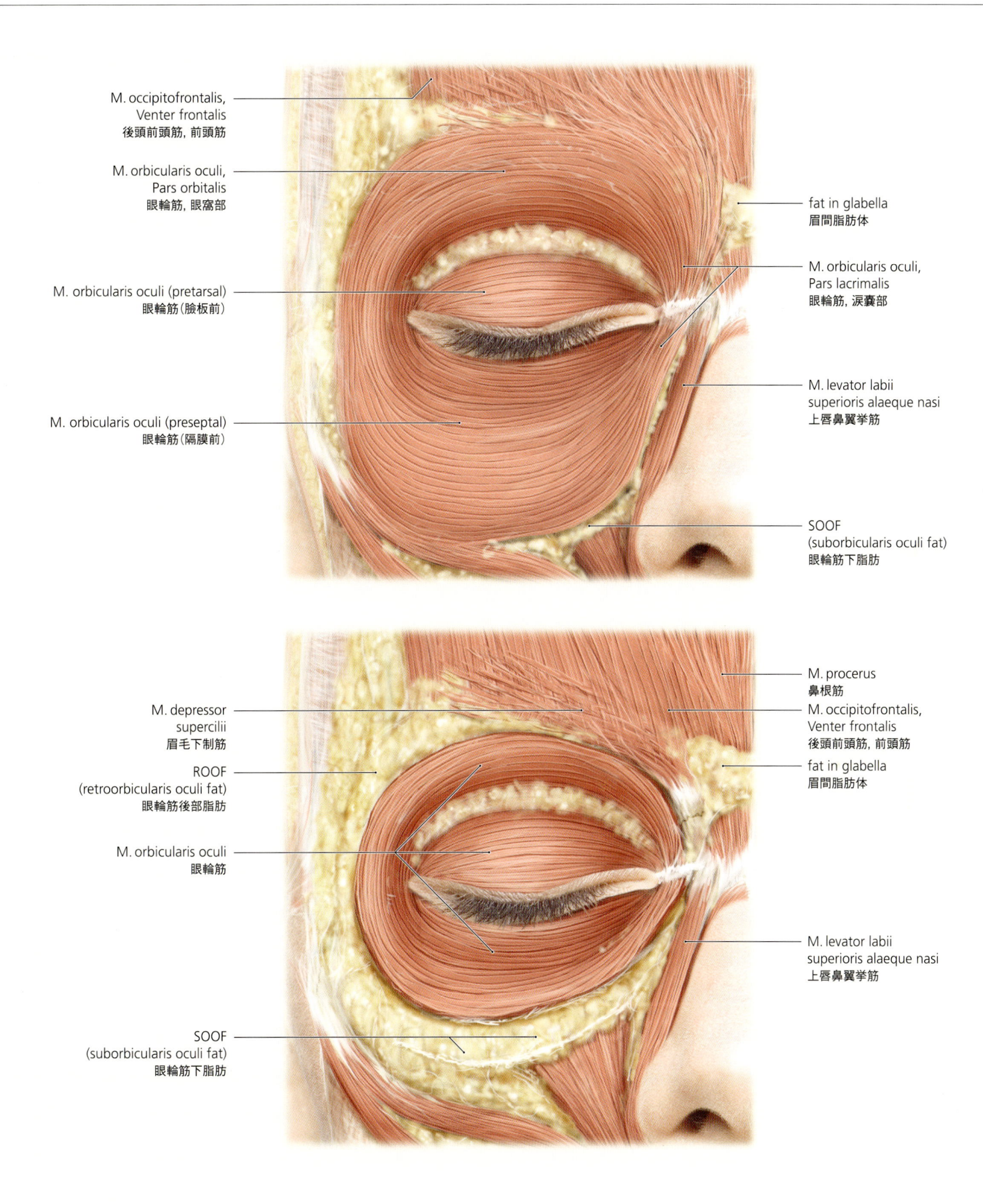

- M. procerus
  鼻根筋
- M. occipitofrontalis, Venter frontalis
  後頭前頭筋，前頭筋
- fat in glabella
  眉間脂肪体
- M. levator labii superioris alaeque nasi
  上唇鼻翼挙筋

図2.9　眼輪筋領域とその走行．
図2.10　眼輪筋外側領域を除去し，SOOFとROOFを明示．

P185参照

187

眼部

M. depressor supercilii
眉毛下制筋

superficial temporal fat
浅側頭脂肪

ROOF
(retroorbicularis oculi fat)
眼輪筋後部脂肪

SOOF
(suborbicularis oculi fat)
眼輪筋下脂肪

buccal fet compartment
頬脂肪区画

M. zygomaticus major et minor
大, 小頬骨筋

M. procerus
鼻根筋

M. occipitofrontalis, Venter frontalis
後頭前頭筋, 前頭筋

fat in glabella
眉間脂肪体

M. levator labii superioris alaeque nasi
上唇鼻翼挙筋

M. levator labii superioris
上唇挙筋

M. depressor supercilii
眉毛下制筋

Os frontale
前頭骨

Os zygomaticum
頬骨

Maxilla
上顎骨

M. zygomaticus minor
小頬骨筋

M. zygomaticus major
大頬骨筋

M. procerus
鼻根筋

M. occipitofrontalis, Venter frontalis
後頭前頭筋, 前頭筋

Septum orbitale
眼窩隔膜

M. levator labii superioris alaeque nasi
上唇鼻翼挙筋

M. levator labii superioris
上唇挙筋

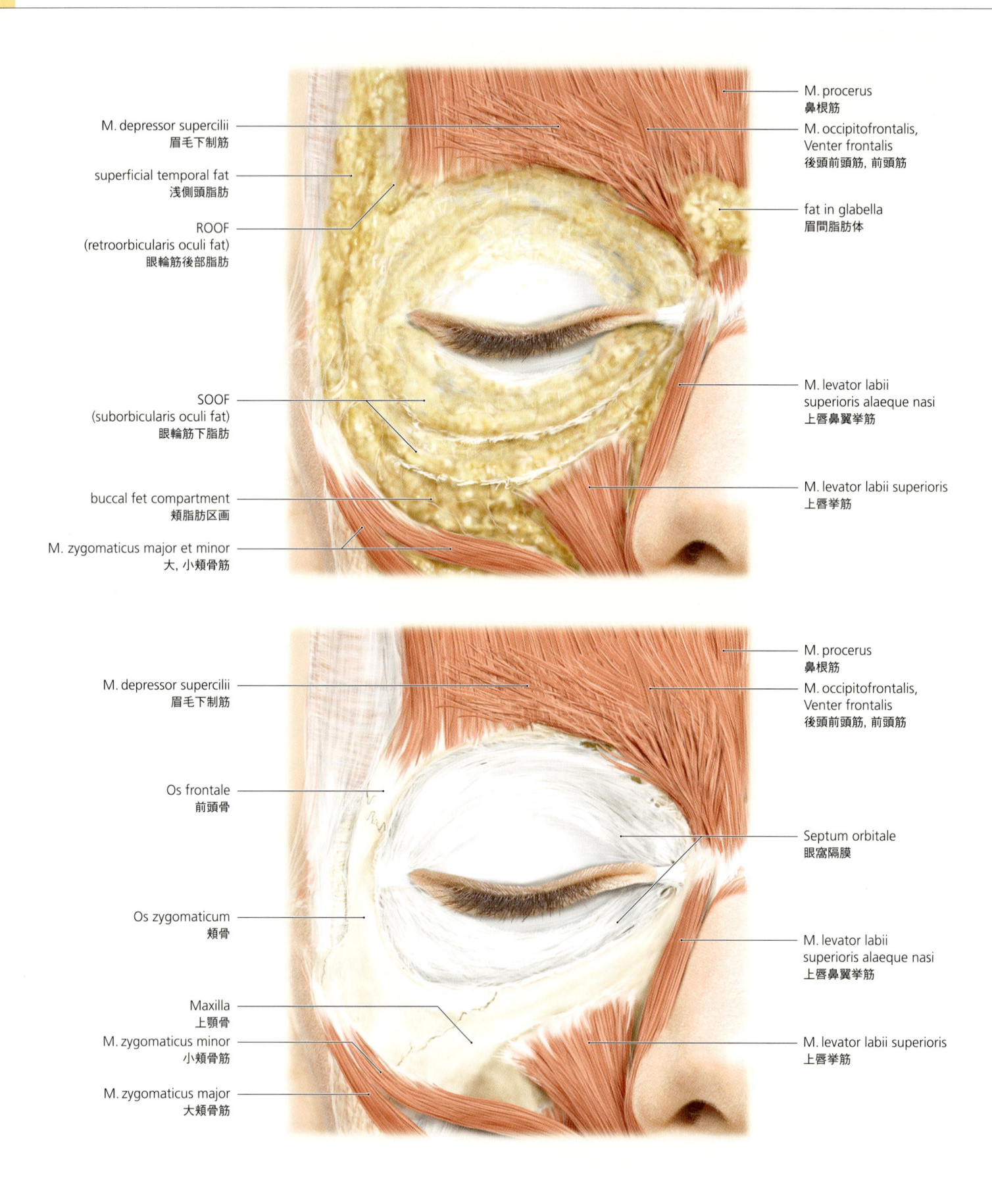

図2.11 眼輪筋を完全に除去し, SOOFとROOFを明示.
図2.12 眼輪筋を除去し眼窩隔膜を明示.

P185参照

2.3 眼窩隔膜と眼球

■ **図2.13** 眼輪筋は3領域に分けられる．眼窩部，眼瞼部（瞼板前部，眼窩隔膜前を含む）ならびに眼瞼裂縁にある涙嚢部である．
鼻に近い内側の周辺部は筋上膜でつながった眼輪筋の上下眼瞼部である．
眼輪筋の下半部にはこの表情筋の皮下筋膜がある．そこには少量の脂肪があり，その中を顔面神経と上顎神経の枝が走っている．眼を開けるため，すなわち上眼瞼を引き上げるために上眼瞼挙筋 M.levator palpebrae superioris があり，その腱を介して眼輪筋の内側につながっていて，閉瞼に拮抗する．それに加えて上瞼板筋が直接に上瞼板 Tarsus superior を引き上げる．外側では眼輪筋は涙腺眼瞼部の一部を包んでいる．下眼瞼は下瞼板筋と下眼瞼に放散する直筋線維と重力により開く．眼輪筋の収縮によって眼が閉じる．
眼裂は外側眼瞼靱帯 Lig.palpebrale laterale と，内側眼瞼靱帯（図では筋で覆われている）で支持されている．
頬骨部では眼輪筋は頬骨に2つの付着がある．つまり，眼窩支持靱帯は眼窩稜に，頬骨皮膚靱帯は耳下腺と咬筋のSMAS筋膜から出て，頬に近い眼輪筋の周辺部に入り込む．頬脂肪囊 malar bag はこれらの支持靱帯に接しており，脂肪が十分に充填されると眼窩下膨隆として頬骨にまで延びていく．

■ **図2.14** 眼輪筋の内側の眼瞼靱帯への進入部は複雑な構成となっている．つまり，すべての付着が1つの腱になっているが，浅部と深部に分けることができる．さらに上眼瞼と下眼瞼からくる線維束内にフォーク状に分かれた部位がある．また眼窩隔膜前と瞼板前部に異なった付着束を分けることができる．さらに深部で涙嚢の後方と内側眼瞼靱帯 Lig.palpeprale mediale に付着している部分はHorner筋と呼ばれる．

■ **図2.15** 眼窩隔膜は結合織性の薄い層からなり，眼窩稜の内側骨膜ならびに眼窩構成骨の骨膜から起きる．これは眼瞼板まで張っていて眼窩内容を隔てている．眼窩脂肪体 Corpus adiposum orbitae のあるところを脈管と神経が経過する．

上・下瞼板は眼瞼の結合織性の骨組みをなす．瞼板は軟骨類似ではあるものの，結合織性の性格をもって，隔壁の厚さを形成し，腱を介して内側・外側眼瞼靱帯に固定されている．

■ **図2.16** 眼窩隔膜を開くとただちに見える眼窩脂肪は眼窩隔膜後，腱膜前脂肪と名付けられている．「腱膜前」とするのは上眼瞼挙筋 M.levator palpebralis superior の腱膜より前方に位置するからである．上眼瞼部では2つの脂肪区画を分別できる．側方のものはいくらか大きく，鼻側のものはいくらか小さい．眼窩縁側方にある涙腺の眼窩部ととり違えてはならない．
下眼瞼部では3つの脂肪区画が分別できる．高齢者では個々の脂肪区画が拡大して，お互いをうまく分離することができなくなることがある．この領域の手術の際にはこの脂肪区画を交叉する脈管に注意を払わなければならない．

■ **図2.17-19** 眼窩隔膜後の脂肪体と上眼瞼挙筋を除くと，上・下瞼板が見えてくる．さらには滑車と上斜筋 M.obliquus superior および下斜筋 M.obliquus inferior が見える．眼瞼は内・外側眼瞼靱帯 Ligg.palpebrales mediale et laterale によって保持されている．眼窩の右上方部に涙腺 Gl.lacrimalis があり，上眼瞼挙筋の靱帯によって眼窩部と眼瞼部が分けられている．眼窩稜内側の内側眼瞼靱帯の浅束と深束の間に，涙嚢 Saccus lacrimalis がある．

■ **図2.20** 涙器 Apparatus lacrimalis には涙腺，排出管 Ductuli excretorii がある．
涙腺は上外側の眼窩稜にあり，上眼瞼挙筋腱膜によって眼窩部と眼瞼部に分かれている．涙液は排出管を通じて眼球上に導かれて，そこで結膜半月ヒダ Plica semilunaris にある涙湖 Lacus lacrimalis まで広がり，内眼角にある涙小管への入り口である上下2つの涙点 Punctum lacrimale に回収される．涙液は涙嚢 Saccus lacrimalis に集まり鼻涙管 Ductus nasolacrimalis を経て鼻に導かれる．

眼部

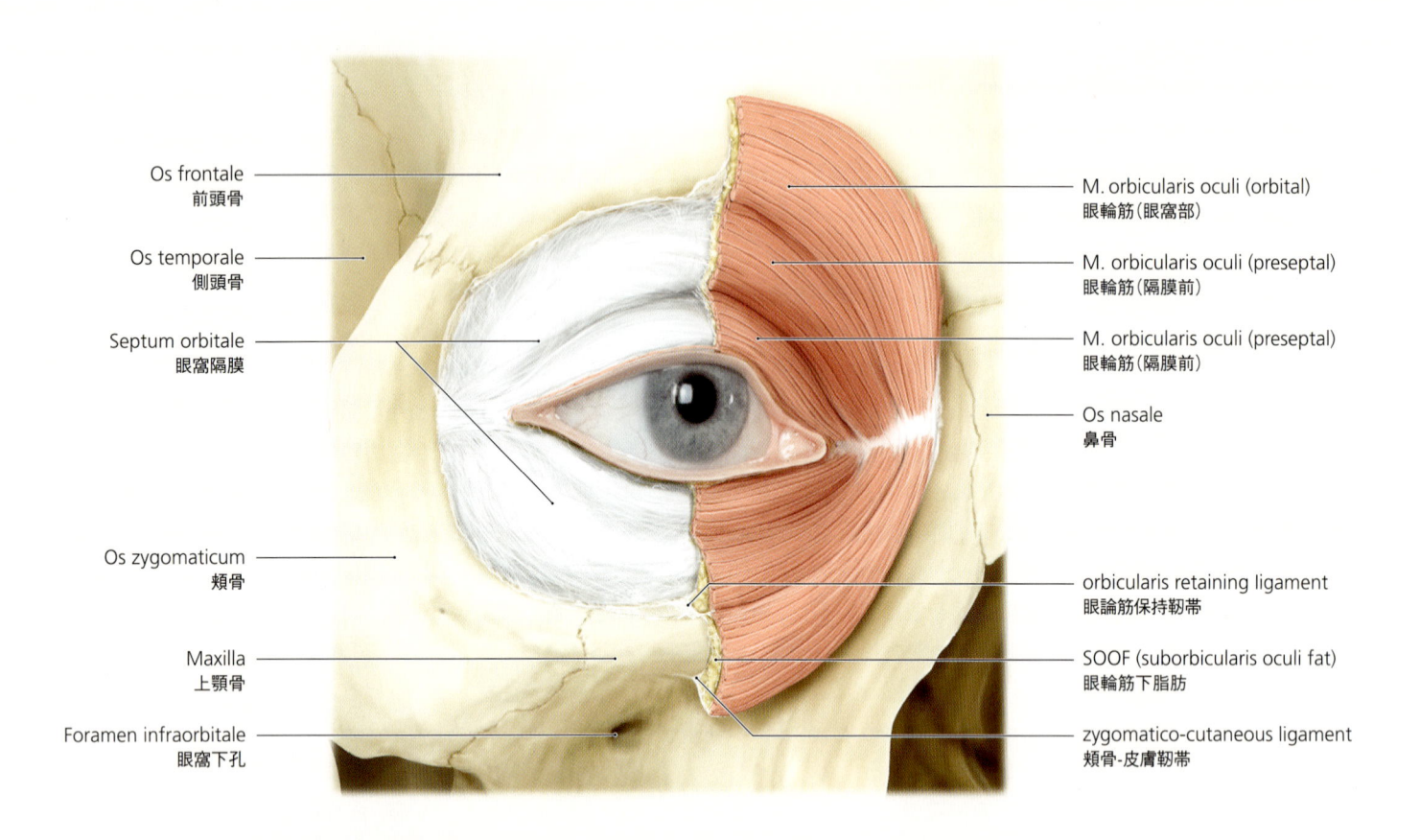

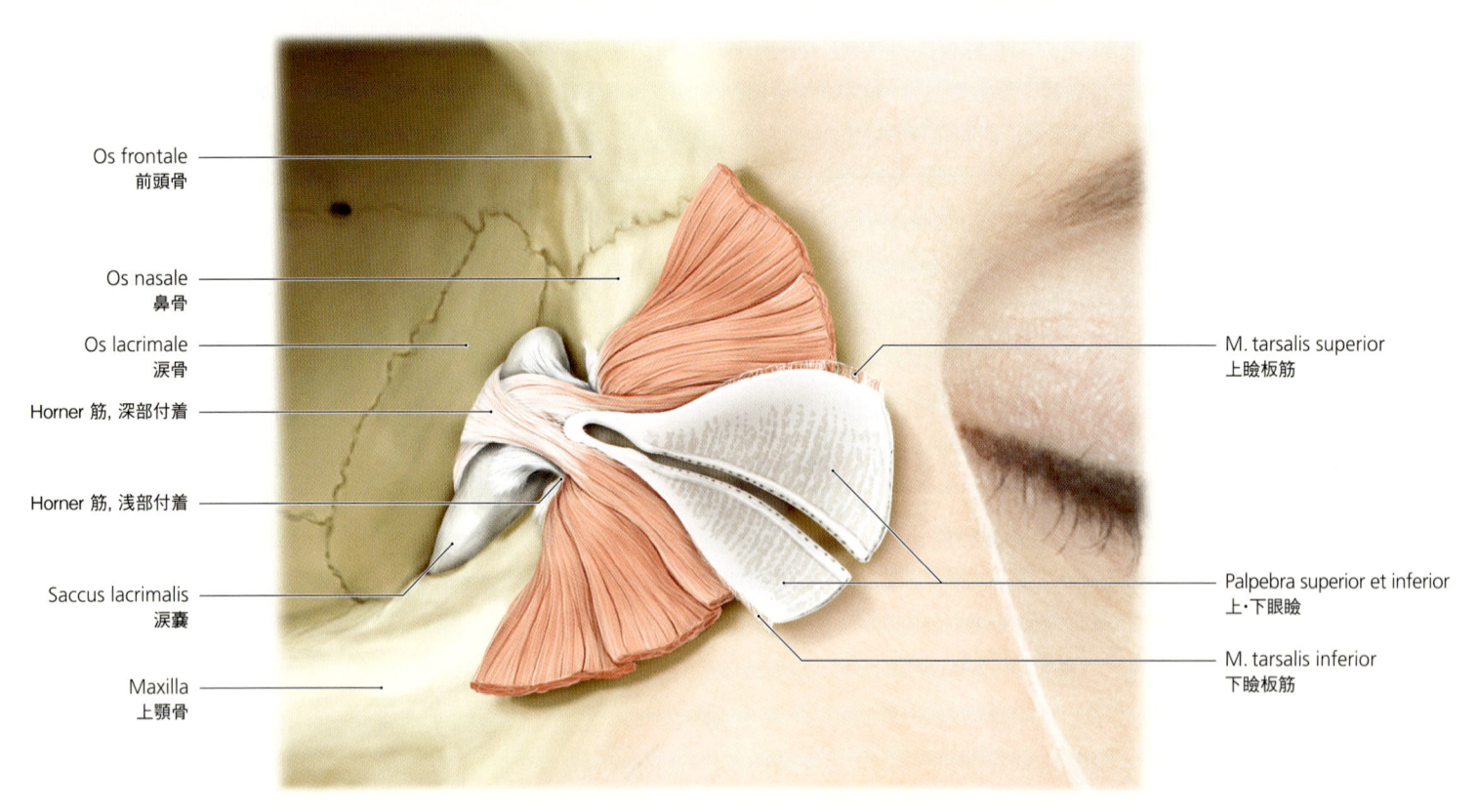

図2.13　眼輪筋と眼窩隔膜．
図2.14　内側眼窩縁での眼輪筋の付着．

P189参照

眼窩隔膜と眼球

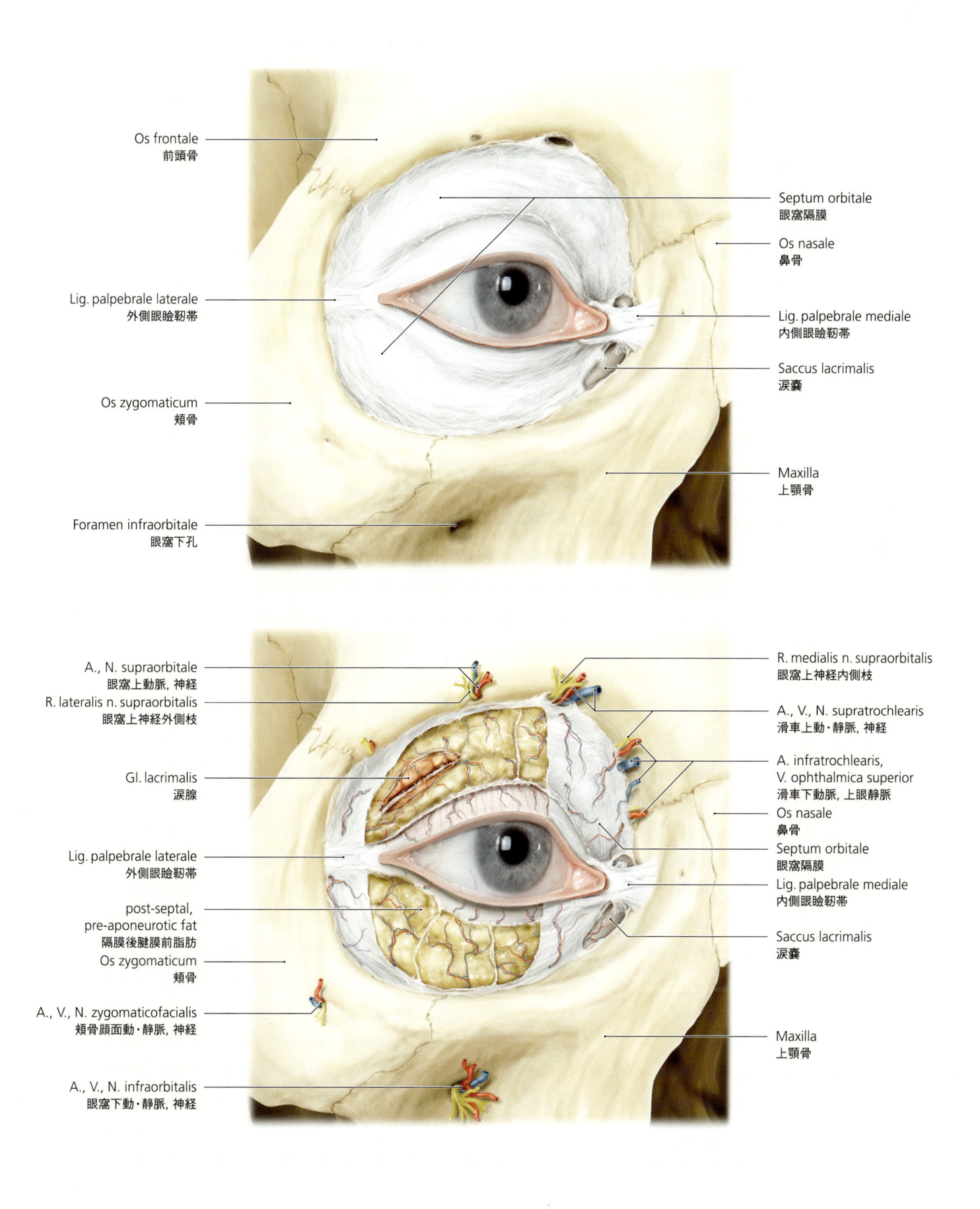

図2.15 眼窩隔膜．
図2.16 眼窩隔膜を一部開窓し，隔膜後脂肪体を明示．

P189参照

191

眼部

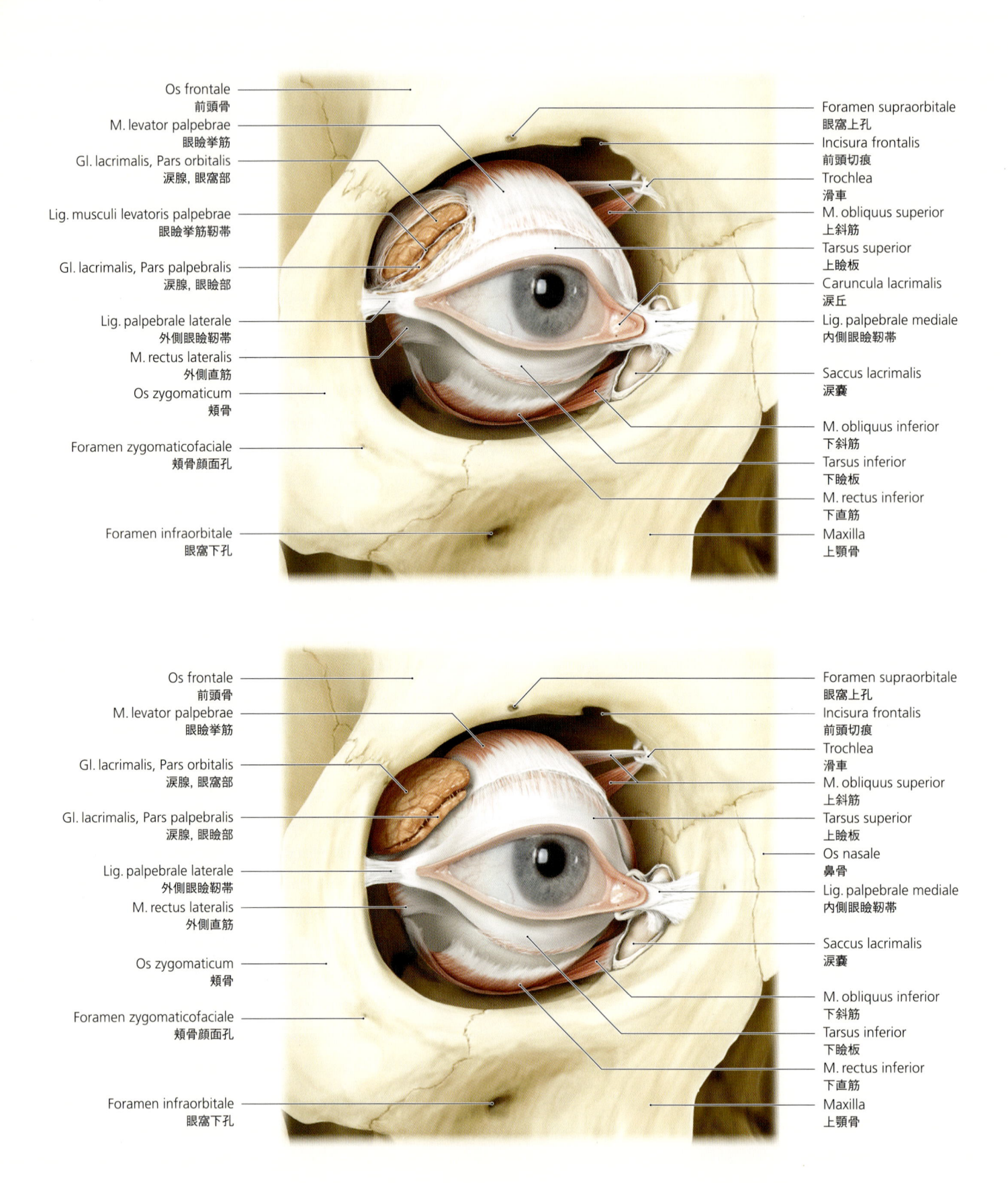

図2.17 眼窩隔膜後脂肪体を除去した．
図2.18 涙腺を明示．

P189参照

眼窩隔膜と眼球

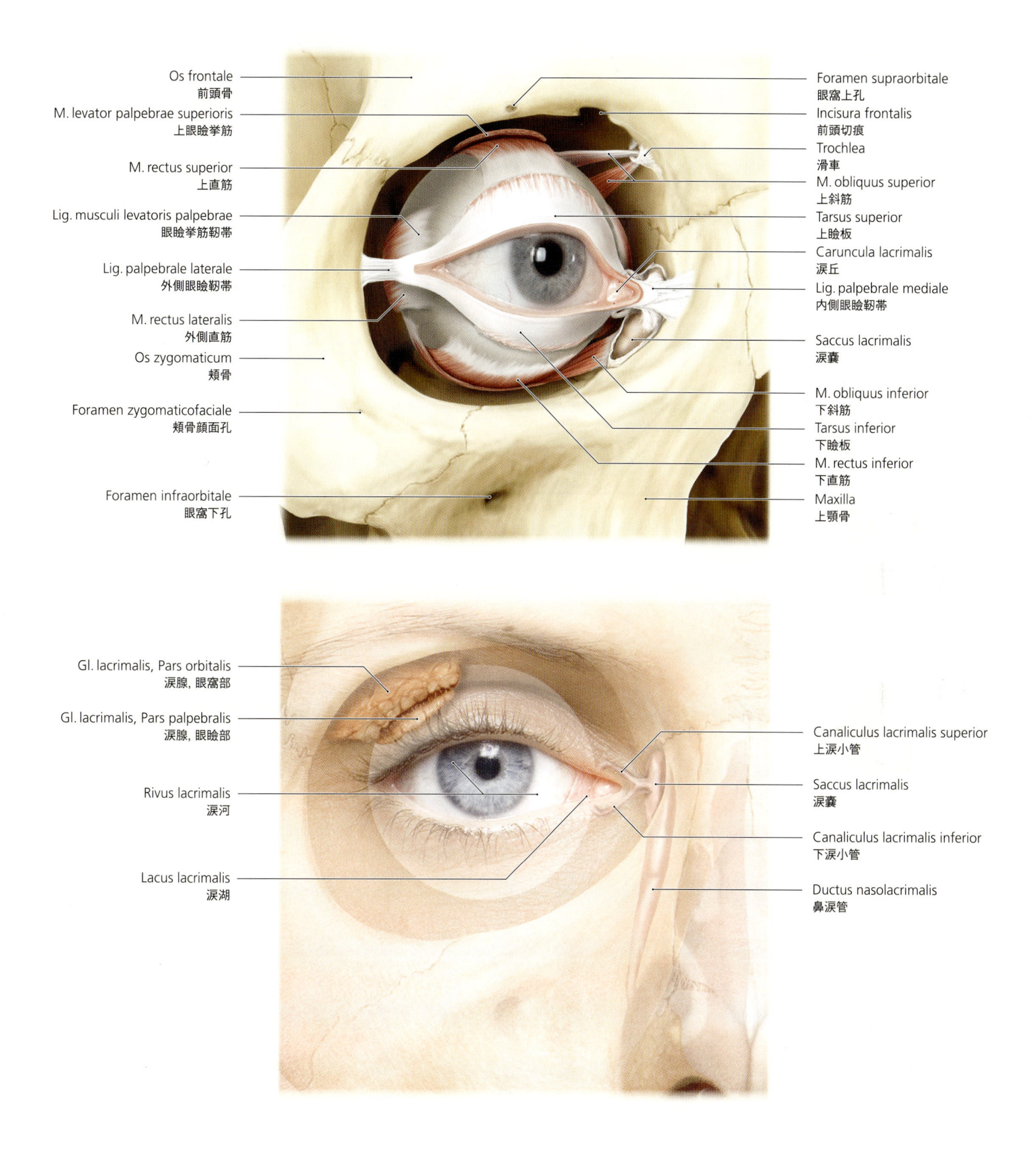

図2.19 上眼瞼挙筋を切離し，涙腺を除去した．
図2.20 涙器．

P189参照

193

眼部

■ 図2.21　内眼角の結膜上を横切るように小さな半月状のシワがあり結膜半月ヒダ Piica semilunaris conjunctivae, さらにその近心部に重なるように涙丘 Caruncula lacrimalis があり, 眼瞼縁には涙小管の入り口である涙点 Punctum lacrimale が見られる.

■ 図2.22-23　涙の排出路は内眼角にある. 涙小管 Canaliculi lacrimales は涙点 Punctum lacrimare から涙嚢 Saccus lacrimalis へ涙液を集め, そこから鼻涙管 Ductus nasolacrimalis を介して鼻腔に流れ込む. 涙嚢は内側眼瞼靭帯よりも後方にある.

Plica semilunaris conjunctivae
結膜半月ヒダ

Punctum lacrimale
涙点

Caruncula lacrimalis
涙丘

Angulus oculi medialis
= Epicanthus medialis
= Commissura medialis palpebrarum
内眼角

Punctum lacrimale
涙点

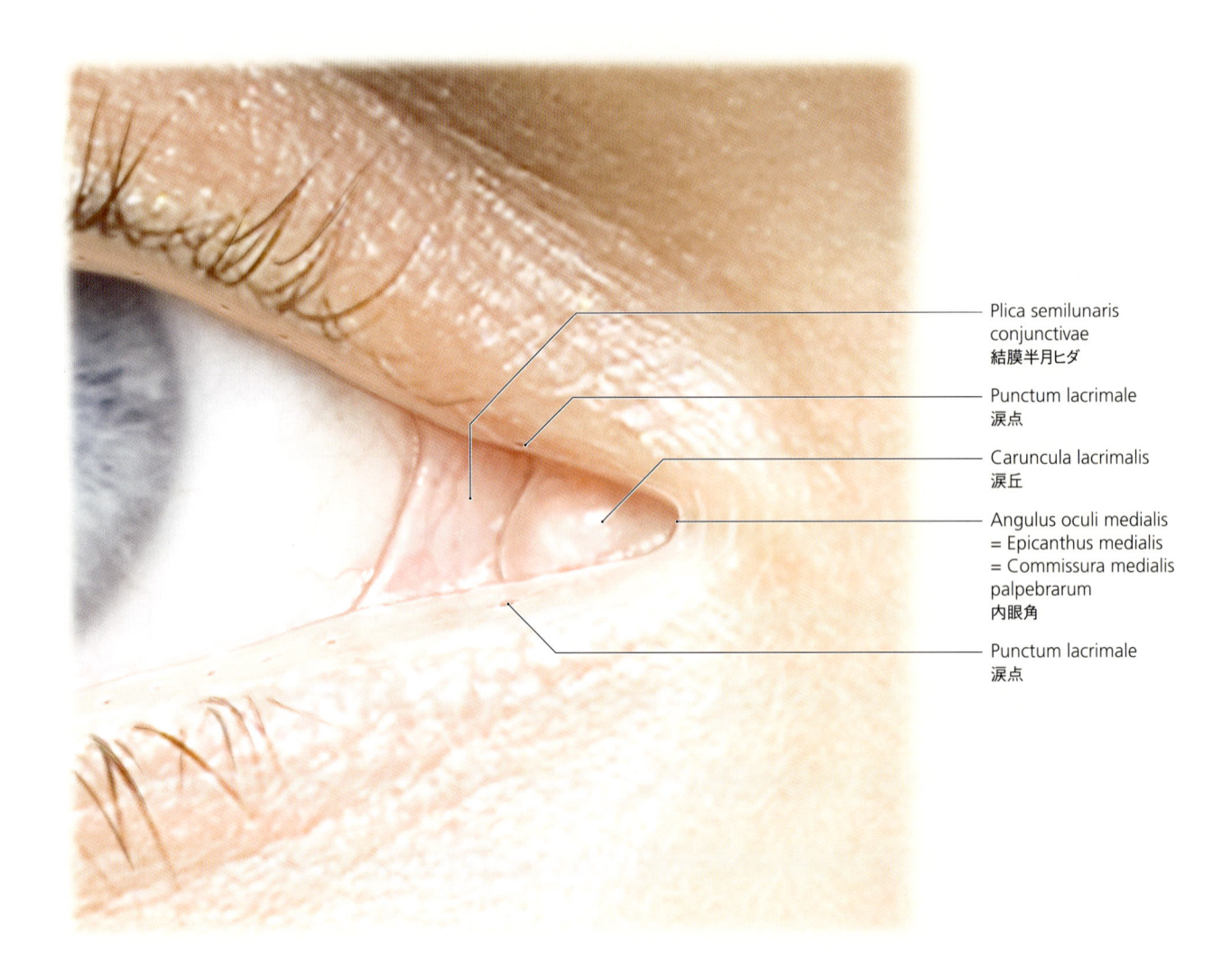

図2.21　内眼角の解剖.　　　　　　　　　　　　　　　　　　　　上記参照

眼窩隔膜と眼球

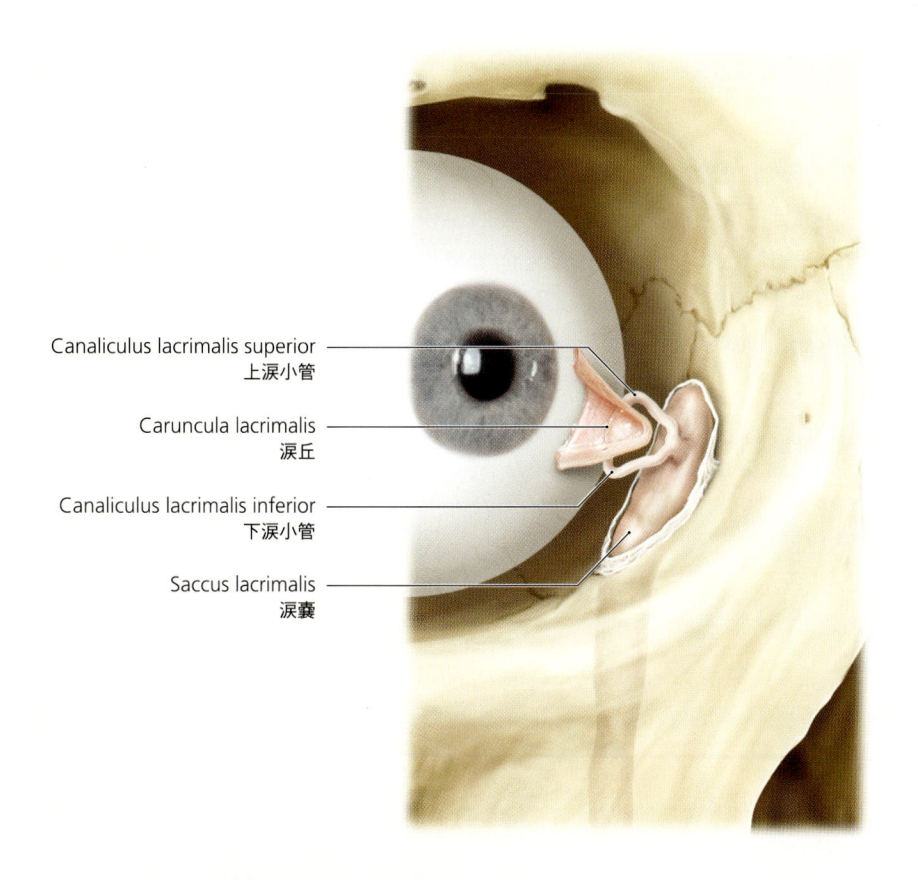

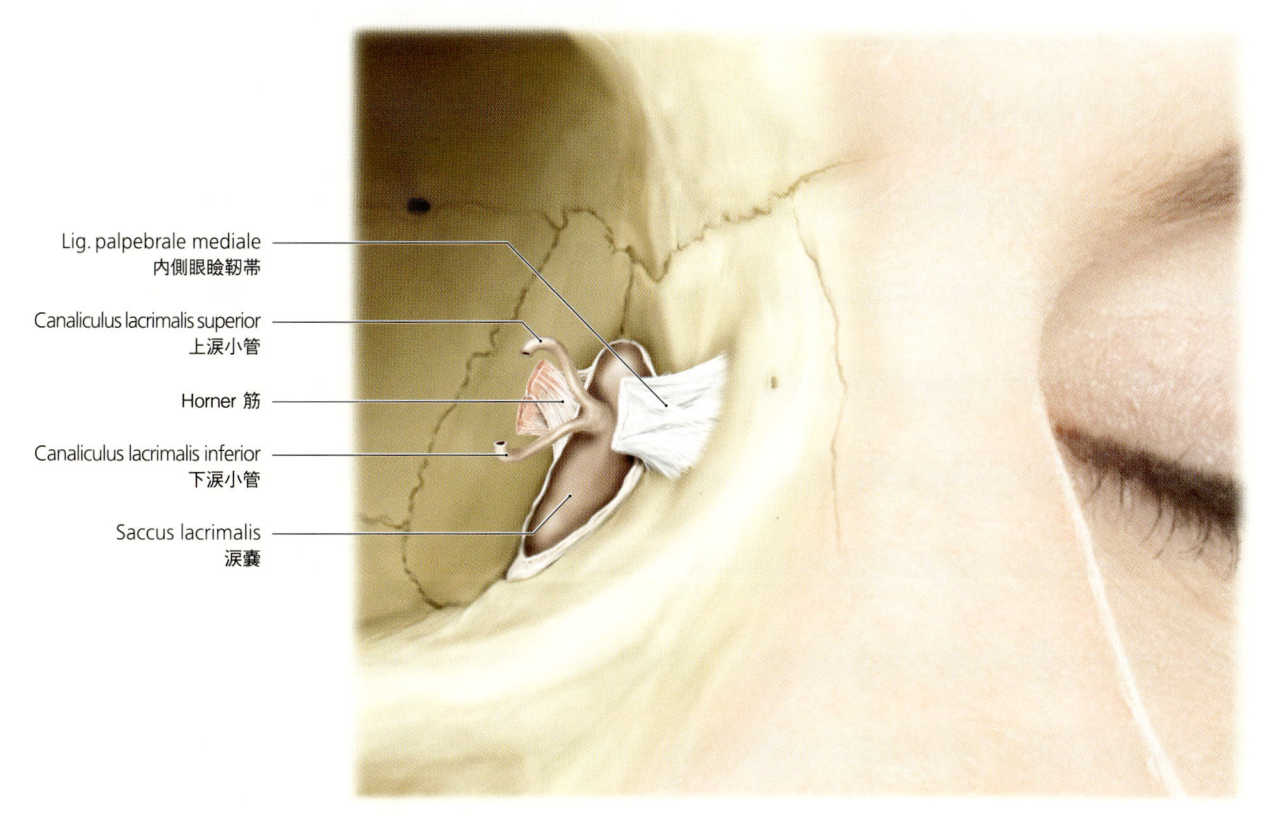

図2.22, 2.23 涙道とその走行. P194参照

195

眼部

2.4　眼部の脈管と神経

■ **図2.24**　眼窩から顔面皮下に分布する脈管や神経束は眼窩縁で切痕や孔に収束して走行する．また，眼窩上孔はその位置の変位が多いことも特徴的である．
はるかに離れて眼窩下孔があり，そこから同名の神経と脈管が出ている．頬骨側頭孔 Foramen zygomaticotemporalis や頬骨顔面孔 Foramen zygomaticofacialis も同様である．

■ **図2.25**　眼窩は内部から内頸動脈由来の眼動脈 A. ophthalmica により栄養される．中硬膜動脈 A. meningea media へは吻合枝がある．眼動脈からは多くの分枝があり，眼球 Bulbus oculi，外眼筋のほかに眼窩の外へ出て行くものなどさまざまなものがある．
前篩骨動脈 A. ethmoidalis anterior は内側へ進み，鼻腔の上方・外側壁へ外側前鼻枝 Rr. nasales anteriores laterales を送り，同様に鼻中隔前上方部に中隔前鼻枝 Rr. septales anteriores を送る．内側眼瞼動脈は眼動脈から出て内側から上下眼瞼を栄養する．滑車上動脈 A. supratochlearis と滑車下動脈 A. infratrochlaris は同じ枝に由来し眼窩をでた後，眼角動脈から来る鼻背動脈 A. dorsalis nasi と吻合する．滑車上動脈はさらに額部へ伸びる．額には同様に眼動脈 A. ophthalmica から出て，途中では眼球 Bulbus oculi の上を走り，前頭切痕から眼窩を出てくる眼窩上動脈も伸びている．
眼窩上動脈の分枝は，眼窩上孔 Foramen supraorbitale（常に全周が骨でできているとはとは限らず，時には眼窩上切痕 Incisura supraorbitalis の形である）を通って眼窩を出て，そのいくらか側方の前頭部を走行する．側方から上下眼瞼を栄養している外側眼瞼動脈は眼動脈由来の涙腺動脈 A. lacrimalis の延長である．眼窩の外からは眼窩下孔から出た眼窩下動脈 A. infraorbitalis の枝が来る．この下眼瞼部には数多くの動脈吻合がある．眼窩下動脈は外頸動脈から分岐した顎動脈 A. maxillaris に由来している．頬骨顔面動脈 A. zygomaticofacialis についても同様で，これも同名の骨孔から出る．眼窩外側縁は眼窩の外から頬骨眼窩動脈が分布する．これは浅側頭動脈 A. temporalis superficialis の枝で，外頸動脈由来である．

■ **図2.26**　動眼神経 N. oculomotorius と鼻毛様体神経 N. nasociliaris の2つの枝および外転神経 N. abducens が視神経 N. opticus とともに動眼筋起始部に包まれて，眼窩に入り込む．これらは図の深層部に見ることができる．滑車神経，前頭神経，涙腺神経は上眼静脈の出口でもある上眼窩裂を通じて眼窩に入る．前頭神経は眼神経（V_1）の枝の1つで，眼窩内でさらに眼窩上神経と滑車上神経に分岐する．眼窩上神経から内側に向けて細い内側枝が分かれる．眼窩上神経の2つの枝は眼窩の2つの明確な部位を通じて出る．つまり眼窩上孔では眼窩上神経外側枝が，さらに内側にある前頭切痕では眼窩上神経内側枝が出る．滑車上神経は内眼角において滑車よりやや上部に出ている．涙腺神経は涙腺を支配しているだけでなく，さらに進んで眼窩縁を回り込んで側方の眼窩周囲皮膚に至る．
眼窩の直下にある眼窩下管 Canalis infraorbitalis を走行して眼窩下孔から出る眼窩下神経は上顎神経（V_2）の枝である．頬骨顔面神経も頬骨顔面孔から出ており，これも上顎神経の枝である．

眼部の脈管と神経

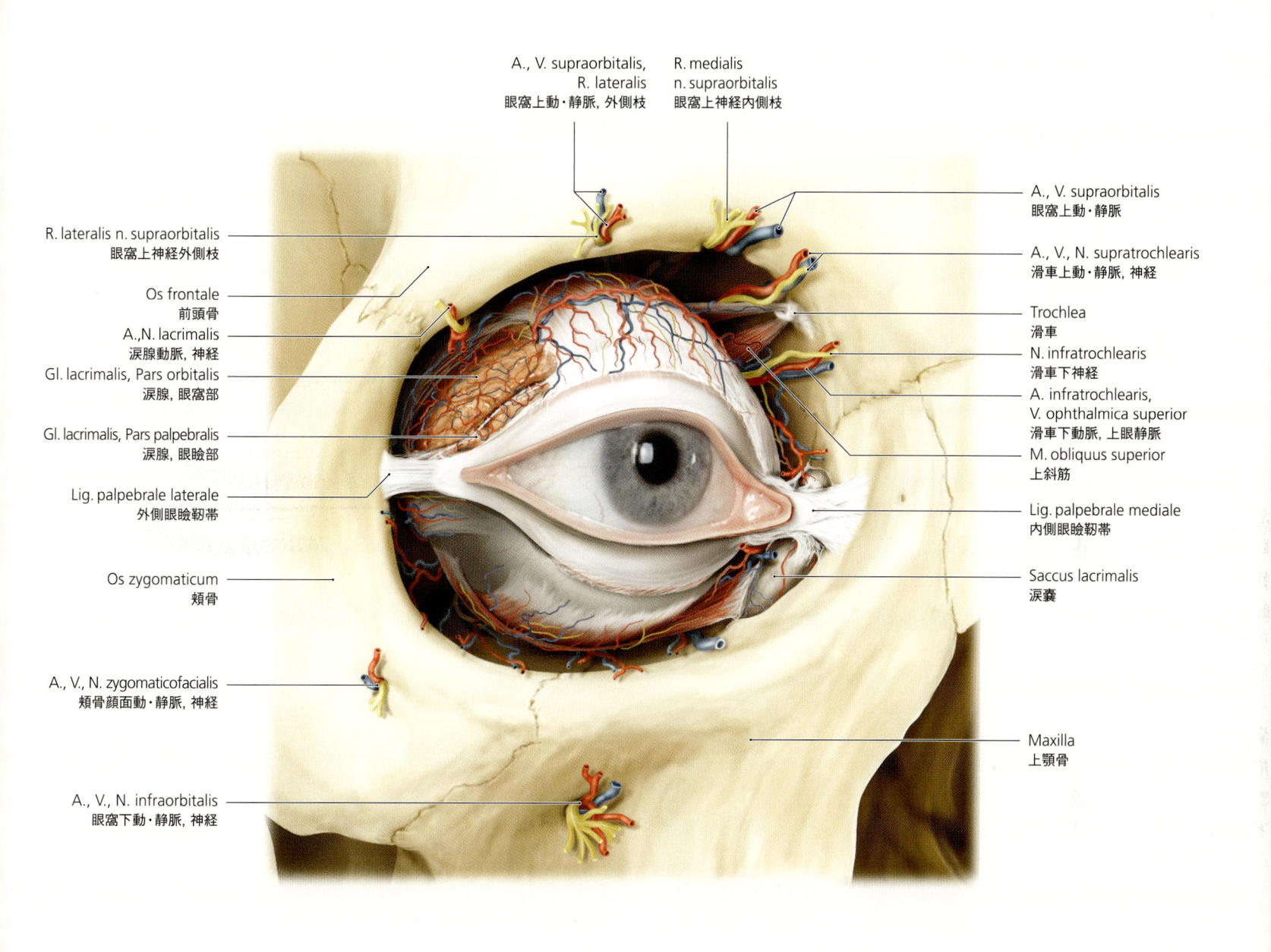

A., V. supraorbitalis, R. lateralis
眼窩上動・静脈, 外側枝

R. medialis n. supraorbitalis
眼窩上神経内側枝

R. lateralis n. supraorbitalis
眼窩上神経外側枝

Os frontale
前頭骨

A., N. lacrimalis
涙腺動脈, 神経

Gl. lacrimalis, Pars orbitalis
涙腺, 眼窩部

Gl. lacrimalis, Pars palpebralis
涙腺, 眼瞼部

Lig. palpebrale laterale
外側眼瞼靱帯

Os zygomaticum
頬骨

A., V., N. zygomaticofacialis
頬骨顔面動・静脈, 神経

A., V., N. infraorbitalis
眼窩下動・静脈, 神経

A., V. supraorbitalis
眼窩上動・静脈

A., V., N. supratrochlearis
滑車上動・静脈, 神経

Trochlea
滑車

N. infratrochlearis
滑車下神経

A. infratrochlearis, V. ophthalmica superior
滑車下動脈, 上眼静脈

M. obliquus superior
上斜筋

Lig. palpebrale mediale
内側眼瞼靱帯

Saccus lacrimalis
涙嚢

Maxilla
上顎骨

図2.24 眼窩から外へ走行する脈管と神経.

P196参照

197

眼部

R. parietalis
(A. temporalis superficialis)
頭頂枝（浅側頭動脈）

R. frontalis
(A. temporalis superficialis)
前頭枝（浅側頭動脈）

A. temporalis superficialis
浅側頭動脈

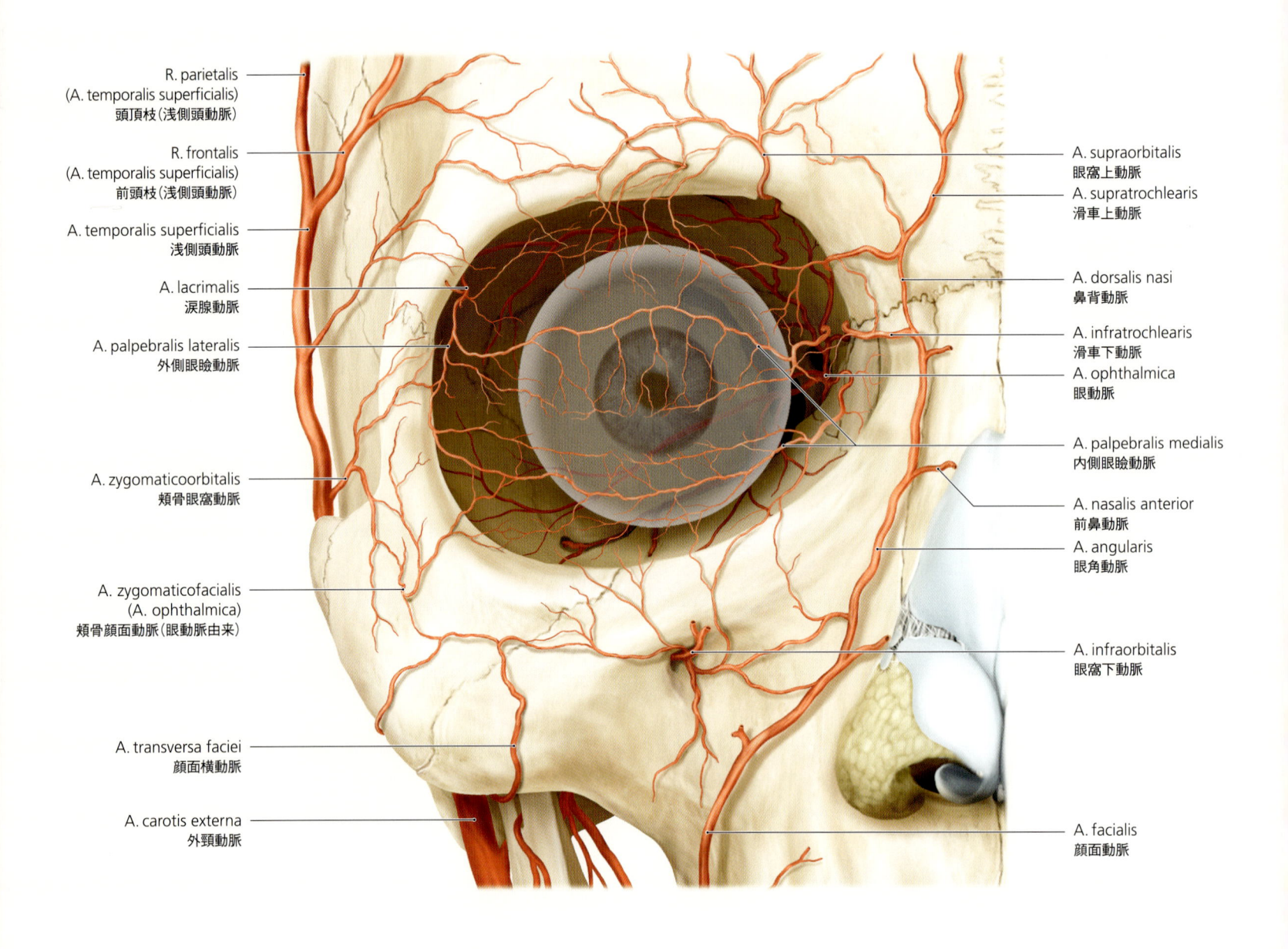

A. lacrimalis
涙腺動脈

A. palpebralis lateralis
外側眼瞼動脈

A. zygomaticoorbitalis
頬骨眼窩動脈

A. zygomaticofacialis
(A. ophthalmica)
頬骨顔面動脈（眼動脈由来）

A. transversa faciei
顔面横動脈

A. carotis externa
外頸動脈

A. supraorbitalis
眼窩上動脈

A. supratrochlearis
滑車上動脈

A. dorsalis nasi
鼻背動脈

A. infratrochlearis
滑車下動脈

A. ophthalmica
眼動脈

A. palpebralis medialis
内側眼瞼動脈

A. nasalis anterior
前鼻動脈

A. angularis
眼角動脈

A. infraorbitalis
眼窩下動脈

A. facialis
顔面動脈

図2.25　眼部の動脈分布．　　　　　　　　　　　　　　　　　　　　　　　　　　　　　　　　　　P196参照

眼部の脈管と神経

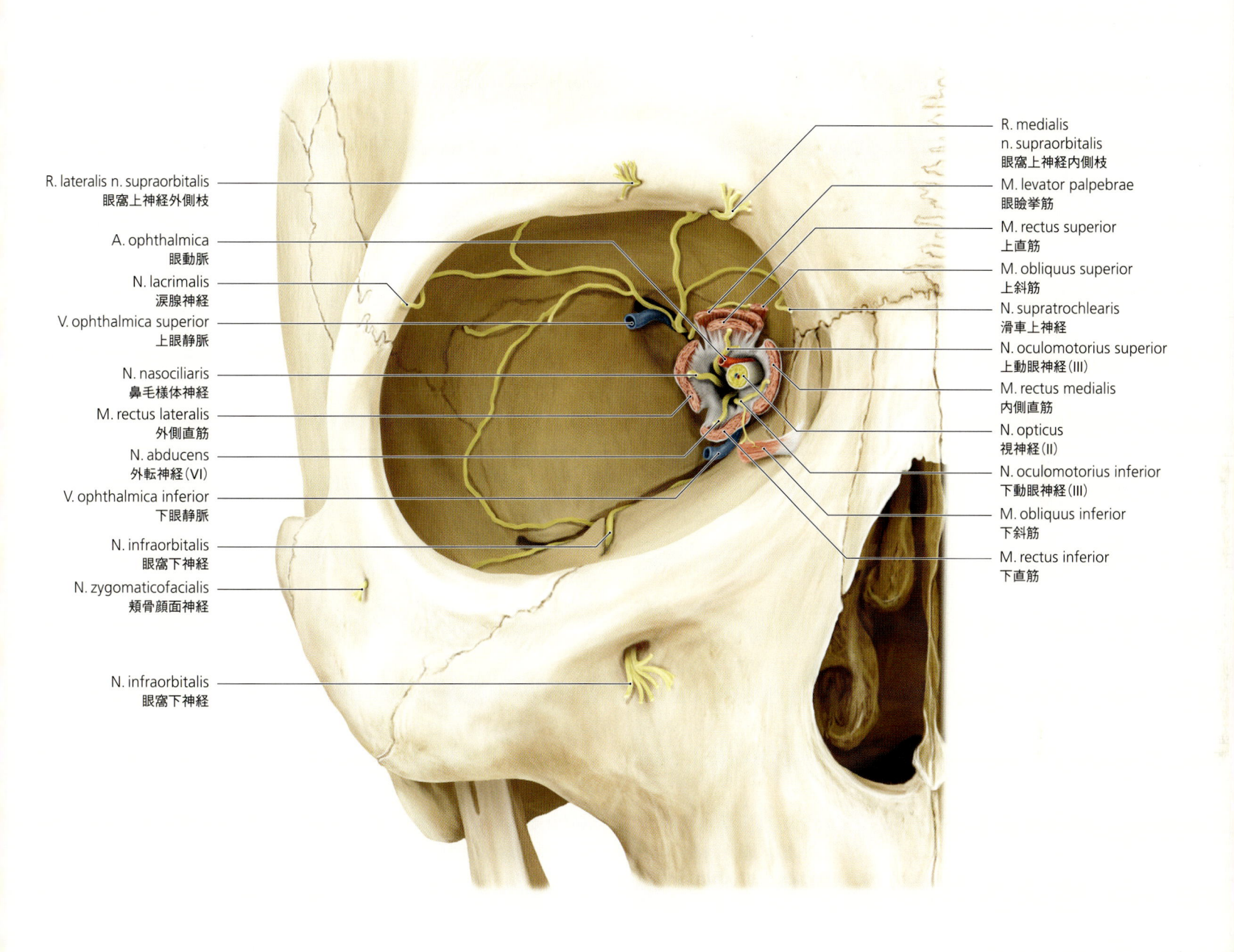

図2.26 眼球を除去した眼窩解剖：神経分布．　　P196参照

■ 図2.27　内頸動脈由来の眼動脈から多くの枝があり，そのうちの1つは眼球 Bulbus oculi と外眼筋を栄養する動脈となり，他は眼窩隔膜 Septum orbitale を通って眼窩を出る．内側眼瞼動脈 A. palpebralis medialis は上・下眼瞼を近心から栄養している．滑車上動脈と滑車下動脈は同じ枝として生じ，眼窩を出てから眼動脈の上行する終枝となり，鼻背動脈 A. dorsalis nasi と吻合する．滑車上動脈 A. supratrochlearis はさらに額へと伸びている．同様に額へは眼窩から前頭切痕を通って出た眼窩上動脈も伸びている．眼窩上動脈の枝は眼窩上孔を通るものもあって，そこから額のやや外側へ走行する．上・下眼瞼を側方から栄養する外側眼瞼動脈 A. palpebralis lateralis は涙腺動脈の延長で，これは眼動脈に由来している．下眼瞼部も，眼窩下孔から出た後の眼窩下動脈と多数の吻合がある．眼窩下動脈は外頸動脈→顎動脈 A. maxillaris 由来である．同名の孔から出る頬骨顔面動脈も同じ動脈に由来する．眼窩の外側縁へは頬骨眼窩動脈 A. zygomaticoorbitalis が外を回って届いている．これは外頸動脈由来の浅側頭動脈の枝である．

■ 図2.28　額の静脈の大半は，側方枝と内側枝から構成される前頭静脈 V. frontalis に集まる．これらは眼窩上孔と前頭切痕を通って眼窩に入って，上眼静脈 V. ophthalmica superior になり，眼窩内から来る他の多くの静脈と合流する．上眼静脈は海綿静脈洞 Sinus cavernosus に注ぐ．上眼瞼の静脈は前頭静脈と吻合しているが，外側では浅側頭静脈 V. temporalis superficialis と吻合している．眼の内側では眼角静脈が走行し，額中央から血流を集める滑車上静脈から続く．本来の滑車上静脈 V. supratrochlearis は滑車上部を走行し，滑車上神経，動脈とともに同じ眼窩隔膜の孔を通して眼窩に入って，そこで上眼静脈に開く．

下眼瞼の静脈は外側へ向けては浅側頭静脈，頬骨顔面静脈，眼窩下静脈へとつながっている．眼窩下部では顔面静脈と呼ばれる，眼角静脈の分枝は眼窩下静脈 V. infraorbitalis と吻合する．眼窩隔膜を貫通した静脈との連結があり，眼球 Bulbus oculi の下部の眼窩下静脈が走行するところで交通がある．眼窩下静脈は眼窩の内部で同じような骨管の中を通って，同様な静脈とともに海綿静脈洞と翼突筋静脈叢 Plexus pterygoideus に合流する．

眼角静脈，鼻前頭静脈，さらには滑車上静脈を介して化膿性炎が海綿静脈洞血栓もしくは髄膜炎を引き起こす可能性がある，ともに下眼静脈と上眼静脈を介して海綿静脈洞 Sinus cavernosus に交通しているからである．

■ 図2.29　眼窩上神経の2つの枝は眼窩上孔を通って眼窩を出て，眼窩上神経外側枝および，より内側にある前頭切痕を通る眼窩上神経内側枝になる．これらは短い枝で上眼瞼の皮膚や結膜に分布しており，さらに強く長く伸びた枝で額部の知覚も司っている．滑車上神経 N. supratrochlearis は眼窩角部の近心から滑車のやや上方に出て，眼角近心の皮膚ならびに結膜，鼻根部の皮膚に知覚を送っている．涙腺神経 N. lacrimalis は涙腺を支配しているが，さらに眼窩縁を回り込んで上眼瞼の結膜，皮膚さらには外眼角部の皮膚にも至っている．

眼窩のすぐ下を走行する眼窩下管を通って眼窩下孔から出る眼窩下神経 N. infraorbitalis は上顎神経(V_2)の枝である．頬骨顔面孔から出る頬骨顔面神経 N. zygomaticofacialis もまた上顎神経(V_2)の枝である．これらはともに目に近い頬や頬骨部の皮膚だけでなく，下眼瞼の皮膚や結膜にも分布している．眼窩下神経は近心方向には鼻や上唇にも分布している．

■ 図2.30　眼窩周囲部の動・静脈は互いに数多く吻合している．眼瞼や眼窩周囲皮膚の知覚神経は眼神経(N. ophthalmicus, V_1)から分岐供給される．眼輪筋の運動神経は顔面神経の側頭枝 Rr. temporales と頬骨枝 Rr. zygomatici が司っている．
眼窩外側ならびに眼瞼からのリンパは浅・深耳下腺リンパ節 Nll. parotidei superficiales et profundi に集約される．眼の内側部からのリンパは最終的に顎下リンパ節へと流れ込む．

眼部の脈管と神経

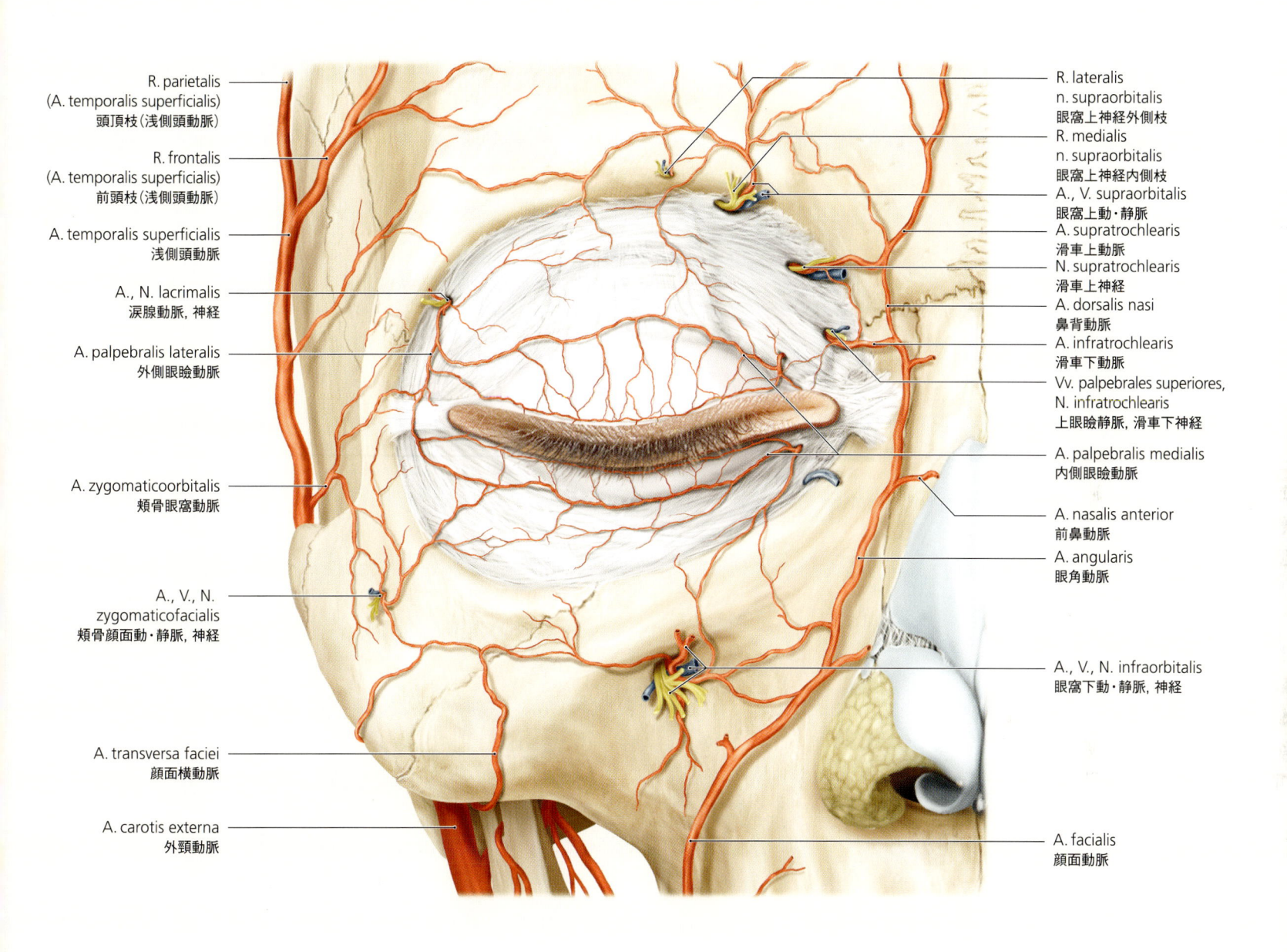

図2.27 眼窩隔膜, 眼窩下孔を通る動脈の走行と眼角動脈, 浅側頭動脈の吻合. P200参照

201

眼部

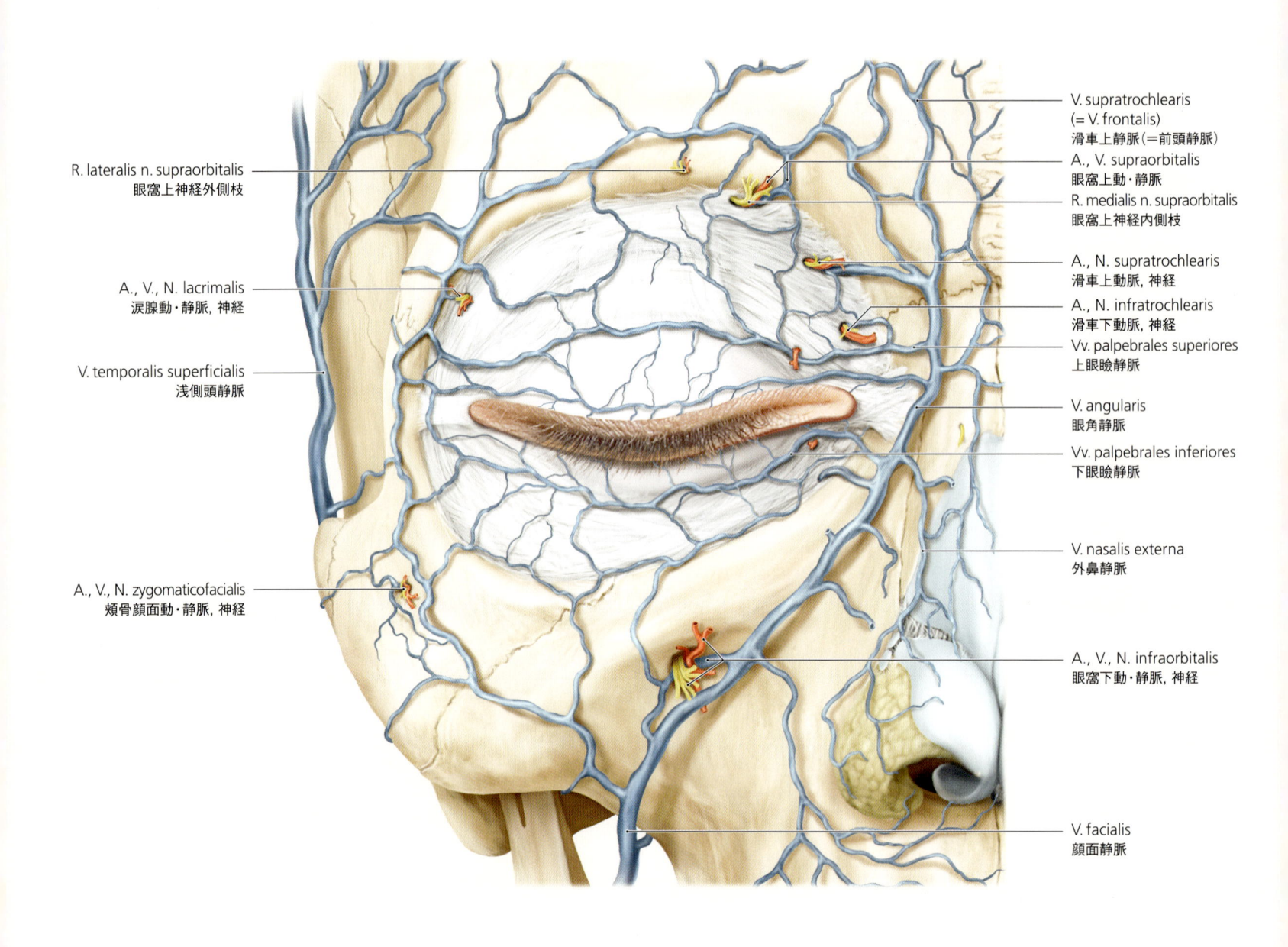

V. supratrochlearis (= V. frontalis)	滑車上静脈（＝前頭静脈）
A., V. supraorbitalis	眼窩上動・静脈
R. medialis n. supraorbitalis	眼窩上神経内側枝
R. lateralis n. supraorbitalis	眼窩上神経外側枝
A., N. supratrochlearis	滑車上動脈, 神経
A., N. infratrochlearis	滑車下動脈, 神経
A., V., N. lacrimalis	涙腺動・静脈, 神経
Vv. palpebrales superiores	上眼瞼静脈
V. temporalis superficialis	浅側頭静脈
V. angularis	眼角静脈
Vv. palpebrales inferiores	下眼瞼静脈
V. nasalis externa	外鼻静脈
A., V., N. zygomaticofacialis	頬骨顔面動・静脈, 神経
A., V., N. infraorbitalis	眼窩下動・静脈, 神経
V. facialis	顔面静脈

図2.28　眼窩隔膜, 眼窩下孔を通る静脈の走行と眼角静脈, 浅側頭静脈の吻合.

P200参照

眼部の脈管と神経

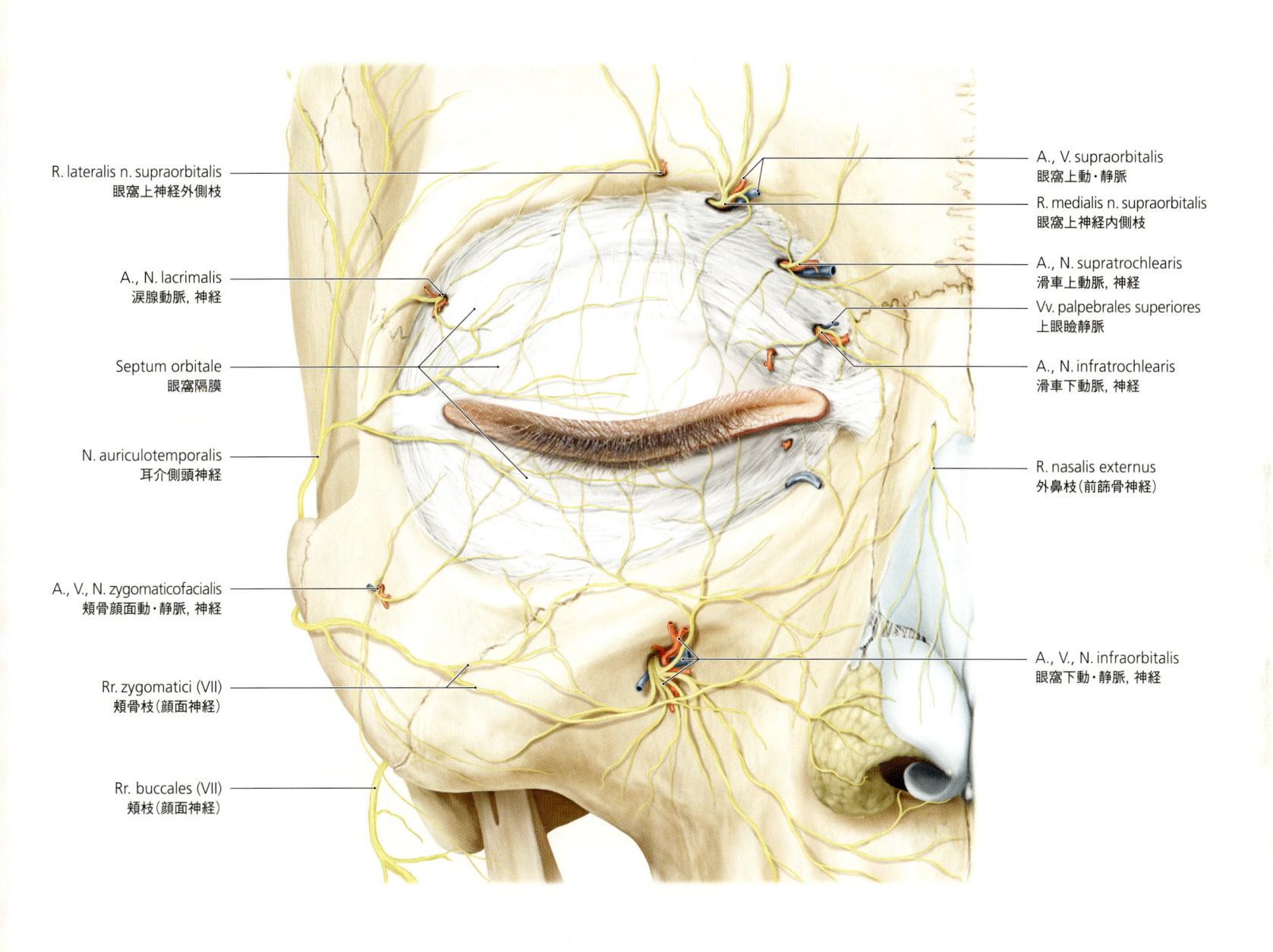

図2.29 眼窩隔膜，眼窩下孔を通る神経の走行．　　　　　　　　　　　　　　　　　　　　　　　　　　　　　　　　　　　　P200参照

203

眼部

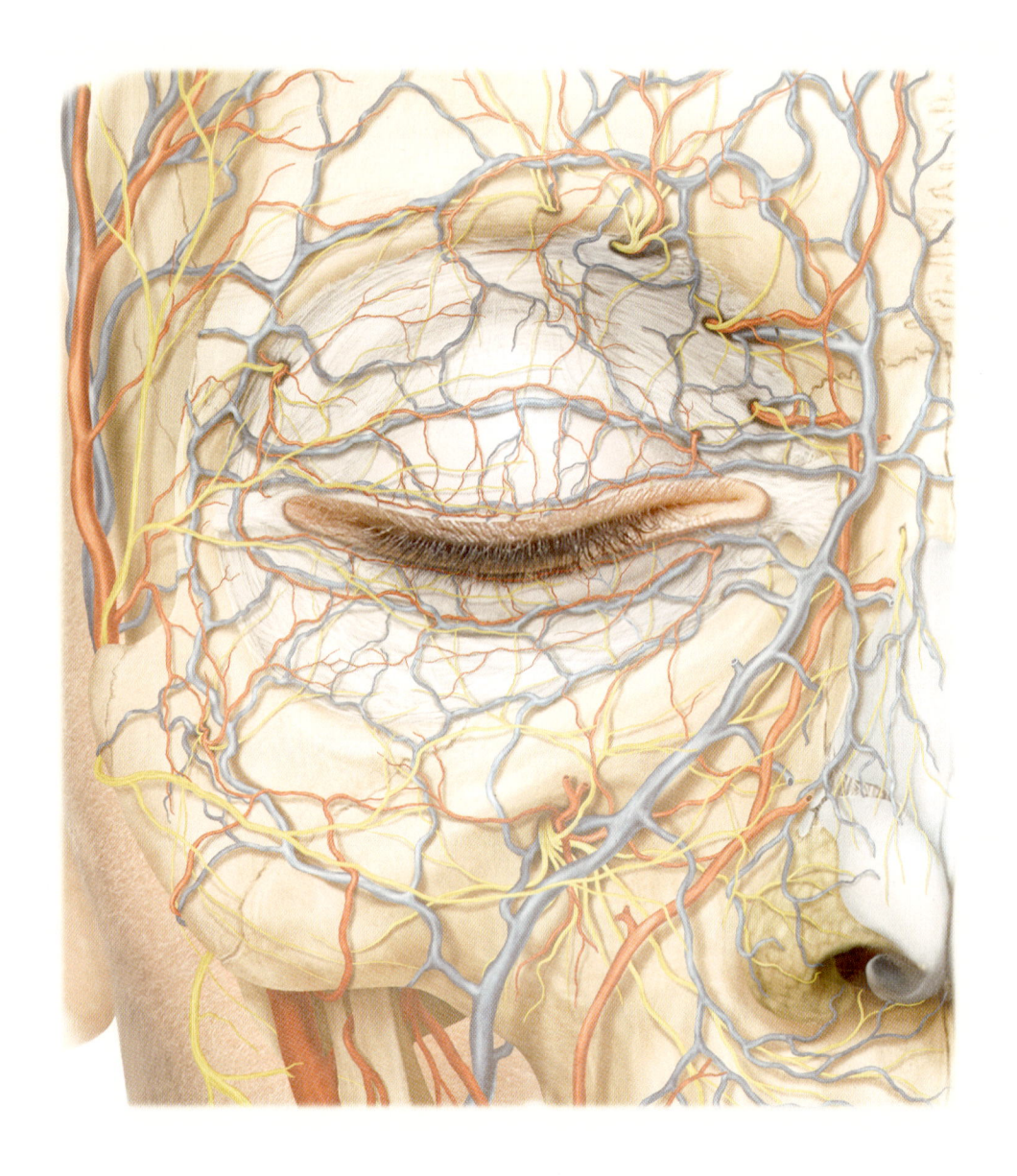

図2.30　眼部の動・静脈と神経の分布.

P200参照

2.5 筋に関連する眼部の脈管と神経

■ 図2.31　眼窩や顔面皮膚は無数の脈管吻合により血液供給されている．

■ 図2.32　筋肉へは複数の動脈ならびに静脈の本枝が来ていて吻合している．鼻・目・頬の領域での主たる動脈は顔面動脈 A. facialis であり，これは尾側から頭側へ行くにつれてその名称も変化する．この動脈は外頸動脈 A. carotis externa からの脈管で，頬の上を顔面動脈として走行している．眼窩下動脈と吻合の後，眼角動脈として鼻と眼窩の間を走行し，鼻背動脈 A. dorsalis nasi として眼角へ走行している．この場所で，眼瞼への動脈および滑車上動脈，眼窩上動脈のような眼窩内の脈管と吻合する．

■ 図2.33　上唇挙筋 M. levator labii superioris は眼窩下孔の上部から出てその孔を覆っている．鼻・目・頬部における主な静脈は顔面静脈 V. facialis であり，頭側から尾側の方向に名称を変えながら走行する（滑車上静脈，眼角静脈，顔面静脈）．この静脈は内頸静脈 V. jugularis interna に開口している．この間，顔面動脈は上唇挙筋の下方を横切り，顔面静脈はこの筋の上を走行する．

■ 図2.34　顔面静脈は眼輪筋と大頬骨筋の間を走行し，その間に，上唇挙筋の上を横切る．また眼輪筋の一部に覆われることもある．これは眼角静脈として鼻の外側を上唇鼻翼挙筋 M. levator labii superioris alaeque nasi に沿う眼角動脈とともに走行する．

■ 図2.35　眼窩上神経 N. supraorbitalis の2つの枝はともに眼神経（V₁）から来て，眼窩上孔 Foramen supraorbitale を通って眼窩上神経外側枝となり，さらに内側にある前頭切痕 Incisura frontalis を通って眼窩上神経内側枝として眼窩を出る．滑車上神経は眼窩角部の近心から滑車のやや上方に出ていく．涙腺神経 N. lacrimalis（眼神経の枝）は涙腺を支配するだけでなく，さらに眼窩縁 Margo orbitalis を回り込んで延びている．
眼窩のすぐ下を走行する眼窩下管を通って眼窩下孔から出る眼窩下神経は，上顎神経（V₂）の枝である．同様に頬骨顔面孔から出る頬骨顔面神経も上顎神経（V₂）の枝である．

■ 図2.36　眼窩上神経外側枝と内側枝，滑車上神経，涙腺神経，頬骨顔面神経，眼窩下神経の分枝は筋を介して皮膚に到達している．眼輪筋の眼窩部の辺縁部は図に描かれていない．したがって眼窩下孔と頬骨顔面孔は隠れていない．

■ 図2.37　上唇挙筋 M. levator labii superioris は眼窩下孔の上部から出て，その孔を覆っている．

■ 図2.38　眼輪筋眼窩部は上唇挙筋の起始部と途中の一部を覆っている．頬骨顔面孔も同様に眼輪筋に覆われている．

眼部

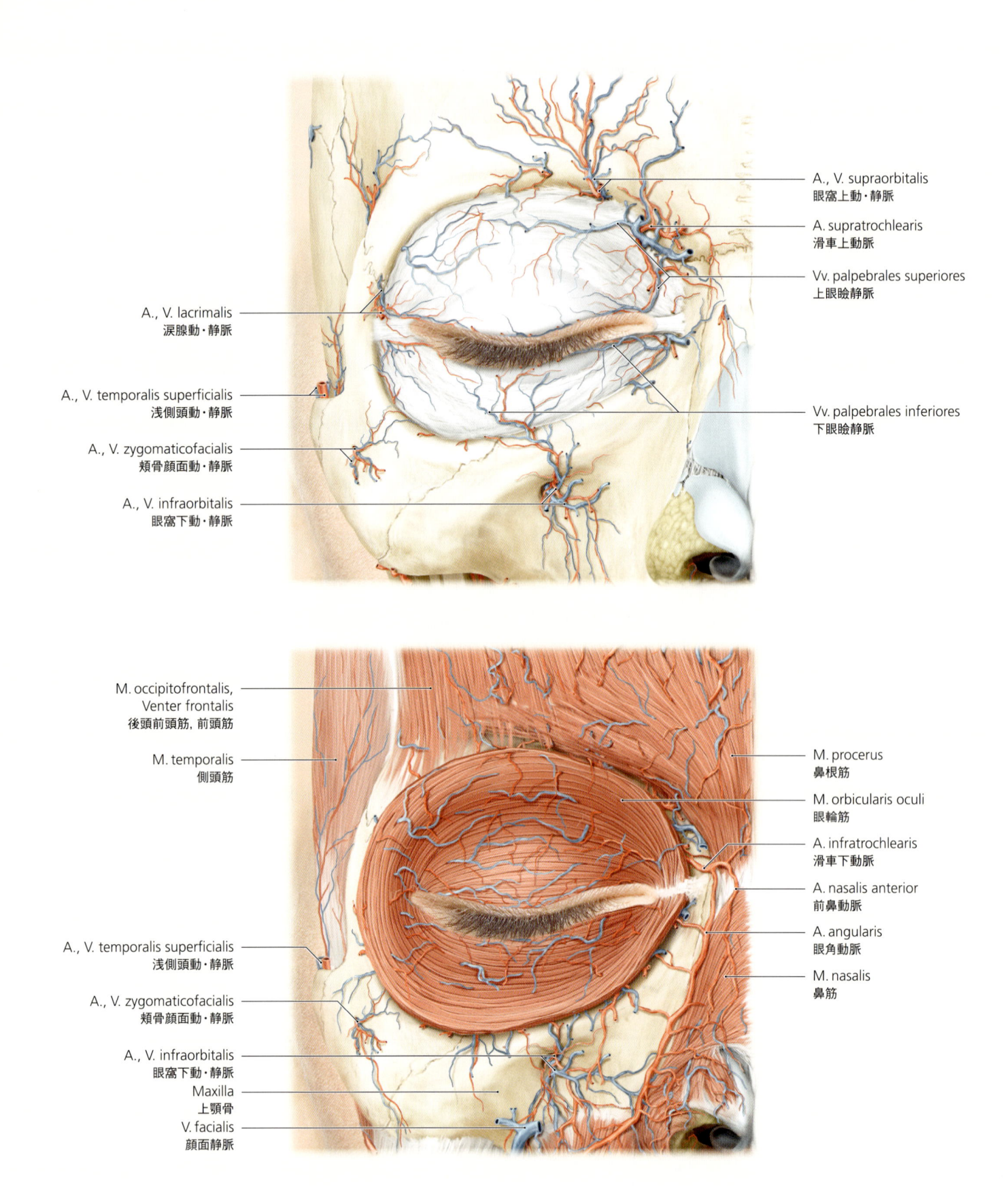

図2.31 眼窩隔膜，眼窩下孔を通る動・静脈の走行． P205参照
図2.32 鼻・眼・頬部の脈管の走行．

筋に関連する眼部の脈管と神経

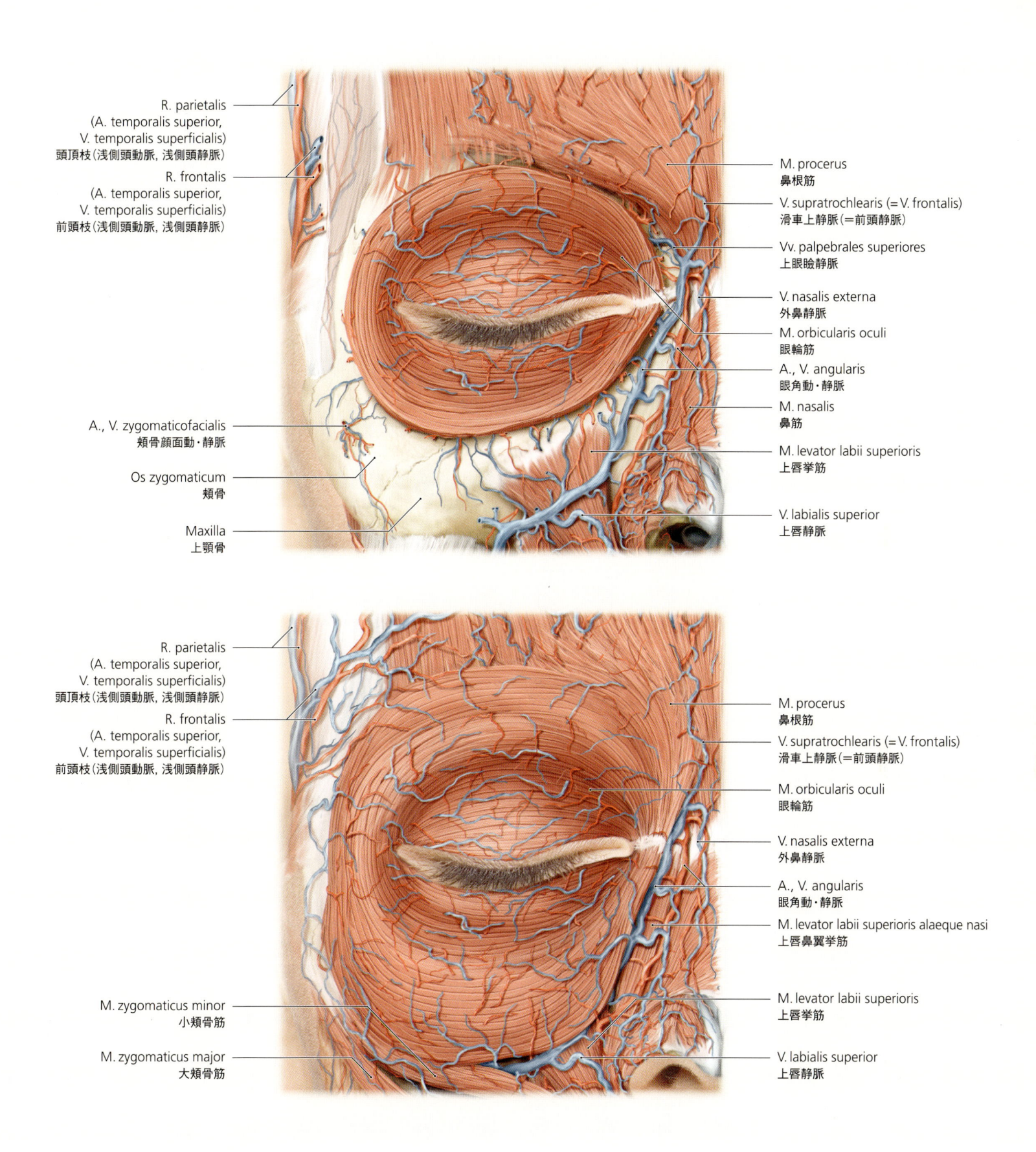

図2.33, 2.34　鼻・眼・頬部の脈管の走行．　　　　　　　　　　　　　　　　　　　　　　　　　　　　　　　　P205参照

眼部

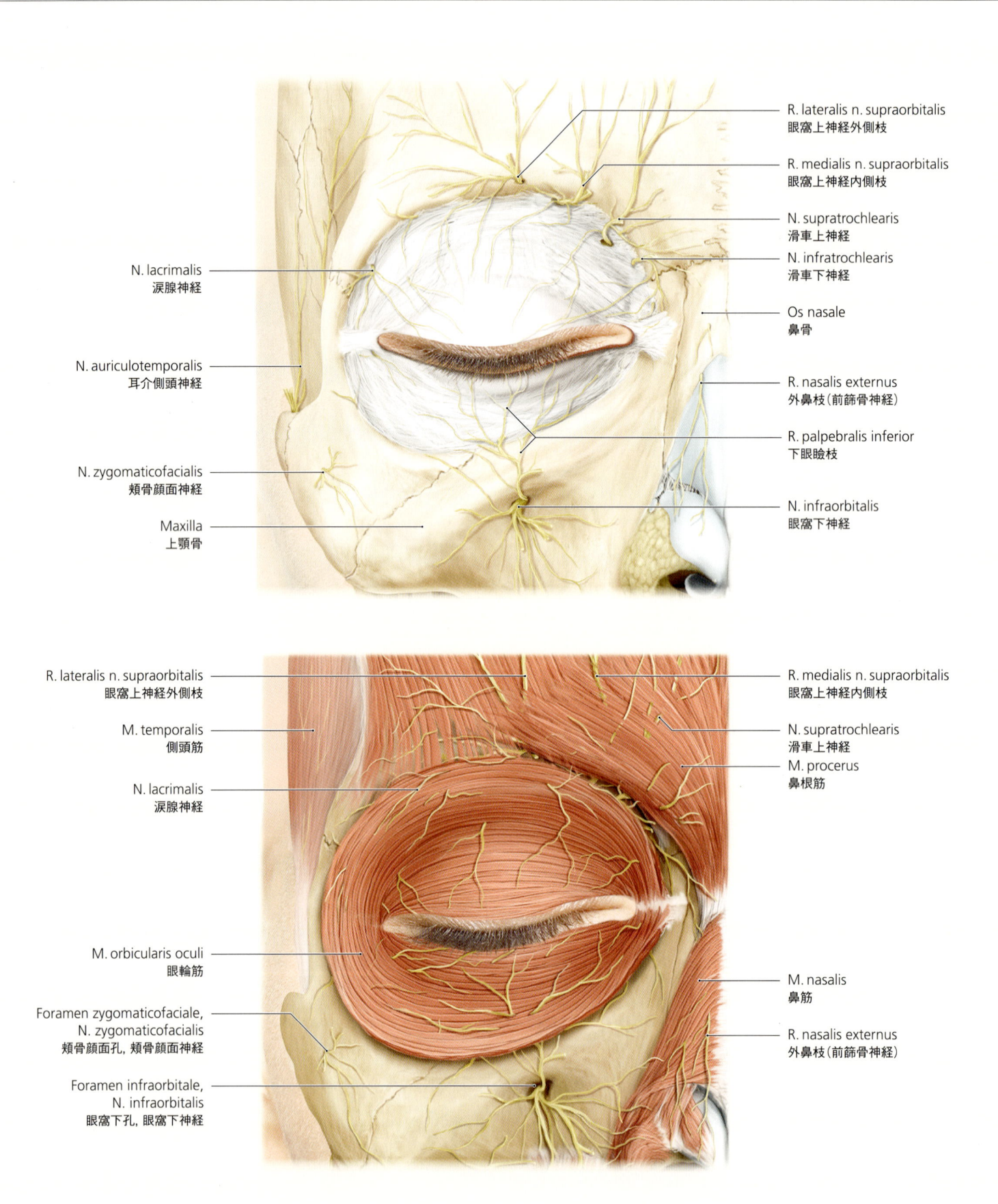

図2.35　眼窩隔膜と眼窩下孔を通る神経の走行．
図2.36　眼窩と眼窩周囲の神経の走行．

P205参照

208

筋に関連する眼部の脈管と神経

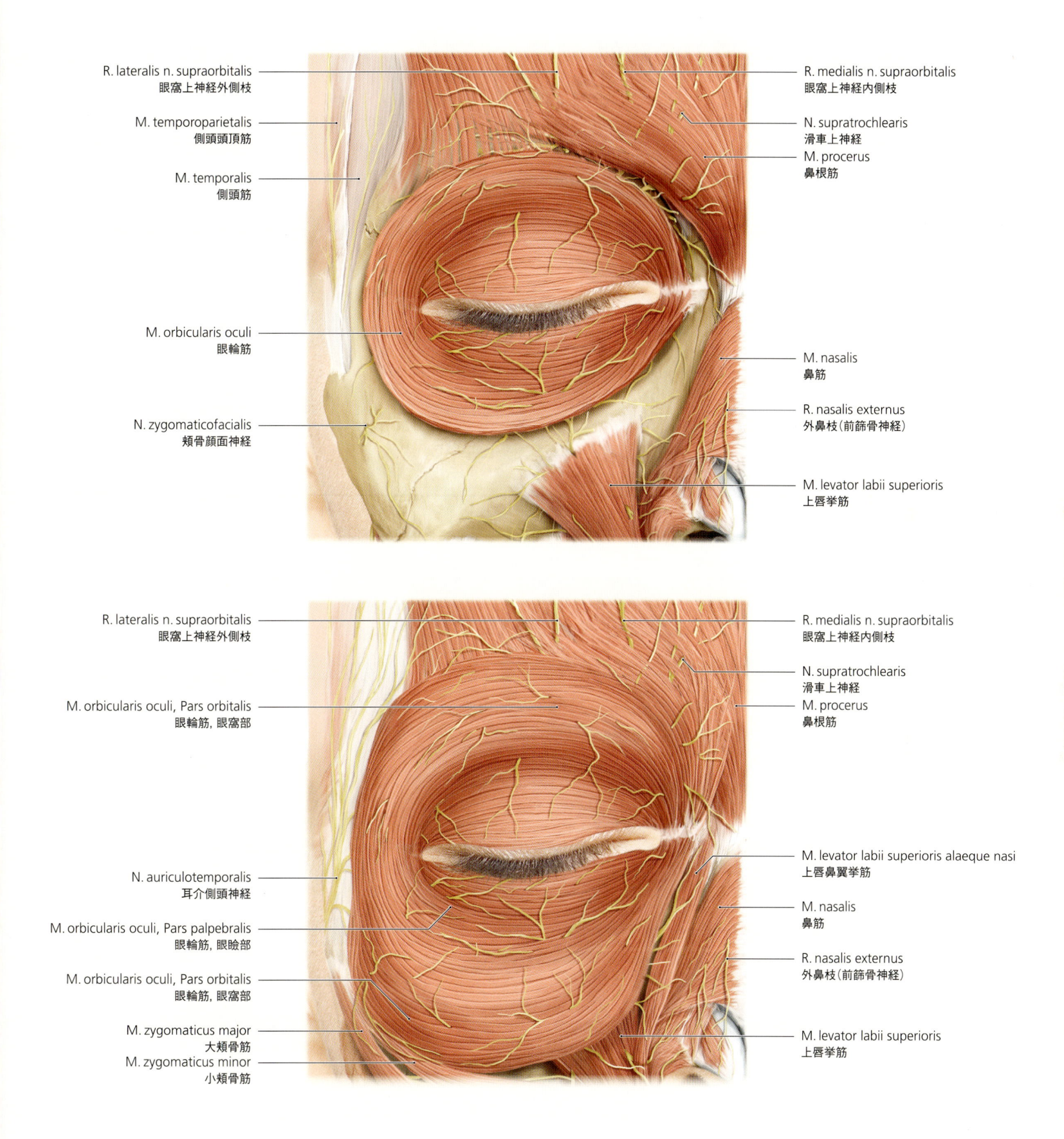

図2.37, 2.38　眼窩と眼窩周囲の神経の走行. P205参照

2.6 断面図で見た眼部の解剖

■ **図2.39** 眼窩上部の骨は脳および前頭洞 Sinus frontalis への境界としてかなり厚みがある一方で，眼窩底はごく薄い骨からなっている．この骨は上顎洞との境界の役割を果たしているが，羊皮紙のように非常に薄くなっている．前方からの圧迫性の外傷では眼窩底は簡単に骨折して，眼球 Bulbus oculi が下方へ陥没してしまう．眼輪筋は眼球とその周辺部を覆っている．上眼瞼の挙上は上眼瞼挙筋 M. levator palpebrae superioris により，その腱の大半は眼輪筋眼瞼部に放散している．さらに，上眼瞼の瞼板は上瞼板筋 M. tarsalis superior によって引き上げられる．下眼瞼には下瞼板筋があるが，それ以外に眼輪筋に

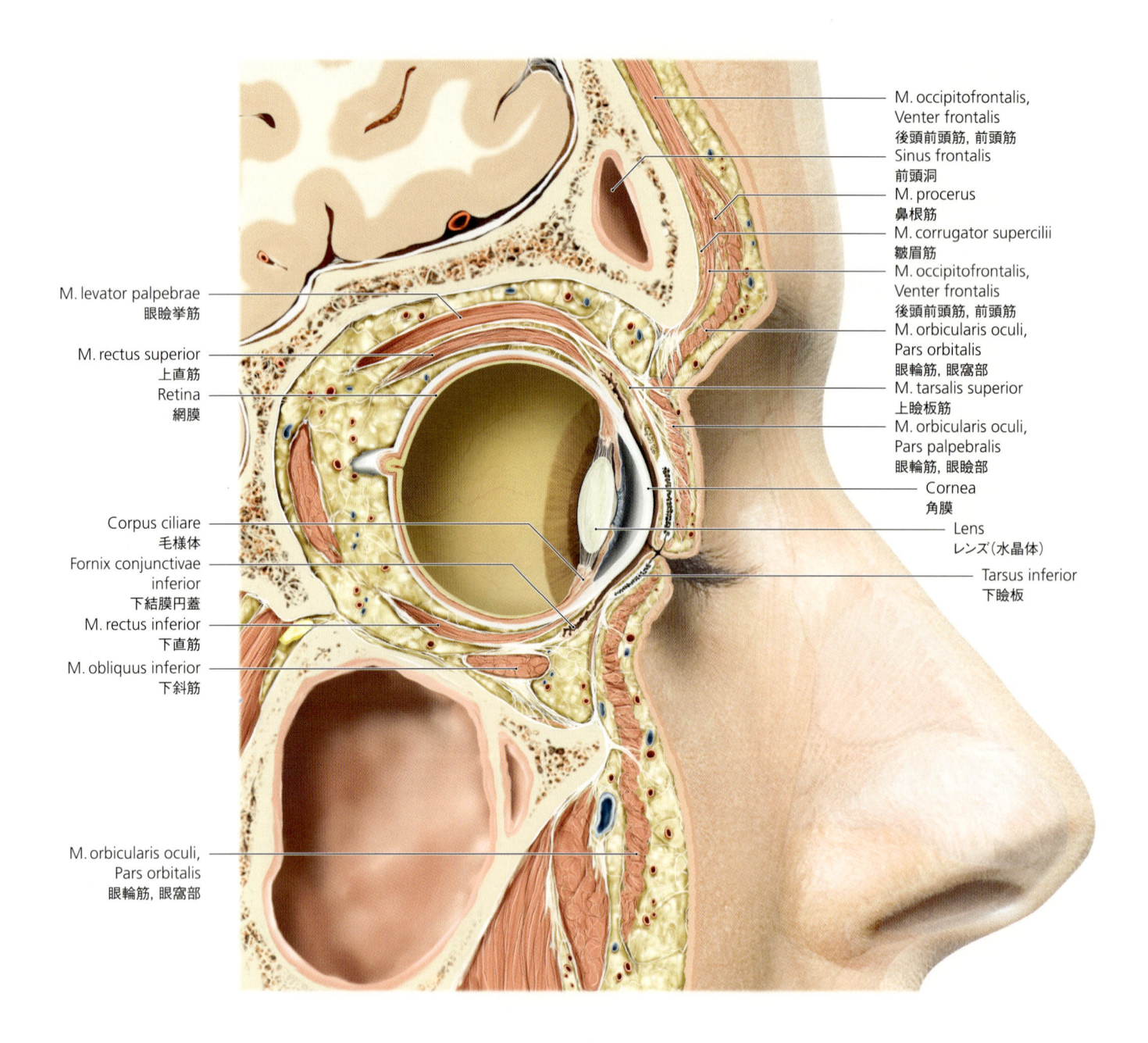

図2.39 眼部中心よりやや近心での矢状断．

上記，P212参照

断面図で見た眼部の解剖

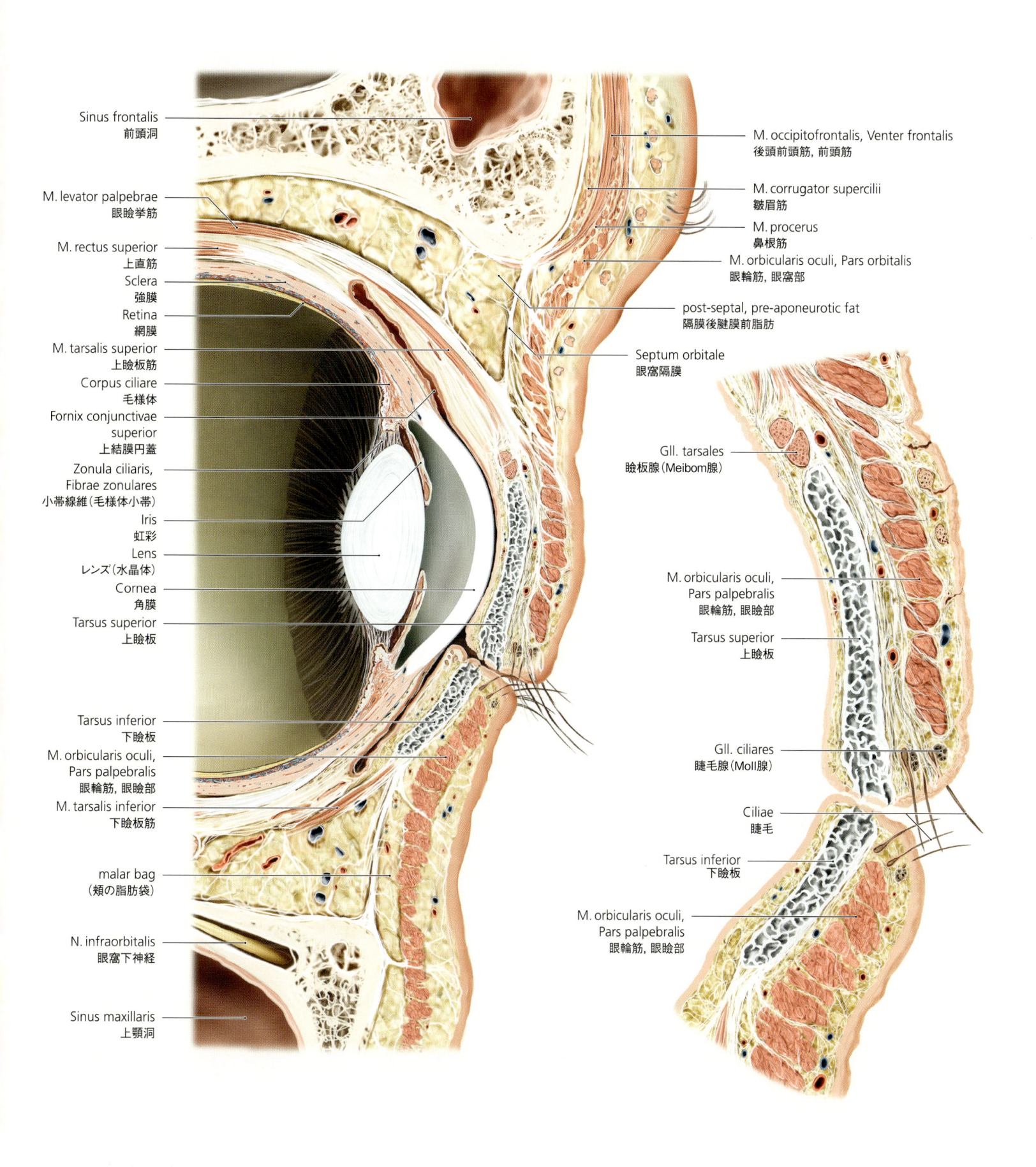

図 2.40　眼部中心と睫毛部での矢状断．
図 2.41　睫毛部を中心とした矢状断．

P212参照

211

眼部

つながる筋は存在しない．眼窩周囲の脂肪は，瞼板 Tarsus に連続している眼窩隔壁によってその位置を保持している．眼窩部の脂肪は周囲と境界明瞭な区画で隔てられている．眼瞼の皮下脂肪は非常に少ないが，上眼瞼において眼輪筋の眼窩部に十分にぴったりした皮膚があっても，まとまった量の皮下脂肪を認める個体もある．下眼瞼での脂肪沈着も同様に個人差がある．
眼輪筋（眼窩部）の辺縁部の下には眼輪筋後脂肪体 ROOF (retroorbicularis oculi fat) がある．これが多いと，眉部は柔らかく膨らんでいるように見える．上眼瞼溝はこれに隠れてしまうこともある．
眼輪筋下脂肪体 SOOF (suborbicularis oculi fat) は眼輪筋の頬側縁部に存在している．眼輪筋支持靱帯と頬部皮膚靱帯が脂肪区画を構成し，malar-bagという名が付けられている．この脂肪区画に脂肪が集積すると頬部に眼窩下膨隆を形成し，頬骨部にまで及ぶ．
眼窩隔壁の後部には隔壁後・腱膜前脂肪体が存在している．この脂肪区画は眼球脂肪の深部で上眼瞼挙筋の腱で区切られている．眼球上部には眼瞼挙筋の筋膜末端が横断しており，Whitnall 靱帯と呼ばれる．これは滑車から涙腺を超え，外側眼瞼靱帯が付くWhitnall 隆起まで走行している．

■ **図2.40** 眼輪筋は眼球とその周辺部を覆っている．ここで周辺の眼窩部と眼瞼にある眼瞼部が区別できる．眼瞼部はさらに隔壁前と瞼板前の部分に分けることができる．上眼瞼と下眼瞼にはそれぞれに支持的構造要素として瞼板 Tarsus がある．これは強い膠原線維性の結合織で，半月状で平坦な板である．瞼縁部には睫毛 Ciliae が植わっており，汗を産生する睫毛腺 Gll. ciliares (Moll腺) に囲まれている．さらに，眼瞼縁には Zeis 腺と呼ばれる脂腺が存在している．上眼瞼を引き上げるのは上眼瞼挙筋が主で，その腱は眼輪筋の眼瞼部に射入している．加えて，上瞼板 Tarsus superior は上瞼板筋によって持ち上げられる．下瞼板 Tarsus inferior では下瞼板筋は存在しているが，眼輪筋に向かう筋ではない．

■ **図2.41** 眼輪筋の眼瞼部の皮下脂肪はごく少量もしくはまったく存在せずに瞼板を直接覆っている．

瞼板の小孔にはMeibom腺 Glandulae tarsales があり，上眼瞼では約30〜40個，下眼瞼には20〜30個，最長8mmの長さの皮脂腺が瞼縁に開口している．下眼瞼は重力と下直筋 M. rectus bulbi inferior から来る線維によって開く．下瞼板筋は眼球に対して下瞼を保持している．つまり，この筋が弱くなると眼瞼外翻となる．

■ **図2.42** 下眼瞼の断面．眼輪筋の眼瞼部を一層の非常に薄い皮下脂肪組織が覆っているが，脂肪は完全に欠如していることもある．眼窩部外側では多くの脂肪組織が存在していることがある．眼瞼はその中心部で瞼板によって支えられている．眼瞼裂 Rima palpebrarum（眼裂）は外側眼瞼靱帯および近心では内側眼瞼靱帯 Lig. palpebrale mediale によって眼窩骨に固定されている．靱帯付着部は基本的には結合織で多層性に形成されているが，所によっては筋線維が散在している．眼輪筋は内眼角部で表層の前隔壁腹と瞼板前腹に分かれている．その後方の深部に筋付着があり，涙嚢の上方と後方に付着していて，Horner筋と呼ばれている．眼球の側方部では，ここで切断されている外側直筋と内側直筋 Mm. rectus laterales et mediales の腱膜により境されている隔壁後・腱膜前脂肪体の最前方部も切断されている．

■ **図2.43** 下眼瞼を通る切断面が見える．眼窩隔膜が眼窩脂肪の前方を閉鎖している．眼輪筋はこの切断面では周囲に脂肪が少ない．側頭脂肪と側頭筋膜によって覆われている側頭窩に側頭筋 M. temporalis がある．内側には固有鼻腔がある．

■ **図2.44** この切断面では眼輪筋周囲により多くの脂肪がある．内側の鼻溝では皮下脂肪組織内に眼角動静脈がある．眼輪筋後方の隔壁前脂肪の量は非常に個人差がある．側頭筋のところにBichat脂肪体の側頭突起が見える．深側頭動脈（内側）ならびに中側頭動脈（外側）の枝が示してある．側頭窩の外側は2枚の側頭筋膜で覆われている．

断面図で見た眼部の解剖

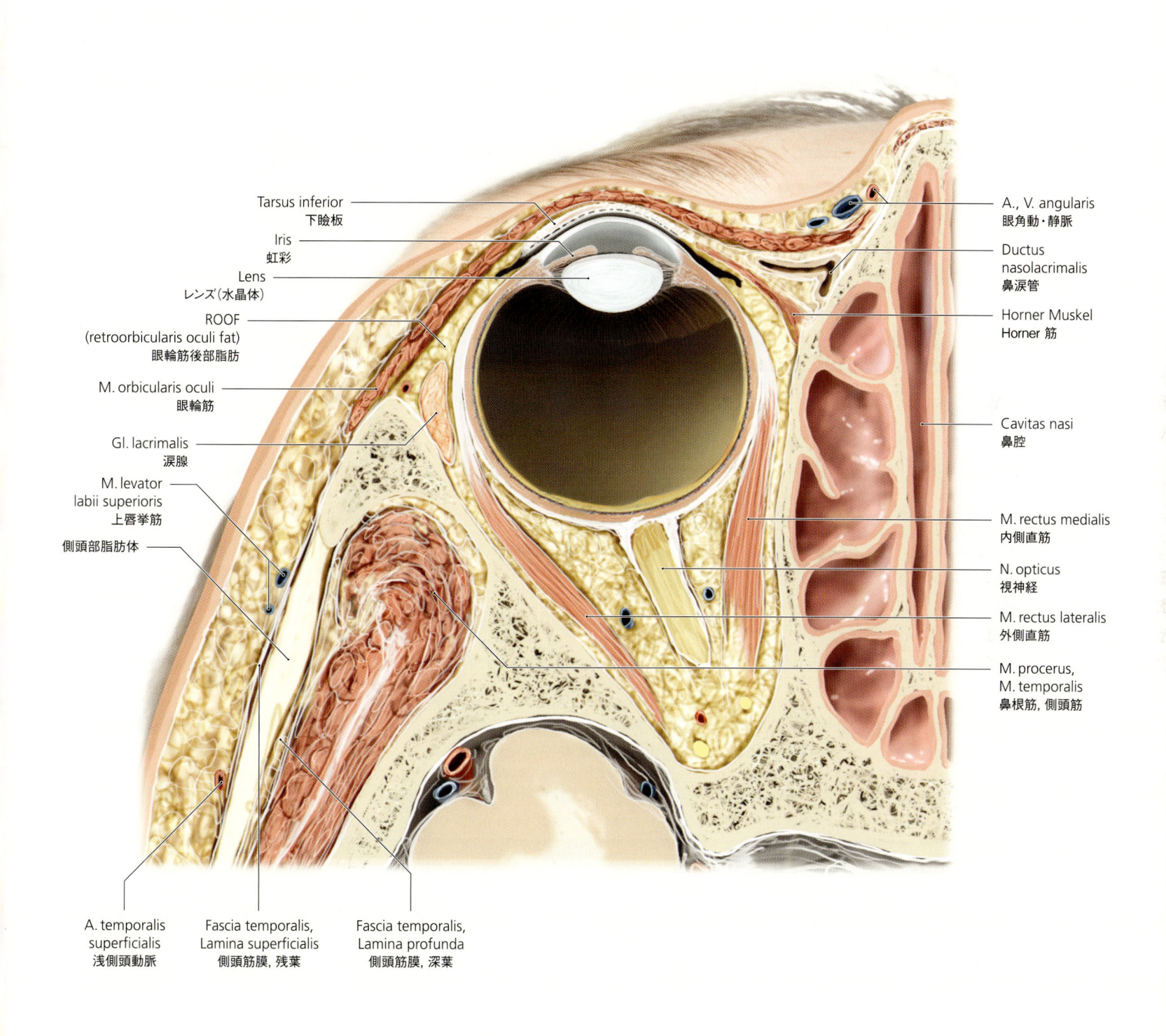

図 2.42 水晶体の高さでの眼部水平断（右側眼部を下方から見る）.

P212参照

眼部

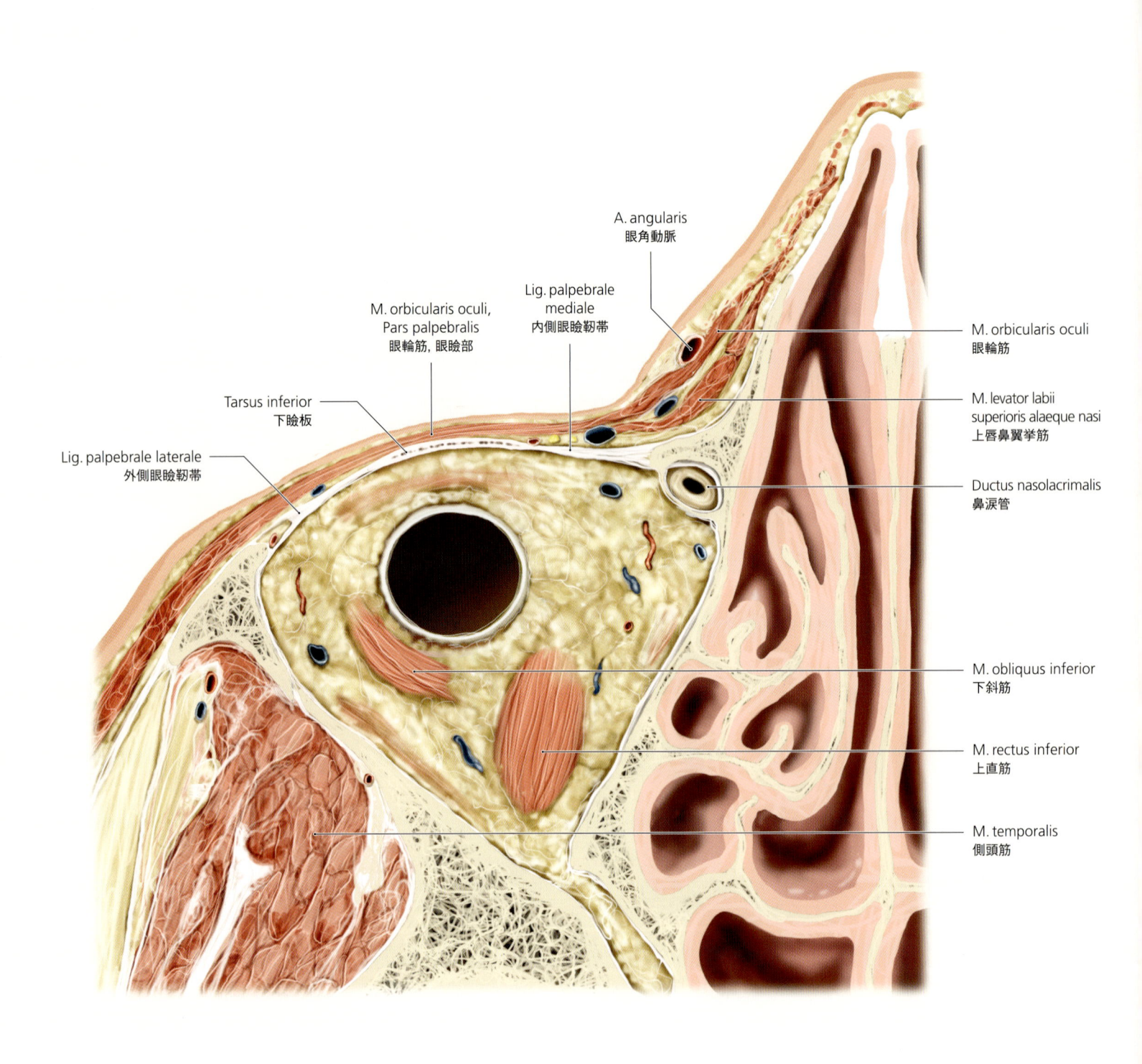

図2.43 下睫毛の高さでの眼部水平断（右側眼部を下方から見る）.

P212参照

214

断面図で見た眼部の解剖

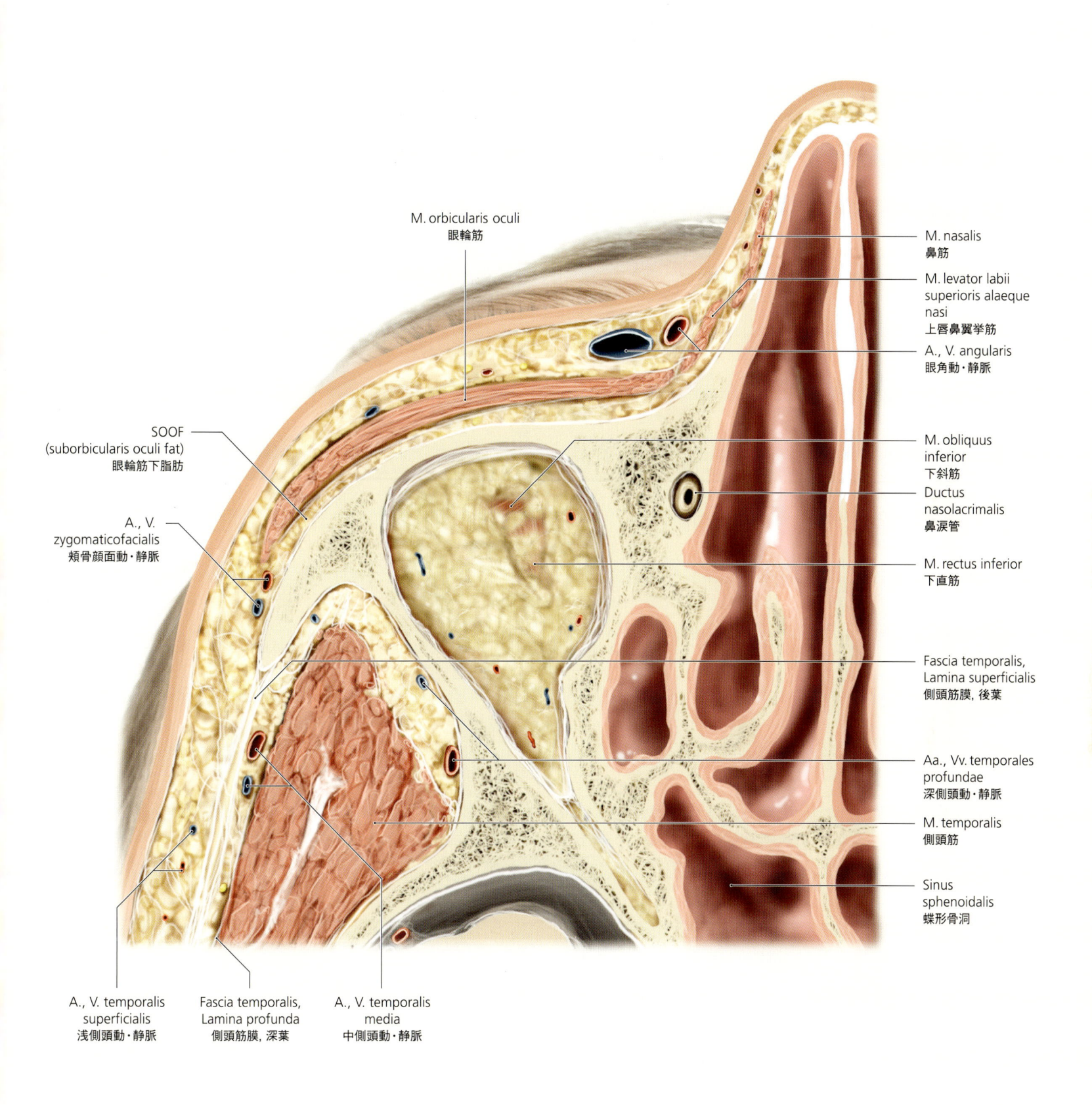

図2.44 眼窩底に近い高さでの眼部水平断（右側眼部を下方から見る）.

P212参照

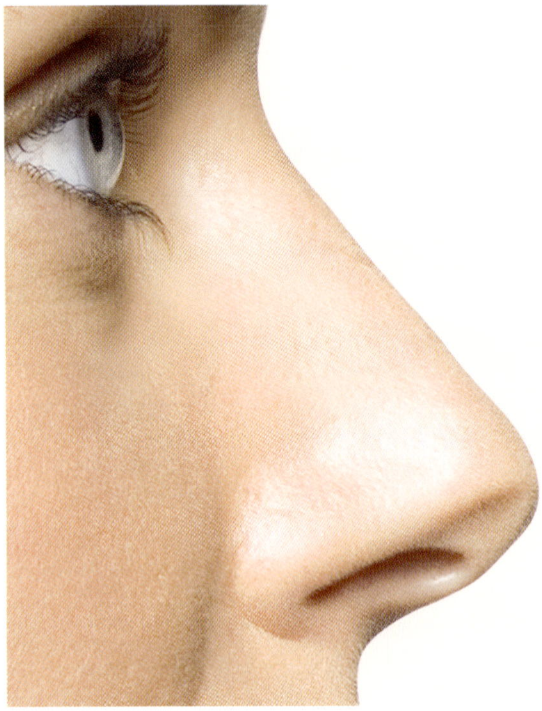
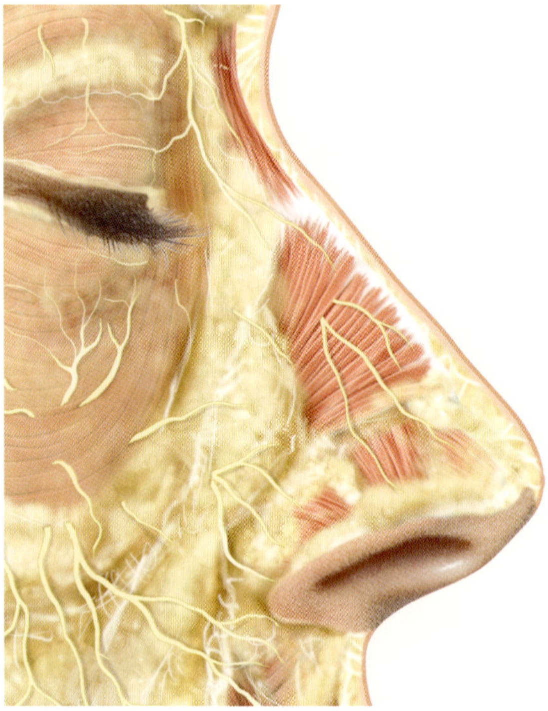
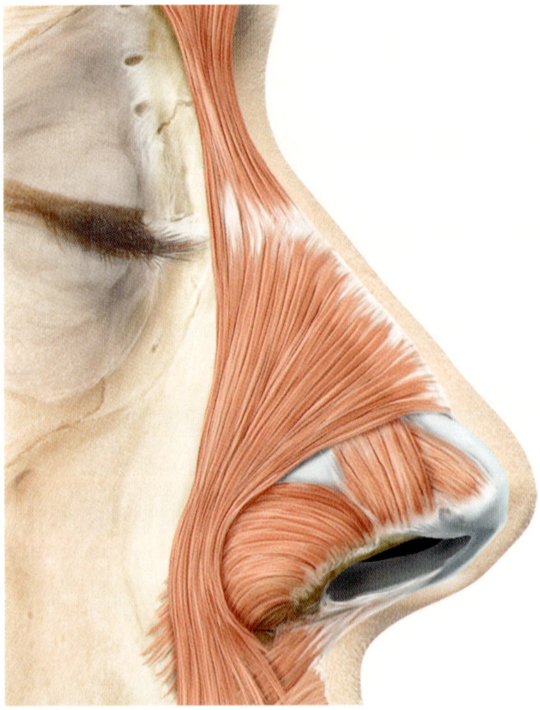
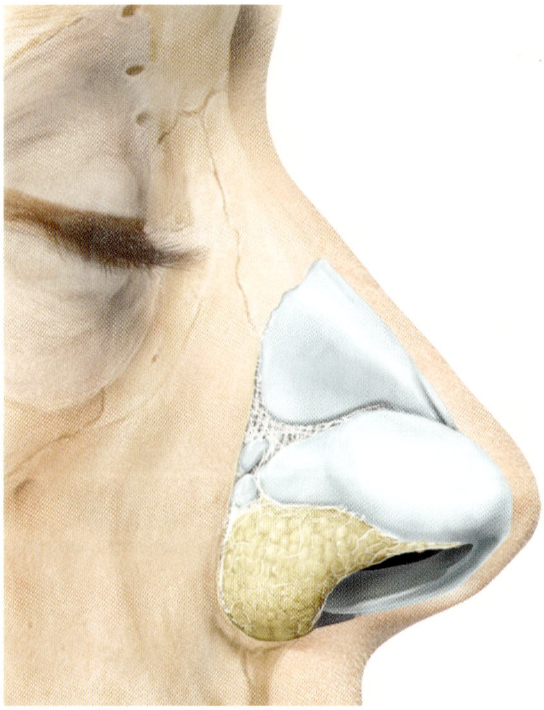

3 鼻部と中顔面

3.1	鼻部の表面形態	218
3.2	鼻の前方観	222
3.3	鼻の側方観	230
3.4	鼻の下方観	244
3.5	固有鼻腔	245
3.6	副鼻腔	258

鼻部と中顔面

3.1 鼻部の表面形態

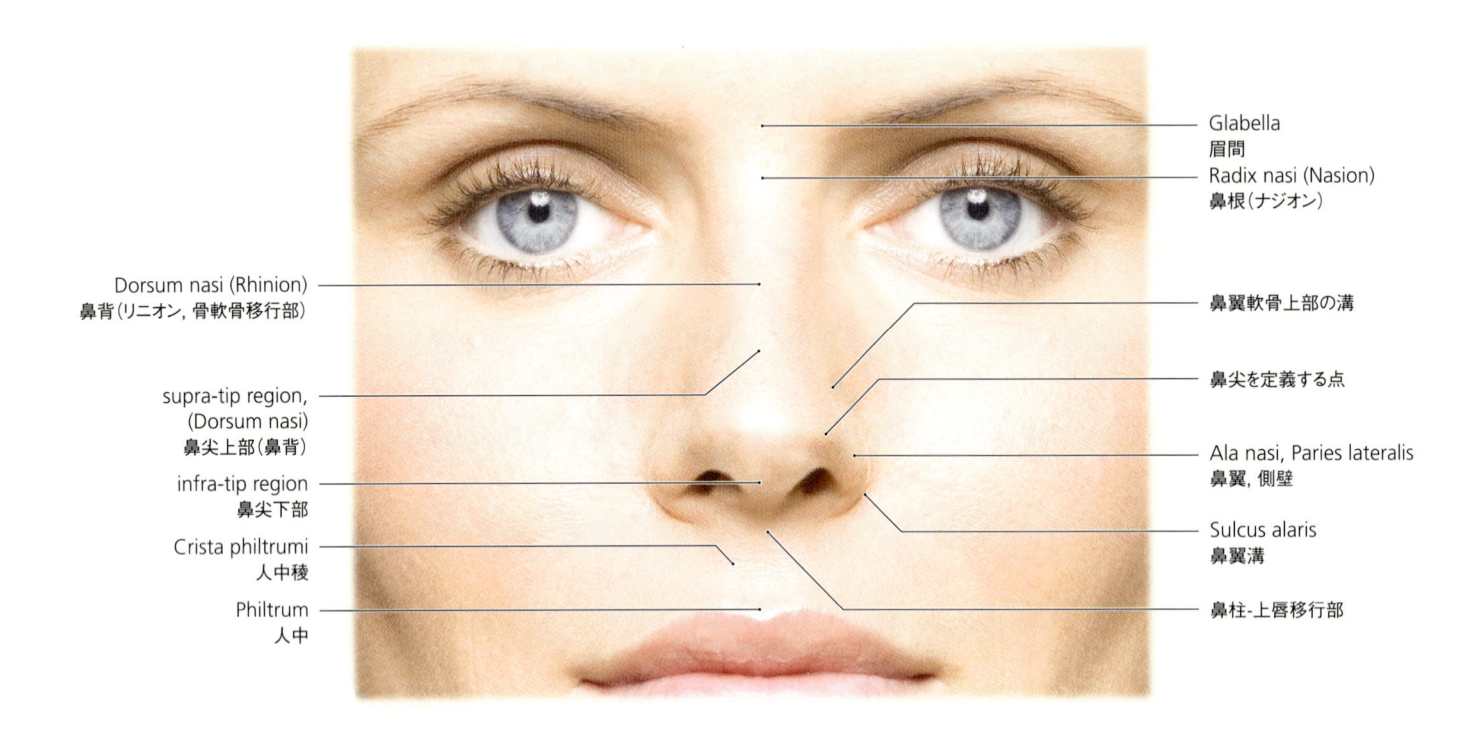

図3.1 前方からの鼻の外観.

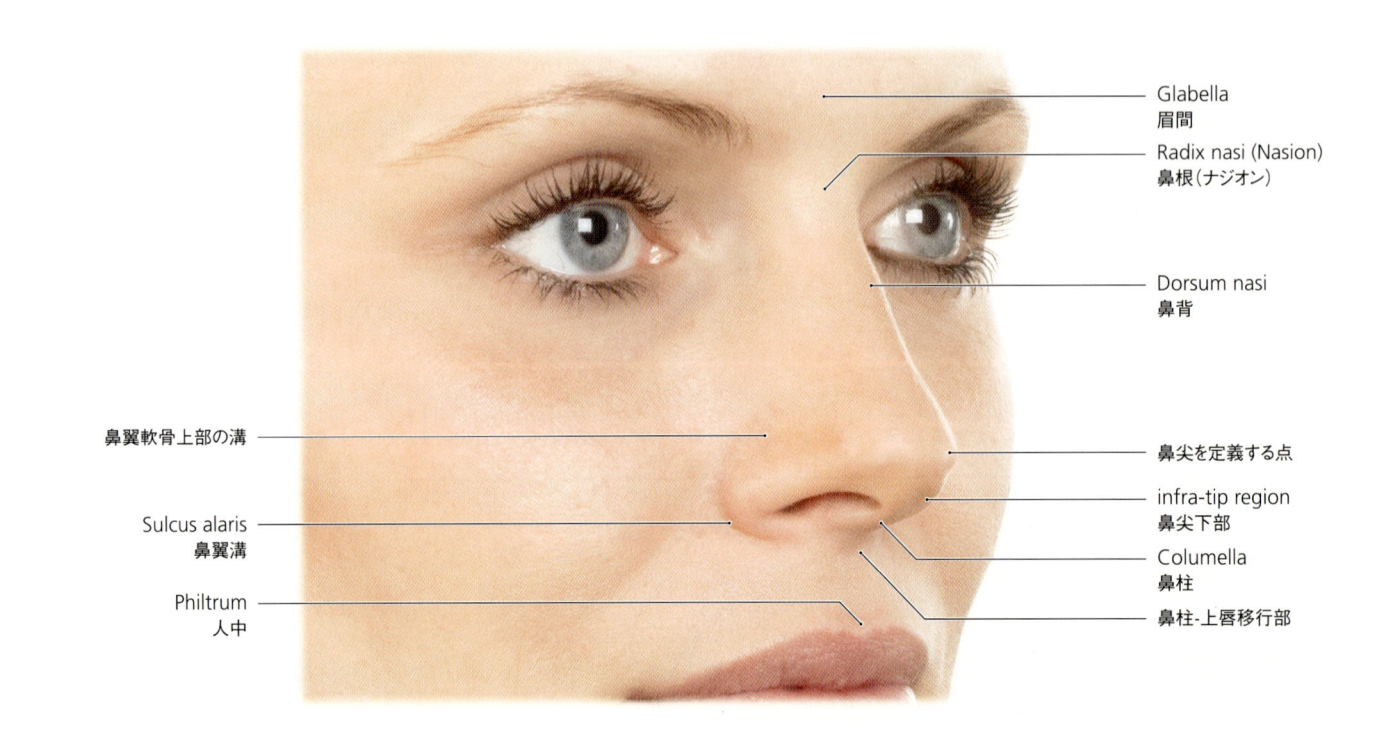

図3.2 前側方45°からの外観.

鼻部の表面形態

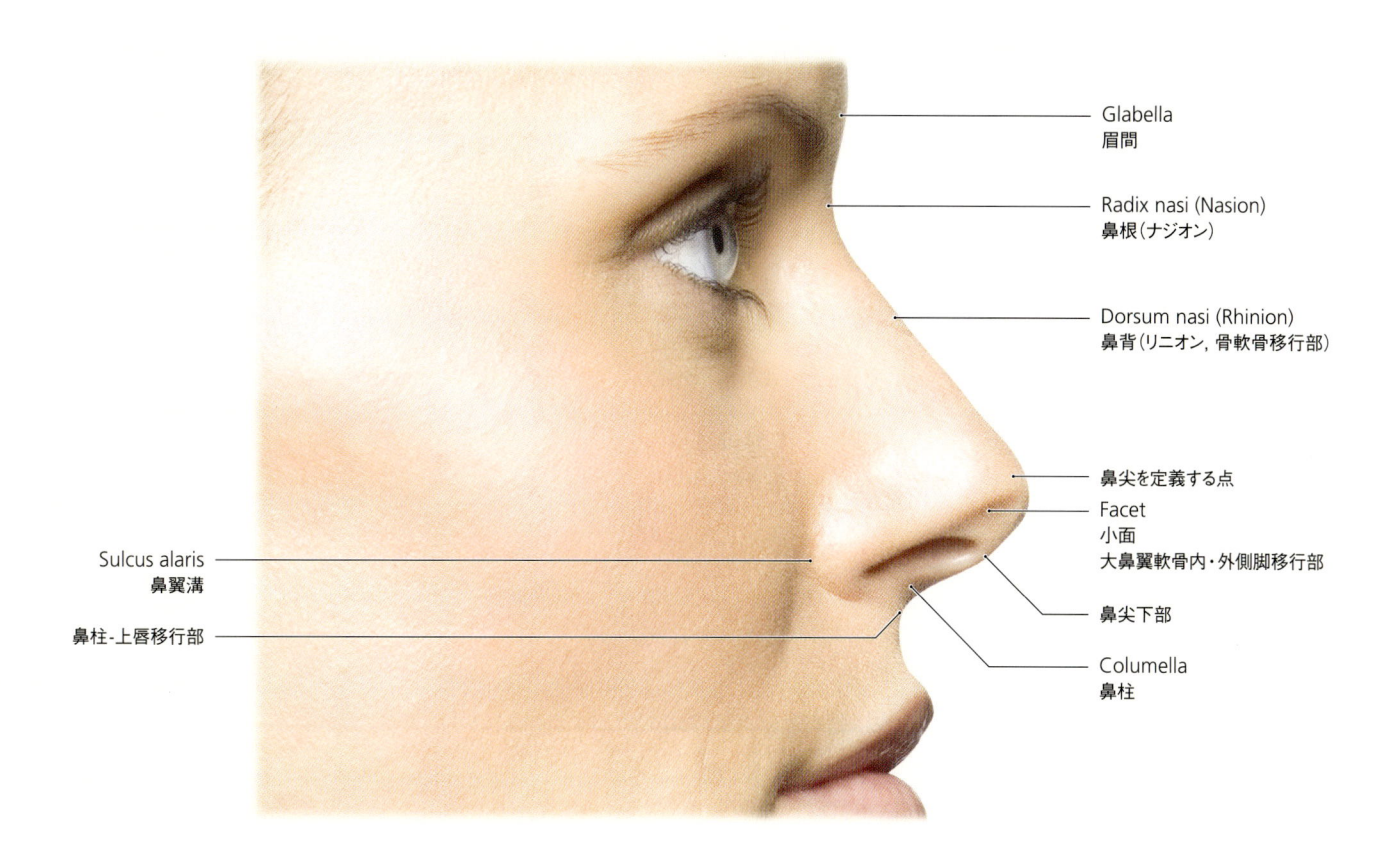

図3.3 外側からの鼻の外観．

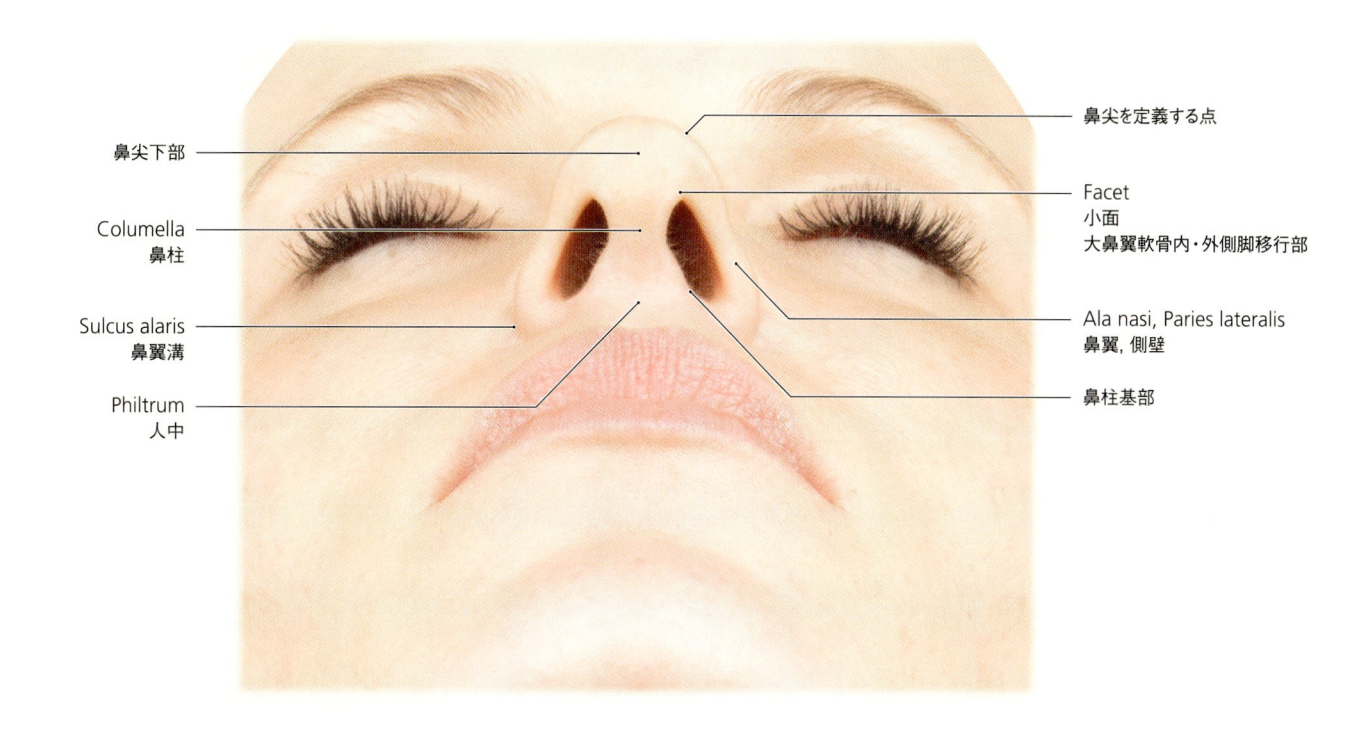

図3.4 下方から見た鼻の外観．

219

鼻部と中顔面

■ 図3.5 鼻の皮膚の構造は多様であるので，再建手術や形成外科的手術の際に考慮せねばならない．鼻背の皮下には脂肪はまったくないかわりに，鼻の側方には多くの脂肪組織が存在する．鼻翼においても脂肪があり，特にしっかりからみ合うように区画された結合織の中に存在している．鼻尖部では時に多数の皮脂腺を認めることがある．

■ 図3.6 BC間距離がAB間距離の55〜60％である場合，満足度の高い鼻尖形態といえる．

■ 図3.7 鼻唇角(a)はGl-Sn線とSn-Cm線によって形成され，90〜110°であることが多い（線Gl-SnはSnを通る上唇の接線を採る場合もある）．
Gl：Glabella；眉間
Cm：Columella；鼻柱
Sn：Subnasale；鼻下点

■ 図3.8 下方から見て，鼻翼と鼻柱の理想的な比率は1/3から2/3である．鼻翼軟骨内側脚が分かれて開大する点は鼻の基底部を等分する位置である．

■ 図3.9 下方から見て，理想的な鼻の基底部は三角形である．

■ 図3.10，図3.11 Relaxed Skin Tension Lines（RSTL）は，その下に存在する筋肉と垂直に，かつ，重力の方向にしたがって存在している．基本的に鼻の皮膚での切開は瘢痕の形成を極力避けるためにこの線に沿って行われるべきである．

■ 図3.12 部位と方向性の評価概念として，鼻部では"cephal"の表記が適用される．"cranial"という単語は頭蓋そのものに近い鼻部で，より頭頂側を表すには不適当であろう．

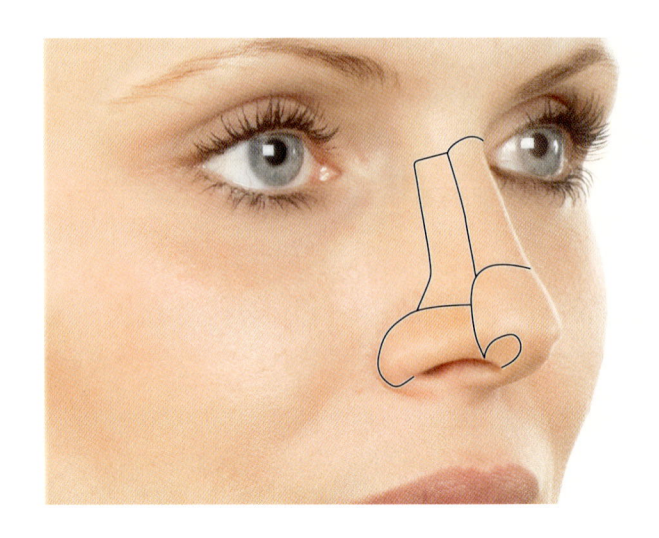

図3.5 前側方45°から見た鼻の形態．鼻の皮膚の審美単位を示す． 左記参照

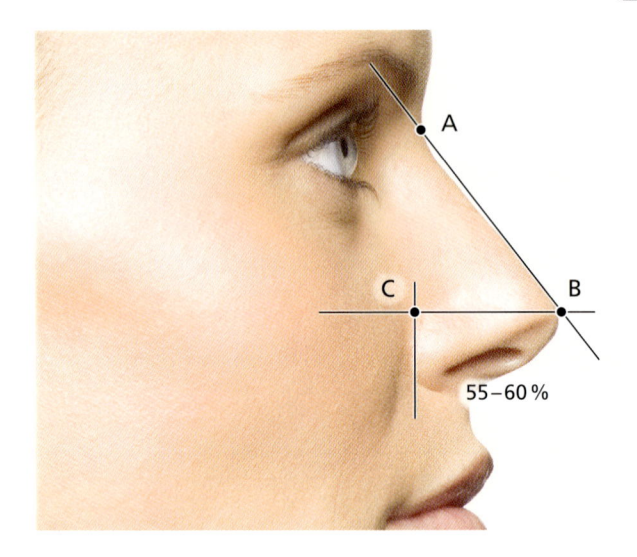

図3.6 側方から見た鼻と鼻尖の形態． 左記参照

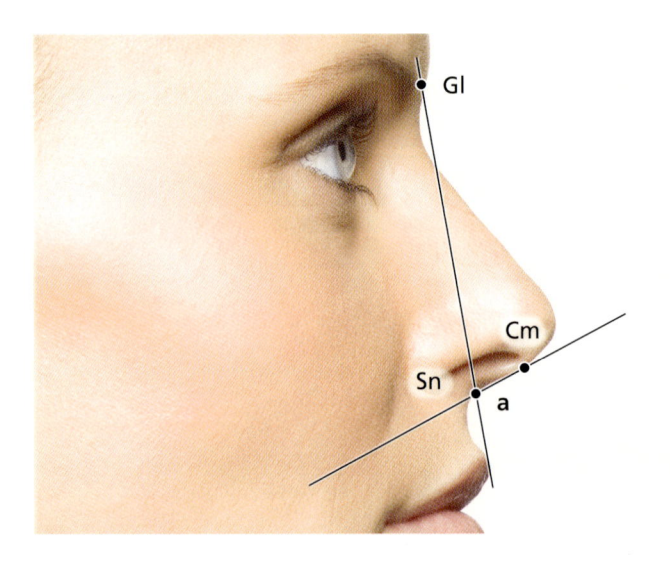

図3.7 側方から見た鼻の形態．鼻唇角． 左記参照

鼻部の表面形態

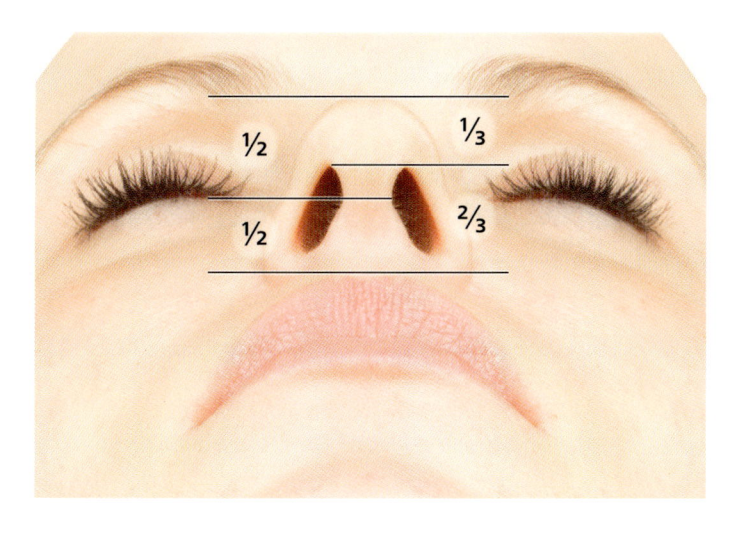

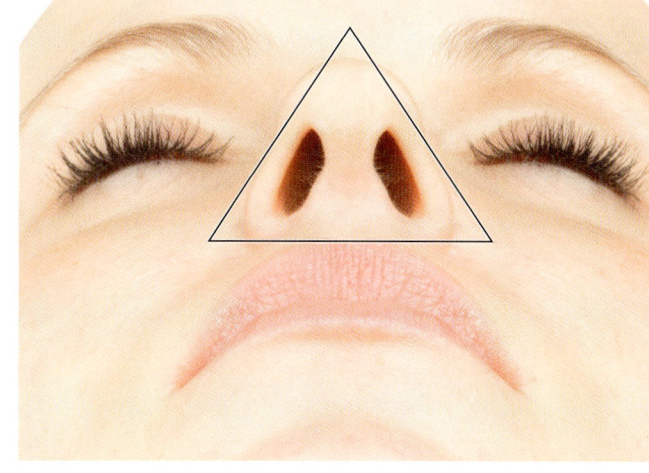

図3.8 下方から見た鼻の形態とその比率.　　P220参照

図3.9 下方から見た鼻の形態とその比率.　　P220参照

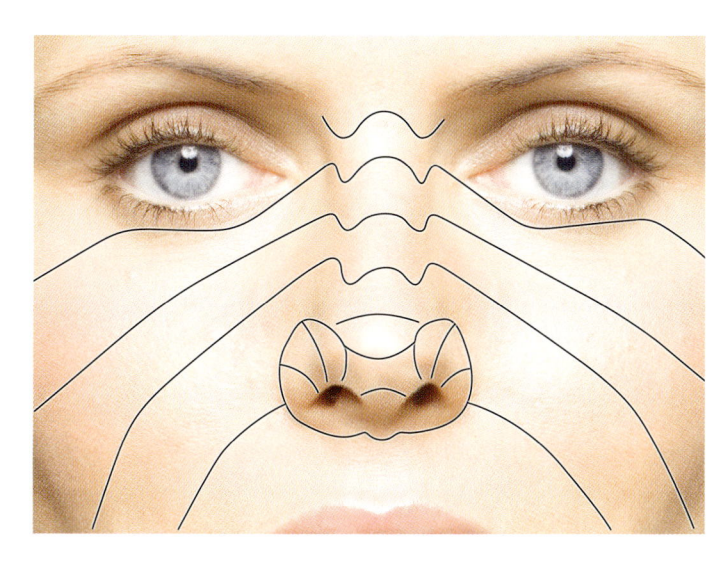

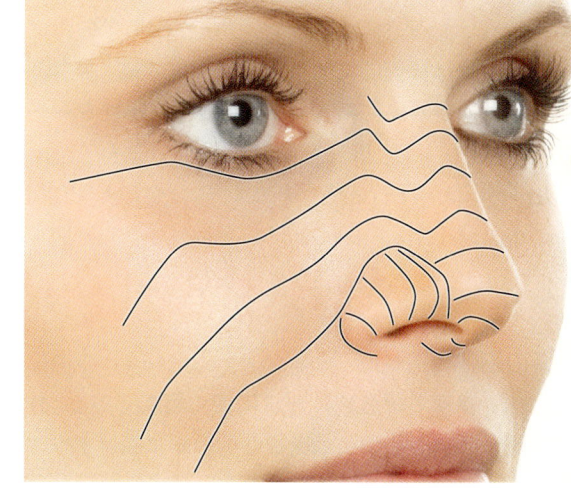

図3.10 前方から見た鼻部におけるRSTL.　　P220参照

図3.11 前側方45°から見た鼻部におけるRSTL.　　P220参照

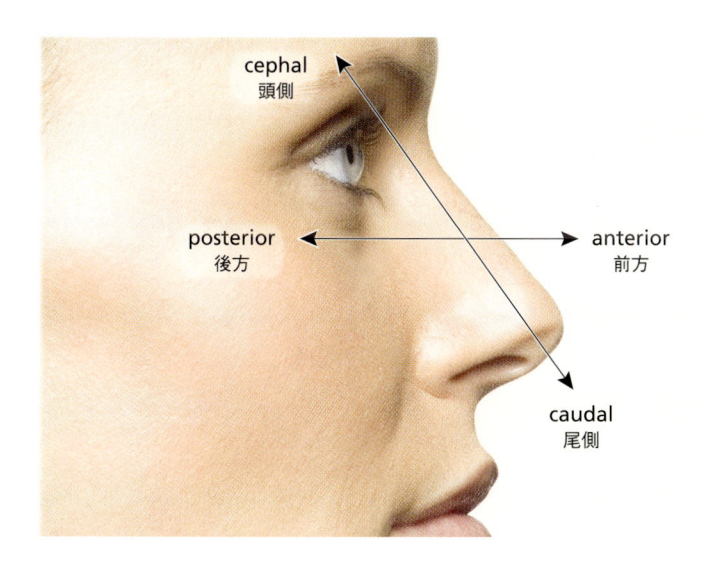

図3.12 鼻部の位置関係とその方向性.　　P220参照

221

3.2 鼻の前方観

■ 図3.13 鼻背には多くの場合皮下脂肪はなく，眉間 Glabella と鼻の側方部の皮下に脂肪の集積が認められる．鼻翼部と鼻尖部では強い線維性結合織による区画があり，その中に脂肪が入っている．

■ 図3.14 鼻の筋は常に一つひとつ同定できるが，筋肉個々には大きな個人差がある．鼻筋は表在性筋-腱膜システム（SMAS）の中に埋め込まれていて，鼻部の構造物は非常に薄く繊細である．
脂肪組織を除去すると，皺眉筋 M. corrugator supercilii と鼻根筋 M. procerus が現われ，眉間部に放散している．鼻根筋は皺眉筋を覆っており，鼻背に広がっている．鼻の側方から上唇鼻翼挙筋 M. labii superioris alaeque nasi が出て鼻の両側を走行し，一部の線維は鼻翼部に伸び上唇に到達する．鼻背部では鼻筋 M. nasalis が斜めに横切り，鼻翼部では小さな鼻筋を部分的に覆う場合もある．鼻翼部には小さな小鼻孔圧迫筋 M. compressores narium minor[*1]，その側方に，少し大きな前鼻孔開大筋 M. dilatator nasi anterior[*2]，鼻翼外側壁には開大筋（鼻翼筋；Pars alaris m. nasales）が存在している．

■ 図3.15 鼻の筋は表在性筋-腱膜システム（SMAS）の中に埋め込まれていて，鼻部の構造物は非常に薄く脆弱である．外科手術の場合，覆っているこの結合織層はそのまま温存すべきであり，手術でその辺縁を短くするようなことは避けなければならない．骨の上を皮膚が直接覆うようなところができた場合には，審美的には満足できる結果にはならないであろう．鼻尖部に向かってSMASがより厚くなり，特別な配慮が必要となる．手術計画においては，その操作が術後の結果に及ぼす意義も考え，手術しようと思う層を正確に選ぶ必要がある．これは麻酔と血管収縮薬による駆血にも関係する．決定すべき層とは皮下，SMAS，SMAS下骨膜上および骨膜下を指す．

■ 図3.16 鼻筋と上唇鼻翼挙筋を除去すると鼻の骨性骨格と軟骨性骨格の中央部が見える．外側鼻軟骨は対をなしているが中央部で鼻中隔軟骨とともに一体となっている．
外側鼻軟骨は鼻骨の下を頭側にさらに3〜15mm伸びている．この骨と軟骨の結合体は骨膜と軟骨膜に包まれ，外科手術時には温存せねばならない．

■ 図3.17 前方観で一対の鼻骨，上顎骨とその前頭突起および上顎骨歯槽突起が鼻の骨の枠組みをなしている．外側鼻軟骨は対になって存在し，中央部では鼻中隔軟骨とともに一塊となっている．前鼻中隔角が両側の大鼻翼軟骨間に突き出ている．大鼻翼軟骨は結合織の中に遊離して埋まっていて鼻尖の支持骨格を形成している．しかし，主な支持力は鼻中隔が確保している．側方には強い線維で区画された結合織域があり，その中に脂肪が入っていて，鼻翼小葉 Lobulus alaris を形成している．大鼻翼軟骨と外側鼻軟骨の間の側方の強い結合織の中にさまざまな大きさの小鼻翼軟骨 Cartilagines alares minores[*3]，が存在している．
両側の大鼻翼軟骨が中央で合する所に軟骨のない部分が開いていて，皮膚のみで覆われている．この領域は"weak triangle"[*4]と名付けられている．同じく"soft triangle"[*5]は大鼻翼軟骨の内側脚から外側脚へ移行する内周の皮膚の重なりと捉えることができる．鼻の骨格の走行のしかたによっても，また，骨・軟骨・結合織で複合的に構成されることからも，頭側から尾側にかけて可動性も弾性も異なることになる．

■ 図3.18 前側方45°から見た鼻骨格．

■ 図3.19 前側方45°から見た鼻骨格．右鼻の半分では鼻翼結合織様脂肪嚢（鼻翼小葉，Lobulus alaris）を除かれ，梨状口が見える．

[*1] M. compressores narium minor = TAJでは Pars transversa m. nasalis 鼻筋の横部．
[*2] M. dilatator nasi anterior = TAJでは Pars alaris m. nasales 鼻筋の鼻翼部．
[*3] 英語ではsesamoid cartilage（種子軟骨）と表す．
[*4, 5] J M Converse著：「Reconstructive Plastic Surgery」による．

鼻の前方観

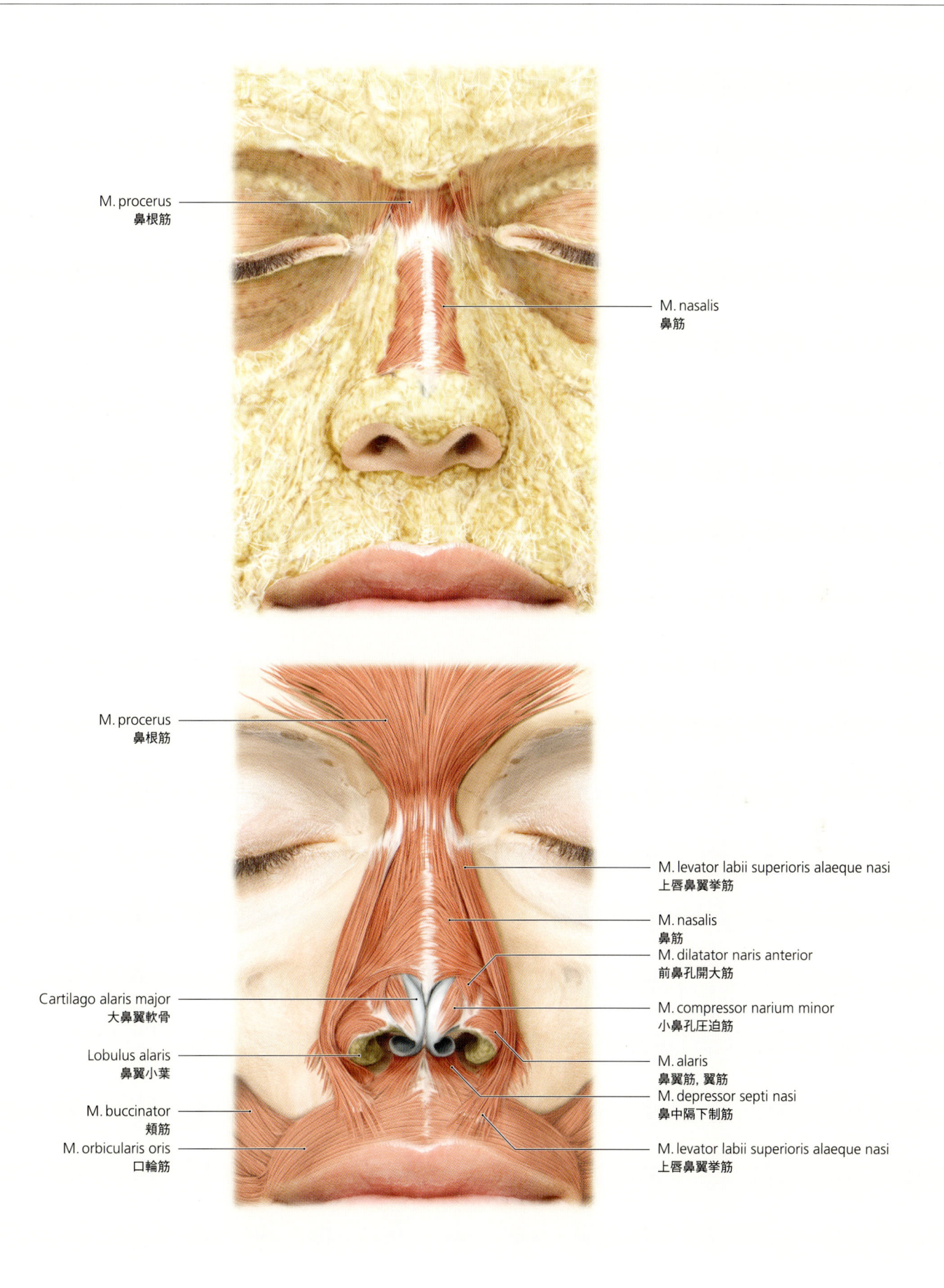

図3.13 鼻の前方観．皮膚を除去して皮下脂肪を示す．
図3.14 鼻の前方観．皮膚と皮下脂肪を除去して筋を示す．

P222参照

223

鼻部と中顔面

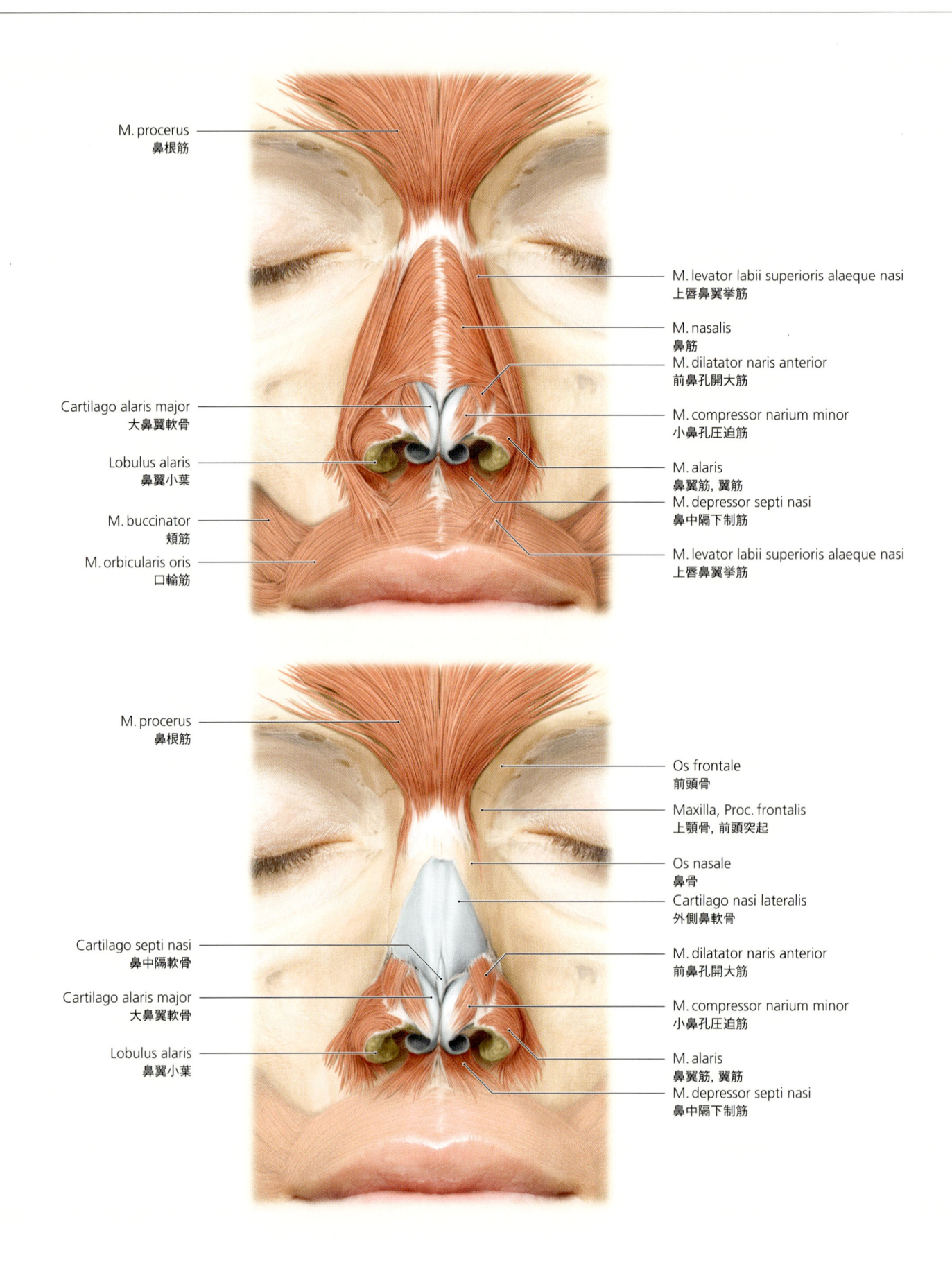

図3.15 鼻の前方観．皮膚と脂肪組織を除去して筋を示す． P222参照
図3.16 鼻の前方観．鼻筋と上唇鼻翼挙筋を除去してある．

鼻の前方観

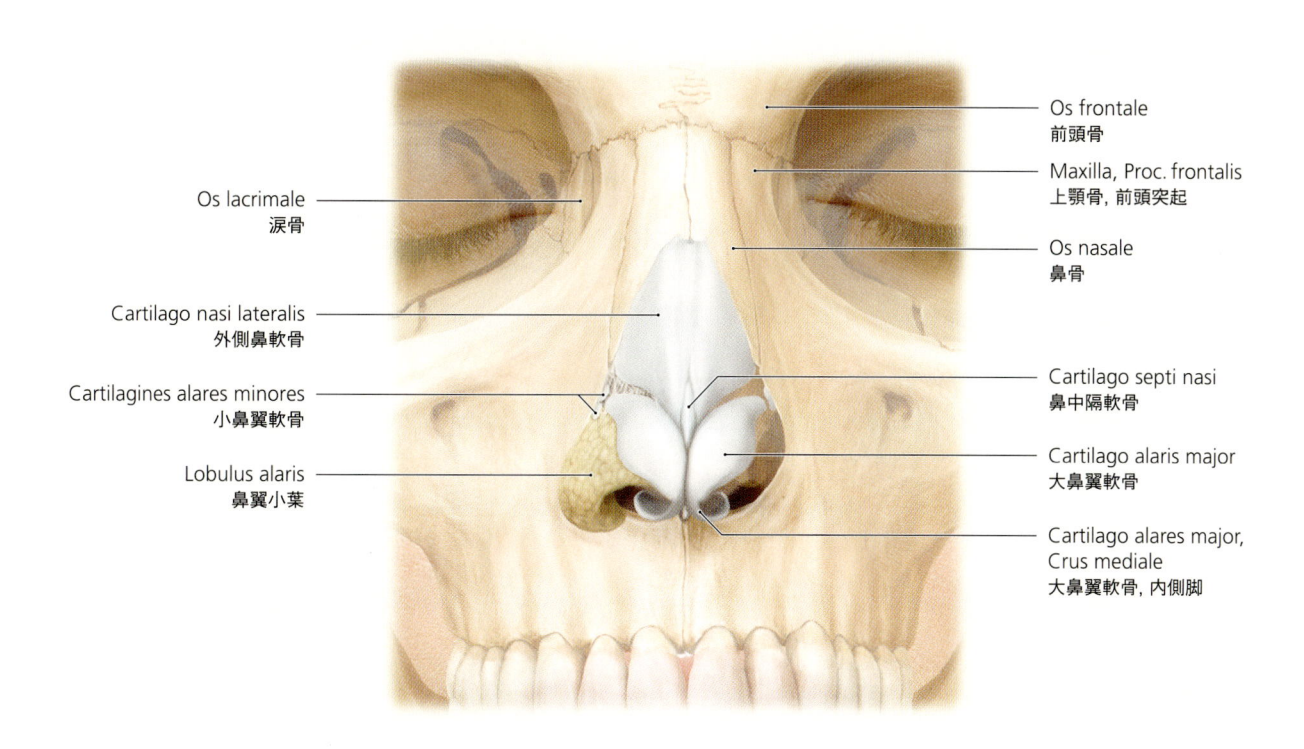

図3.17 鼻骨格の前方観．鼻の左半分では鼻翼小葉を除去して梨状口を見せている． P222参照

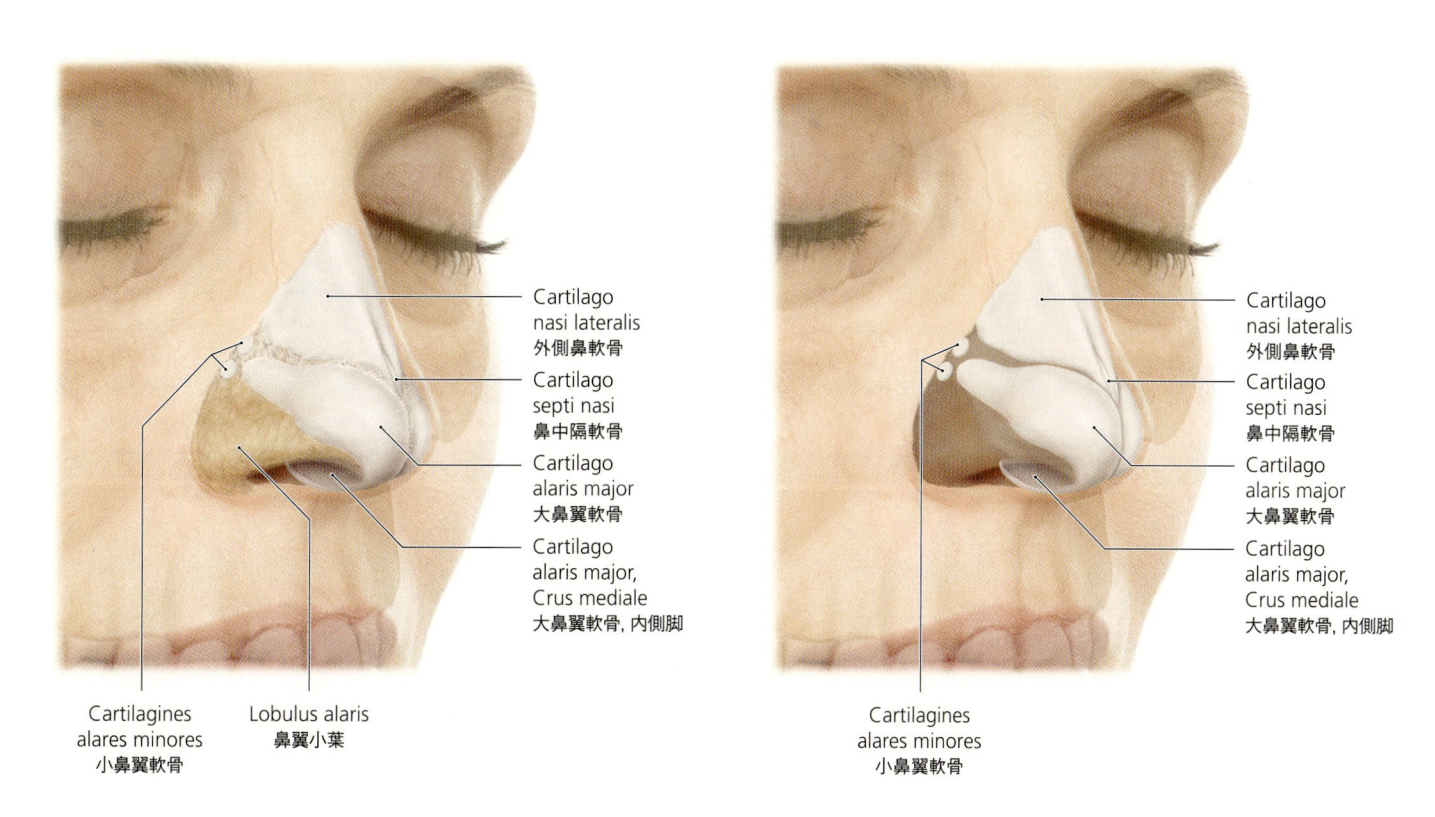

図3.18 前側方45°から見た鼻骨格． P222参照

図3.19 前側方45°から見た鼻骨格．鼻の右半分は結合織性の脂肪嚢を除去してある． P222参照

鼻部と中顔面

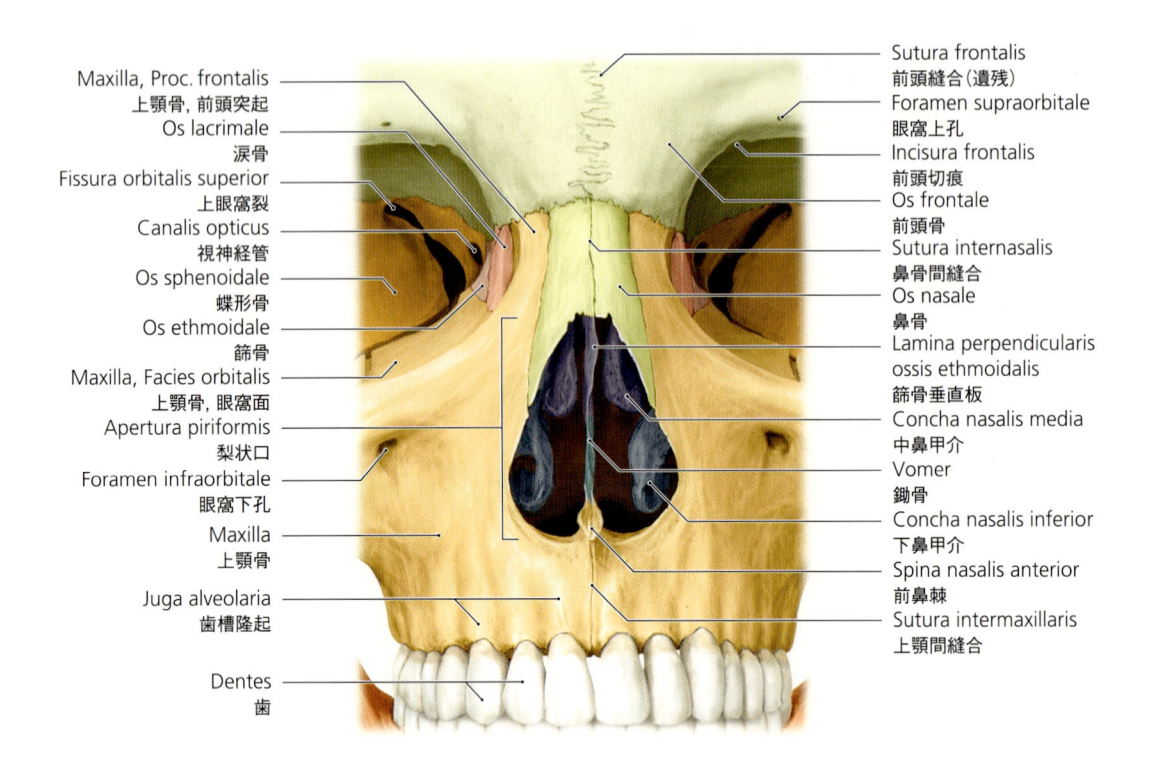

図3.20 鼻腔の前方観. P227参照

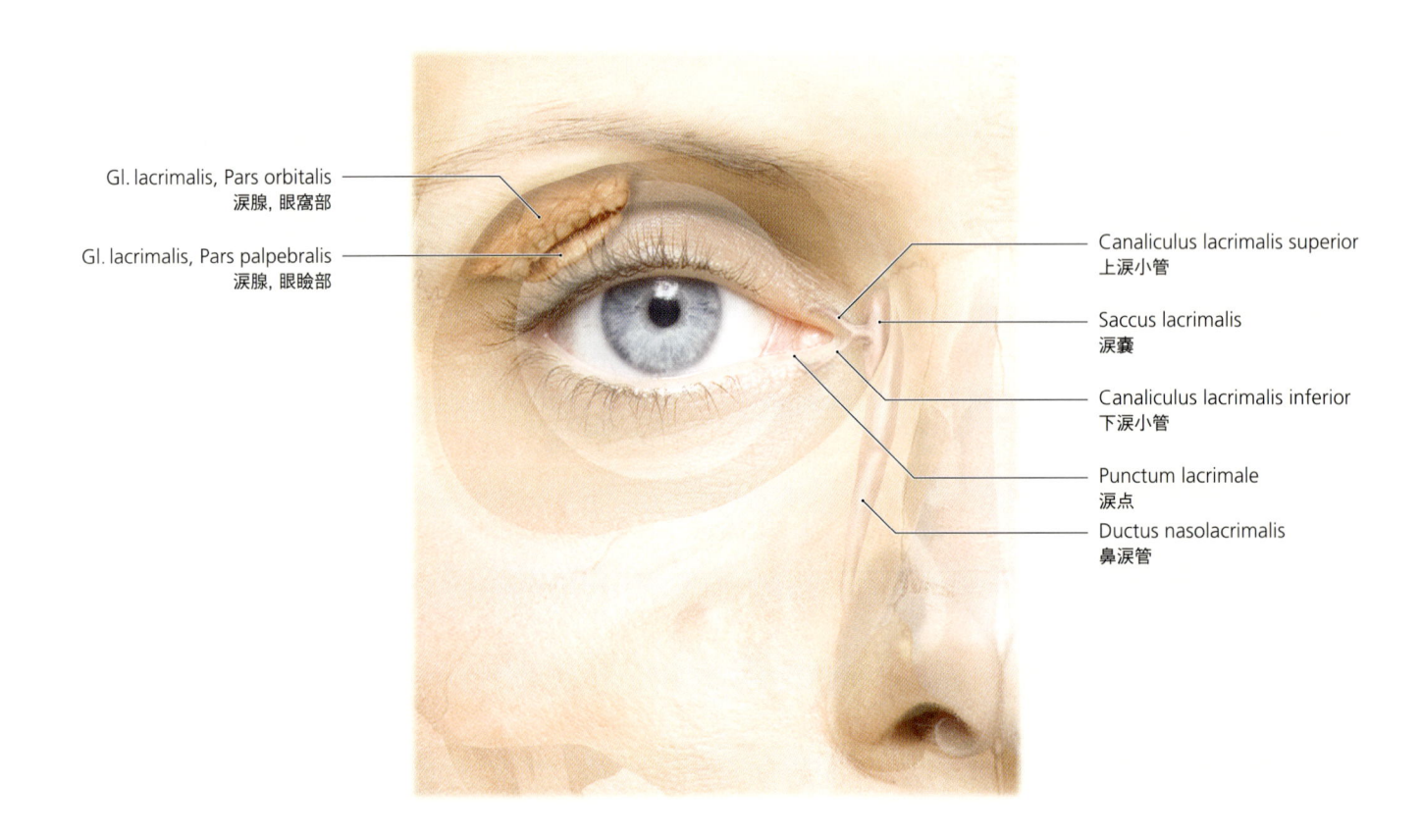

図3.21 前方観での鼻涙管の位置関係. 重なっている器官は透明に描いてある. P227参照

鼻の前方観

■ 図3.20　主鼻腔の骨性開口部は梨状口 Apertura piriformis と表記される．これは鼻骨と上顎骨の骨稜によって構成され，それらの両半部が前方の前鼻棘 Spina nasalis anterior で接合する．前鼻棘では鼻中隔軟骨の下前方部が入り込んでいる．
下鼻甲介 Concha nasalis inferior は独立した骨で，その中央部は上顎洞への入り口を覆っている．中鼻甲介と上鼻甲介 Conchae nasales media et superior は篩骨の一部分である．篩骨 Os ethmoidale の垂直板 Lamina perpendicularis は固有鼻腔を2つに隔てている．鋤骨 Vomer は骨中隔の後方部を形成している．

■ 図3.21　内眼角には涙点 Punctum lacrimale があり，ここから涙小管 Canaliculus lacrimalis が涙嚢 Saccus lacrimalis へ続く．眼輪筋との関係で狭窄部があって，内側腱が涙嚢を圧迫し，涙液が溢れだす原因になり得る．またこの圧迫がなくても，涙液は下鼻道 Meatus nasi inferior の Hasner 弁までの長さ12〜15mmの鼻涙管 Ductus nasolacrimalis を通じて下甲介の下に流れ出す．関連する鼻の手術の際には涙器 Apparatus lacrimalis は涙道を含めて温存しなければならない．

■ 図3.22　鼻部の知覚神経分布は滑車上神経と滑車下神経 Nn. supratrochlearis et infratrochlearis に拠っており，これは前頭神経あるいは鼻毛様体神経 N. nasociliaris，つまりは眼神経(V_1)に由来している．鼻背の外鼻枝も鼻毛様体神経由来である．上顎神経(V_2)からくる眼窩下神経 N. infraorbitalis は鼻の中央下方部での知覚を支配している．眼窩下神経外鼻枝は鼻翼部皮膚へ知覚を送る．

■ 図3.23　外鼻の動脈血流は顔面動脈 A. facialis によって確保されている．これは外頸動脈由来で，口角を過ぎて顔面を斜めに走行し，眼角動脈 A. angularis として内眼角に至り，滑車下動脈や滑車上動脈と吻合してさらに前額部を支配している．さらに上顎動脈由来の眼窩下動脈とも吻合する．特に重要な外鼻の血管走行は 鼻背動脈 A. dorsalis nasi（眼動脈の終枝）が支配している．これは内側眼瞼靭帯をその内側で超えて鼻背の皮膚へ走行し，主に眼角動脈 A. angularis と吻合している．
静脈還流は眼窩静脈とともに眼角静脈との吻合にもよる．顔面静脈 V. facialis は顔面動脈と同様の走行を示す．ここでは眼窩下静脈との吻合も存在している．吻合のある血管走行は臨床的に重要であり，血管収縮剤を付加した際には慎重に観察しなければならない．

■ 図3.24　さらに，鼻の深部では篩骨動脈 A. ethmoidalis によって血流が維持されている．これは眼動脈 A. ophthalmica 由来で，前篩骨孔を介して前頭蓋窩に届く．篩骨の篩板 Lamina cribrosa を通じて鼻腔に至り鼻中隔の前方部へ分枝を出す．外側前鼻枝を鼻腔側壁へ送り，外鼻枝は（篩骨の篩骨神経溝を通じて）鼻背の皮膚へ走行している．鼻の筋の運動は顔面神経支配である．

図3.22　眼神経（V_1，黄色）と上顎神経（V_2，緑色）の知覚神経分布．
上記参照

鼻部と中顔面

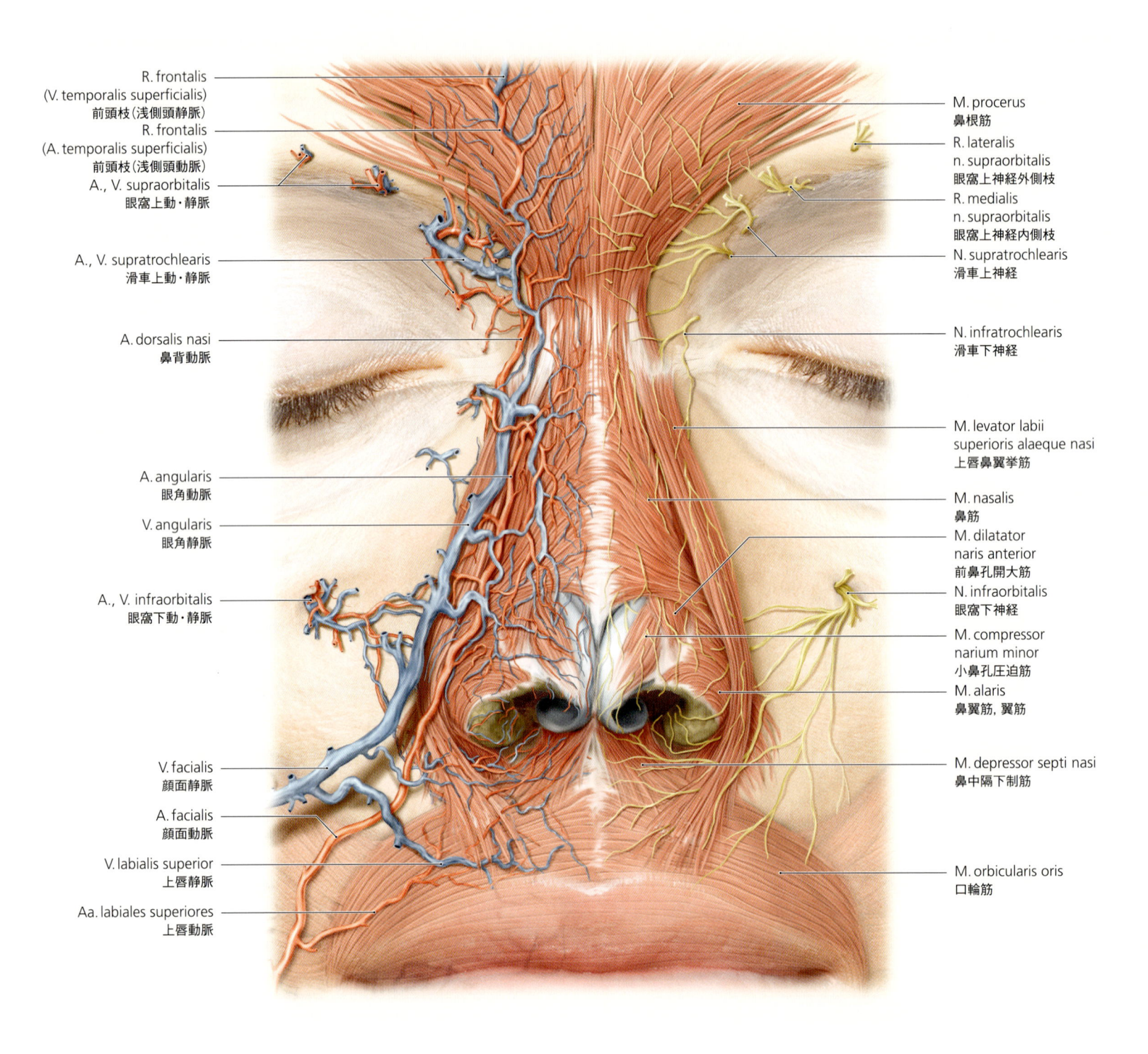

図3.23　鼻の前方観．筋と脈管と神経の走行．

P227参照

鼻の前方観

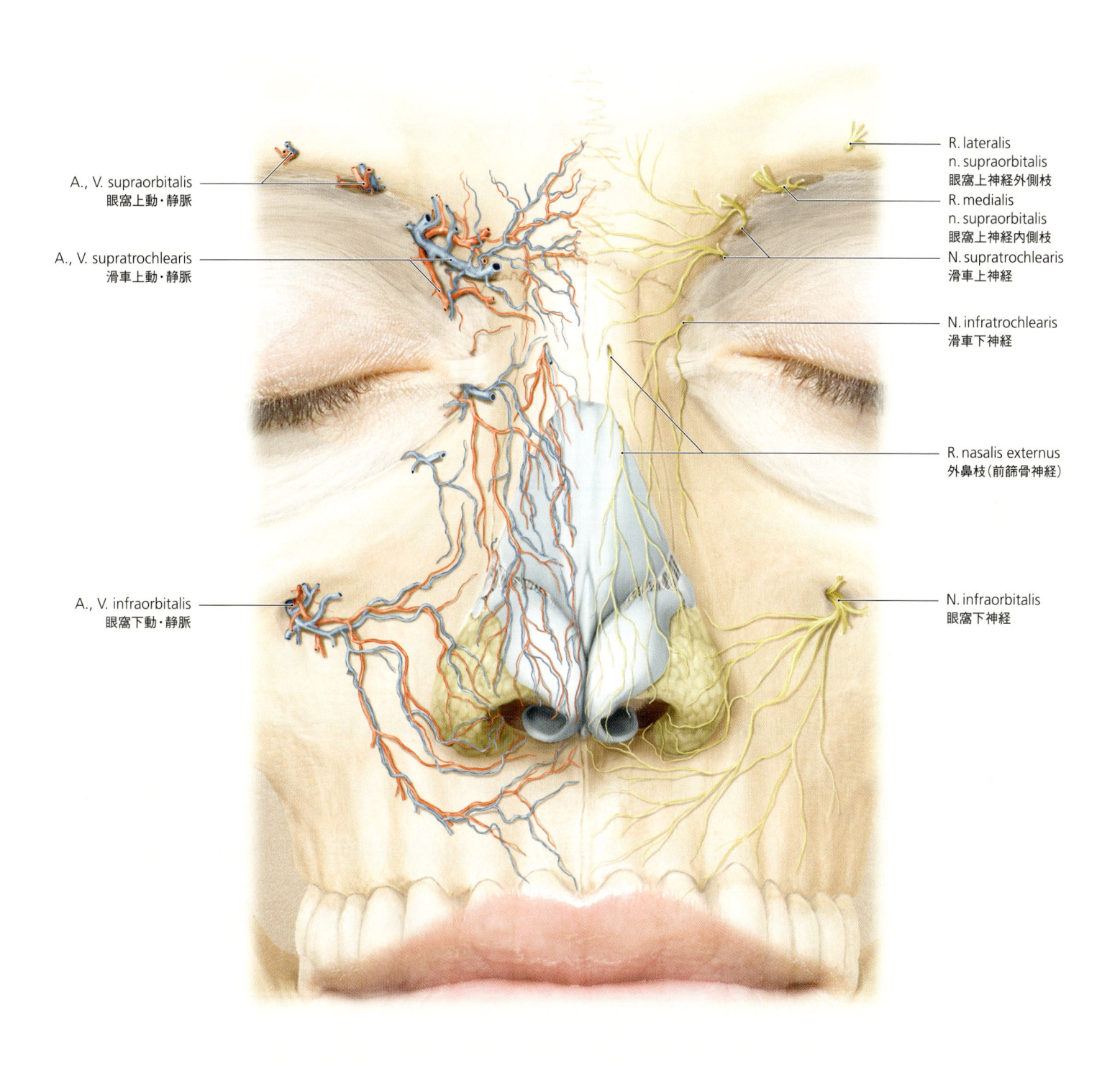

図3.24 鼻の前方観. 脈管と神経の走行.

P227参照

3.3 鼻の側方観

■ **図3.25** 鼻背には皮下脂肪がなく，眉間と鼻側方部に脂肪の集積を認める．鼻翼と鼻尖部では強い線維性結合織で区画され，脂肪が詰まっている．

■ **図3.26，図3.27** 鼻の個々の筋は常に同定できるが，筋肉個々には大きな個人差がある．鼻の筋は表在性筋-腱膜システム（SMAS）の中に埋め込まれていて，鼻部の構造物は非常に薄く繊細である．

脂肪組織を除去すると，皺眉筋 M. corrugator supercilii と鼻根筋 M. procerus が現れ，眉間に放散している．鼻根筋は皺眉筋を覆っており，鼻背に広がっている．鼻の側方から上唇鼻翼挙筋 M. levator labii superioris alaeque nasi が出て鼻の両側を走行し，一部の線維は鼻翼部に伸び上唇に到達する．鼻筋 M. nasalis は鼻背では斜めに走行し，鼻翼部では鼻翼筋を部分的に覆う場合もある．鼻翼部には小さな小鼻孔圧迫筋 M. compressores narium minor[*1]があり，その側方には，より大きな前鼻孔拡大筋 M. dilatator nasi anterior[*2]，鼻翼外側壁には開大筋（鼻翼筋；Pars alaris m. nasales）が存在している．鼻の筋は全体として表在性筋-腱膜システム（SMAS）内に埋まり込んでいる．外科手術の場合，覆っているこの結合織層はそのまま温存すべきであり，手術でその辺縁を短くするようなことは避けなければならない．骨の上を皮膚が直接覆うようなところができた場合には，審美的には満足できる結果にはならないであろう．鼻尖部に向かって SMAS 構造がより厚くなり，特別な配慮が必要となる．手術の計画においては，その操作が結果に及ぼす意義も考えて，手術しようと思う層を正確に選ぶ必要がある．これらの層は皮下，SMAS，SMAS下骨膜上および骨膜下を指す．これは麻酔と血管収縮薬による駆血にも関係する．

■ **図3.28** 上唇鼻翼挙筋を除去すると鼻筋 M. nasalis が見えてくる．この筋の走行は非常に変異が多い．この図では鼻筋の線維が鼻根筋の線維とともに鼻背の深部を横走している．

■ **図3.29** 鼻筋と上唇鼻翼挙筋を除去すると鼻の骨格と軟骨骨格の中央部が見える．外側鼻軟骨は対をなしているが中央部で鼻中隔軟骨とともに一体となっている．外側鼻軟骨は鼻骨の下をさらに頭側に3〜15mm伸びている．この骨と軟骨の結合体は骨膜と軟骨膜により包まれ，外科手術時には温存されなければならない．

■ **図3.30** 鼻の骨格は鼻骨 Os nasale，上顎骨前頭突起 Proc. frontalis maxillaries および，上顎骨歯槽突起 Proc. alveolaris maxillaries からなり，鼻軟骨へと続いている．外側鼻軟骨は三角軟骨とも呼ばれ，その3〜15mmほどの大きさの部分が鼻骨内面に接して鼻腔内へ突き出ており，外側からそのすべてを確認はできない．外側鼻軟骨の実際の形態は台形に近い．鼻翼軟骨は結合織内に埋め込まれていて，鼻尖部形態を支持する骨格を形成している．しかし主たる支持は鼻中隔に依っている．前鼻中隔角が両側鼻翼軟骨の間に突き出ている．

側方には強い線維で区画された結合織域があり，その中に脂肪が入っていて，鼻翼小葉 Lobulus alaris を形成している．大鼻翼軟骨と外側鼻軟骨の間の側方のきっちりした結合織の中にさまざまな大きさの小鼻翼軟骨 Cartilagines alares minores があるが，まったく存在しないこともある．

鼻の骨格はその並び方と骨と軟骨および結合織性の部分が合体している特徴から，頭側から尾側にかけて可動性がより高く，弾性が増していく．

[*1] M. compressores narium minor = TAJでは Pars transversa m. nasalis 鼻筋の横部．
[*2] M. dilatator nasi anterior = TAJでは Pars alaris m. nasales 鼻筋の鼻翼部．
[*3] 英語では sesamoid cartilage（種子軟骨）と表わす．

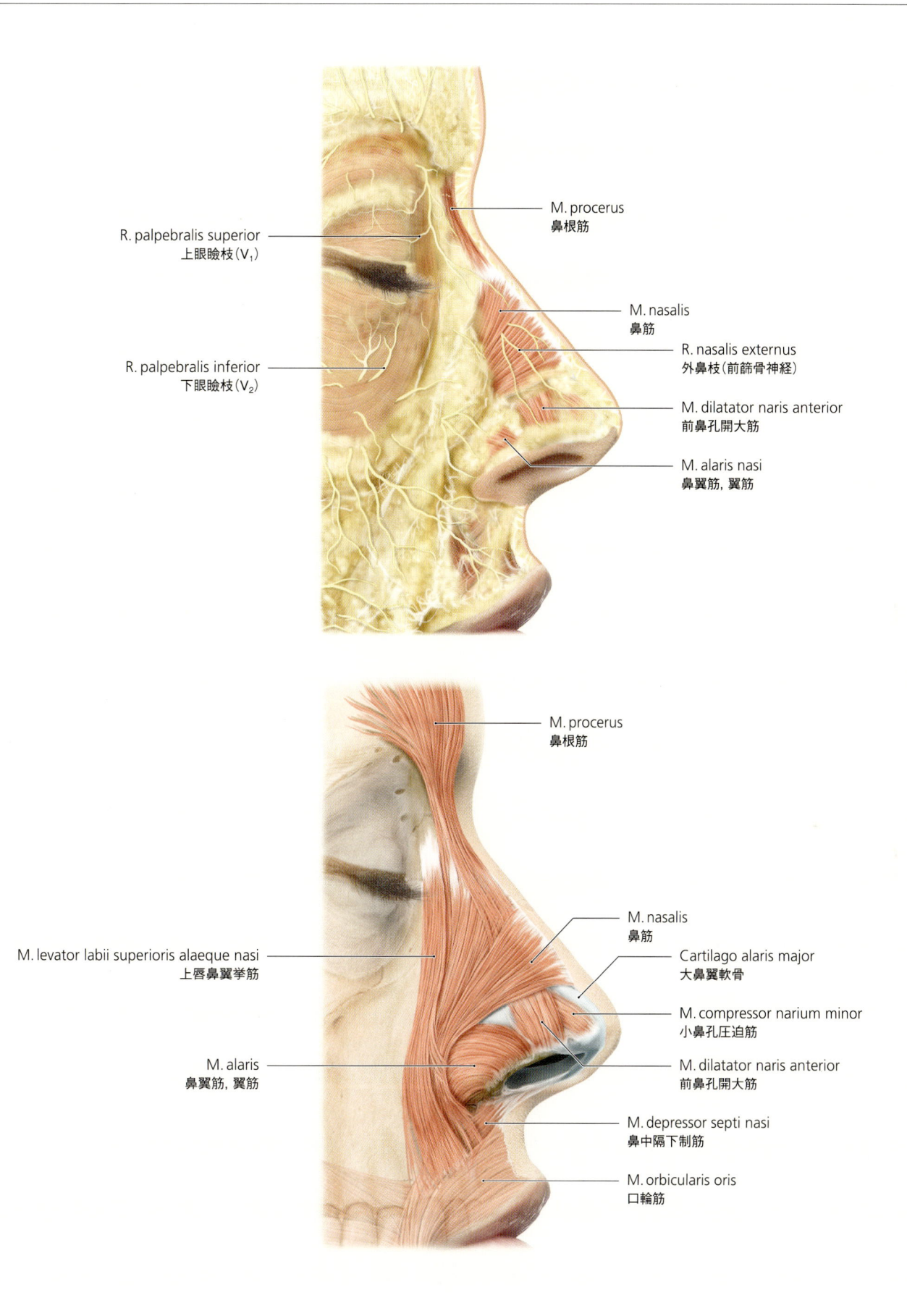

図3.25　鼻の側方観．皮膚を除いて皮下脂肪層を表す．
図3.26　鼻の側方観．皮膚・脂肪層を除いて筋層を表す．

P230参照

鼻部と中顔面

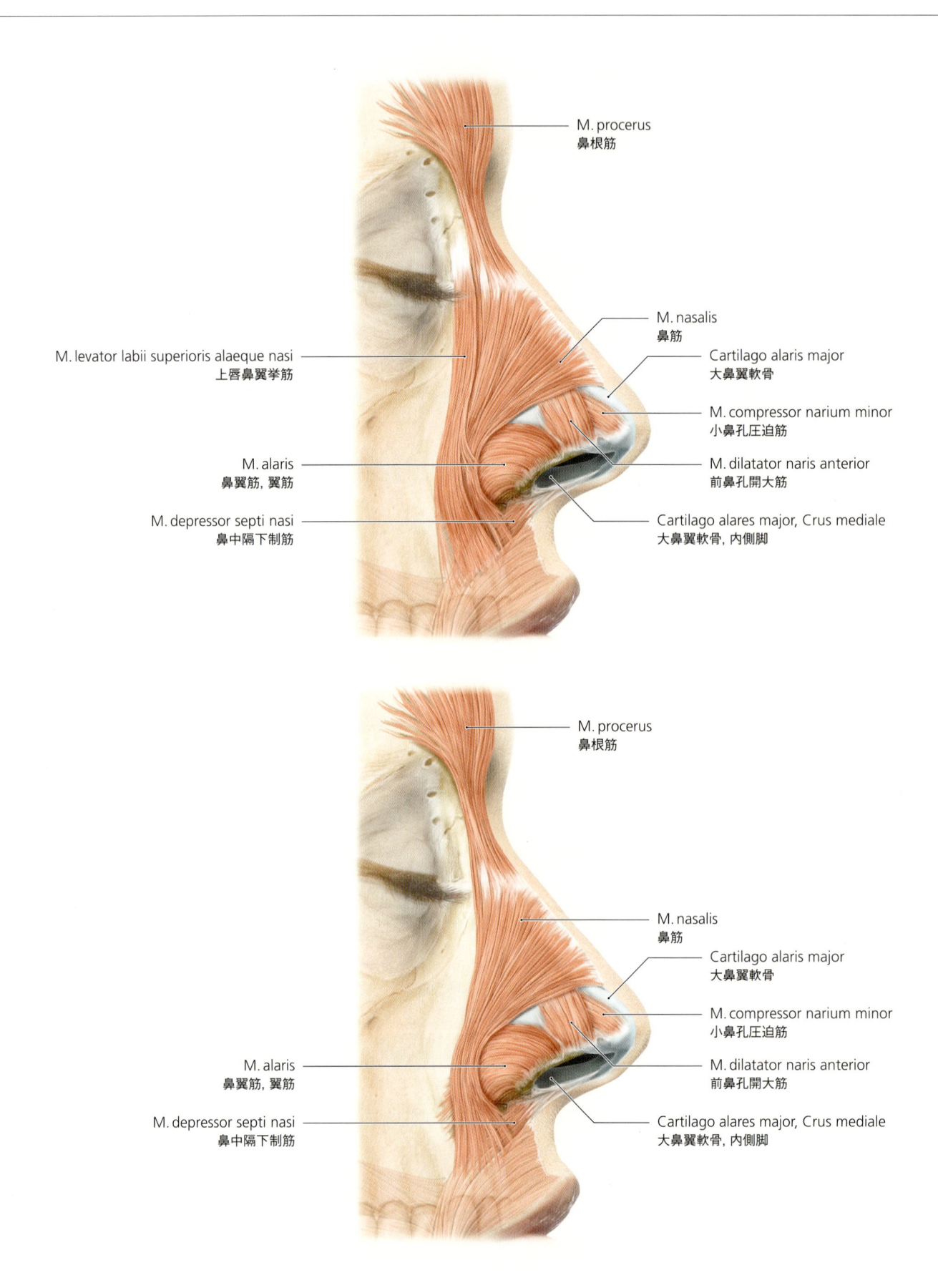

図3.27　鼻の側方観．皮膚・脂肪層を除いて筋層を表す．鼻根筋が小さい変異例で，鼻筋が露出している．　　P230参照
図3.28　鼻の側方観．上唇鼻翼挙筋を除去してある．

鼻の側方観

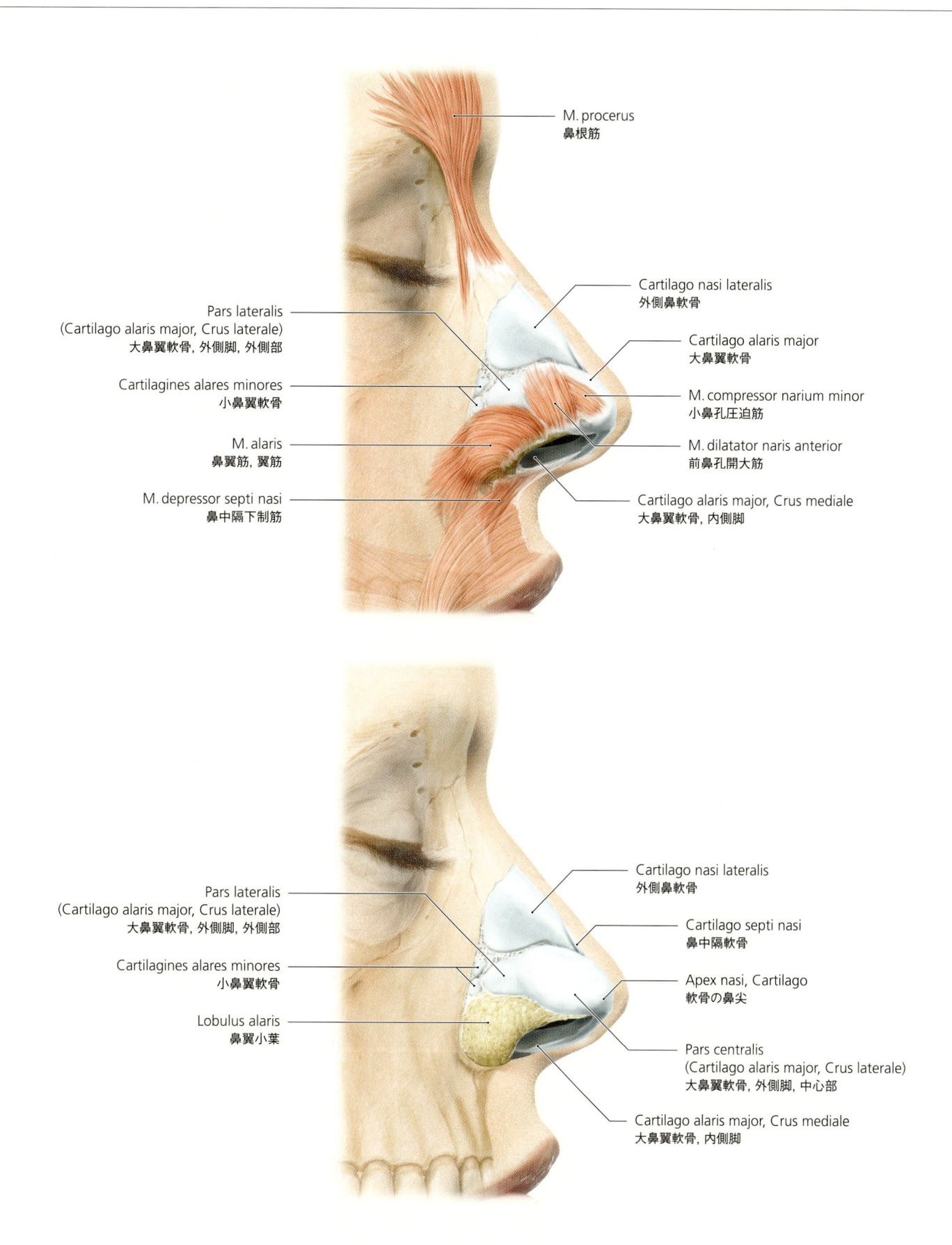

図3.29 鼻の側方観．鼻筋と上唇鼻翼挙筋を除去してある．
図3.30 鼻の骨格の側方観．

P230参照

鼻部と中顔面

■ 図3.31　側方から見た鼻の軟骨性および結合織性骨格．

■ 図3.32　側方から見た軟骨性鼻骨格．

■ 図3.33　鼻の軟骨性骨格と骨性骨格の傍中隔矢状断面での側方観．

■ 図3.34　鼻の軟骨性骨格と骨性骨格の傍中隔矢状断面での側方観．右鼻翼軟骨は除去し，軟骨性中隔は温存してある．

■ 図3.35　鼻の軟骨性骨格と骨性骨格の傍中隔矢状断面での側方観．右鼻翼軟骨と軟骨性中隔は除去してある．

■ 図3.36　鼻の軟骨性骨格と骨性骨格の傍中隔矢状断面での側方観．右鼻翼軟骨と軟骨性中隔，鋤骨，蝶形骨垂直板は除去してある．左の鼻翼軟骨は傍正中で切断してある．

鼻の側方観

Pars lateralis
(Cartilago alaris major, Crus laterale)
大鼻翼軟骨, 外側脚, 外側部

Cartilagines alares minores
小鼻翼軟骨

Lobulus alaris
鼻翼小葉

Cartilago nasi lateralis
外側鼻軟骨

Cartilago septi nasi
鼻中隔軟骨

Apex nasi, Cartilago
軟骨の鼻尖

Pars centralis
(Cartilago alaris major, Crus laterale)
大鼻翼軟骨, 外側脚, 中心部

Cartilago alaris major, Crus mediale
大鼻翼軟骨, 内側脚

Pars lateralis
(Cartilago alaris major, Crus laterale)
大鼻翼軟骨, 外側脚, 外側部

Cartilagines alares minores
小鼻翼軟骨

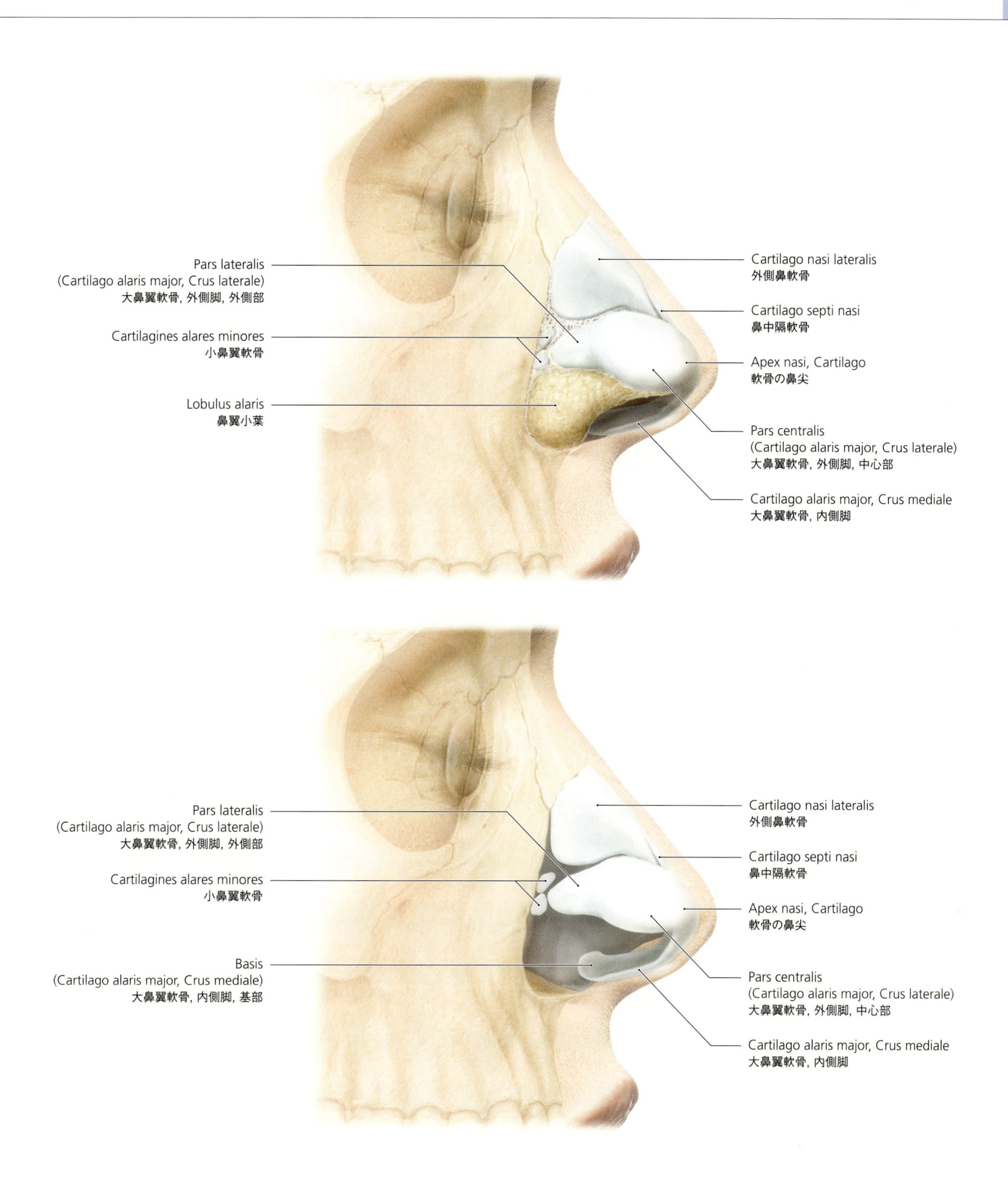

Basis
(Cartilago alaris major, Crus mediale)
大鼻翼軟骨, 内側脚, 基部

Cartilago nasi lateralis
外側鼻軟骨

Cartilago septi nasi
鼻中隔軟骨

Apex nasi, Cartilago
軟骨の鼻尖

Pars centralis
(Cartilago alaris major, Crus laterale)
大鼻翼軟骨, 外側脚, 中心部

Cartilago alaris major, Crus mediale
大鼻翼軟骨, 内側脚

図3.31 鼻の軟骨性および結合織性骨格の側方観. P234参照
図3.32 鼻の軟骨の側方観.

鼻部と中顔面

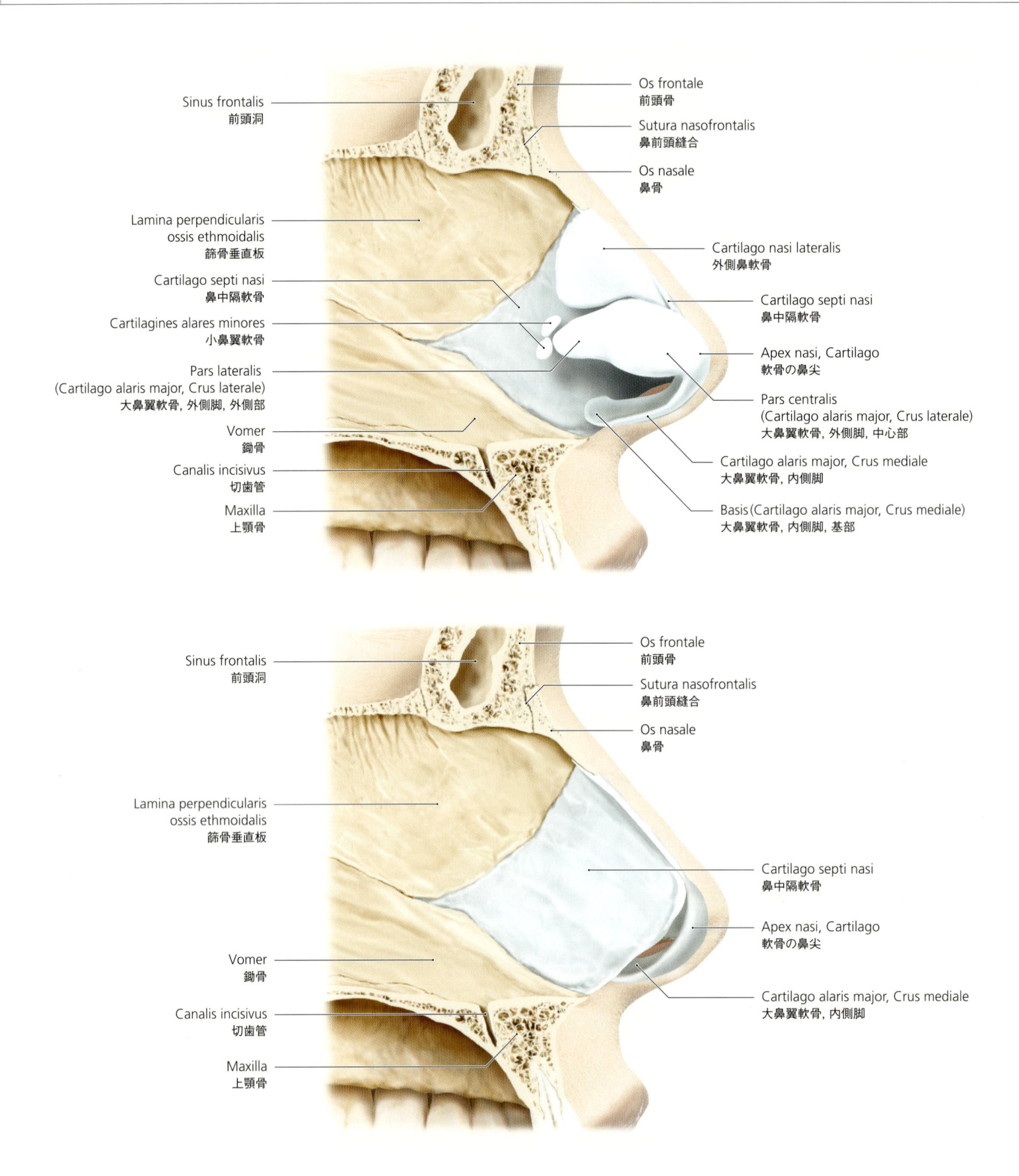

図3.33 鼻の軟骨性・骨性骨格の側方観.
図3.34 鼻の軟骨性・骨性骨格の傍中隔矢状断面図での側方観. 右鼻翼軟骨は除去し, 軟骨性中隔は残してある.

P234参照

鼻の側方観

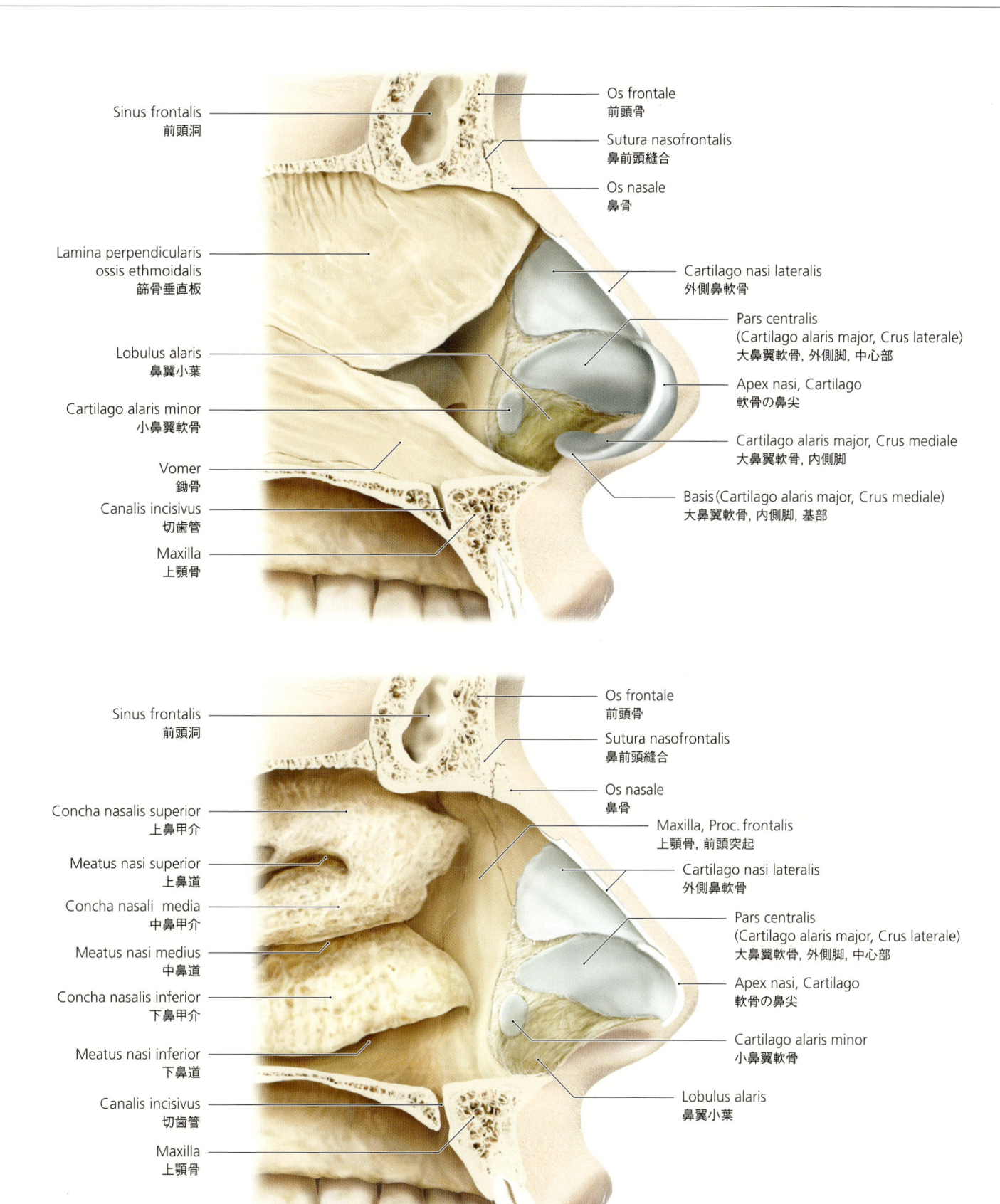

図3.35 鼻の軟骨性骨格と骨性骨格の傍中隔矢状断面での側方観．右鼻翼軟骨と鼻中隔軟骨を除去してある．
図3.36 同上・さらに右鼻翼軟骨，鋤骨，蝶形骨垂直板を除去してある．左鼻翼軟骨は傍正中で切断してある．

P234参照

237

鼻部と中顔面

■ 図3.37　鼻の骨性骨格は鼻骨 Os nasale, 上顎骨前頭突起, 上顎骨歯槽突起からなっている. 内側眼窩稜では非常に薄い涙骨が存在している. 前鼻棘 Spina nasalis anterior は鼻中隔軟骨の挿入部位である.

■ 図3.38　外鼻の動脈血流は顔面動脈によって確保されている. これは外頸動脈に由来し, 口角を過ぎて顔面を斜めに走行し, 眼角動脈として内眼角に至り, 滑車下動脈や滑車上動脈と吻合して前額部も支配している. さらに顎動脈由来の眼窩下動脈とも吻合する. 外鼻の特に重要な血管は 眼動脈 A. ophthalmica の終枝である鼻背動脈 A. dorsalis nasi である. これは内側眼瞼靭帯から鼻背の皮膚へ走行し, 主に眼角動脈 A. angularis と吻合している.
静脈還流は眼角静脈と眼窩の静脈との吻合にもよる. 顔面静脈は顔面動脈と同様に走行し, 眼窩下静脈との吻合もある. 血管経過中に吻合があることは臨床的に重要で, 血管収縮剤を付加した局所麻酔薬使用の際には慎重に観察しなければならない.

■ 図3.39　鼻の深部では篩骨動脈 A. ethmoidalis によって血流が維持されている. これは眼動脈 A. ophthalmica 由来で, 前篩骨孔を介して前頭蓋窩に入る. 篩骨の篩板 Lamina cribrosa を通じて鼻腔に至り, 鼻中隔の前方部へ中隔前鼻枝を出す. ついで外側前鼻枝を鼻腔側壁の上部へ出し, 外鼻枝が篩骨の篩骨神経溝を通って鼻背の皮膚へ分布している.

■ 図3.40　鼻部の知覚神経支配は滑車上神経と滑車下神経 Nn. supratrochlearis et infratrochlearis に依っており, これらは前頭神経あるいは鼻毛様体神経, つまりは眼神経(V₁)に由来する. また鼻背の外鼻枝は鼻毛様体神経 N. ethmoidalis anterior から出る前篩骨神経の枝で, 眼神経 N. ophthalmicus に由来する. 眼窩下神経外鼻枝は鼻翼部皮膚領域の知覚を支配している.
上顎神経 N. maxillaris (V₂)由来の眼窩下神経は鼻の下方, 中央部知覚を支配している. 鼻の筋の運動は顔面神経 N. facialis 支配を受けている.

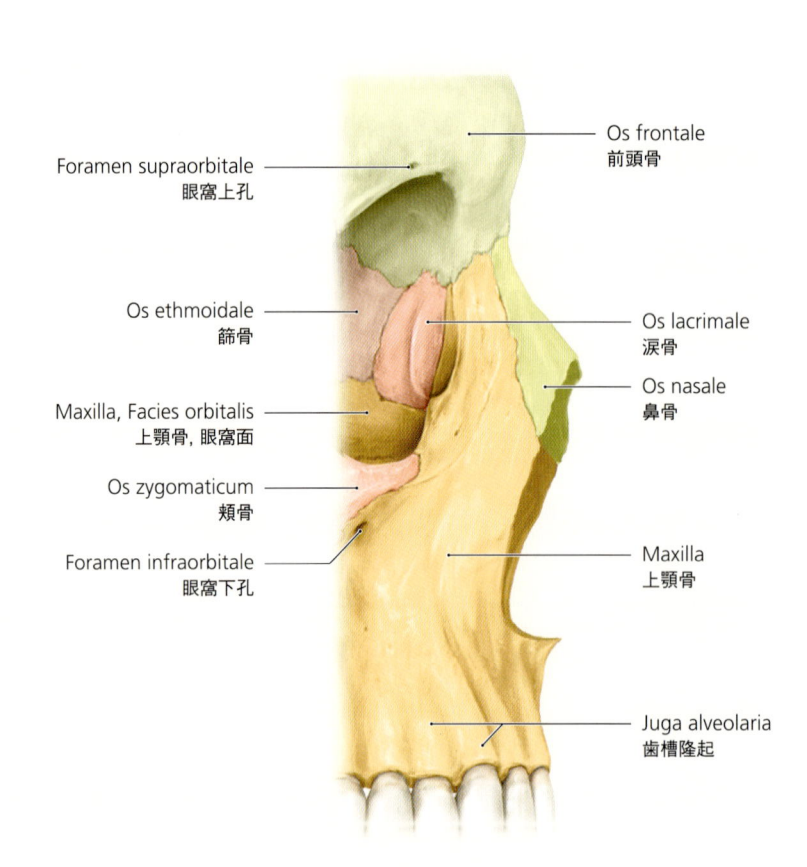

図3.37　骨性鼻骨格の側方観.　　　　　　　　　　　　　　　上記参照

鼻の側方観

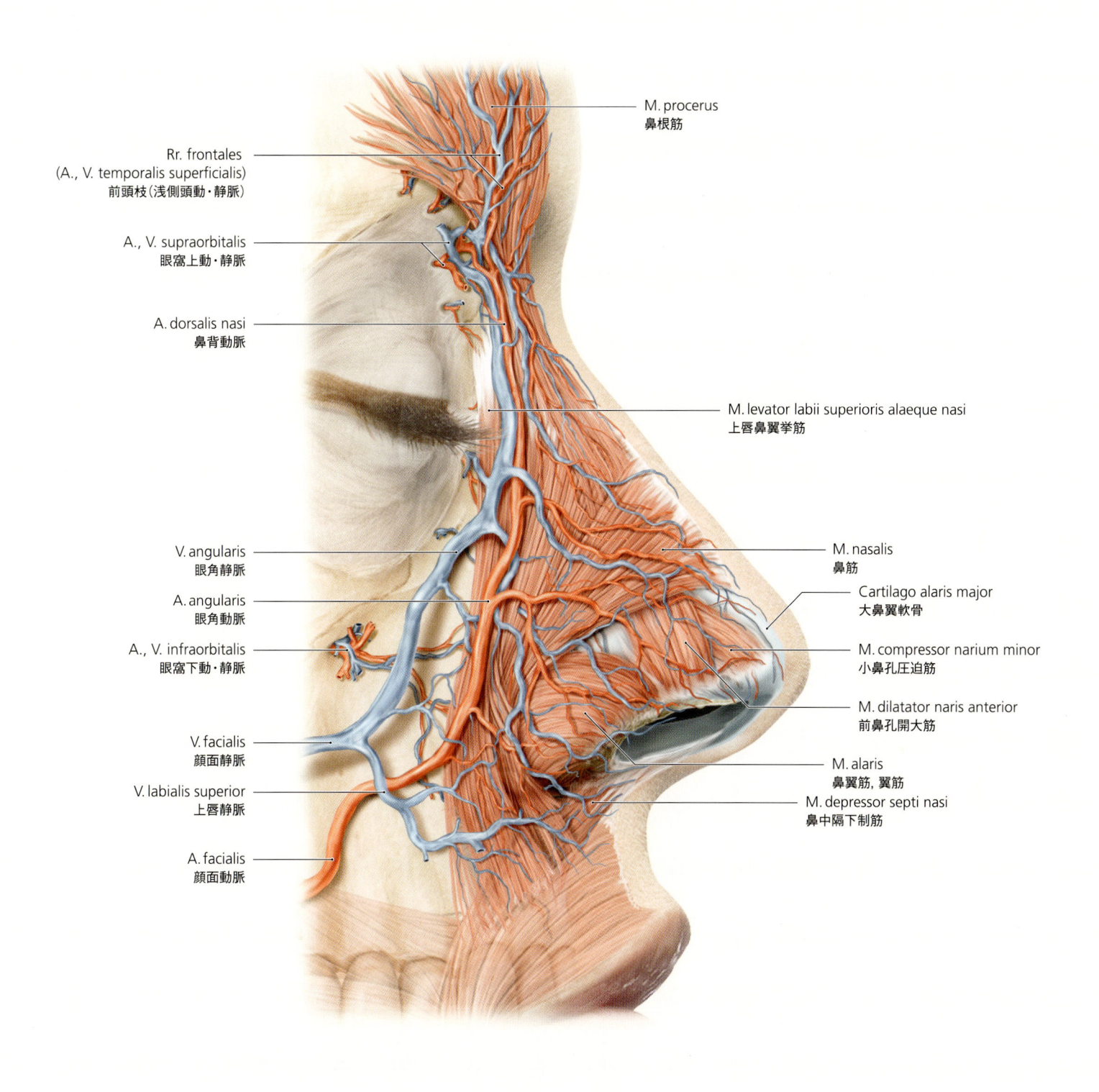

図3.38 鼻の神経と筋の関係の側方観.

P238参照

239

鼻部と中顔面

A., V. supraorbitalis
眼窩上動・静脈

Rr. nasales externi
(A., V. ethmoidalis anterior)
外側鼻枝（前篩骨動・静脈）

Cartilagines alares minores
小鼻翼軟骨

A., V. infraorbitalis
眼窩下動・静脈

V. labialis superior
上唇静脈

Aa. labiales superiores
上唇動脈

Os nasale
鼻骨

Foramen nasale
鼻(骨)孔

Cartilago nasi lateralis
外側鼻軟骨

Cartilago septi nasi
鼻中隔軟骨

Cartilago alaris major
大鼻翼軟骨

Lobulus alaris
鼻翼小葉

Cartilago alaris major, Crus mediale
大鼻翼軟骨, 内側脚

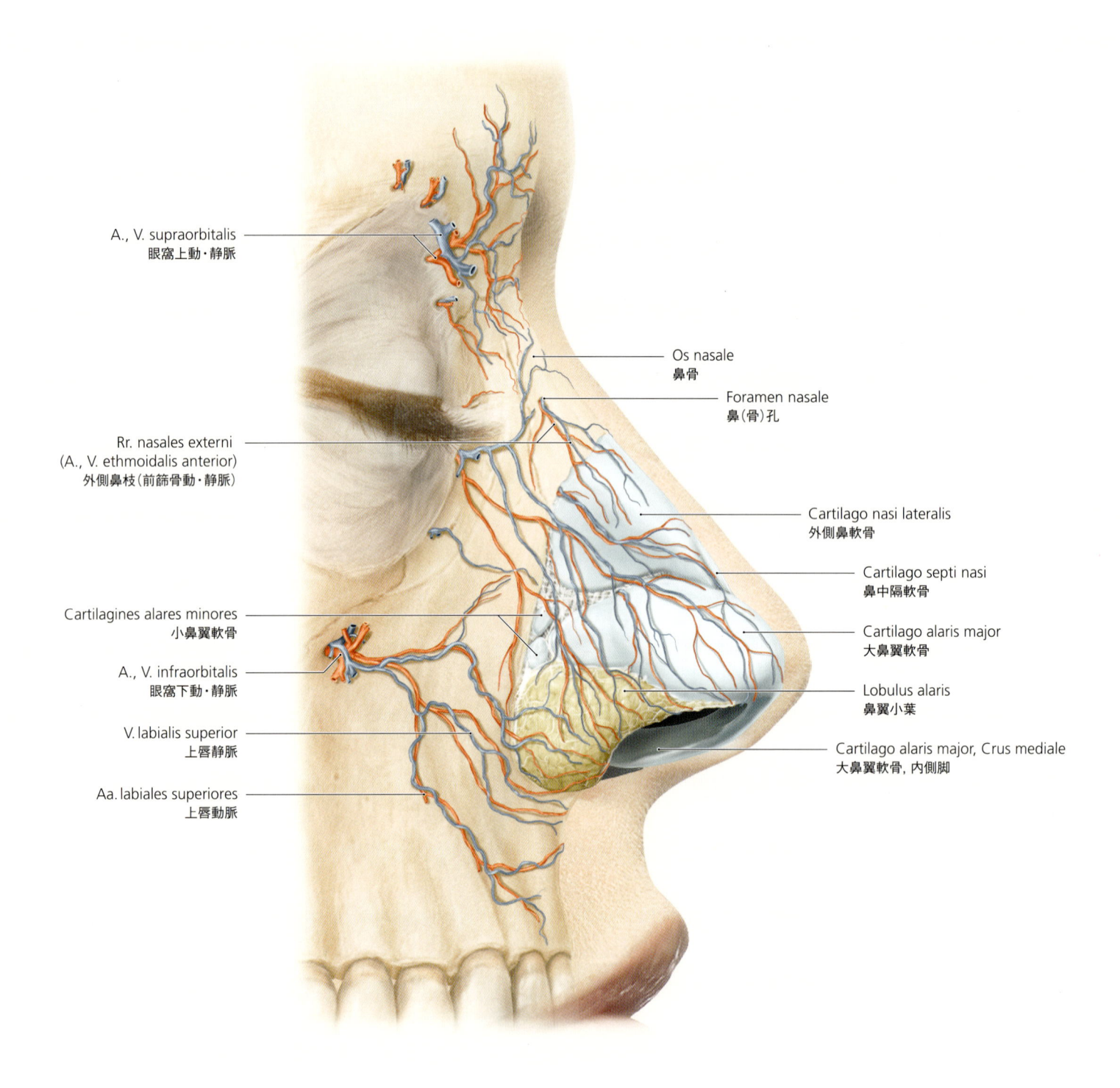

図3.39 鼻の血管走行の側方観.

P238参照

240

鼻の側方観

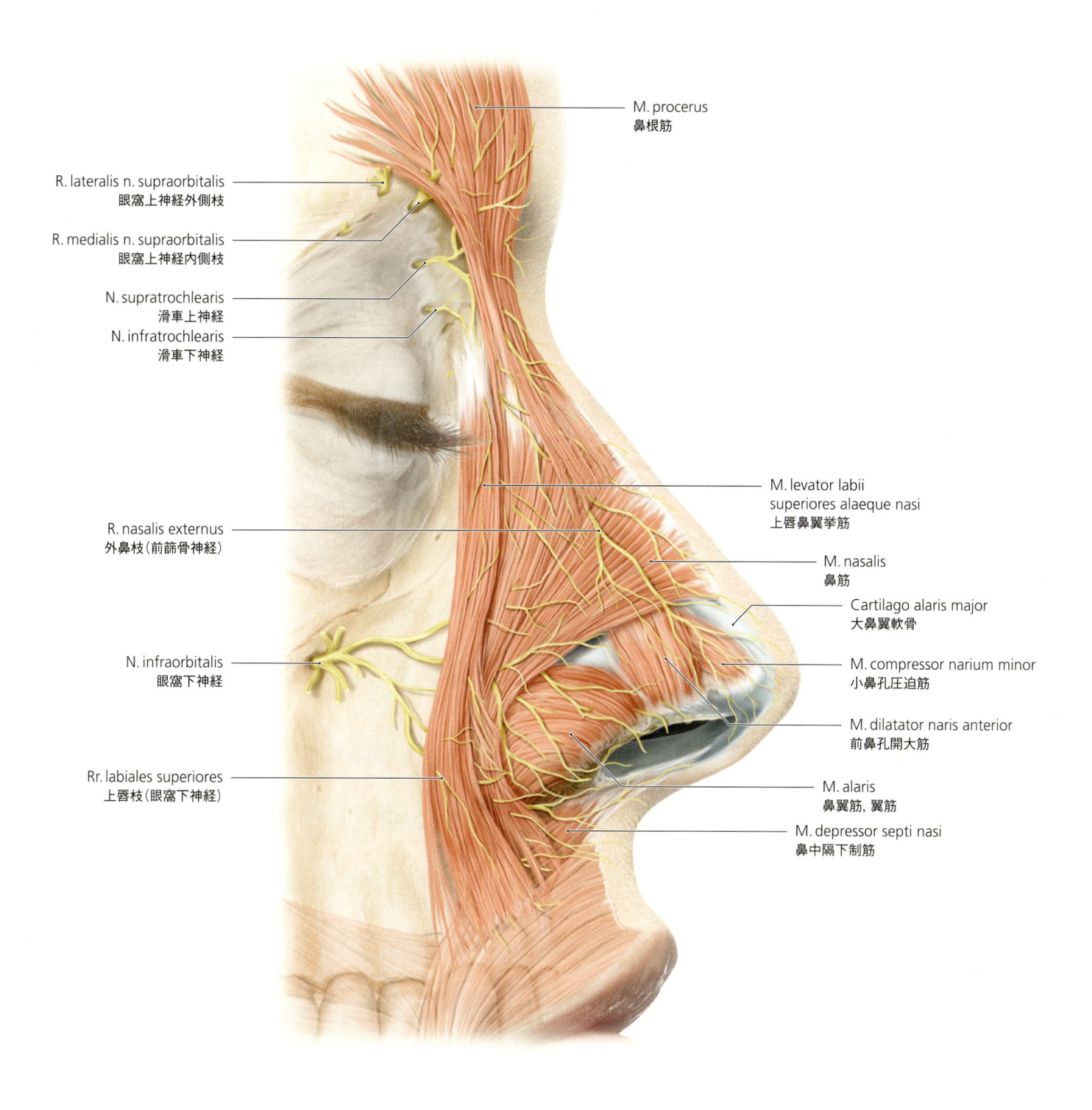

図3.40　鼻の側方観．神経と筋の関係．　　　　P238参照

鼻部と中顔面

■ **図3.41, 図3.42** 鼻の頭側部の知覚は前頭神経 N. frontalis, つまりは眼神経 N. ophthalmicus (V₁) 由来の滑車上神経ならびに滑車下神経 Nn. supratrochlearis et infratrochlearis の枝によって支配される．

鼻背の外鼻枝は鼻毛様体神経 N. nasociliaris, つまりは眼神経由来である前篩骨神経 N. ethmoidalis anterior の分枝である．

これは鼻骨と外側鼻軟骨の間あるいは鼻骨 Os nasale にある鼻骨孔を通じて出てくる．

眼窩下孔からは上顎神経 N. maxillaris (V₂) から来る眼窩下神経 N. infraorbitalis が出ており，上唇と鼻の側方部の知覚を支配している．

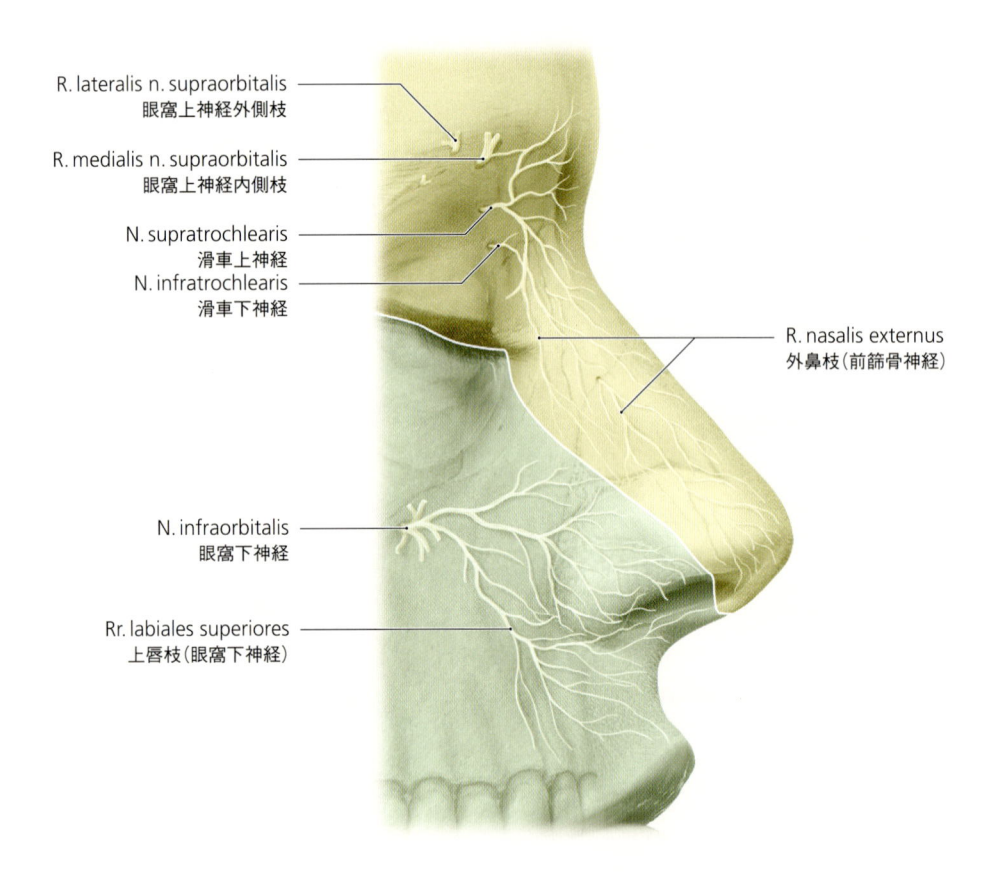

図3.41 眼神経（黄色，V₁）と上顎神経（緑色，V₂）の知覚神経分布．　　　上記参照

鼻の側方観

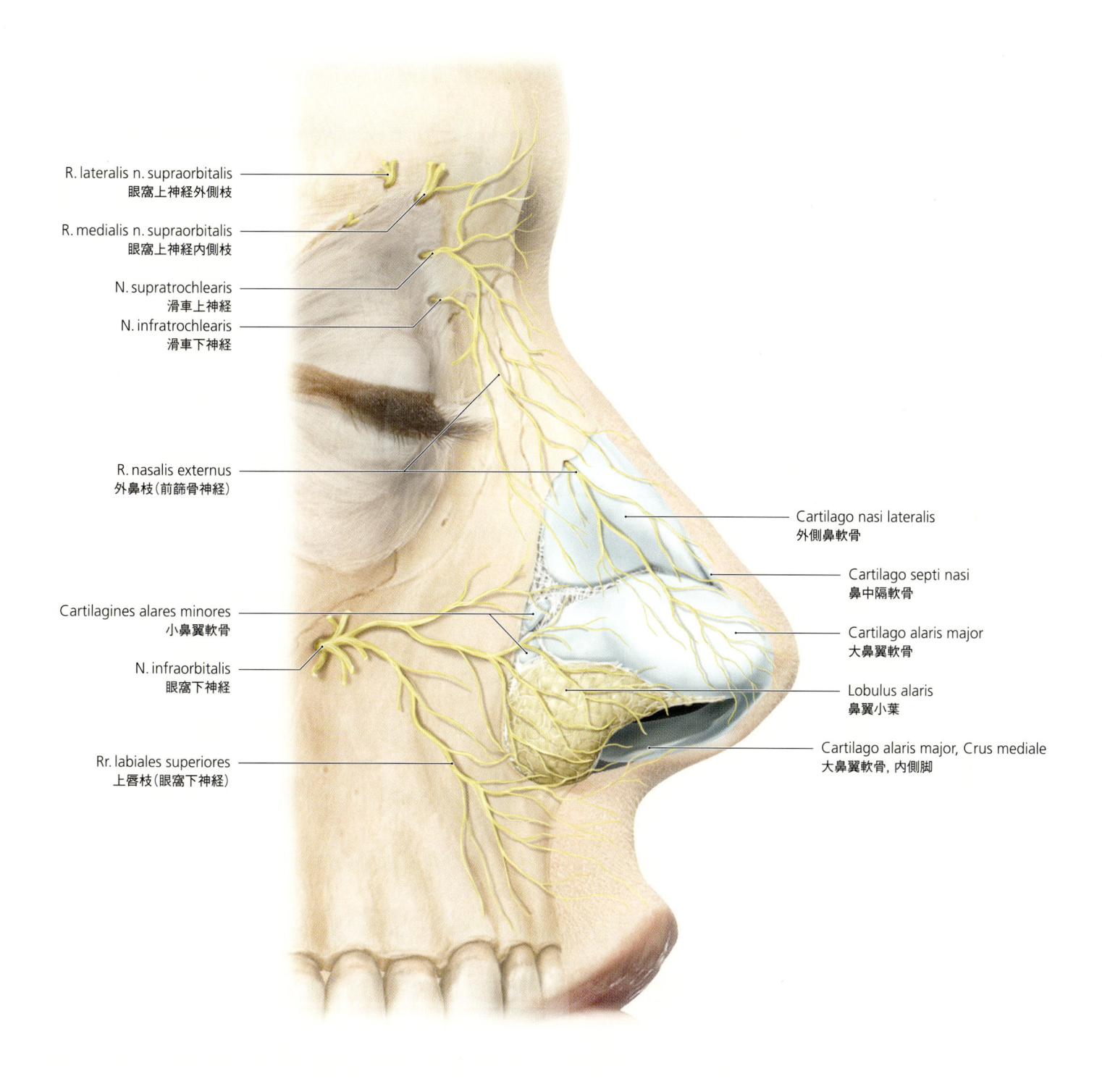

図3.42　鼻の側方観．知覚神経の分布．

P242参照

3.4 鼻の下方観

■ 図3.43 鼻翼軟骨は左右対になっており，外側脚 Crus laterale と内側脚 Crus mediale から構成される．鼻中隔軟骨は前鼻棘 Spina nasalis anterior に刺し入れられ，左右の大鼻翼軟骨の間に突き出ている．外側脚の外方には堅固な結合織性の，個体ごとに異なる量の脂肪組織で満たされた，鼻翼小葉 Lobulus alaris がある．

■ 図3.44, 図3.45 大鼻翼軟骨 Cartilago alaris major 同士の接合角度はさまざまで，それによって生じた空隙が"weak triangle"* と呼ばれる．

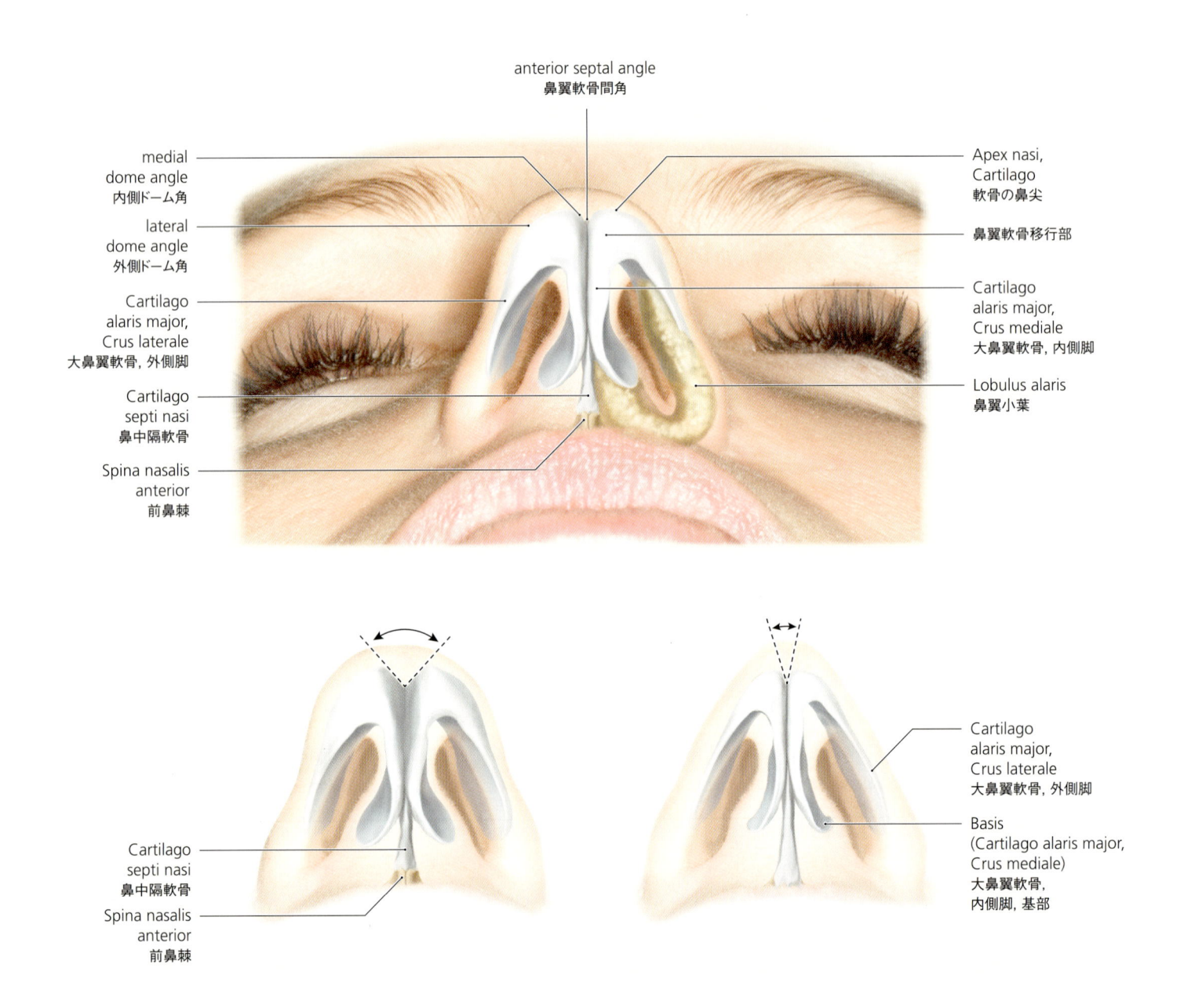

図3.43 - 3.45　鼻の軟骨性骨格の下方観．　　　　　　　　　　　　　　　　　　上記参照

* J M Converse著：「Reconstructive Plastic Surgery」による．

3.5 固有鼻腔

■ 図3.46　固有鼻腔 Cavum Nasi proprium の前方で軟組織性の鼻と軟骨性の鼻がつながっている．骨格としては頭頂側は鼻骨 Os nasale, 前頭骨 Os frontale, 篩骨 Os ethmoidale が，尾側では口蓋骨 Os palatinum および上顎骨 Maxilla が接している．正中には鼻中隔があり鼻腔を2つに分けるが，鼻中隔は正確に直立していることは稀である．呼吸部 Regio respiratoria の粘膜は多列線毛（円柱）上皮で，杯細胞と管状・胞状腺（鼻腺 Gll. nasales, 漿液性粘液性混合腺）が大量に埋め込まれ，粘液を産生する．空気から捉えられた粒子と一緒になった分泌物の層が，多列線毛（円柱）上皮の運動によって鼻咽頭に向かって輸送される．呼吸部では双極性ニューロン由来の感覚上皮がある．

■ 図3.47　嗅神経（嗅球 Bulbus olfactorius）が篩骨の篩板 Lamina cribrosa を通して，多数の嗅糸 Fila olfactoria を鼻腔に送り，上鼻甲介 Concha nasalis superior とそれに対向する鼻中隔の粘膜に分布する．鼻腔の通常の粘膜は多列線毛（円柱）上皮である．感覚神経支配は眼神経 N. ophthalmicus (V_1) と，上顎神経 N. maxillaris (V_2) から来る．眼神経は鼻毛様体神経 N. nasociliaris を出し，眼窩内で前篩骨神経 N. ethmoidalis anterior を出す．この神経は，内・外側鼻枝 Rr. nasales interni laterales et mediales*1 を鼻腔側壁と鼻中隔の頭頂側かつ前方側に出して鼻腔を神経支配する．

前篩骨神経 N. ethmoidalis anterior からは外鼻枝 R. nasalis externus が分枝し，鼻骨と外側鼻軟骨の間または鼻骨の鼻骨孔 Foramen nasale*2 を通って骨軟骨鼻の外へ出る．

鼻粘膜の残りの部分は上顎神経から分枝した後鼻神経 Nn. nasales posteriores*3 が支配する．この神経からは内側への枝として，鼻口蓋神経 N. nasopalatinus*4 が鼻中隔上を尾側に走り切歯管を通ってその部の口蓋粘膜を支配する．

鼻腔粘膜への動脈は，眼動脈 A. ophthalmica と顎動脈 A. maxillaris から来ている．眼動脈は，後篩骨動脈 A. ethmoidalis posterior を出して鼻腔の後方を栄養し，前篩骨動脈 A. ethmoidalis anterior は鼻腔の前方頭頂側部分を栄養する．後者はさらに枝を出し，鼻の皮膚も栄養する．

鼻腔の粘膜の残りの部分は，顎動脈の終枝である蝶口蓋動脈 A. sphenopalatina から来る外側後および中隔動脈*5 により栄養される．これらの枝は後篩骨動脈と前篩骨動脈の終枝との吻合を介して眼動脈の分布域とつながる．また，この動脈の中隔枝は切歯管 Canalis incisivus を通して大口蓋動脈 A. palatina major と吻合する．鼻中隔での鼻前庭の外皮から多列線毛（円柱）上皮への移行部は血行が豊富である．この領域は，キーゼルバッハ部位 Locus Kieselbachii といわれこの部の鼻粘膜は特に鼻出血を起こしやすい．

鼻粘膜では静脈がいつも太いわけでなく，内腔が細い状態で粘膜内で絡み合って静脈叢になっている．この静脈は篩骨静脈 Vv. ethmoidales を介して血流を上眼窩静脈 V. ophthalmica superior へ送る．後方には蝶口蓋孔 Foramen Sphenopalatinum を通って翼突静脈叢 Plexus pterygoideus に至る静脈還流路がある．また，鼻腔前方からは顔面静脈 V. facialis を経由する静脈還流もある．

■ 図3.48　鼻中隔は，篩骨の垂直板 Lamina perpendicularis, 鋤骨 Vomer および鼻中隔軟骨 Cartilago septi nasi からなる．篩骨の垂直板は背側で蝶形骨の蝶形骨稜 Crista sphenoidalis に続いている．鋤骨は鼻腔底に垂直に立っていて，後鼻孔 Choana（鼻腔の鼻咽頭への開口）の背側から前方に向かって，上顎骨の鼻稜 Crista nasalis まで延びている．篩骨垂直板と鋤骨の間の前方に鼻中隔軟骨があり，その側面を両側から鼻翼軟骨が挟んでいる．

■ 図3.49　鼻腔の両側壁で特徴的なのは鼻甲介である．最小のものは上鼻甲介 Concha nasalis superior で，少なくとも一部の例では丸く巻き込んではいない．その下に少し大きく，はっきりと巻き込み構造をした中鼻甲介 Concha nasalis media がある．この2つは篩骨の層状の突起である．下鼻甲介 Concha nasalis inferior は最大の鼻甲介で，独立した骨であって上顎骨についている．中鼻甲介の前方に鼻堤 Agger nasi と呼ばれる小さな膨らみがある．これは他の哺乳動物にも相同器官がある（鼻甲介 Nasoturbinale）．

各々の鼻甲介の下には水平の折れ込みがあり，上・中・下鼻道 Meatus nasi superior, medius et inferior という．上鼻甲介の上に蝶篩陥凹 Recessus sphenoethmoidalis がある．

上鼻道には後部篩骨胞巣 Cellulae ethmoidales posterior が開口し，蝶形骨洞 Sinus sphenoidalis は蝶篩陥凹に開く．前篩骨蜂巣 Cellulae ethmoidales anteriores は中鼻道に開口する．前頭洞 Sinus frontalis は短い管を介して中鼻道の半月裂孔

---

*1　TAJでは Rr. nasales laterales et mediales と記す．
*2　TAJでは Foramina nasalia と記す．
*3　TAJでは後鼻枝 Rr. nasales posteriores と記す．外側上後鼻枝 Rr. nasales posteriores superiores laterales と内側上後鼻枝 Rr. nasales posteriores superiores mediales がある．
*4　TAJでは外側上後鼻枝，内側上後鼻枝と並んで鼻口蓋神経が記載されている．
*5　TAJでは蝶口蓋動脈の外側後鼻枝 Aa. nasales posteriores laterales, 中隔後鼻枝 Rr. septales posteriores と分けて記載されている．

鼻部と中顔面

Hiatus semilunaris の前縁に開く. 上顎洞も同様に中鼻道に開き, 半月裂孔が鼻腔への唯一の開口部である. 開口部が高い位置にあるので, 分泌の多い上顎洞炎では, 常に分泌液による鏡面形成がある.

鼻涙管 Ductus nasolacrimalis が下鼻道に開口している.

副鼻腔壁は呼吸部 Regio respiratoria に属し, 呼吸器粘膜で覆われている. 粘膜は多列線毛(円柱)上皮で, 杯細胞と管状・胞状腺(鼻腺 Gll.nasales, 漿液性粘液性混合腺)が大量にあり, 粘液を産生する. 多列線毛(円柱)上皮の運動によって分泌物の層が, 空気から捉えられた粒子と一緒に鼻咽頭に向かって輸送される. 鼻腔の粘膜は粘膜固有層 Lamina propria と緻密な上皮下毛細血管網を持ち, 密集した表在性静脈叢(鼻甲介海綿叢 Plexus cavernosus conchae)に続く. ここには多くの動静脈吻合と括約血管(前毛細血管括約筋による)があり, これによって血液充填量を変えられることにより粘膜の膨張の程度が変化する. 中鼻甲介, 下鼻甲介とその反対側の鼻中隔には静脈性の海綿体の勃起組織があり, この粘膜の厚さを5mmにも増加させることができる. この膨張は副交感神経(腫脹)と交感神経(収縮)の影響を受け, 炎症(鼻炎), 化学的・熱的・機械的刺激および心理的な影響を受ける. どの影響によっても空気の鼻内の通路が完全に変わりうる.

鼻前庭では鼻腔の多列線毛(円柱)上皮から角化重層扁平上皮に替わり, 鼻孔の周辺に鼻毛を持つ.

■ **図3.50** 鼻腔外側壁の動脈は, 下行口蓋動脈 A. palatina descendens と分かれた蝶口蓋動脈 A. sphenopalatina (顎動脈の終枝)に由来する. この動脈は, 大口蓋孔 Foramen palatinum majus を通過して口蓋粘膜と硬口蓋に分布する大口蓋動脈 A. palatina major と, 小口蓋孔 Foramina palatina minora を通過して軟口蓋と口蓋扁桃に至る小口蓋動脈 Aa. palatinae minores に分かれる. 蝶口蓋動脈の他の分岐は外側後鼻枝 Aa. nasales posteriores laterales で, 鼻腔に広がって鼻甲介の大部分を栄養する. 蝶口蓋動脈自体が顎動脈の終枝である. 眼動脈からは後篩骨動脈 A. ethmoidalis posterior と前篩骨動脈 A. ethmoidalis anterior が出る. 前者は鼻腔の頭頂側部分に, 後者は鼻の前方部分に進む. そこで分枝して鼻背の皮膚を栄養する. 鼻粘膜での静脈は常に太い血管というわけではなく, 細い内径のものが絡み合って粘膜に静脈叢を作る. その後, 篩骨静脈 Vv. ethmoidales を介して上眼静脈 V. ophthalmica superior へ血液を送る. 鼻腔後方の静脈還流は蝶口蓋孔 Foramen sphenopalatinum を通って翼突筋静脈叢 Plexus pterygoideus に入り, 鼻腔の前方からの静脈流出路は顔面静脈を介する. 顔の鼻腔最前方部からのリンパ流は顎下リンパ節 Nll. submandibulares と浅頸リンパ節 Nll. cervicales superficiales に入る. 鼻腔の後方部からのリンパ流は, 鼻咽頭を経由して咽頭後リンパ節 Nll. retropharyngeales と深頸リンパ節 Nll. cervicales profundi に注ぐ.

鼻中隔と鼻腔側方の粘膜から来る嗅糸 Fila olfactoria は篩骨の篩板 Lamina cibrosa を通って嗅球 Bulbus olfactorius に入る. 知覚神経は眼神経 N. ophthalmicus(V_1)と上顎神経 N. maxillaris(V_2)から来る. 眼神経は鼻毛様体神経 N. nasociliaris を出し, これから前篩骨神経 N. ethmoidalis anterior が分枝する. この外側・内側鼻枝 Rr. nasales interni laterales et mediales[*1]によって鼻腔側方部の頭頂側と前方部を神経支配する. 前篩骨神経から外側枝 R. nasalis externus が出て, 鼻骨と外側鼻軟骨との間または鼻骨の鼻骨孔 Foramen nasale を通って表へ出る.

鼻粘膜の残りの部分は上顎神経に由来する後鼻神経 Nn. nasales posteriores[*2]に支配される.

■ **図3.51** 鼻中隔を除いた鼻腔の傍正中矢状断. 左側の鼻腔の側面観で動脈分布を示す.

■ **図3.52** 鼻中隔は, 篩骨の垂直板 Lamina perpendicularis, 鋤骨 Vomer, 鼻中隔軟骨 Cartilago septi nasi から構成されている. 篩骨の垂直板は背側で蝶形骨 Os sphenoidale の蝶形骨稜 Crista sphenoidalis に続いている. 鋤骨は鼻腔底に垂直に立っていて, 後鼻孔 Choana (鼻腔の鼻咽頭への開口)の背側から前方に向かって, 上顎骨の前鼻棘 Spina nasalis anterior まで延びている. 篩骨垂直板と鋤骨の間の前方に鼻中隔軟骨があり, その側面を両側から鼻翼軟骨が挟んでいる.

■ **図3.53** 上鼻甲介 Concha nasalis superior と中鼻甲介 Concha nasalis media は巻き込み構造をした層状の篩骨の突起である. 下鼻甲介 Concha nasalis inferior は最大の鼻甲介で, 独立した骨であって上顎骨についている. 上顎洞に続く口径の大きな開口部(上顎洞裂孔 Hiatus maxillaris)は, この骨の突起に影響される. 鉤状突起 Proc. uncinatus は, 篩骨の骨の高まり(この図では中鼻甲介に隠れている)で, 上顎洞裂孔への交通路の一部を塞ぐ. 交通路の大部分は粘膜で覆われている. 中鼻甲介の下にある半月裂孔 Hiatus semilunaris を通じてのみ上顎洞は鼻腔とつながる. 前頭洞 Sinus frontalis も短い管で篩骨蜂巣を介して半月裂孔内に開く. 後部篩骨洞の一部は, 鼻腔に開放されている. 蝶形骨洞 Sinus sphenoidalis は蝶篩陥凹 Recessus sphenoethmoidalis で鼻腔と交通する.

[*1] TAJでは内鼻枝 Rr. nasales interni の分枝として, 外側鼻枝 Rr. nasales laterales と内側鼻枝 Rr. nasales mediales が記載されている.

[*2] TAJでは後鼻枝 Rr. nasales posteriores と記す. 外側上後鼻枝 Rr. nasales posteriores superiores laterales と内側上後鼻枝 Rr. nasales posteriores superiores mediales がある.

固有鼻腔

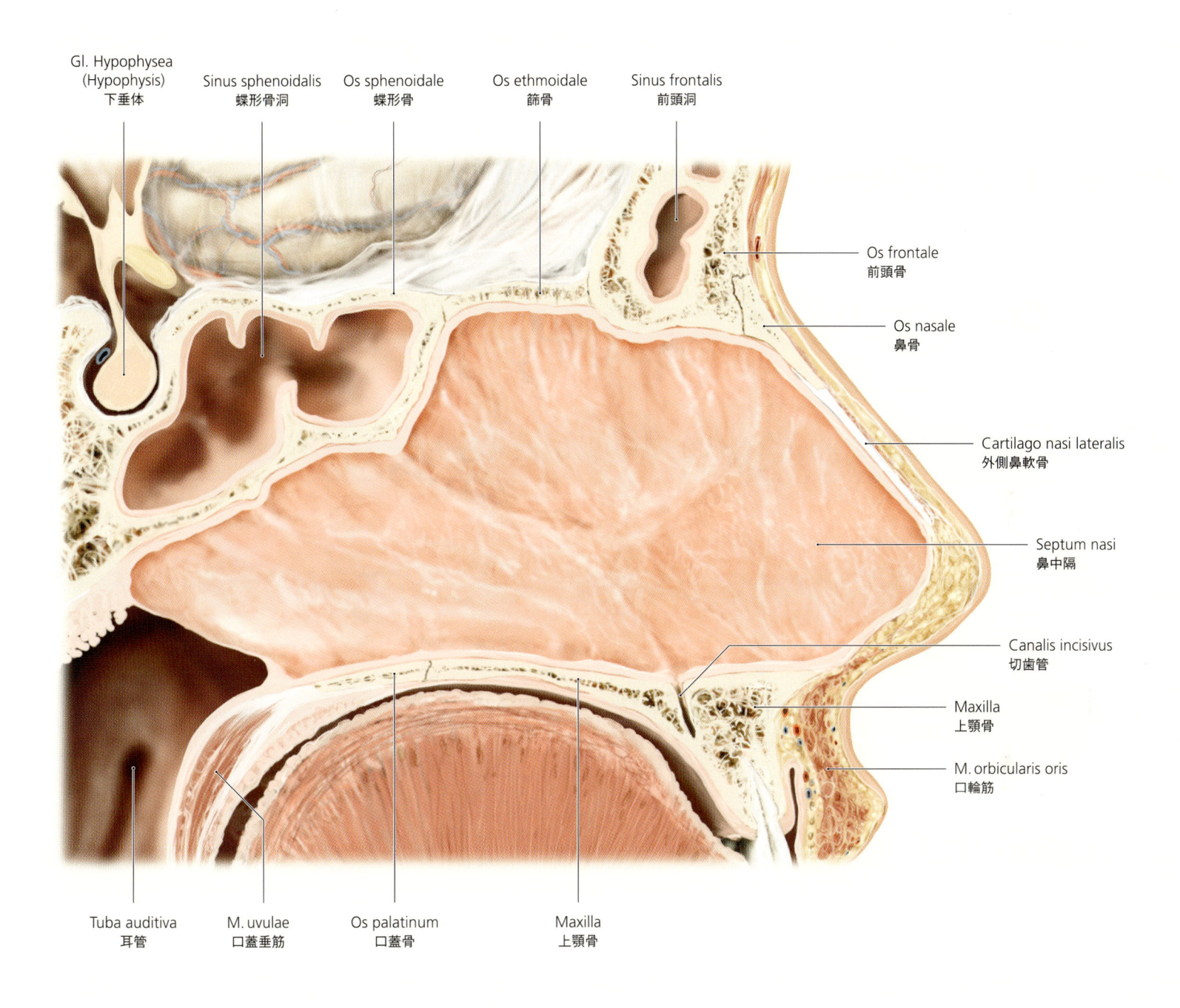

図3.46 鼻中隔の側面観. 鼻腔の傍正中矢状断.

P245参照

鼻部と中顔面

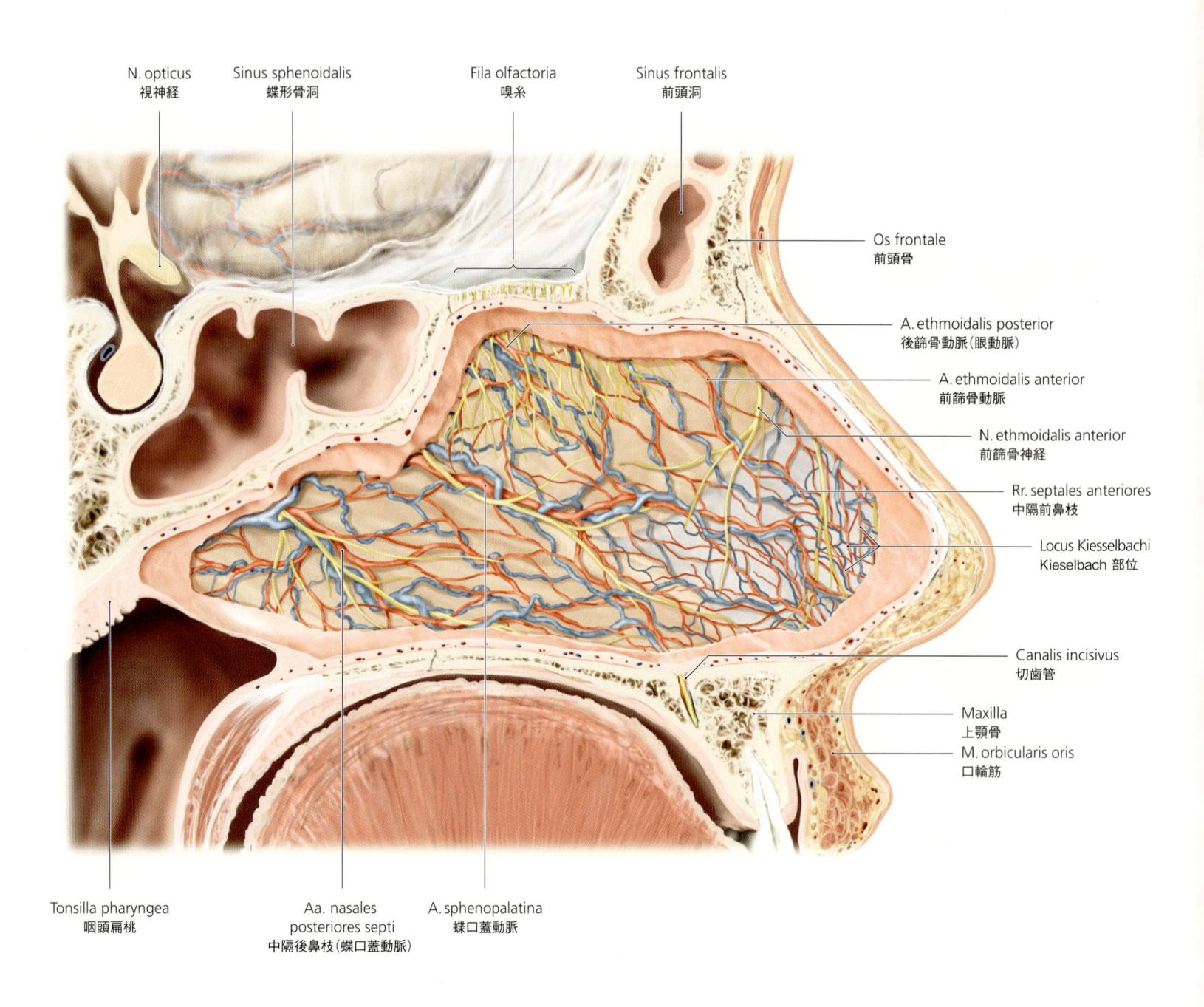

図3.47 鼻中隔の側面観. 鼻腔の傍正中矢状断. 粘膜を開窓し脈管と神経を示した.

P245参照

固有鼻腔

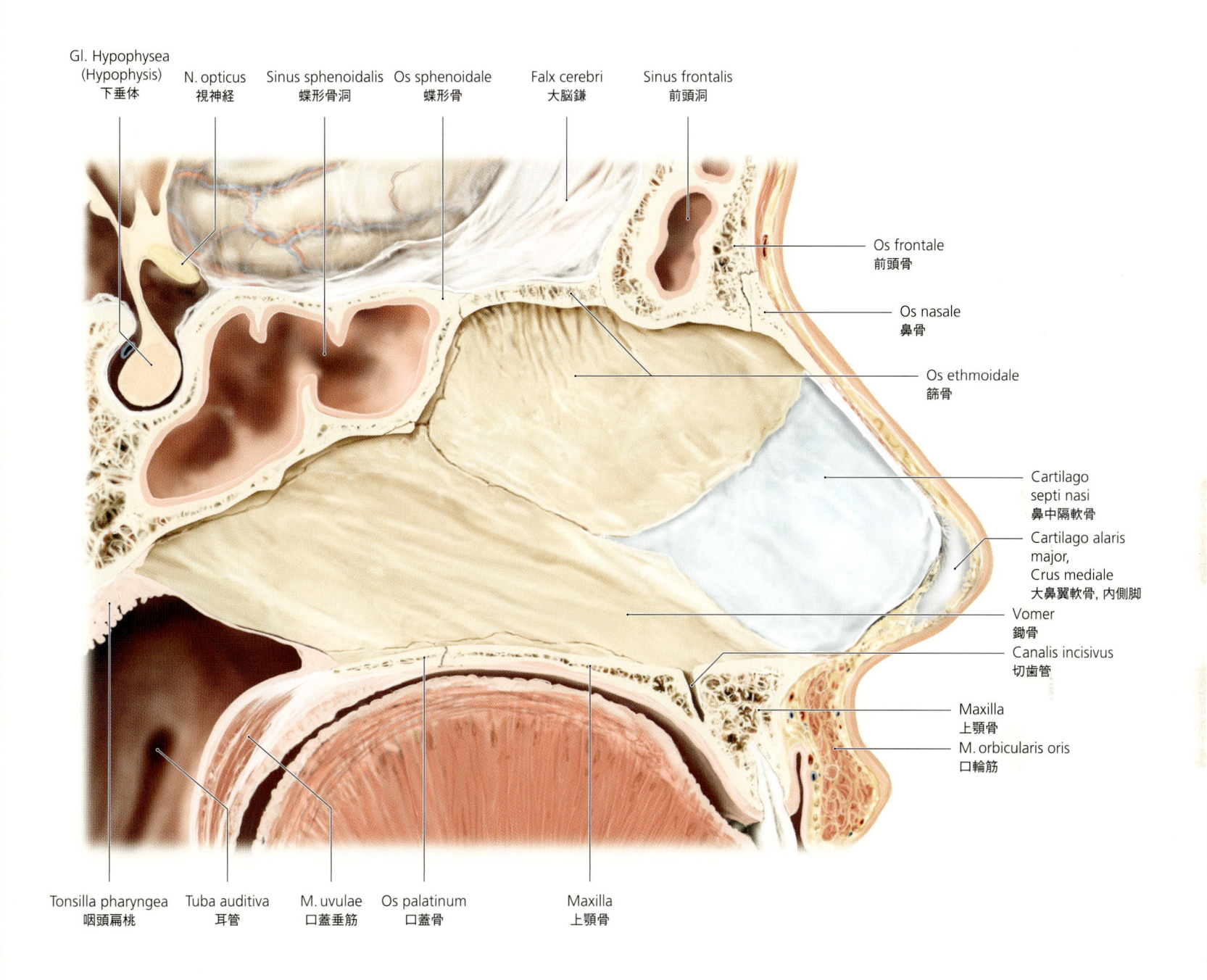

Gl. Hypophysea (Hypophysis) 下垂体
N. opticus 視神経
Sinus sphenoidalis 蝶形骨洞
Os sphenoidale 蝶形骨
Falx cerebri 大脳鎌
Sinus frontalis 前頭洞
Os frontale 前頭骨
Os nasale 鼻骨
Os ethmoidale 篩骨
Cartilago septi nasi 鼻中隔軟骨
Cartilago alaris major, Crus mediale 大鼻翼軟骨, 内側脚
Vomer 鋤骨
Canalis incisivus 切歯管
Maxilla 上顎骨
M. orbicularis oris 口輪筋

Tonsilla pharyngea 咽頭扁桃
Tuba auditiva 耳管
M. uvulae 口蓋垂筋
Os palatinum 口蓋骨
Maxilla 上顎骨

図3.48 鼻腔の傍正中矢状断. 骨性・軟骨性鼻中隔の側面観.

P245参照

249

鼻部と中顔面

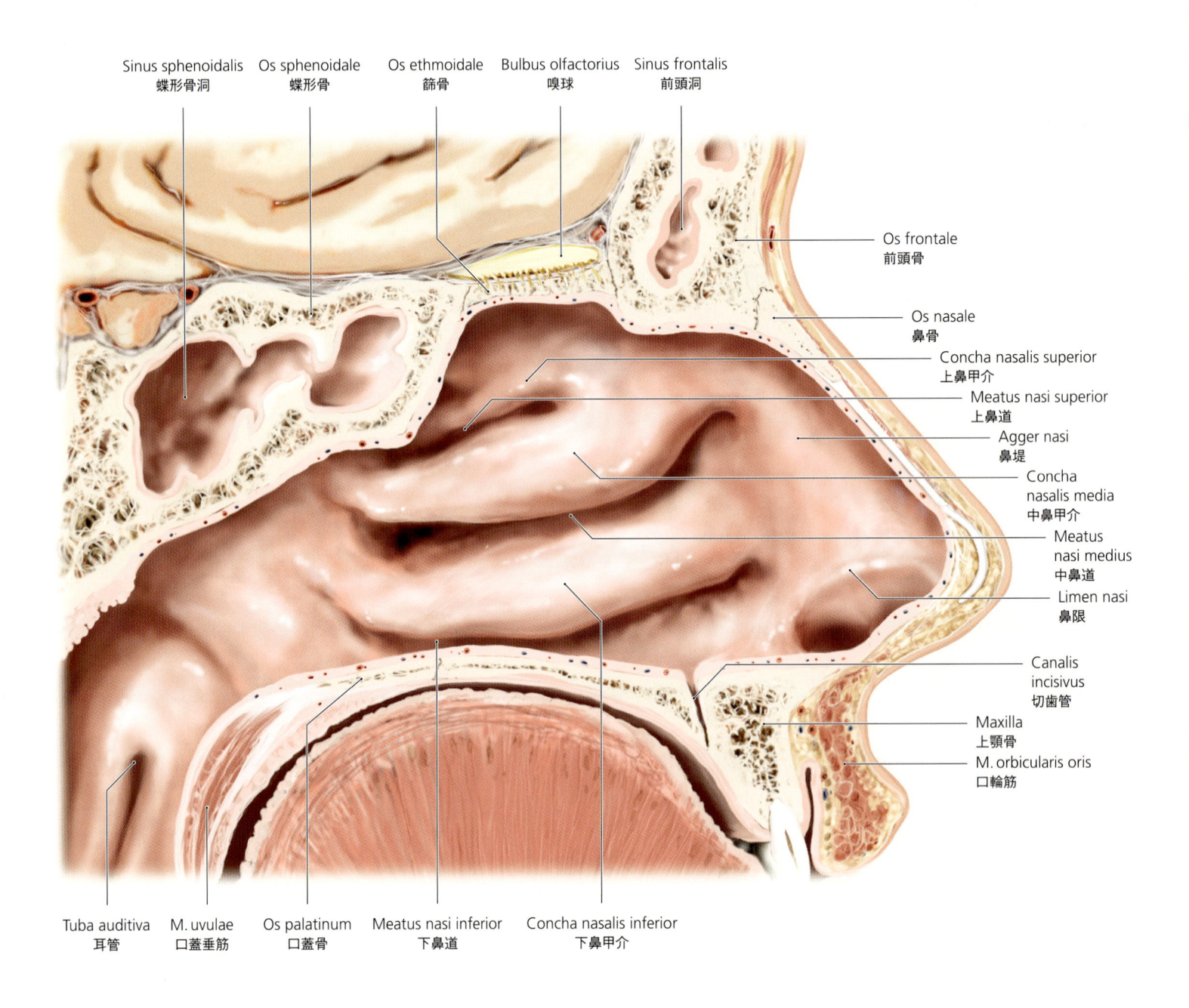

図3.49 左側の鼻腔の側面観．鼻中隔を除いた鼻腔の傍正中矢状断．

P245参照

固有鼻腔

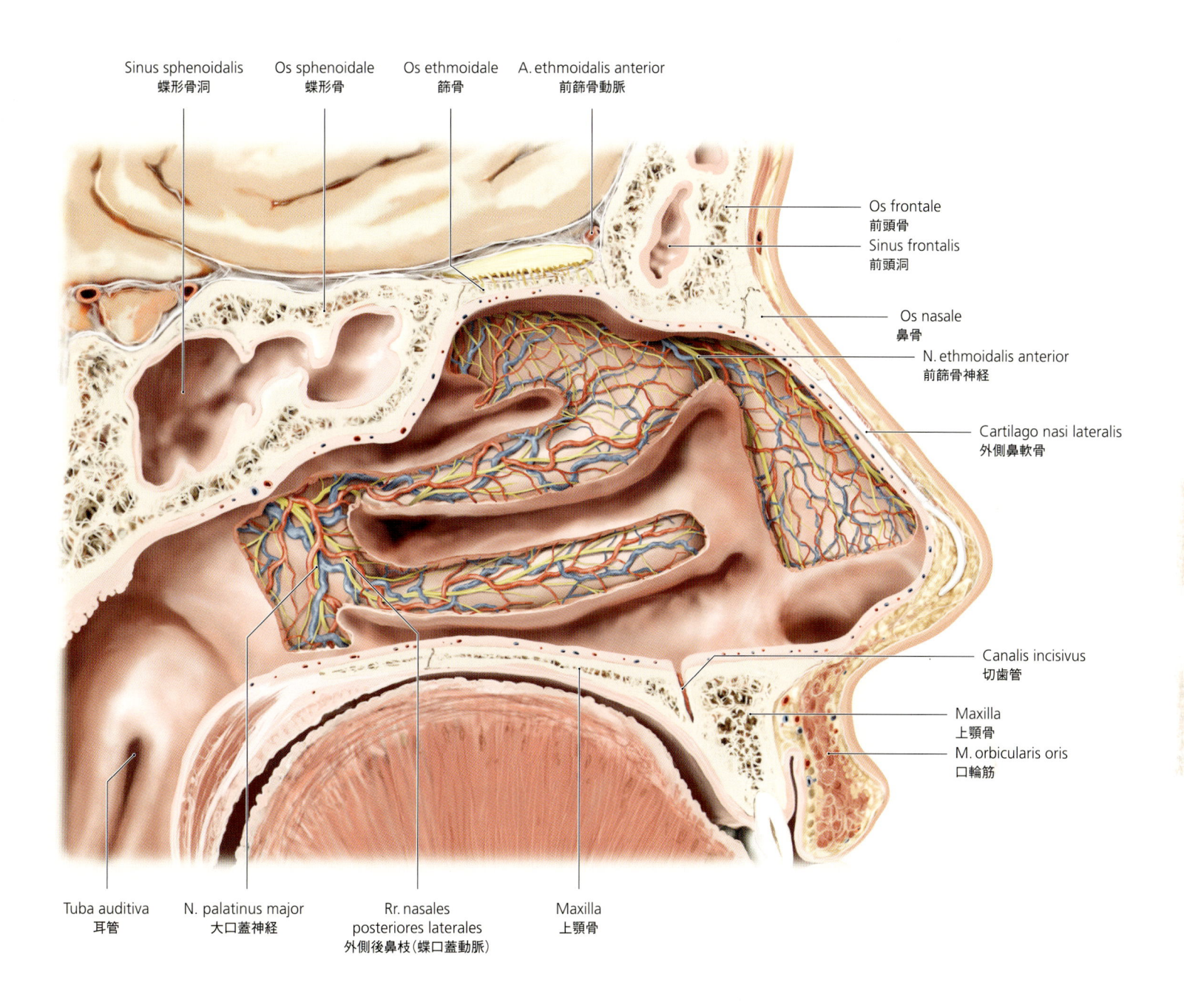

図3.50 左側の鼻腔の側面観．鼻中隔を除いた鼻腔の傍正中矢状断．粘膜を開窓し脈管と神経を示した．

P246参照

鼻部と中顔面

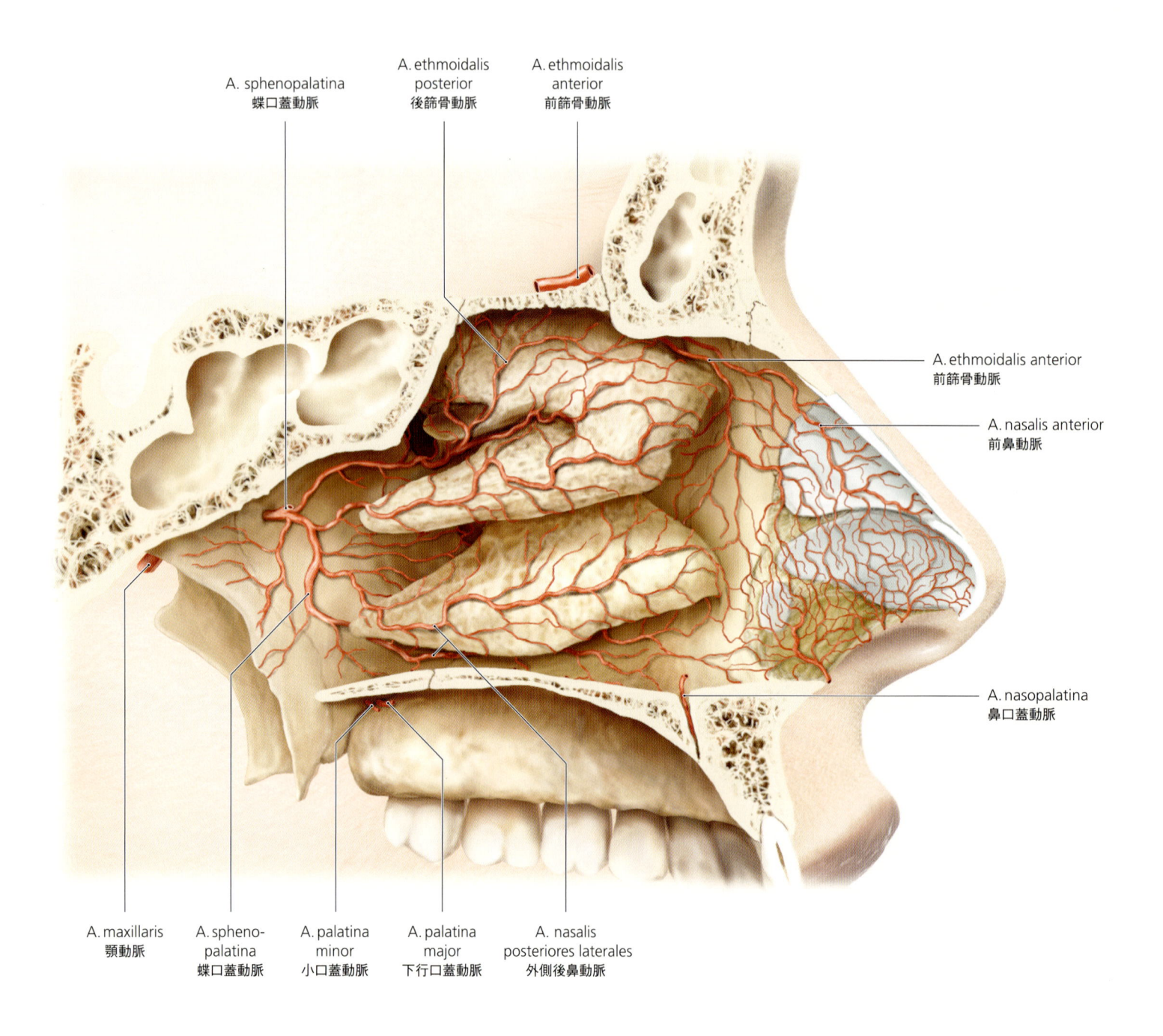

図3.51 鼻腔の傍正中矢状断．鼻中隔を除いて左側の鼻腔の側面観で動脈分布を示す．

P246参照

固有鼻腔

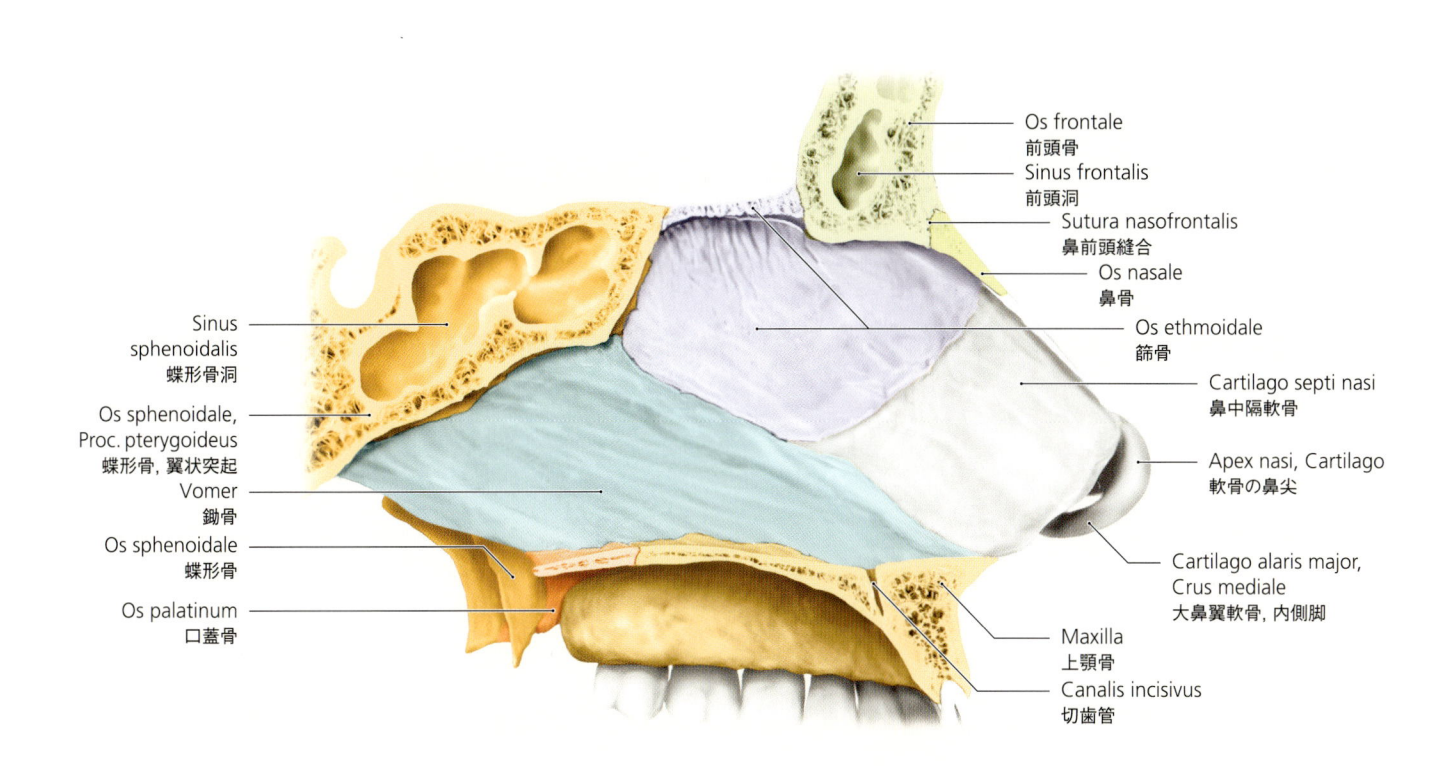

図3.52 鼻腔の傍正中矢状断側面観．骨性と軟骨性鼻中隔を着色した． P246参照

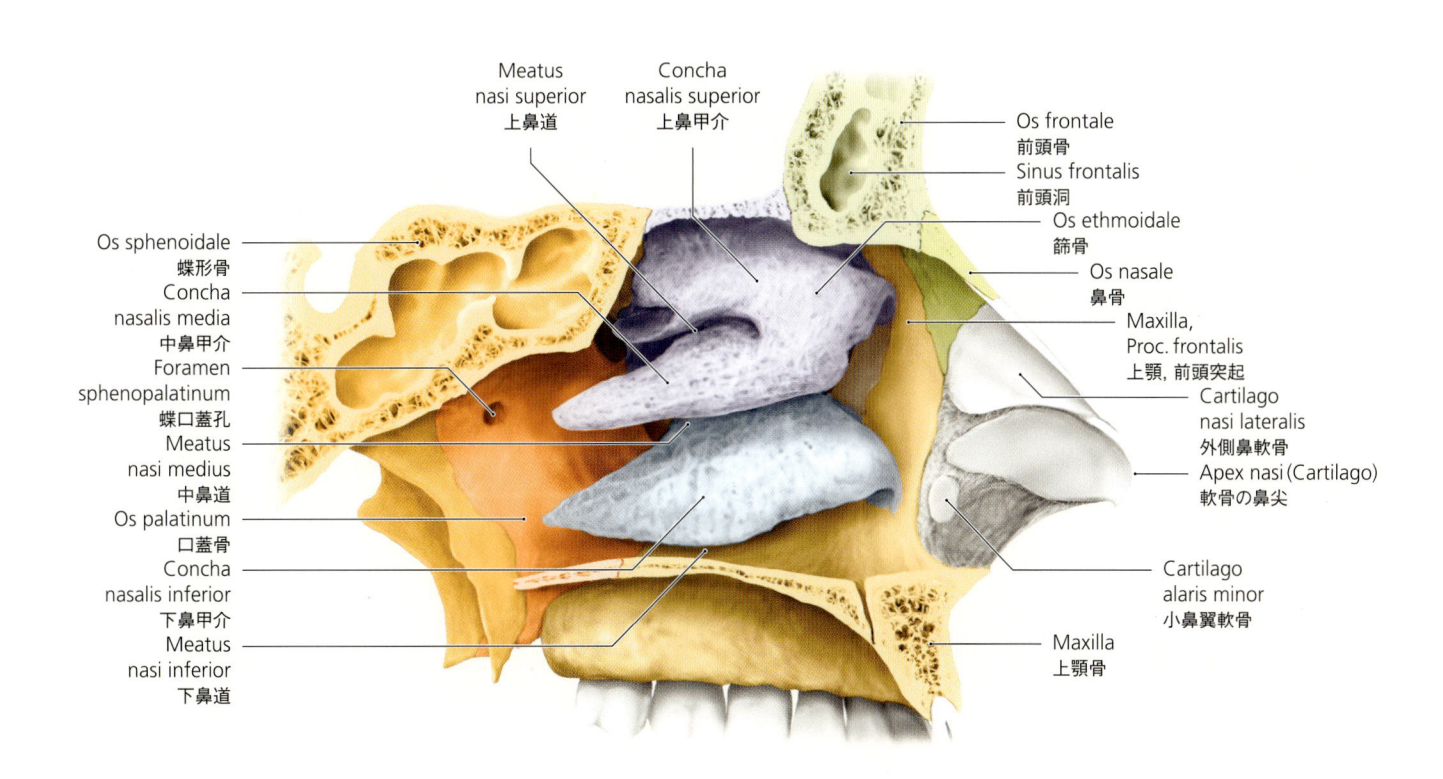

図3.53 左側鼻腔の内側面観．鼻中隔を除いた鼻腔の傍正中矢状断で骨別に着色してある． P246参照

253

鼻部と中顔面

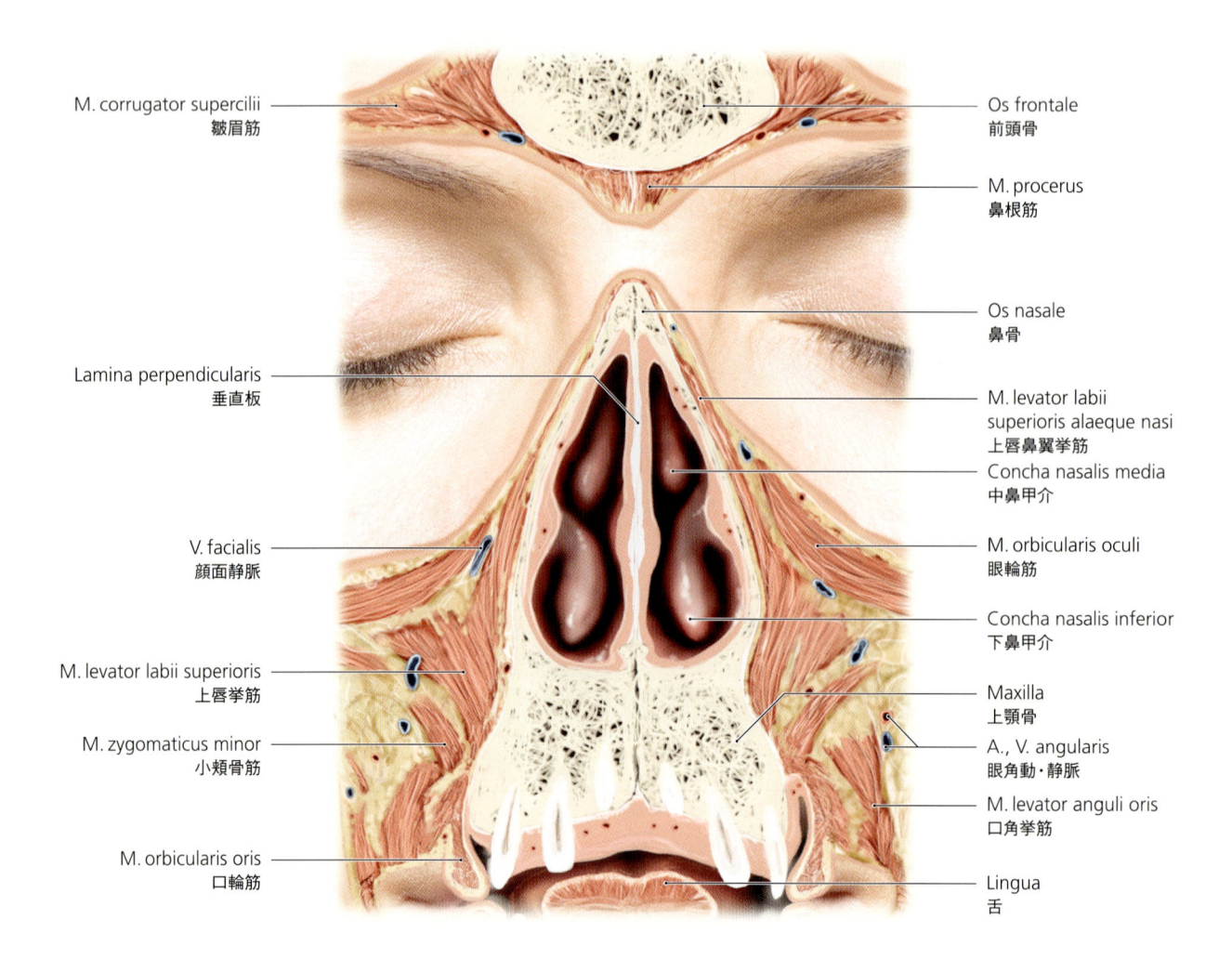

■ 図3.54　切歯の位置での鼻腔の前頭断.

■ 図3.55　第一大臼歯の位置での鼻腔の前頭断.

■ 図3.56　第二大臼歯の位置での鼻腔の前頭断.

■ 図3.57　鼻中隔は，鼻腔を2つの部分に分割するが，多くの場合，非対称で不均等である．中鼻甲介によって隠されている半月裂孔で上顎洞と交通する．上顎洞は上顎骨の大部分を占める．

■ 図3.58　上鼻甲介の位置での鼻腔の水平断.

■ 図3.59　眼の尾側1/3を通る位置での鼻腔の水平断.

■ 図3.60　眼の中央を通る位置での鼻腔の水平断.

図3.54　切歯の位置での鼻腔の前頭断.　　　　　　　　　　　　上記参照

固有鼻腔

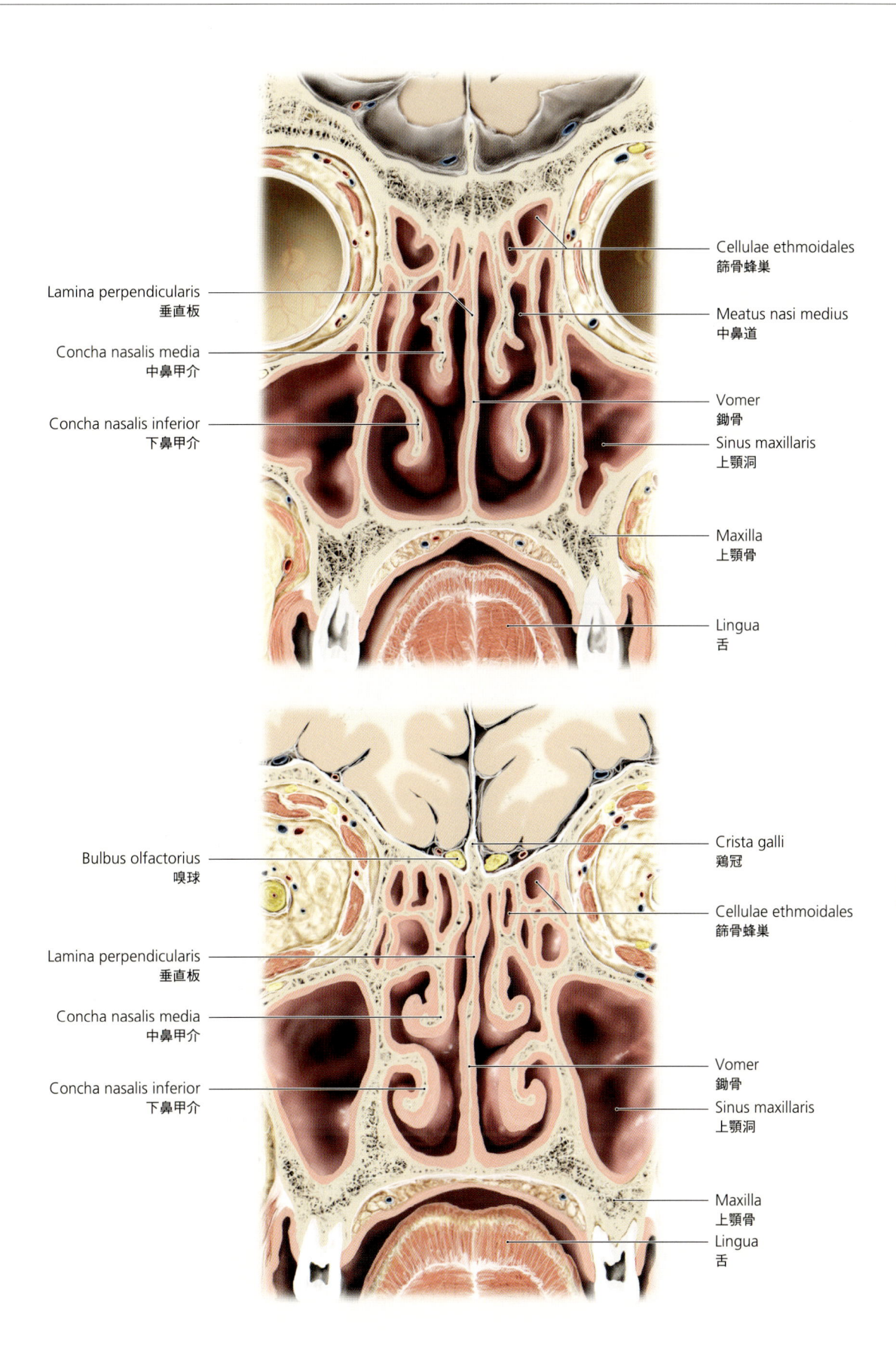

- Cellulae ethmoidales 篩骨蜂巣
- Lamina perpendicularis 垂直板
- Meatus nasi medius 中鼻道
- Concha nasalis media 中鼻甲介
- Vomer 鋤骨
- Concha nasalis inferior 下鼻甲介
- Sinus maxillaris 上顎洞
- Maxilla 上顎骨
- Lingua 舌

- Bulbus olfactorius 嗅球
- Crista galli 鶏冠
- Cellulae ethmoidales 篩骨蜂巣
- Lamina perpendicularis 垂直板
- Concha nasalis media 中鼻甲介
- Vomer 鋤骨
- Concha nasalis inferior 下鼻甲介
- Sinus maxillaris 上顎洞
- Maxilla 上顎骨
- Lingua 舌

図 3.55 第一大臼歯の位置での鼻腔の前頭断．
図 3.56 第二大臼歯の位置での鼻腔の前頭断．

P254参照

鼻部と中顔面

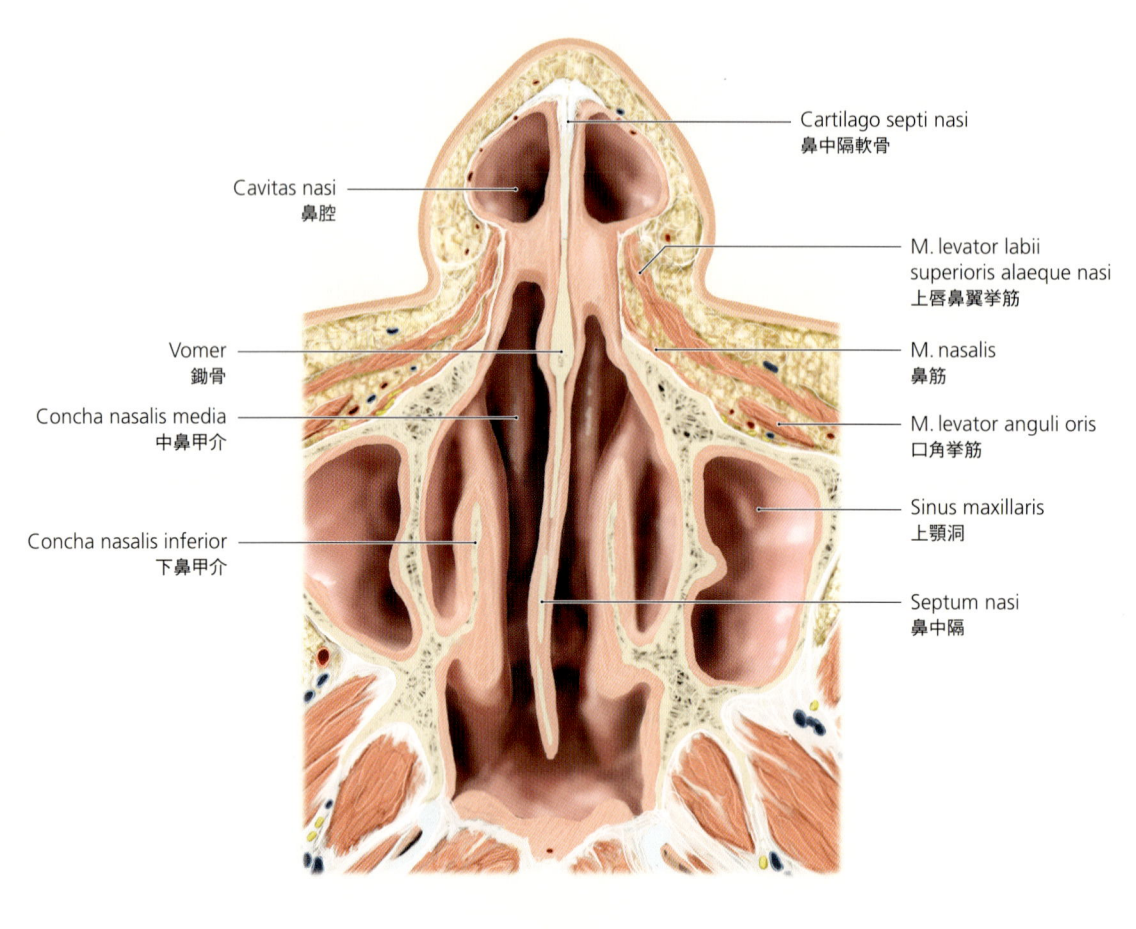

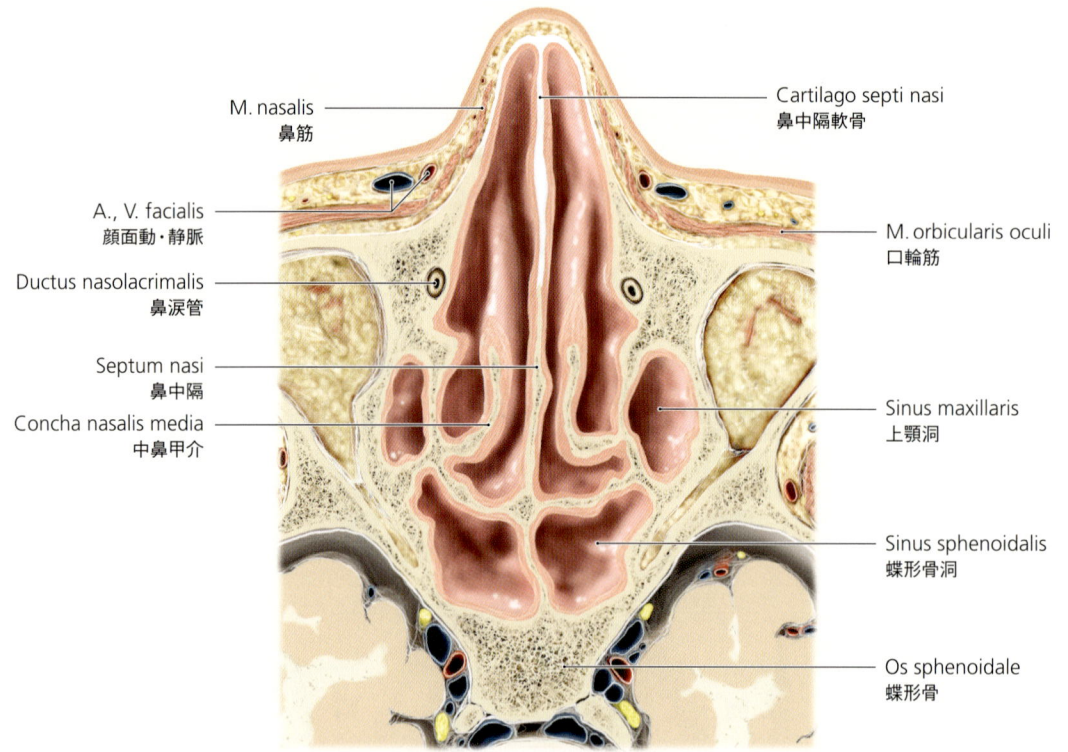

図3.57 下鼻甲介の位置での鼻腔の水平断．
図3.58 中鼻甲介の位置での鼻腔の水平断．

P254参照

固有鼻腔

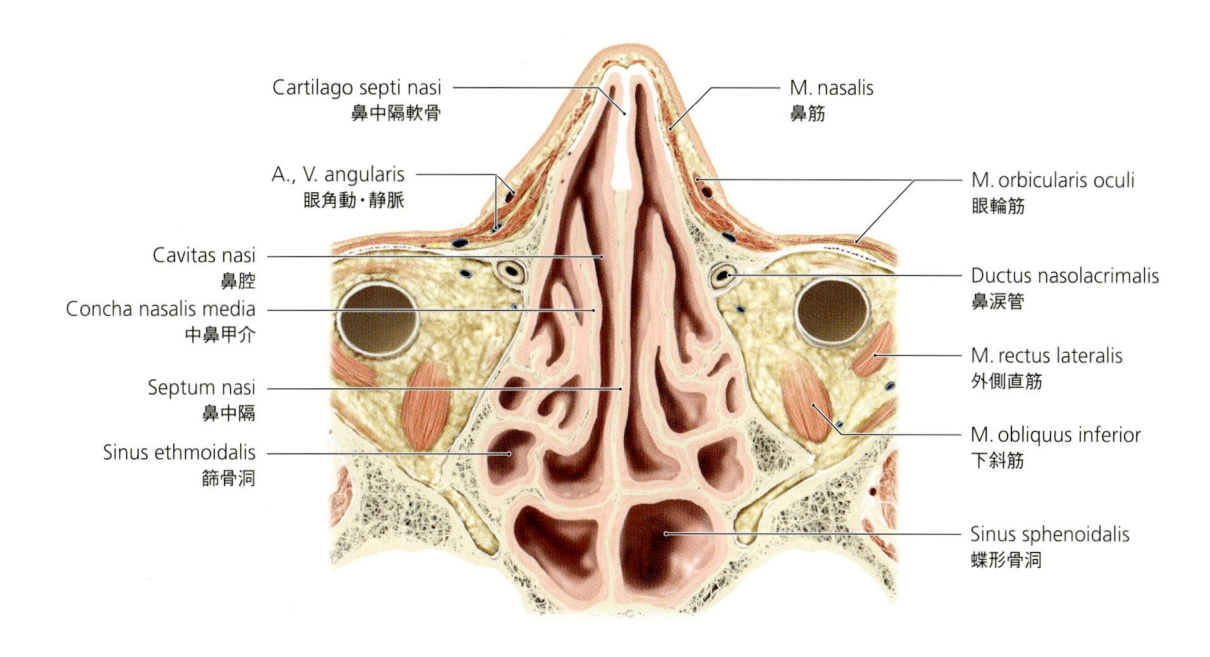

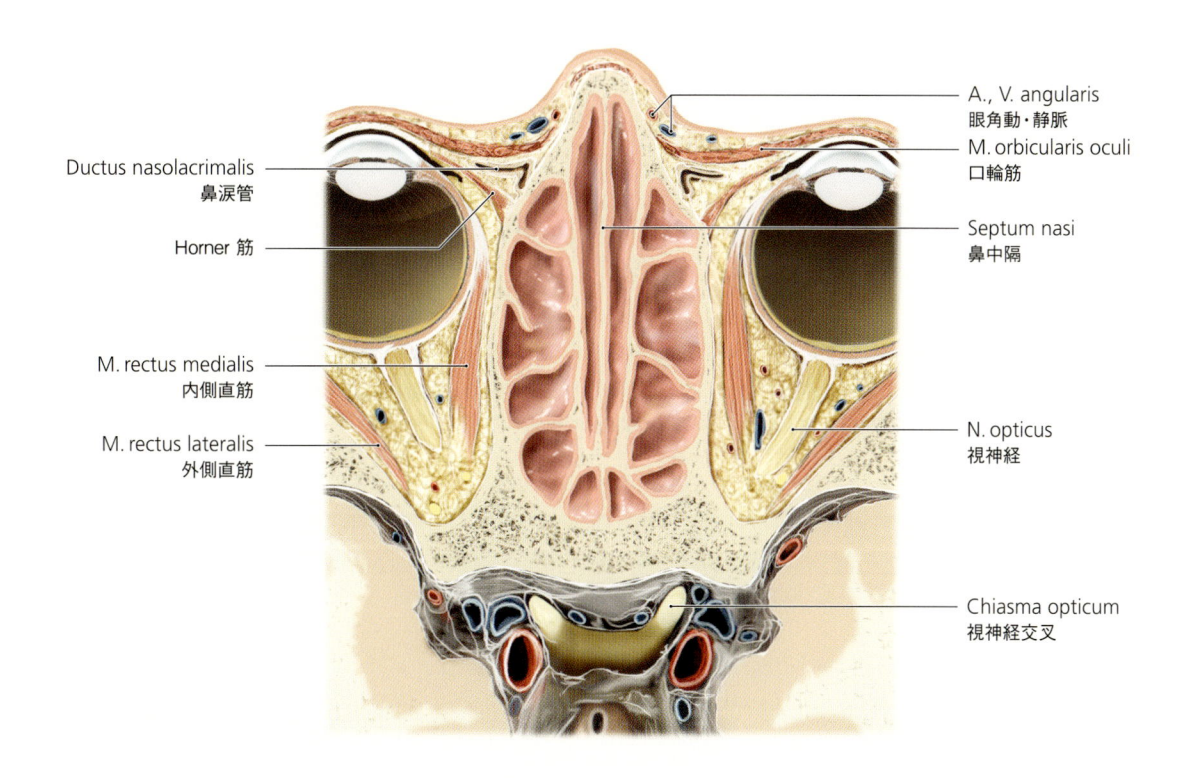

図3.59 眼の尾側1/3を通る位置での鼻腔の水平断.
図3.60 眼の中央を通る位置での鼻腔の水平断.

P254参照

257

3.6 副鼻腔

■ **図3.61** 第一大臼歯の位置での鼻腔と副鼻腔 Sinus paranasales の前頭断面が顔面に投影されている．

■ **図3.62** 第一大臼歯の位置での鼻腔と副鼻腔の前頭断面が右顔面に投影されている．副鼻腔は左顔面に投影されている．

■ **図3.63** 第一大臼歯の位置での鼻腔と副鼻腔の前頭断面が外鼻を半透明に描いた右顔面に投影されている．

■ **図3.64** 上顎洞は出生後から発達する．半月裂孔 Hiatus semilunaris で，乳児期にエンドウ豆の大きさから始まって上顎骨内にしだいに広がっていき，成人では上顎洞に臼歯の根尖が突出するほどに拡大する．したがって，歯性の感染は容易に上顎洞に進行するし，逆に鼻性の炎症が歯の刺激症状で始まることもある．歯内療法や抜歯は容易に口腔と上顎洞の交通を引き起こす．ついには，上顎洞が広く拡大し骨の状態が悪くなり，インプラントが埋入できないほどになる．

■ **図3.65** 上顎洞と眼窩の間には非常に薄い骨の層がある．眼窩底はところによってきわめて薄く，羊皮紙様感を呈する．

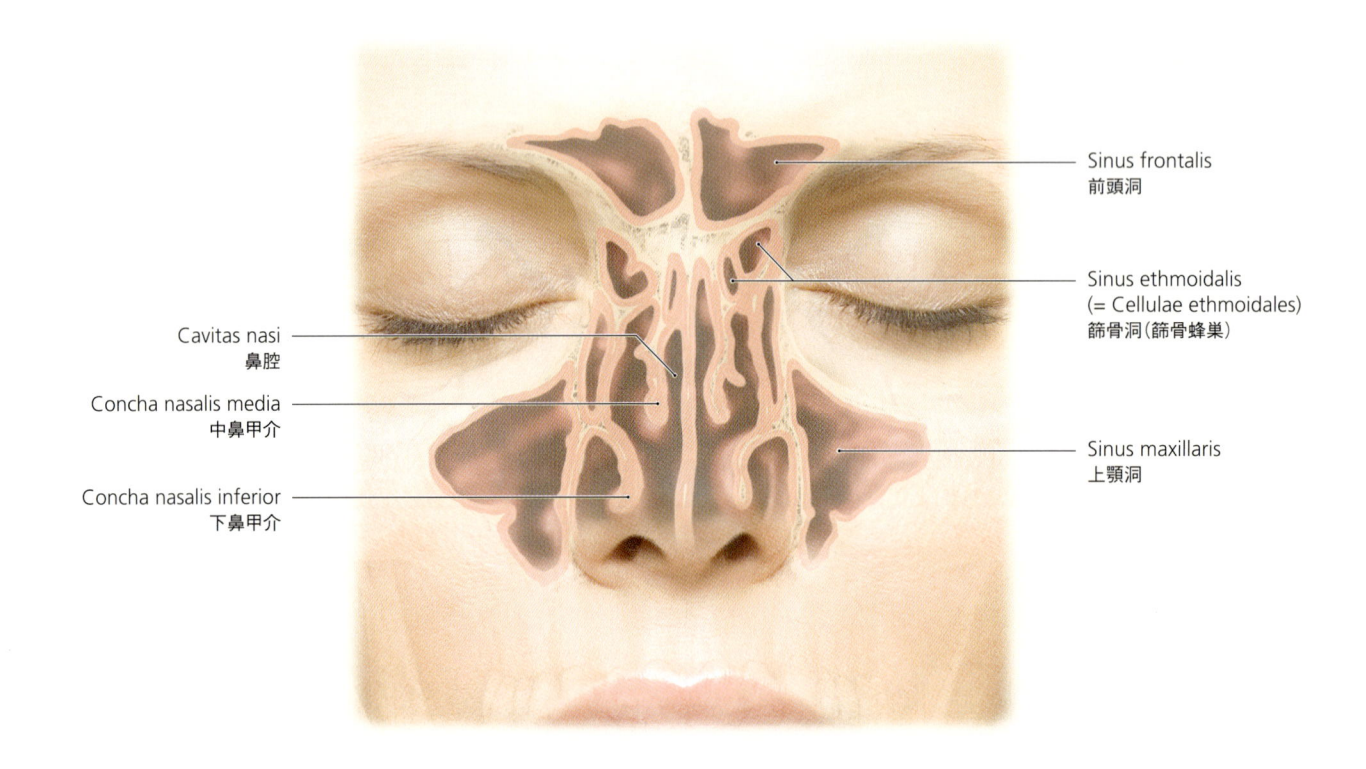

図3.61 第一大臼歯の位置での鼻腔と副鼻腔の前額断を顔面に投影した． 上記参照

副鼻腔

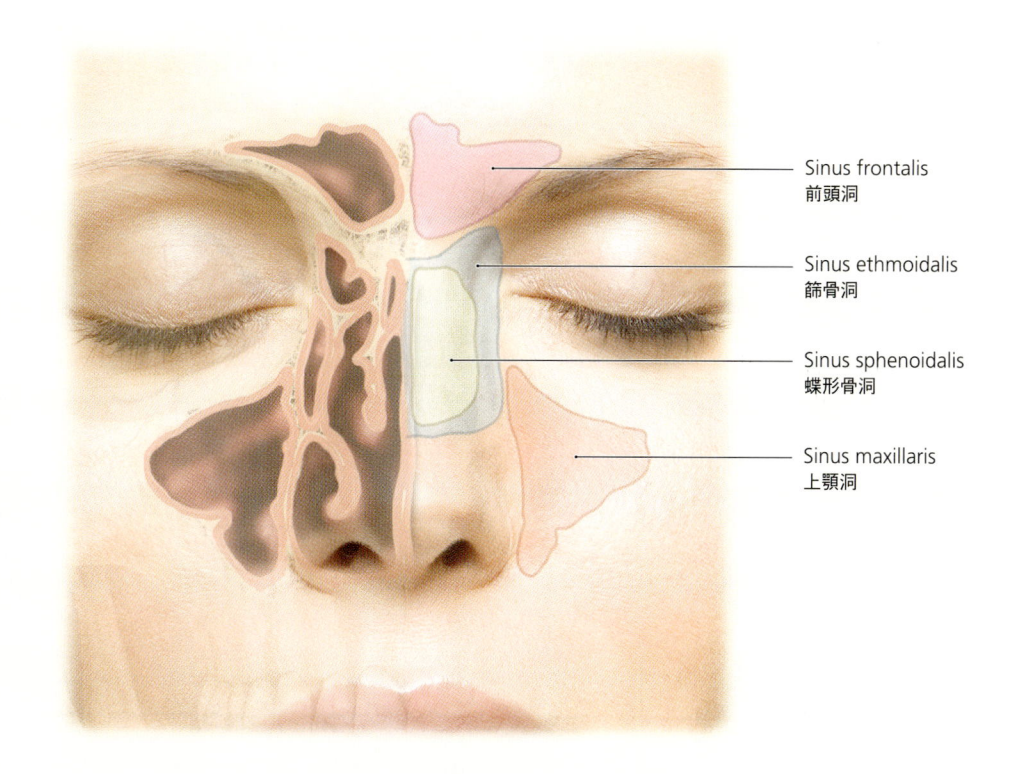

- Sinus frontalis 前頭洞
- Sinus ethmoidalis 篩骨洞
- Sinus sphenoidalis 蝶形骨洞
- Sinus maxillaris 上顎洞

図 3.62 第一大臼歯の位置での鼻腔と副鼻腔の前額断を右顔面に投影した．副鼻腔を左顔面に投影した． P258参照

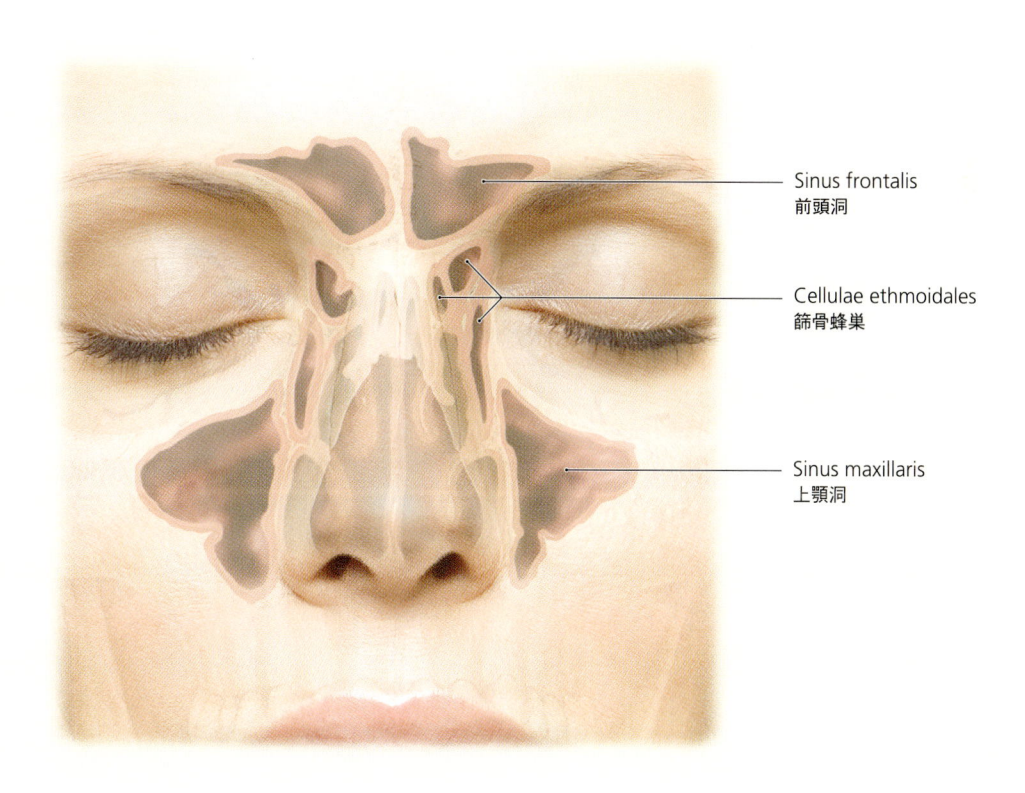

- Sinus frontalis 前頭洞
- Cellulae ethmoidales 篩骨蜂巣
- Sinus maxillaris 上顎洞

図 3.63 第一大臼歯の位置での鼻腔と副鼻腔の前額断とともに外鼻を半透明に顔面に投影した． P258参照

259

鼻部と中顔面

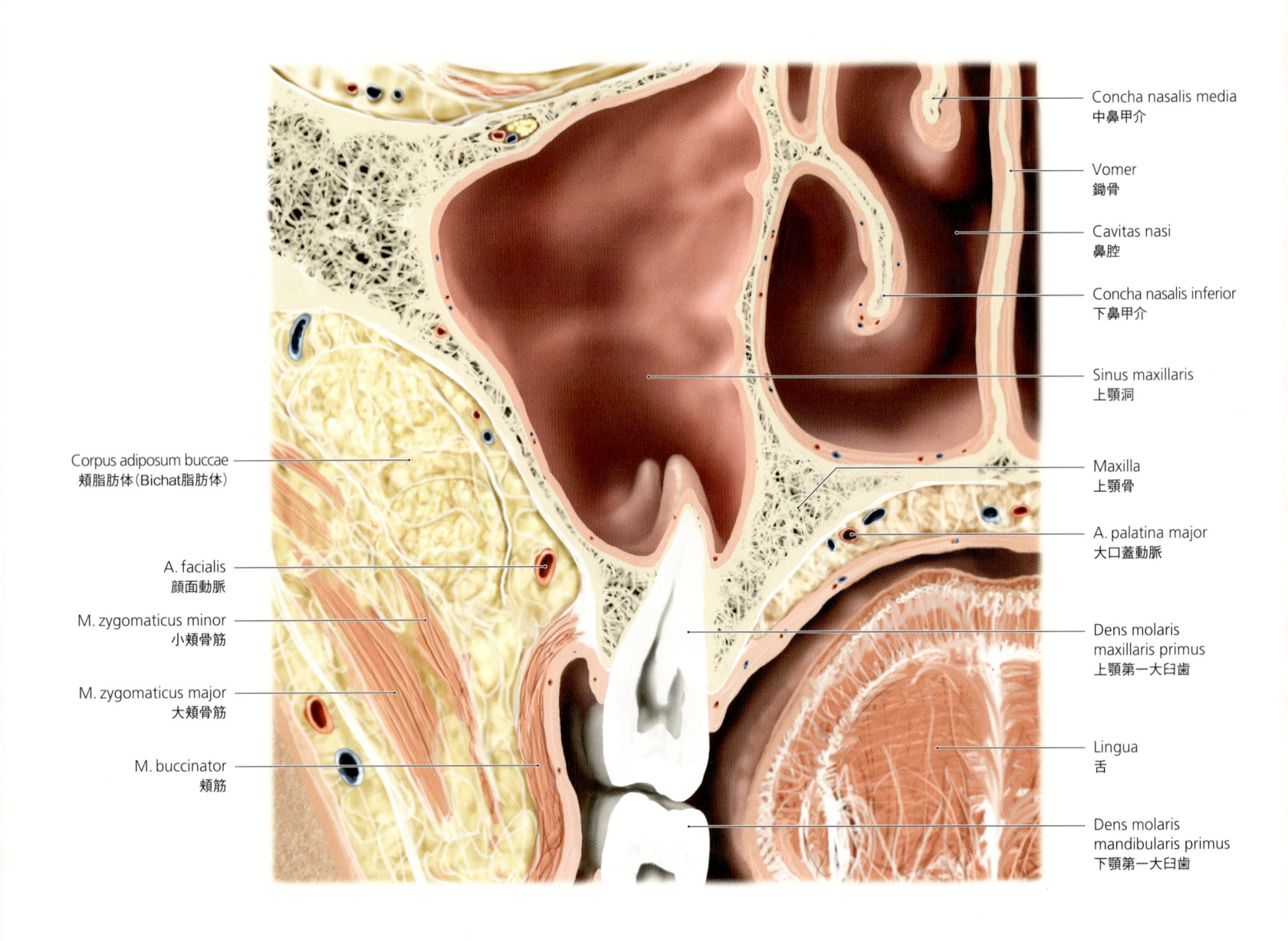

図3.64 第一大臼歯の位置での鼻腔と副鼻腔の前額断.

P258参照

副鼻腔

| M. pterygoideus lateralis, Pars inferior 外側翼突筋, 下部 | M. pterygoideus lateralis, Pars superior 外側翼突筋, 上部 | M. temporalis 側頭筋 | N. maxillaris 上顎神経 | Sinus maxillaris 上顎洞 |

| M. pterygoideus medialis 内側翼突筋 | M. buccinator 頬筋 | M. orbicularis oris 口輪筋 | M. levator labii superioris 上唇挙筋 | M. orbicularis oculi 眼輪筋 |

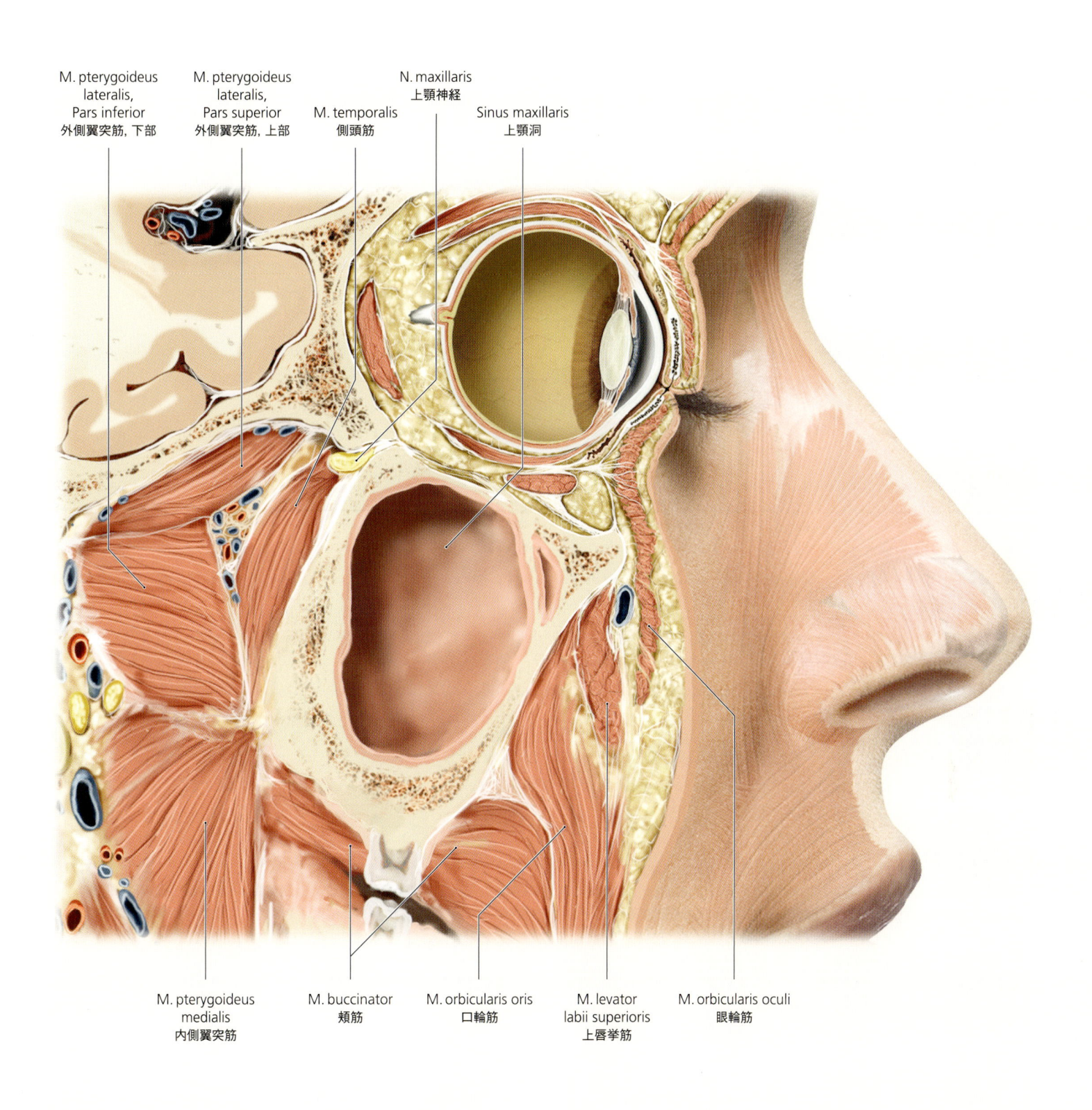

図3.65 眼球中央の位置での上顎洞の矢状断．

P258参照

261

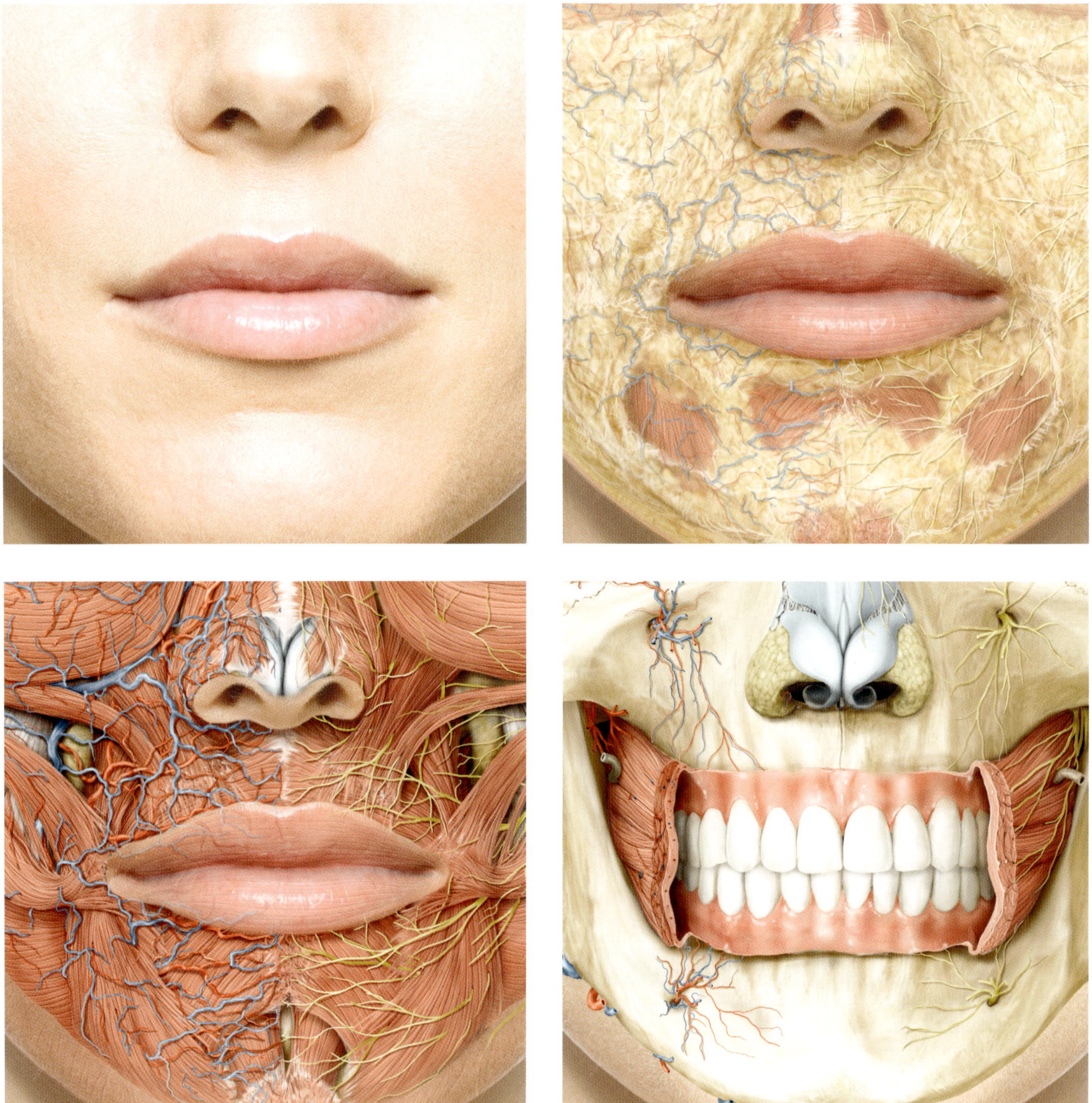

4 口

4.1	口部の周囲の局所解剖	264
4.2	口部の局所解剖	265
4.3	口部の脈管と神経	267
4.4	口腔	278
4.5	唇, 歯, 歯周と歯槽突起骨の断面像の解剖	283
4.6	口腔前庭	289
4.7	下顎枝の解剖	290
4.8	顎関節	303
4.9	切断面での口部の解剖	308
4.10	歯性感染症の拡大経路	314

4.1 口部の周囲の局所解剖

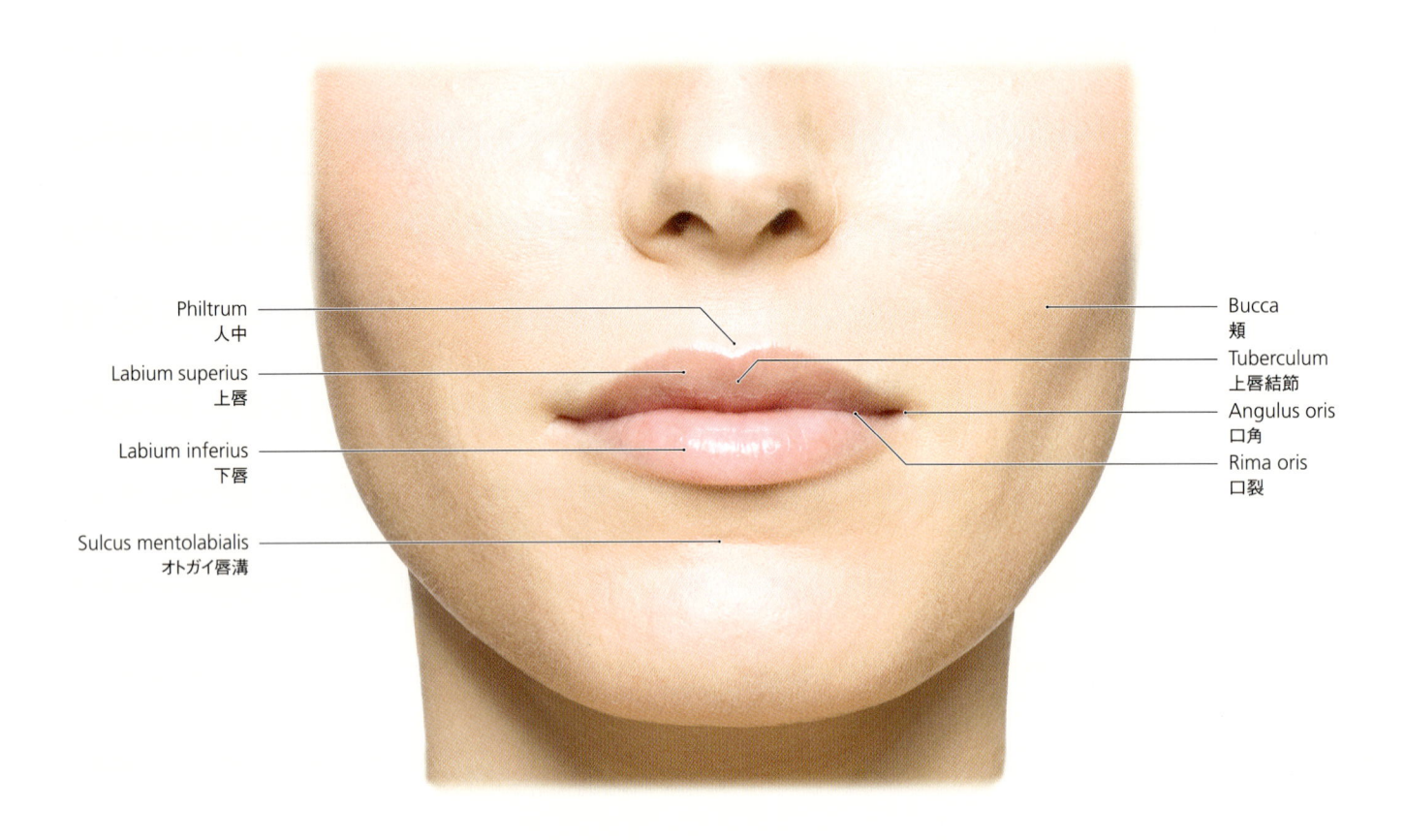

図4.1 口部の解剖：口腔外の局所解剖.　　　　　　　　　　　　下記参照

■ **図4.1**　口の外側は口腔とは区別されている．上唇は鼻と口裂の間の部位のことであり，下唇は口裂からオトガイ唇溝の間のことである．したがって赤唇は口唇の一部分にすぎない．

■ **図4.2**　上唇は鼻唇溝を介して頬に接する．鼻唇溝は小児と若年者の安静時では線にすぎないこともある．しかし，微笑めば必ず見えるものである．年齢を重ねるにつれ，また頬部脂肪の量が増えれば常に存在するようになる．

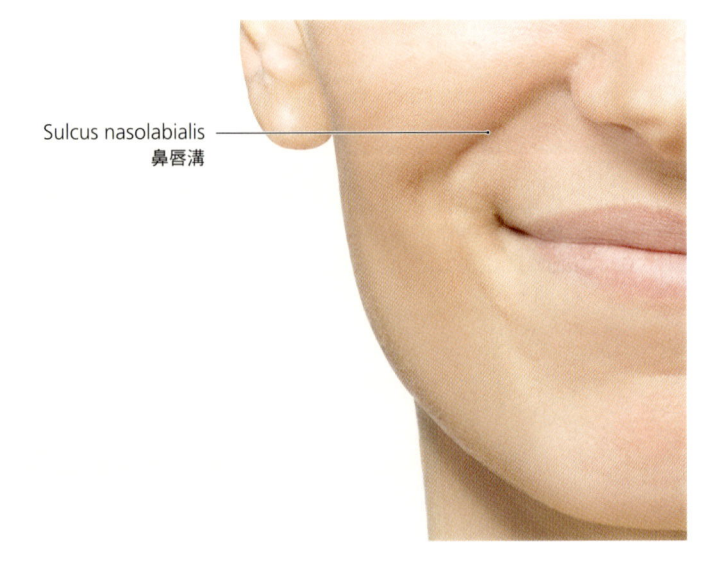

図4.2　鼻唇溝.　　　　　　　　　　　左記参照

4.2 口部の局所解剖

■ **図4.3** 皮下脂肪層は口唇部では比較的薄い．

■ **図4.4** 口腔は側方は頬筋 M. buccinator，前方は口輪筋 M. orbicularis oris を境界として取り囲まれている．口角部には鼻の側方から多数の筋が放射状に集合し，上唇の筋付着部がさまざまな方向に移動できるようになっている．頬骨弓から来るものは斜めの走行を示し，笑筋 M. risorius と広頸筋 Platysma は水平方向の走行をとる．下唇にも筋群が付着しており，どの方向にも引っぱることができる．口が驚くほど多様な運動ができるのはこの放射状の筋の配列による．

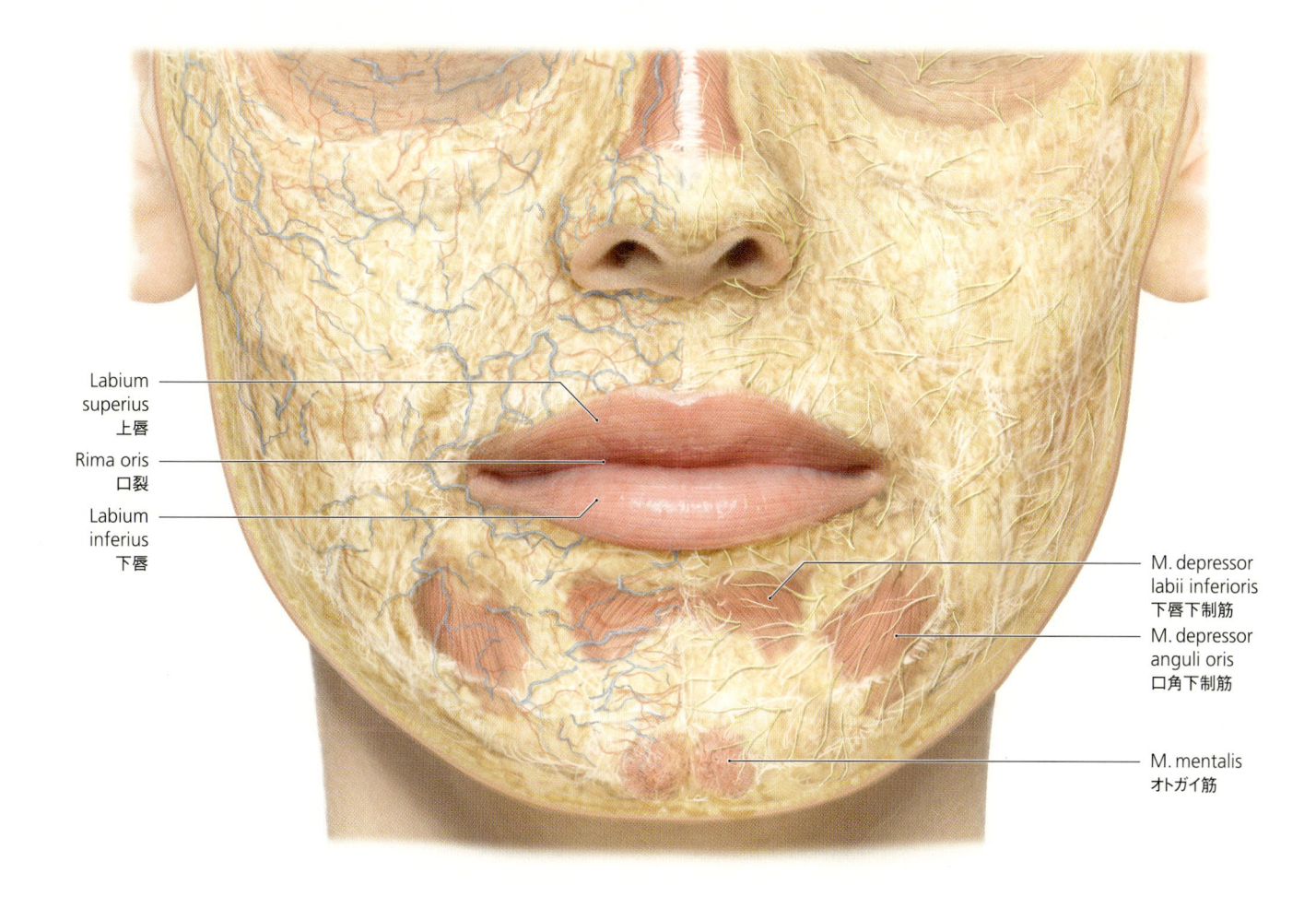

図4.3 皮下脂肪の分布． 上記参照

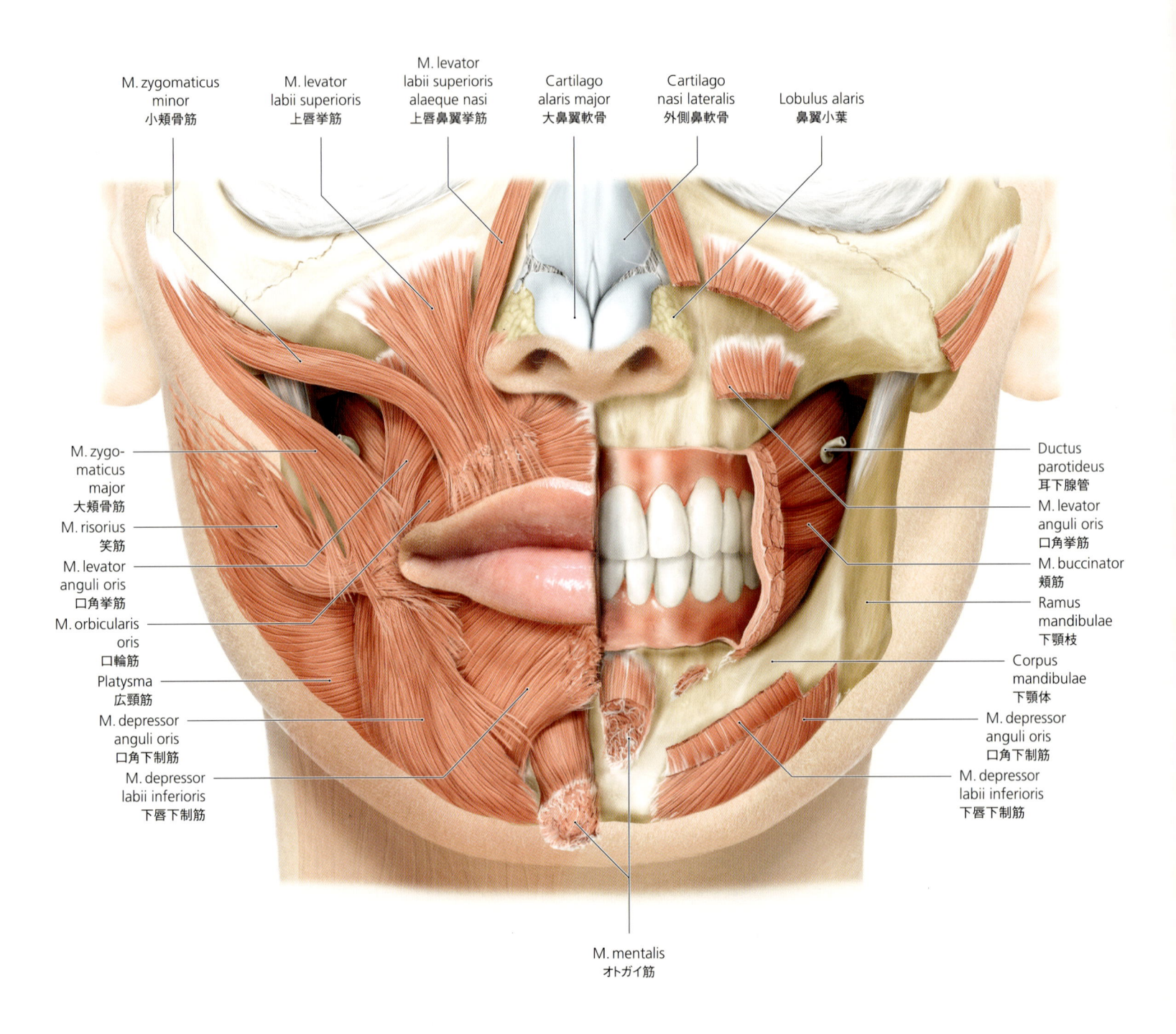

図4.4 口部の筋. 左顔面では深部の状態と筋付着部を示してある. P265参照

266

4.3 口部の脈管と神経

■ 図4.5 口部への動脈分布は外頸動脈 A. carotis externa の2本の枝と内頸動脈 A. carotis interna からの1本の枝に由来する．顔面動脈 A. facialis は外頸動脈からでて下顎下縁を回って口角部に至る．ここで下唇動脈 A. labialis inferioris と上唇動脈 A. labialis superioris を出す．鼻に沿ってさらに走行し，眼動脈 A. ophthalmica つまりは内頸動脈に由来する鼻背動脈 A. dorsalis nas と吻合する．外頸動脈から顎動脈 A. maxillaris を経て，眼窩下動脈 A. infraorbitalis が来る．この動脈は，一方では顔面動脈と吻合枝を交換し，頬部と口唇部に至る．同様に外頸動脈由来の顎動脈からは下歯槽動脈 A. alveolaris inferior のオトガイ枝が出て，下唇とオトガイ部に至る．オトガイ部は顔面動脈から直接の分枝を受けており，これは主にオトガイ下部に分布する．

■ 図4.6 頬部・口唇部からの静脈還流は，基本的に顔面静脈から内頸静脈 V. jugularis interna へ至る．オトガイ孔を通じて下歯槽静脈に入り翼突筋静脈叢 Plexus pterygoideus に開く静脈還流路もある．同様に眼窩下静脈も翼突筋静脈叢に開口する．

■ 図4.7 口部の知覚神経支配は，眼窩下神経 N. infraorbitalis (V_2)，下顎神経 N. mandibularis (V_3) による．全表情筋の運動はすべて顔面神経 N. facialis により支配されている．咀嚼筋には下顎神経運動根 Radix motoria (V_3) が届いている．

■ 図4.8 口部における血管供給と神経支配．

■ 図4.9 頬部や口唇部の口腔前庭の粘膜は，上顎では眼窩下動・静脈の枝が，下顎ではオトガイ動・静脈 A., V. mentalis から出る枝が分布している．知覚神経支配はそれぞれ，眼窩下神経とオトガイ神経による．頬神経 N. buccalis が頬に知覚を送る．

■ 図4.10 口腔の周囲の境界は大部分が口輪筋 M. orbicularis oris と頬筋 M. buccinator によって形作られる．左右の頬筋と口輪筋は独立した筋ではあるが完全に一体化した筋肉系をなし，この筋肉システムは歯列弓のためのスペースを形作る上で舌と同等の重要性をもつ．
咬筋 M. masseter の大部分を除去すると，下顎切痕 Incisura mandibulae を介した咬筋への血管供給路が認識できる．下顎骨の背側縁には外頸動脈も見える．

■ 図4.11 頬部と口唇部へは，上顎部では眼窩下動・静脈の枝が，下顎部では下歯槽動・静脈のオトガイ枝が分布する．また，実質的にはこの部への血流の流入と流出は，顔面動・静脈による．知覚神経支配は，それぞれ眼窩下神経 N. infraorbitalis とオトガイ神経 N. mentalis による．頬神経 N. buccalis は頬部への知覚を供給する．

■ 図4.12 顔面動脈 A. facialis は外頸動脈から来て，下顎枝 Ramus mandibulae のところで顔部に供給する．次に頬部を斜めに走行し鼻の側方に至り，眼角動脈 A. angularis と改名し，内頸動脈に由来する眼動脈から出る鼻背動脈 A. dorsalis nasi と吻合する．
眼角静脈は上唇挙筋 M. levator labii superius の上を横切り，眼角動脈はその下を走行する．
顔面動脈は，頬部を経過中は強く蛇行するが，開口時には真っ直ぐになる．顔面静脈は同じ場所で明らかに蛇行が少ない．開口時にはそれに応じて引き伸ばされる．

■ 図4.13 上唇挙筋を除くと眼窩下孔 Foramen infraorbitale が見える．ここには，眼窩下管 Canalis infraorbitalis の中を走って来た眼窩下動・静脈が現れ，眼角動・静脈と数多くの吻合を作る．眼窩下神経 N. infraorbitalis もここで眼窩下管を出る．

■ 図4.14 口はほとんどすべての方向に放射状に走る表情筋で囲まれている．口唇の中央部は口輪筋 M. orbicularis oris によって形成される．
口部の表層の筋層の動脈は顔面動脈からのもので，鼻，頬，上唇，下唇への枝がある．下唇部へは下歯槽動脈に由来し，オトガイ孔から出るオトガイ枝が供給する．口部の表在部の静脈還流は顔面静脈による．
顔面のすべての運動は顔面神経の枝により支配されている．
咀嚼筋の運動は下顎神経(V_3)によって目的の部位に届けられる運動根 Radix motoria, N. mandibularis による支配を受ける．口部の知覚は三叉神経 N. trigeminus の支配である．

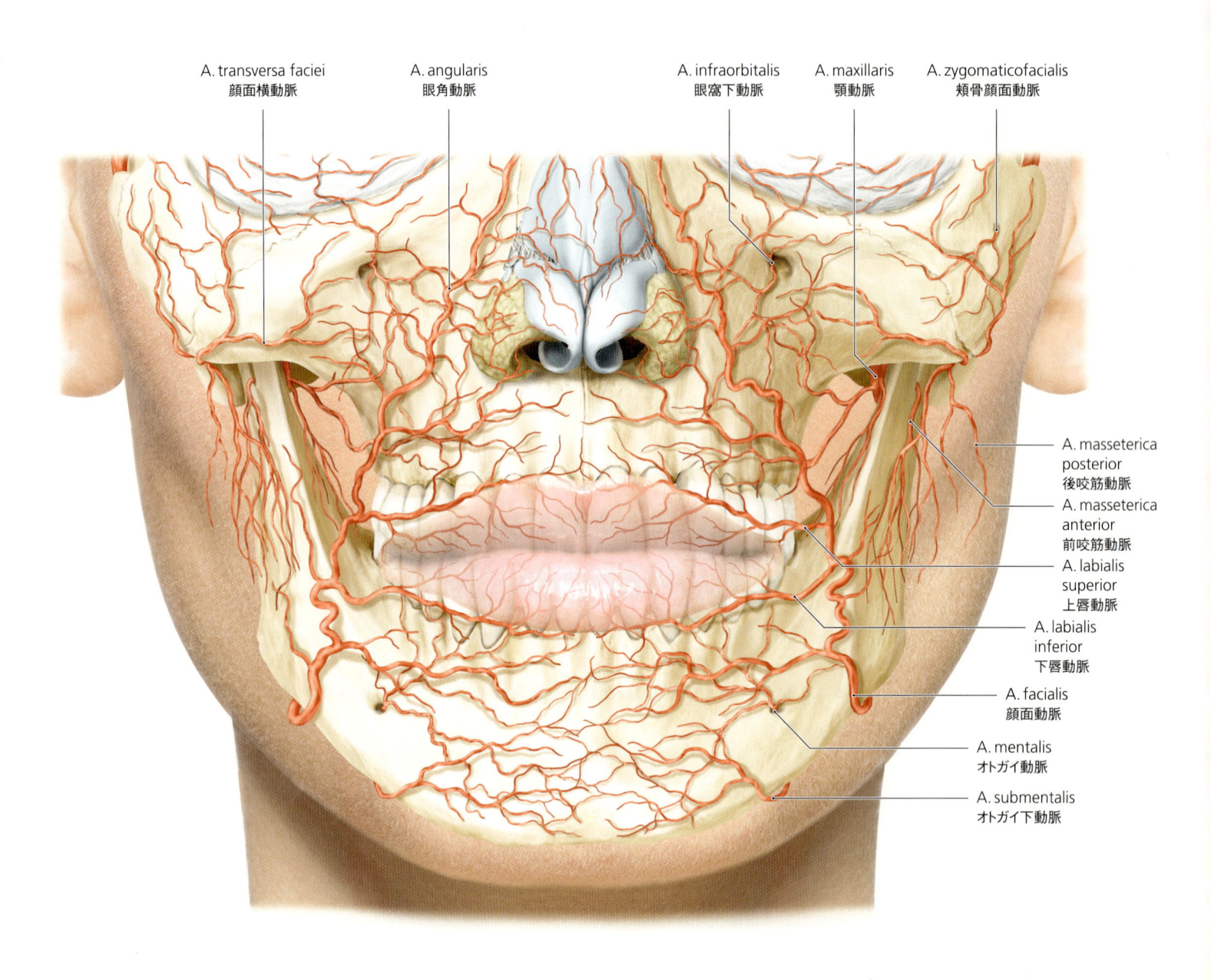

図4.5　口部の動脈分布．

P267参照

268

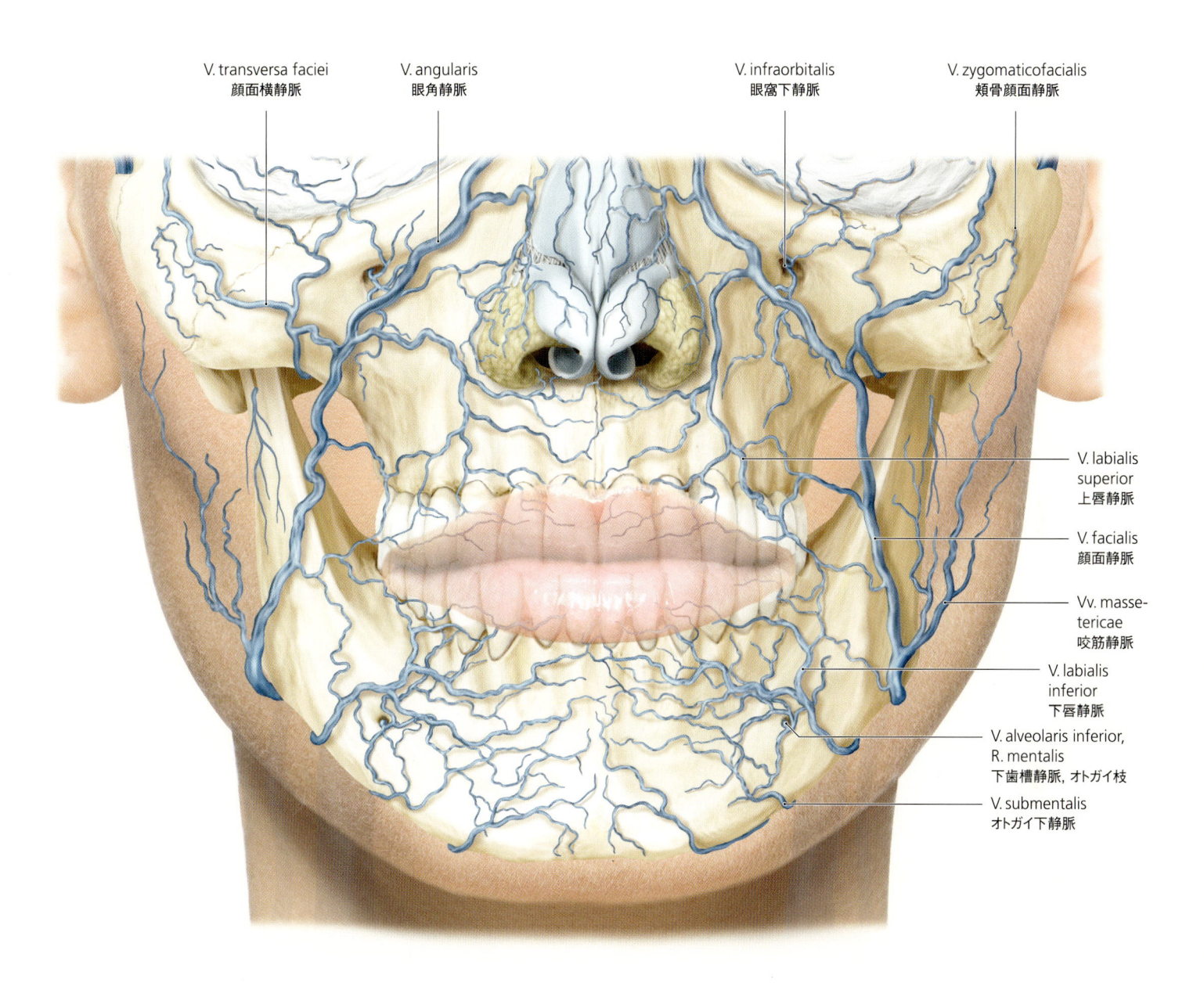

口部の脈管と神経

V. transversa faciei
顔面横静脈

V. angularis
眼角静脈

V. infraorbitalis
眼窩下静脈

V. zygomaticofacialis
頬骨顔面静脈

V. labialis superior
上唇静脈

V. facialis
顔面静脈

Vv. massetericae
咬筋静脈

V. labialis inferior
下唇静脈

V. alveolaris inferior, R. mentalis
下歯槽静脈, オトガイ枝

V. submentalis
オトガイ下静脈

図4.6　口部の静脈還流．

P267参照

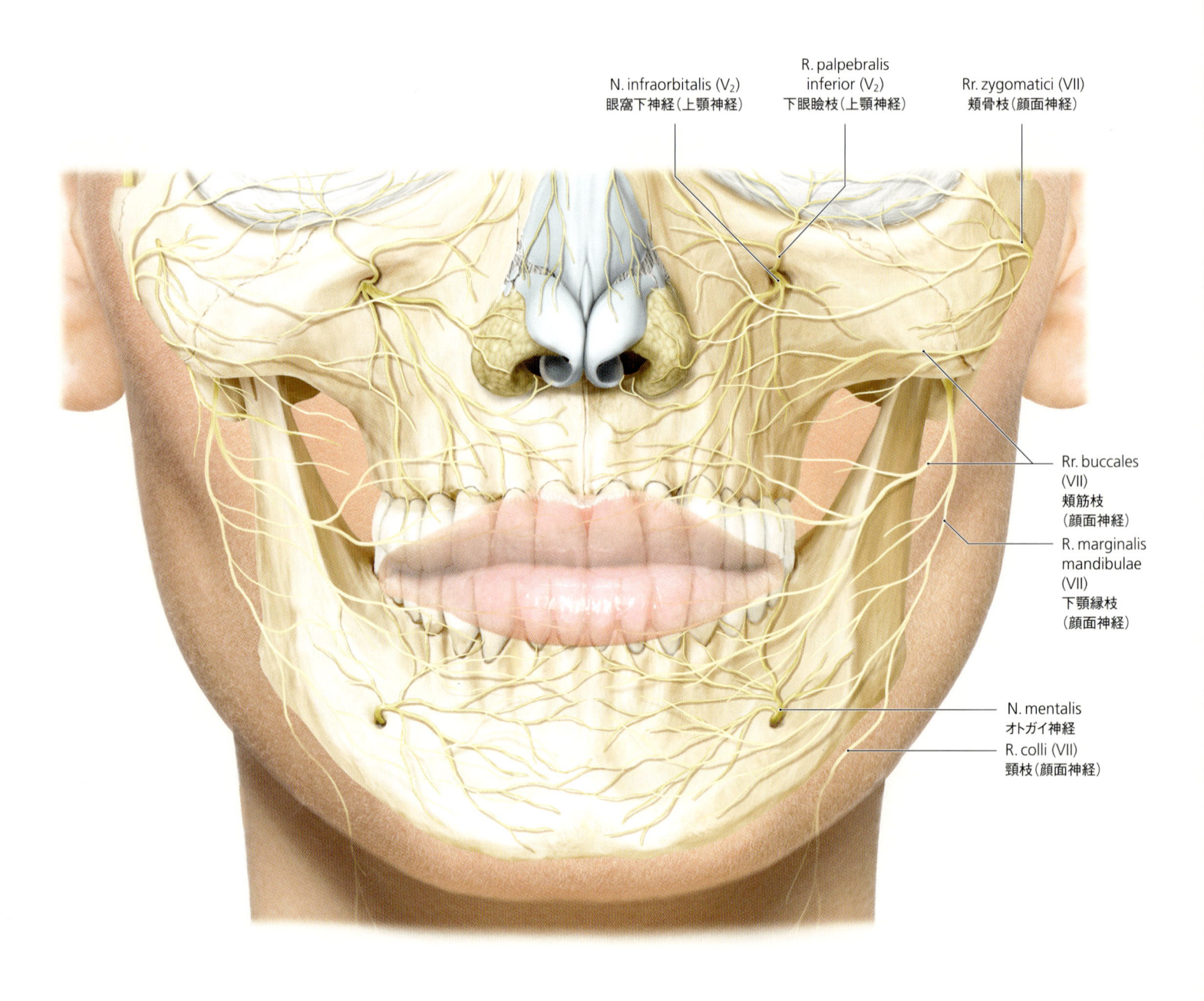

図4.7 口部の神経分布. P267参照

口部の脈管と神経

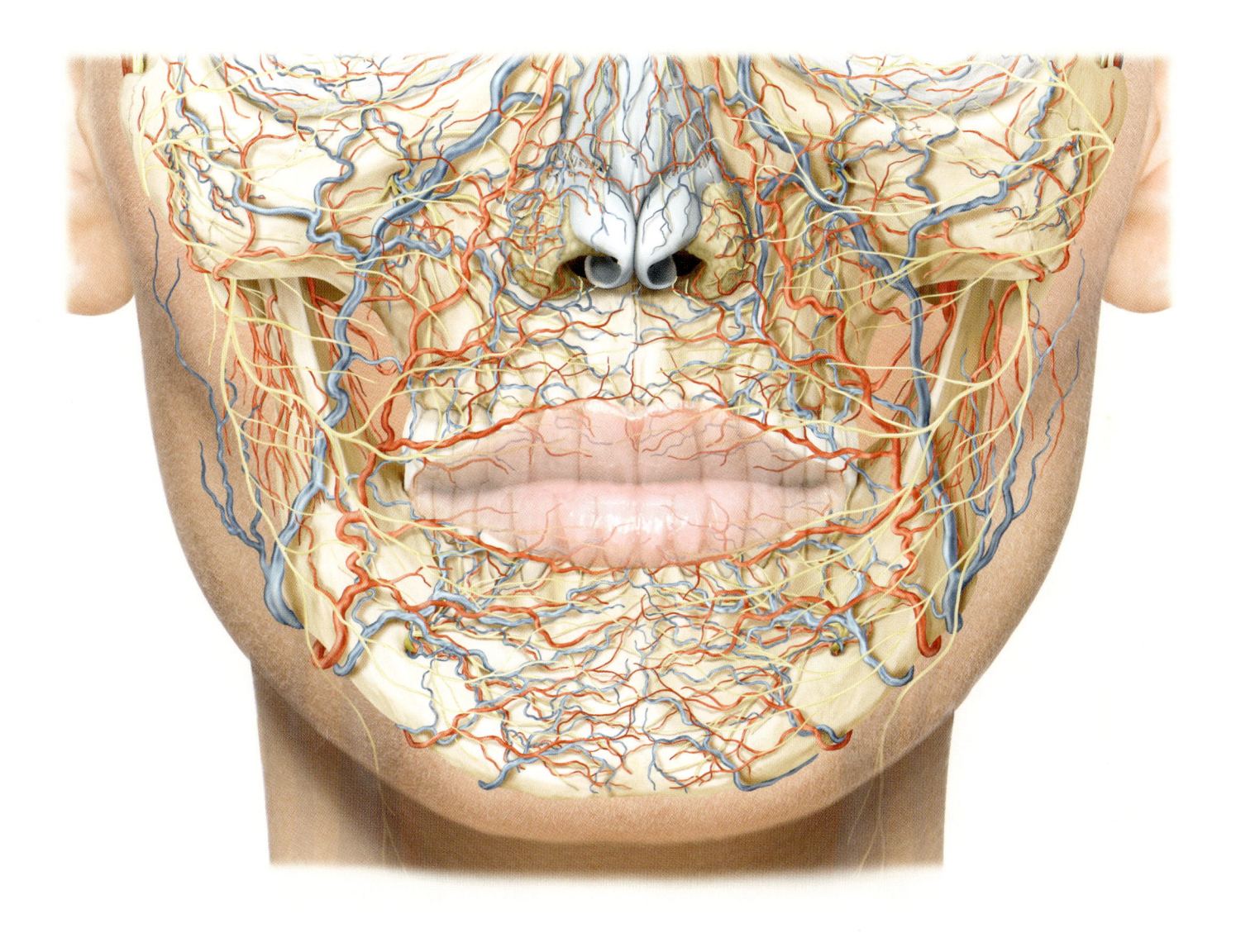

図4.8 口部の脈管神経分布. P267参照

271

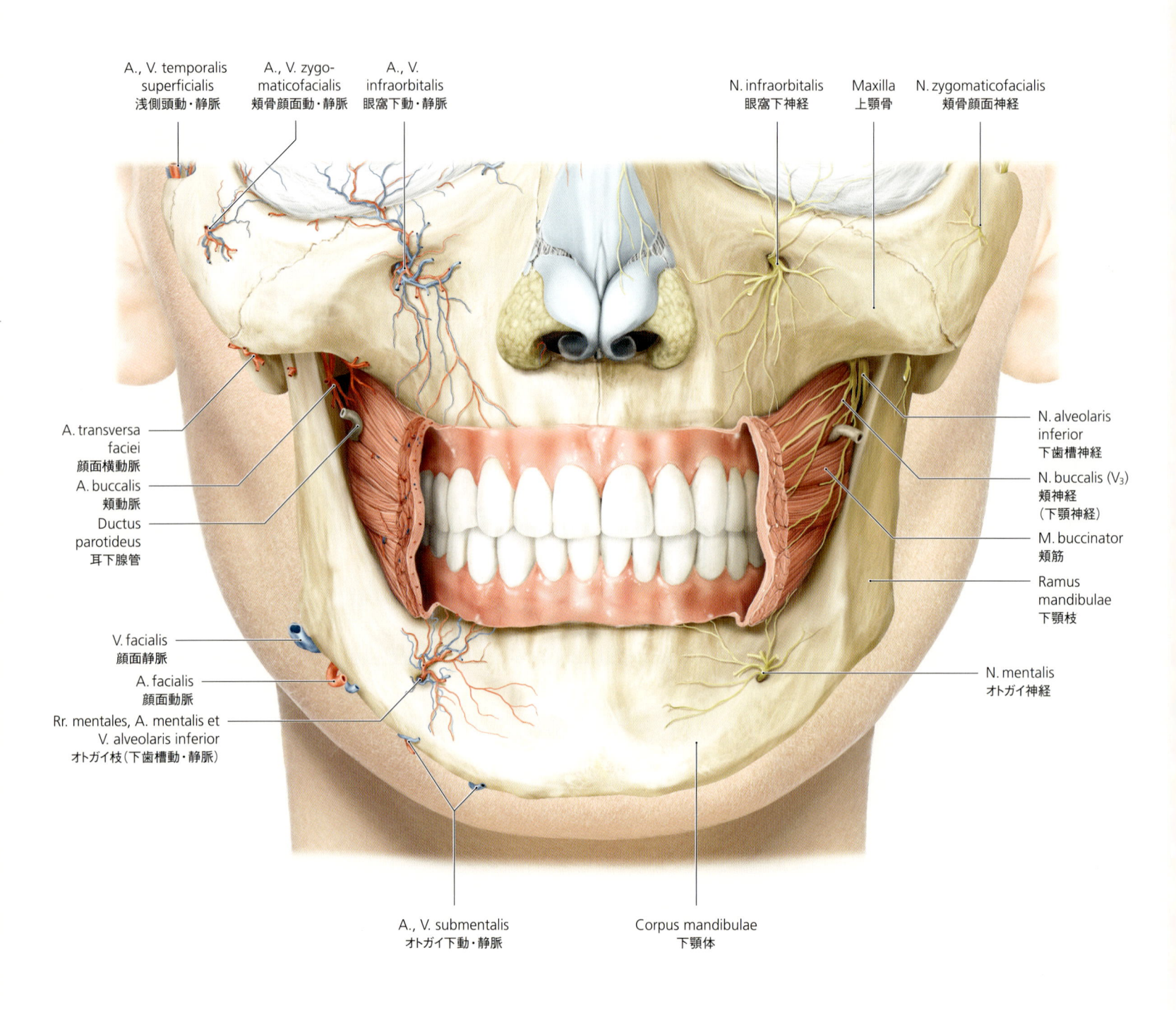

図4.9 口部深部の筋と脈管分布（右顔面）および神経分布（左顔面）. P267参照

口部の脈管と神経

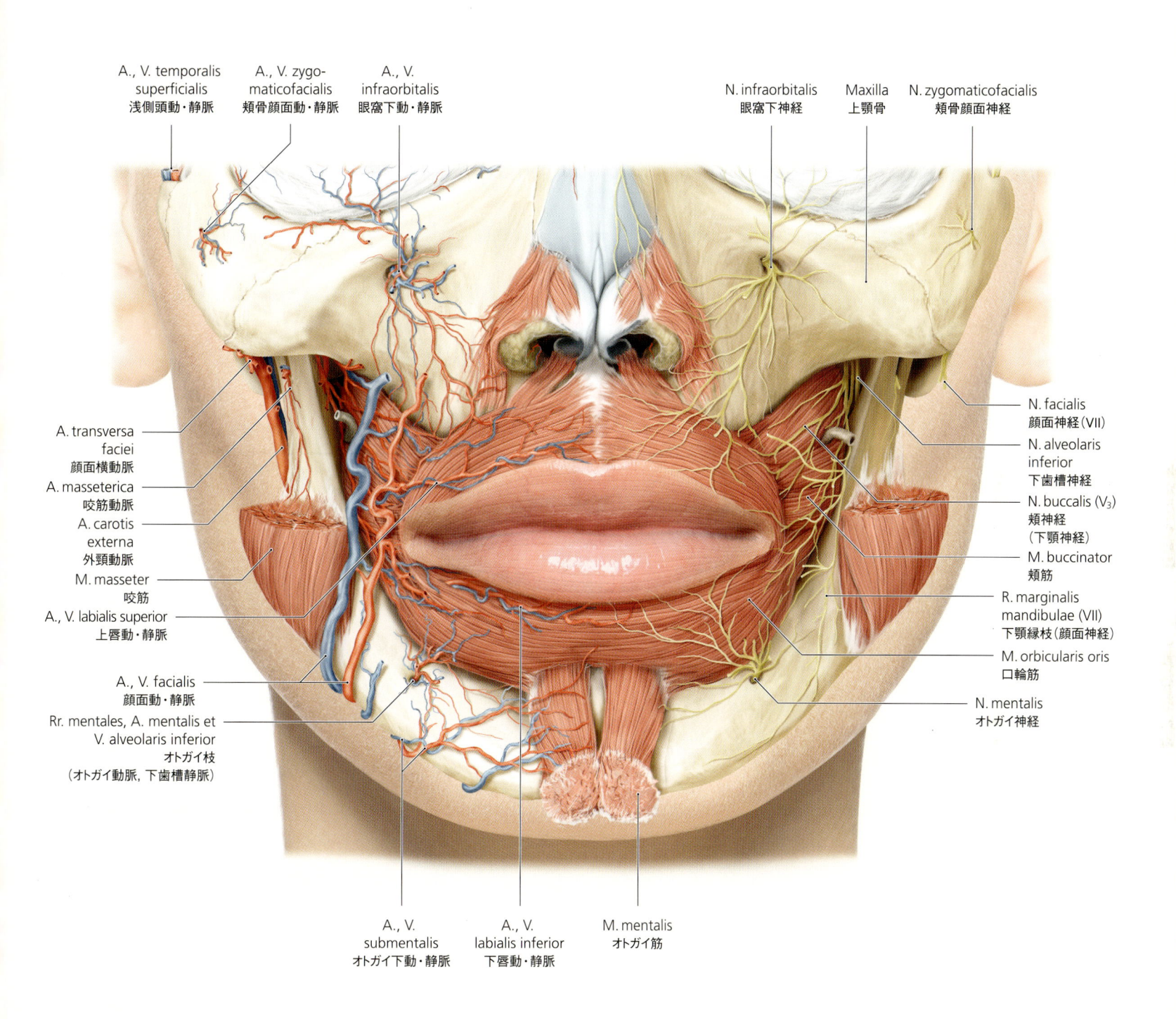

図4.10 口部の筋と脈管分布（右顔面）および神経分布（左顔面）．口輪筋を露出し，咬筋は切断してある．

P267参照

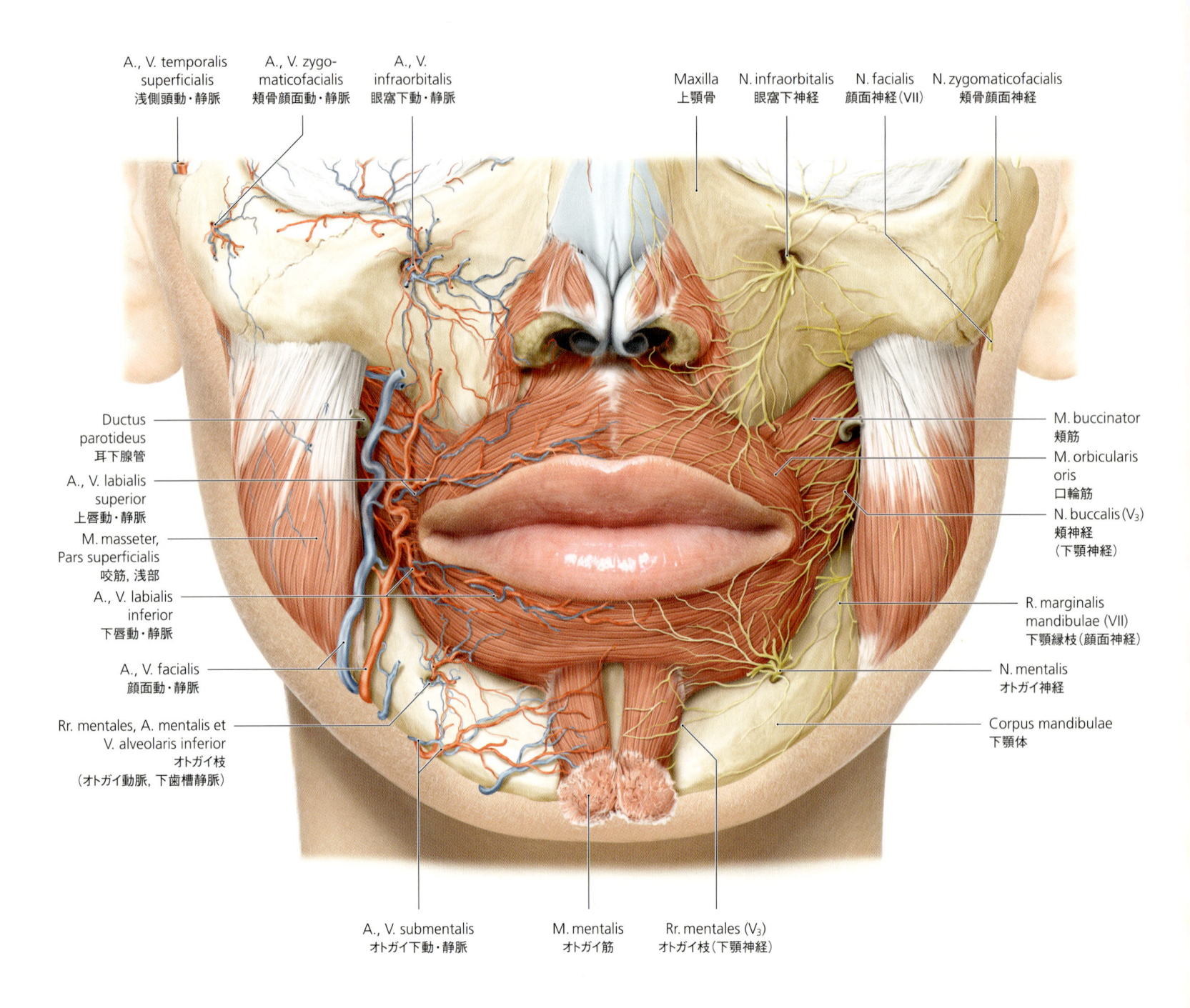

図4.11 口部の筋と脈管分布（右顔面）および神経分布（左顔面）．口輪筋を露出してある．　　　　P267参照

口部の脈管と神経

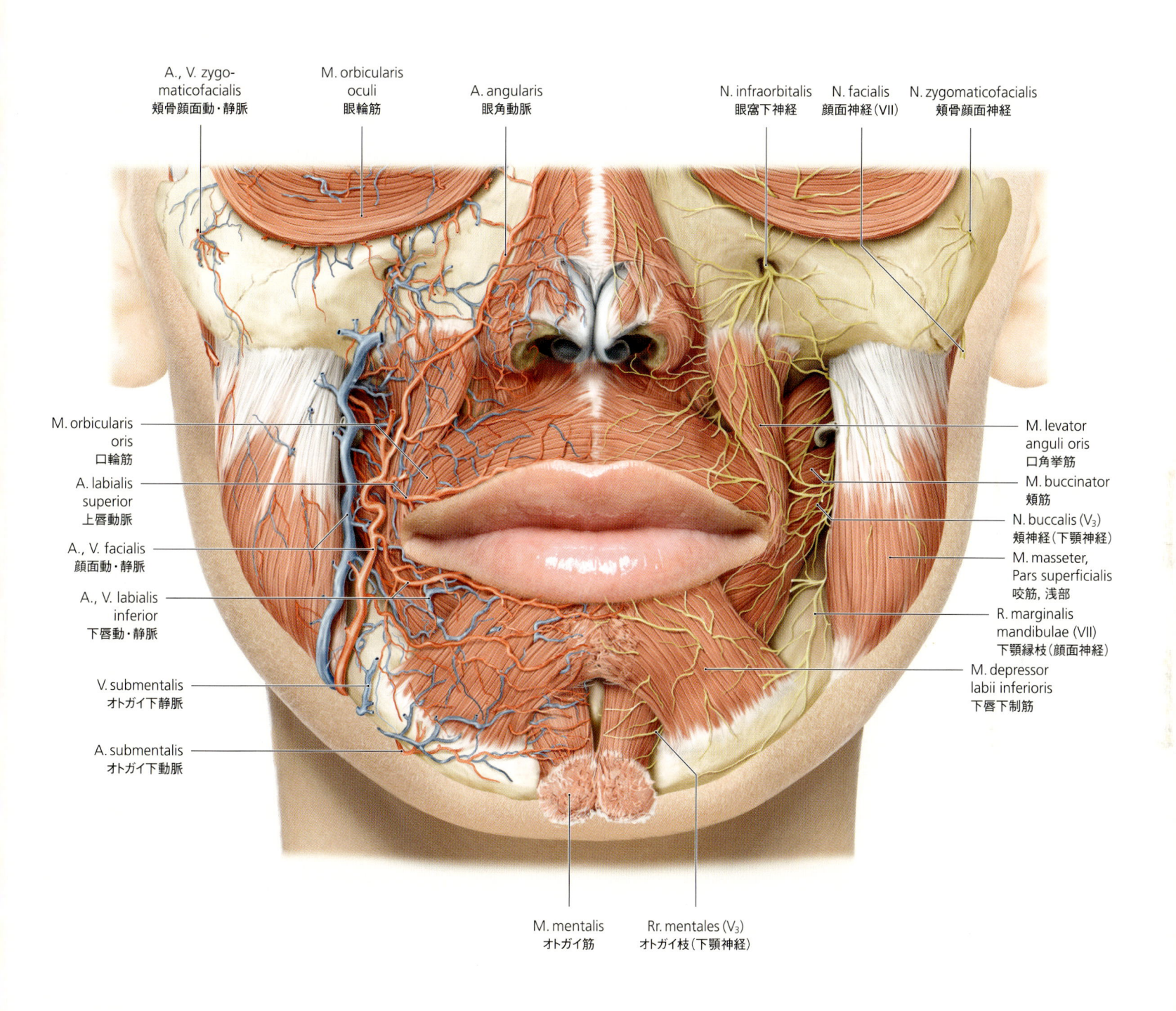

図4.12 口部の筋と脈管分布（右顔面）および神経分布（左顔面）．表層の表情筋を除いてある．

P267参照

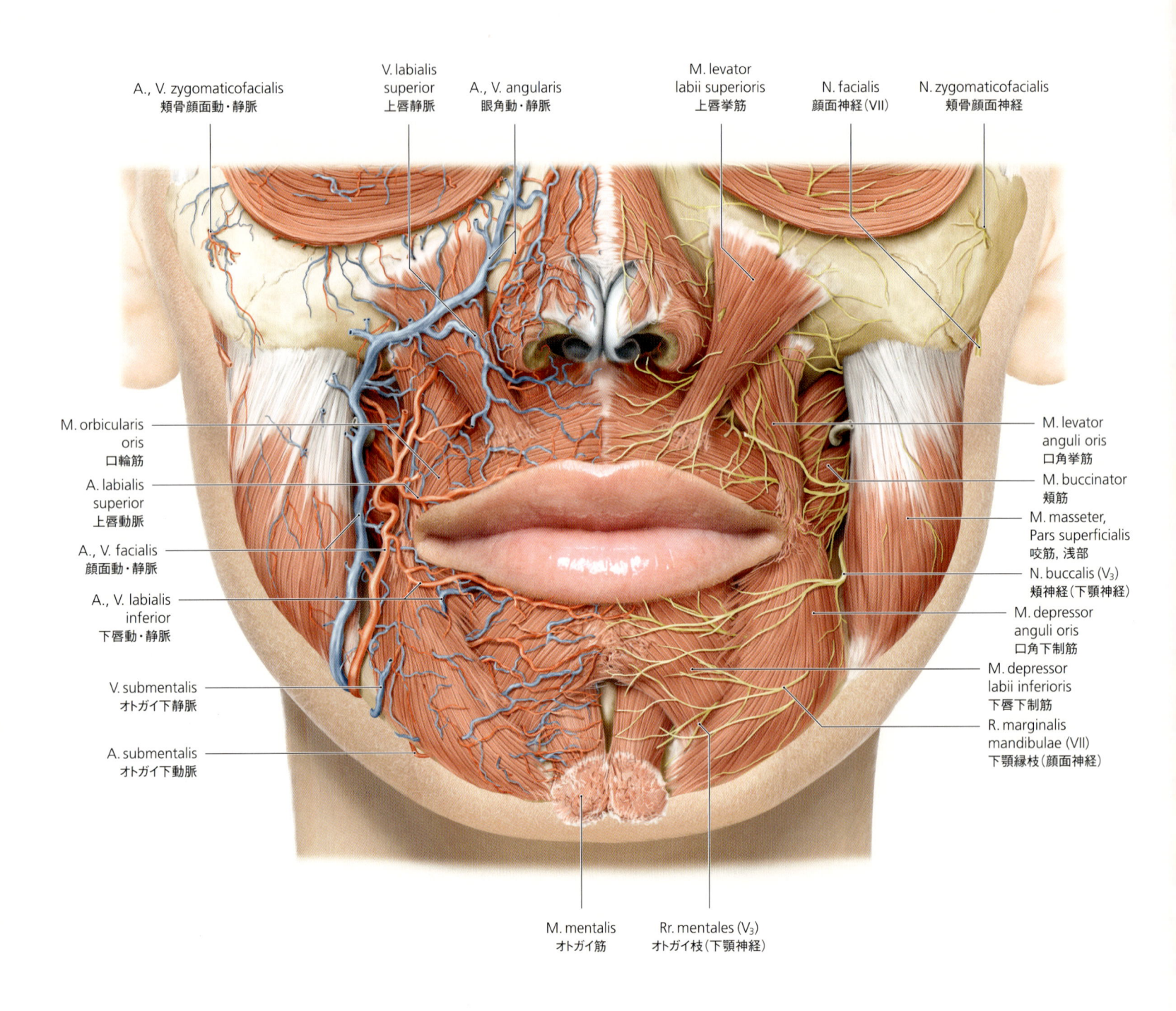

図4.13　口部の筋と脈管分布（右顔面）および神経分布（左顔面）．上唇挙筋は残してある．　　　　　　　　　　　　　　　　　P267参照

口部の脈管と神経

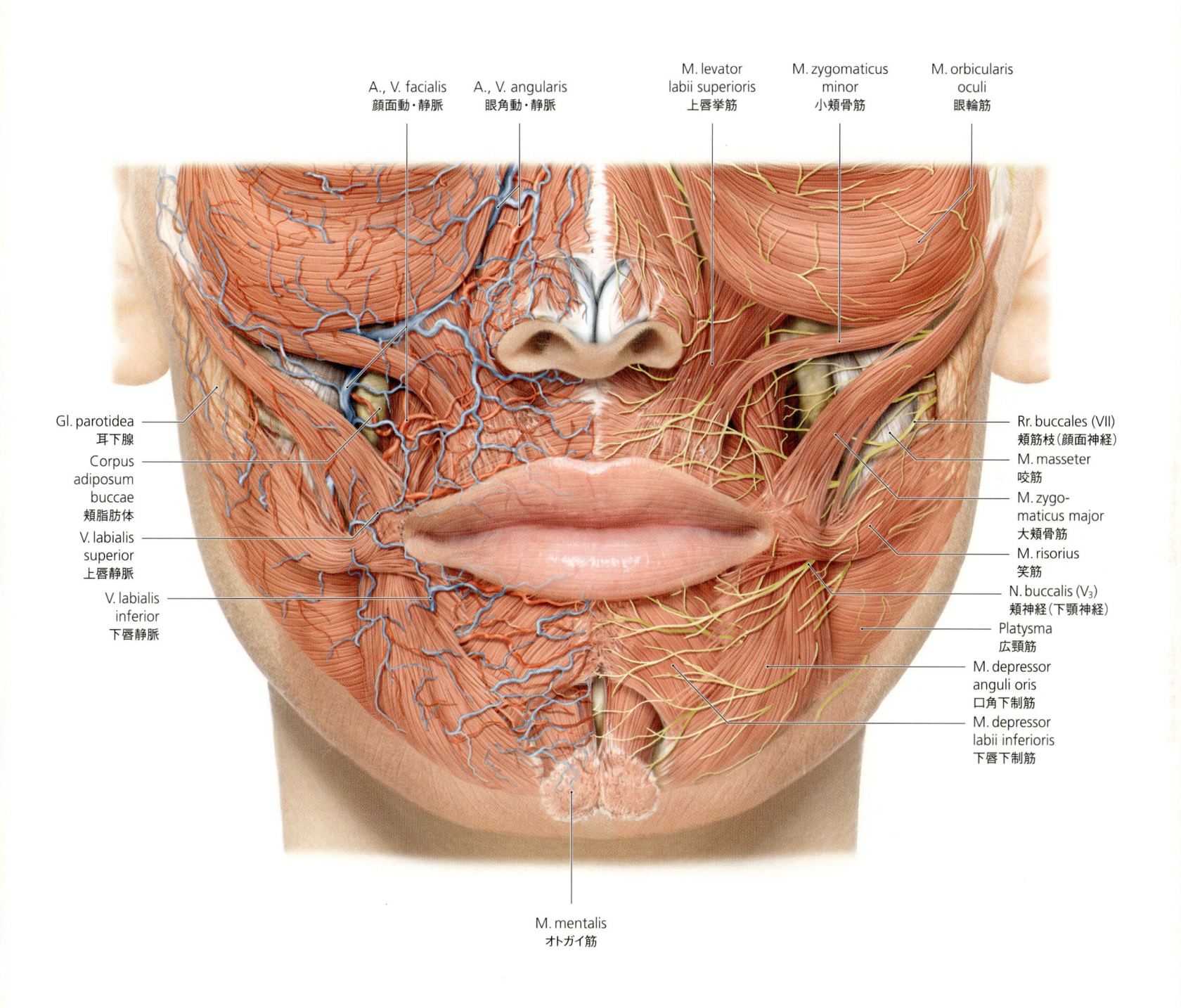

図4.14 口部の表層の筋と脈管分布（右顔面）および神経分布（左顔面）. P267参照

277

4.4 口腔

■ **図4.15** 歯列 Arcus dentalis と歯槽突起が口腔前庭 Vestibulum oris と固有口腔 Cavitas oris propria とを区切る. ほぼ小臼歯の位置に上下左右いずれの1/4顎にも頬小帯がある. 上顎と下顎の中切歯間から口唇の内側にかけて明らかな帯状構造があり, これが唇小帯である.

■ **図4.16** 歯槽突起 Proc. alveoralis は口腔粘膜で覆われている. 可動性の高い歯槽粘膜と付着歯肉に区別される. 歯が歯肉から突き出ている部位には, 歯肉溝があり, 4mmの深さまでは生理的とされる. この歯肉縁は可動性があり, 遊離歯肉と呼ばれる. 歯肉溝はエナメル質に付着していた付着上皮により成る.

■ **図4.17** 上顎永久歯列弓には, 1/4顎ごとに1つの中切歯と1つのより小さな側切歯がある. これらはシャベル形で, ほぼ半数例で発達した辺縁隆線が見られる. 犬歯は単咬頭性で最長の根を持つ. 2咬頭性である小臼歯は2つあり, 通常2つ目（遠心のもの）はわずかに小さい.
第一大臼歯は最大の歯である. これには大きな近心口蓋側咬頭があり, これから横稜が遠心頬側の咬頭に続いている. 近心頬側咬頭と遠心口蓋側咬頭は順に小さくなる. 第二大臼歯は第一大臼歯の縮小像である. 第三大臼歯（智歯）は非常に変異が多く, この図のように, 先天的に欠損しているか, 萌出していないために見えないこともある. 患者ごとに智歯が正しく萌出するか抜歯せねばならないかを判別せねばならない.
出生前の発生時に両口蓋突起が癒合した痕跡である口蓋縫線 Raphe palati が, 口蓋の中央に見える. これは正中線の判断に使われる. 両側の切歯のすぐ口蓋側に切歯管 Canalis incisivus を覆っている切歯乳頭 Papilla incisiva がある. 口蓋の前方部には横口蓋ヒダ Rugae palatinae という波状の上皮の起伏があり, これは舌の向きや位置の指標に, また, "S"音の形成時に特別な役割を果たしている.

■ **図4.18** 下顎では, 切歯と犬歯が明らかに小さく作られている. 小臼歯は上顎と同様に2本ある. これらの歯冠は舌側に傾いている（歯冠軸傾斜）[*1]. 第一大臼歯は, 通常5咬頭で最小の咬頭は遠心頬側にある. 第二大臼歯は通常4咬頭で, 第三大臼歯（智歯）は非常に変異が多い. 図にあるように, 先天的に欠損しているか萌出していない可能性がある.
舌が挙上されており, 口底の薄い粘膜が見え, 静脈が透けて見える.

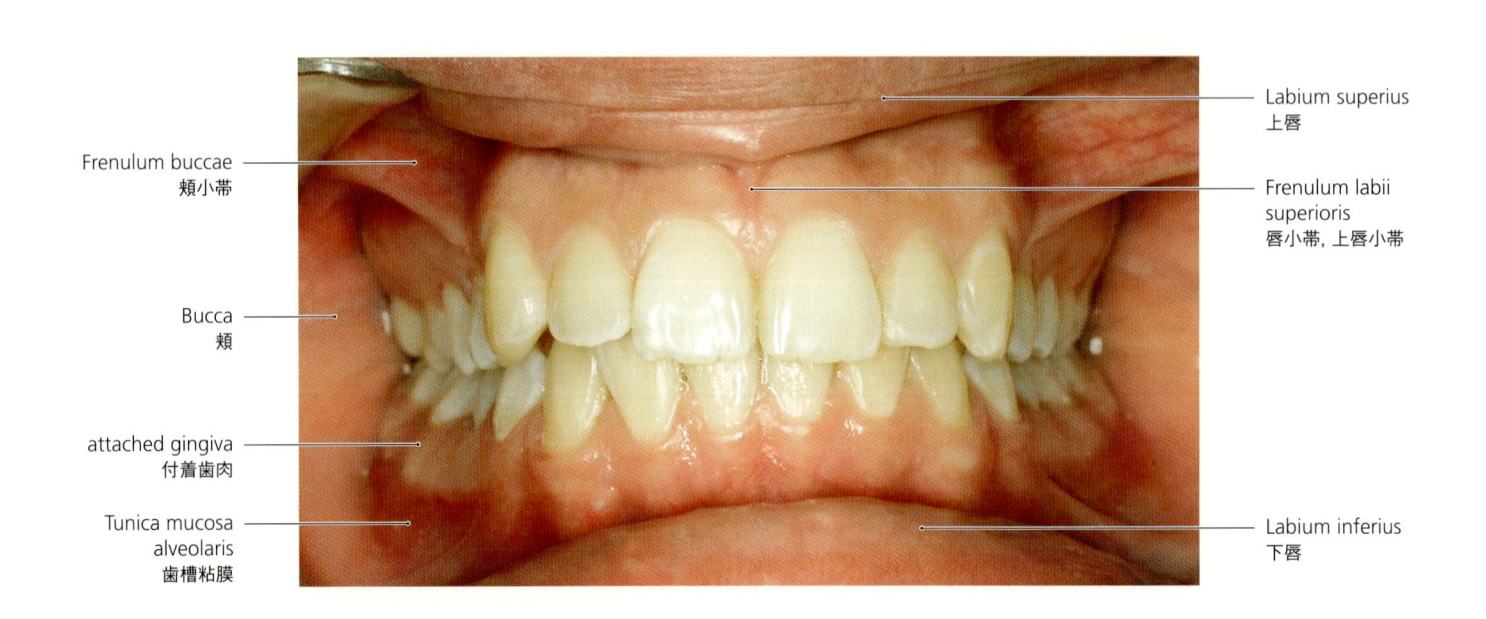

図4.15 咬合時の歯列と口腔の軟組織の前方観. 　　上記参照

[*1] 歯軸の傾斜は前後の歯に相応であるが, 歯冠の軸の傾斜が著しい.

口腔

■ 図4.19　硬口蓋 Palatum durum の粘膜は典型的な咀嚼粘膜で，正角化性または少なくとも錯角化性の粘膜である．粘膜固有層 Lamina propria とその下の粘膜下層が硬口蓋では一様ではない．正中縫線の直下と口蓋側歯肉には線維性の辺縁部がある．その間に粘膜下層がよく発達して，前方部には脂肪があり（脂肪部 Pars adiposa）後方部では数多くの独立した唾液腺がある（腺部 Pars glandulosa）．個々の唾液腺の排泄管が口蓋粘膜に小さな暗い斑点として見られる．口蓋の中央部では，個体によっては骨増生が強くなったり（口蓋隆起 Torus palatinus），さらには粘膜下層の変異につながることもある．軟口蓋 Palatum molle はより後方にあり，骨はなく放射状に筋が配置しているため可動性が高い．翼口蓋神経節 Ggl. pterygopalatinum からほとんど分岐することなく鼻中隔を経過した鼻口蓋神経 N. nasopalatinus が切歯孔から出る．鼻口蓋動脈 A. nasopalatina も切歯管 Canalis incisivus を通る．これは蝶口蓋動脈 A. sphenopalatina（顎動脈の終枝）の鼻中隔での枝で，口蓋の大口蓋動脈 A. palatina major と吻合する．こうして（上）顎動脈の環状路が形作られる．

上顎骨の口蓋突起のみでなく，口蓋骨 Os palatinum にもかかって大口蓋孔 Foramen palatinum majus がある．第二，第三大臼歯の間の位置で大口蓋動・静脈 A., V. palatina major と大口蓋神経 N. palatinus major が出る．大口蓋動脈は大口蓋管を通る下行口蓋動脈から来る．下行口蓋動脈は顎動脈 A. maxillaris から分枝する．大口蓋静脈は口蓋静脈を経て翼突筋静脈叢 Plexus pterygoideus に直接入る．大口蓋神経は翼口蓋神経節 Ggl. pterygopalatinum から出て，脈管と同様に大口蓋管を通る．さらに後方では口蓋骨に小口蓋孔 Foramen palatinum minor がある．ここには同名の動脈，静脈，神経が通り，その支配領域は軟口蓋と口蓋舌弓 Arcus palatoglossus である．

■ 図4.20　口底粘膜は薄い粘膜固有層しか持たない非常に薄い上皮（0.2mm）である．したがって，血管が非常によく透見できる．口底粘膜はその下層の筋層と柔軟に緩く付着している．疎性結合組織の中には，独立した多数の，粘液性を主とする混合性の唾液腺が舌下腺として見られる．この多数の唾液腺が歯列に平行に集合して舌下ヒダ Plica sublingualis を形成し，そこから多くの個別の短い排泄管を出す．舌下腺の内側に顎下腺の排泄管が走り，舌下小丘 Caruncula sublingualis へ開く．図では顎舌骨筋が除かれ，オトガイ舌筋 M. geniohyoideus と顎舌骨筋 M. mylohyoideus が見える．

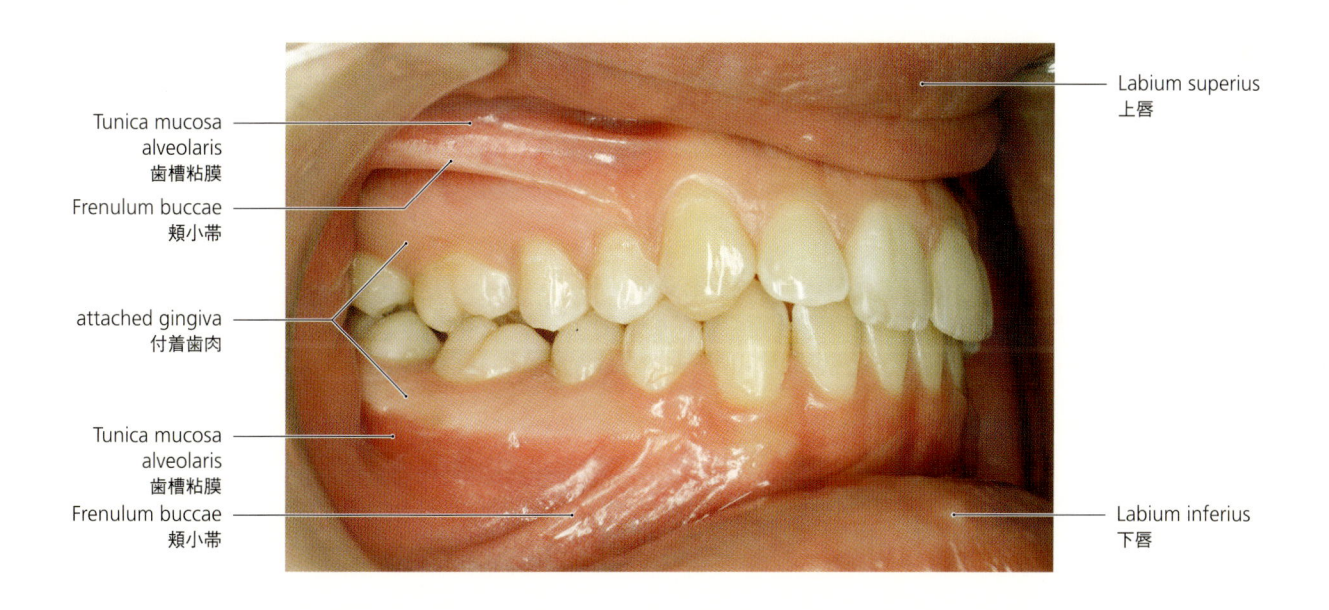

図4.16　咬合時の歯列と口腔の軟組織の右方観．　　　　　　　　　　　P278参照

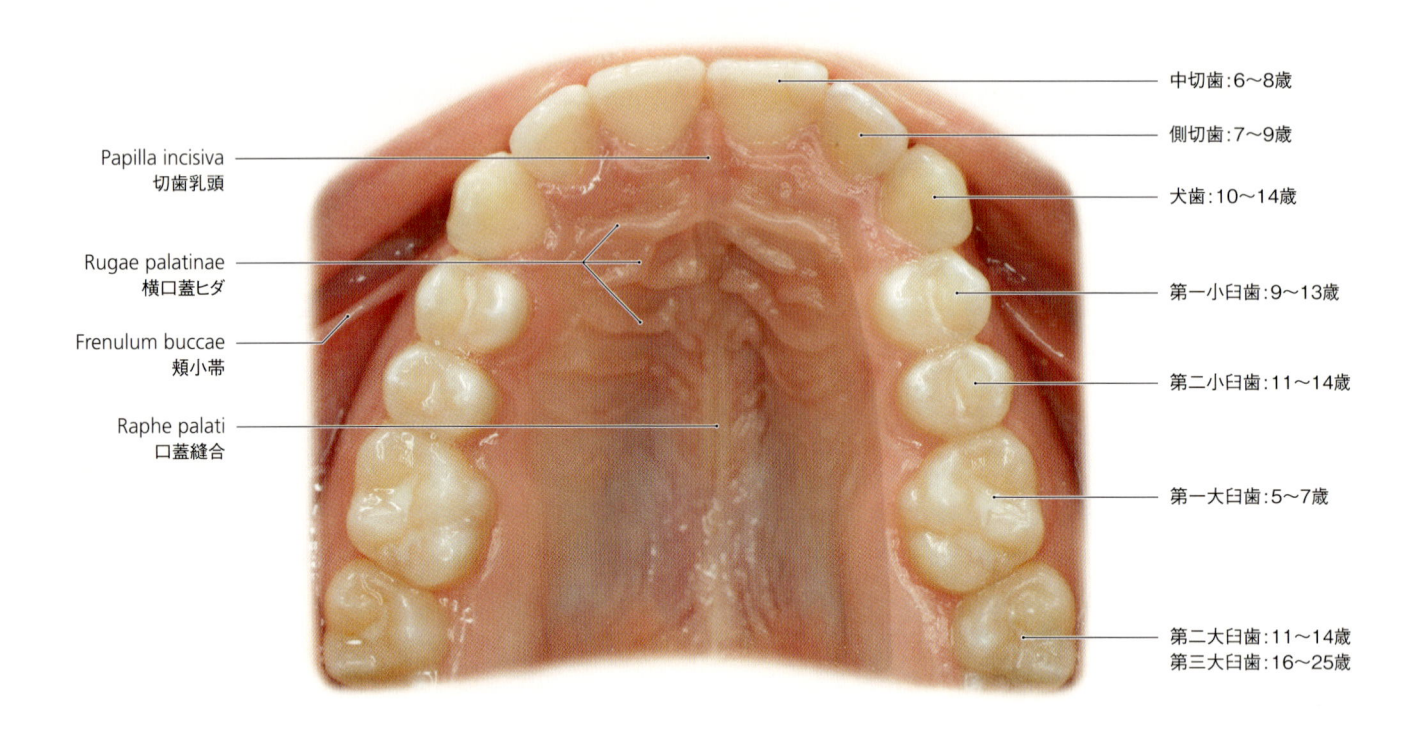

Papilla incisiva 切歯乳頭	中切歯：6〜8歳
	側切歯：7〜9歳
	犬歯：10〜14歳
Rugae palatinae 横口蓋ヒダ	第一小臼歯：9〜13歳
Frenulum buccae 頬小帯	第二小臼歯：11〜14歳
Raphe palati 口蓋縫合	第一大臼歯：5〜7歳
	第二大臼歯：11〜14歳 第三大臼歯：16〜25歳

図4.17 歯列と口蓋を含む上顎の像．大臼歯と小臼歯の裂溝は封鎖されている．個々の歯の萌出時期は決っている．第三大臼歯（智歯）はここでは示していない．
P278参照

	第三大臼歯：16〜25歳 第二大臼歯：11〜14歳
Frenulum linguae 舌小帯	第一大臼歯：5〜7歳
	第二小臼歯：11〜14歳
Caruncula sublingualis 舌下小丘	第一小臼歯：9〜13歳
	犬歯：10〜14歳
	側切歯：7〜9歳
	中切歯：6〜8歳

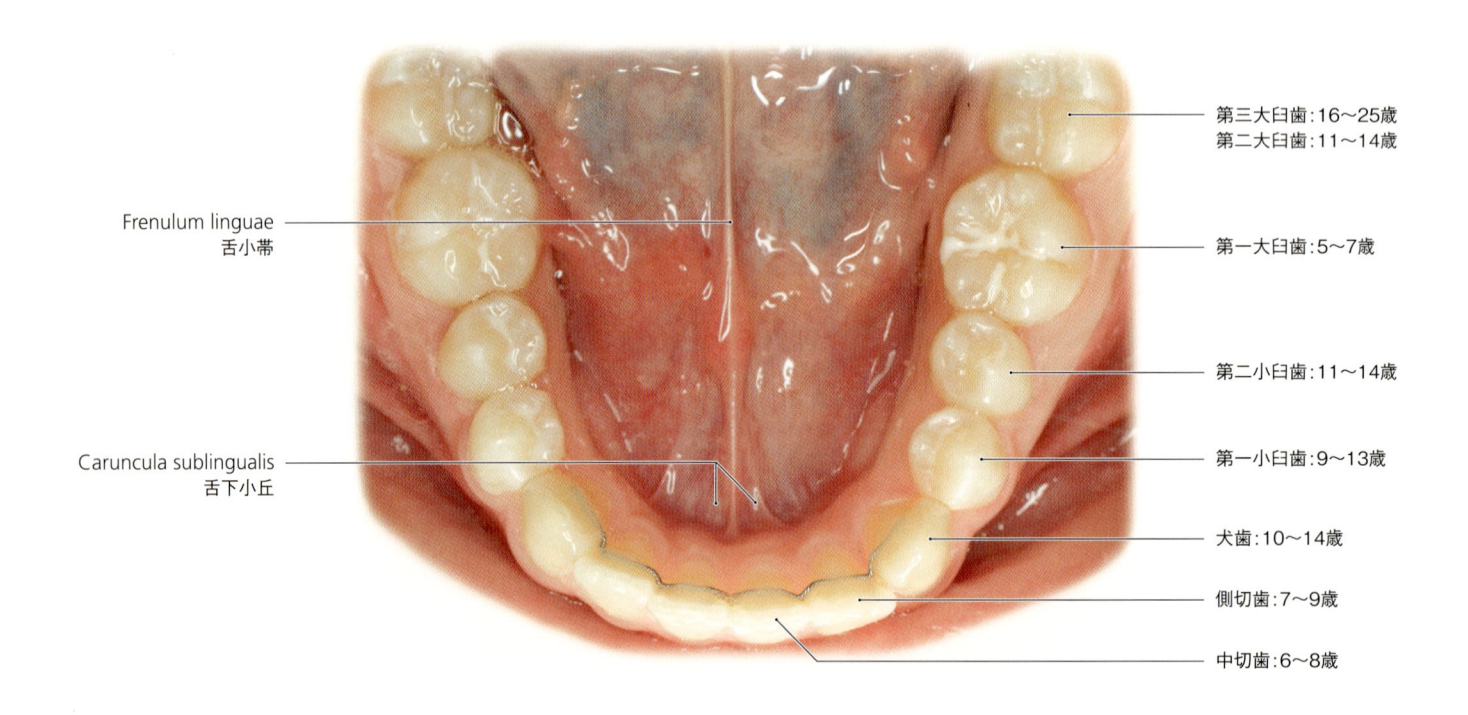

図4.18 歯列と口底を含む下顎の像．舌は挙上されている．大臼歯と小臼歯の裂溝は封鎖されている．下顎両側犬歯間には矯正歯科治療後の保定療後の保定ワイヤーが装着されている．
P278参照

口腔

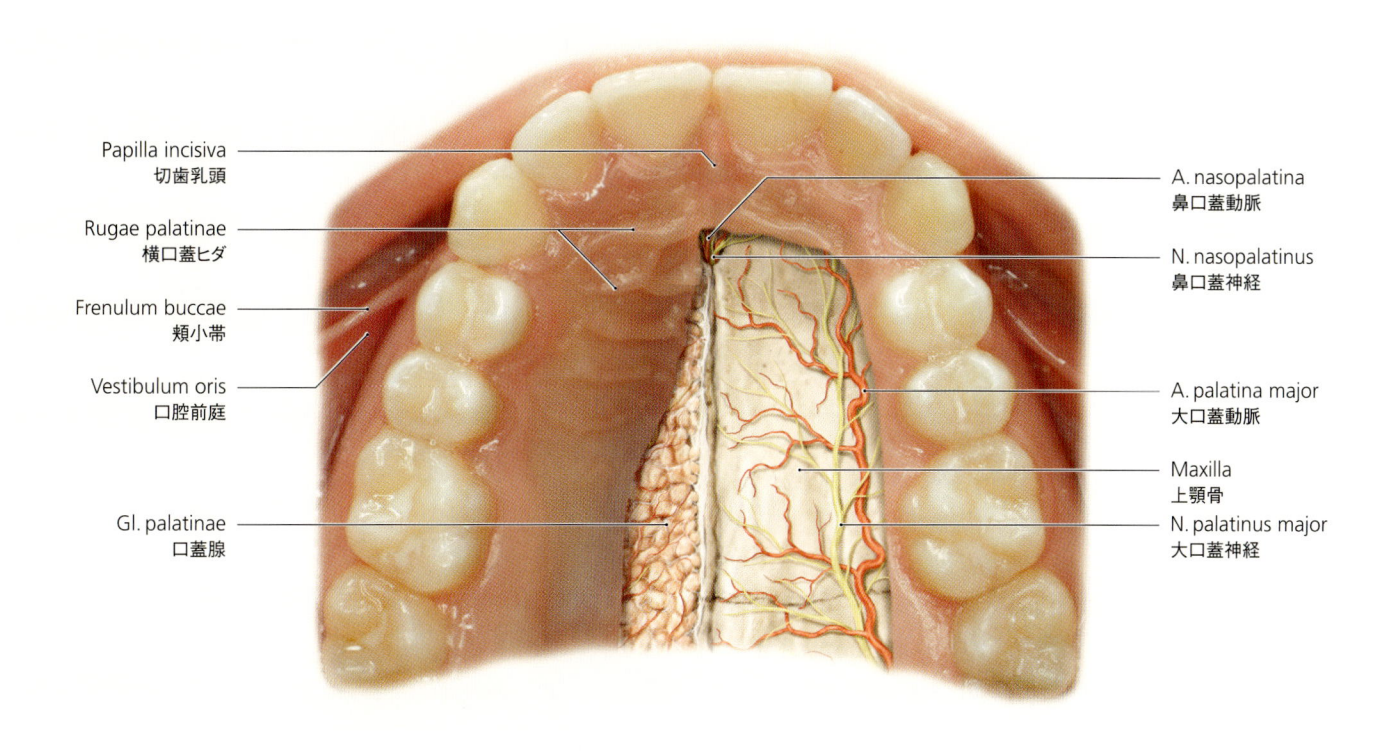

図4.19　上顎の歯列および口蓋を開窓した像．　　　　　　　　　　　　　　　　　　　　　　　　　　　　　　P278参照

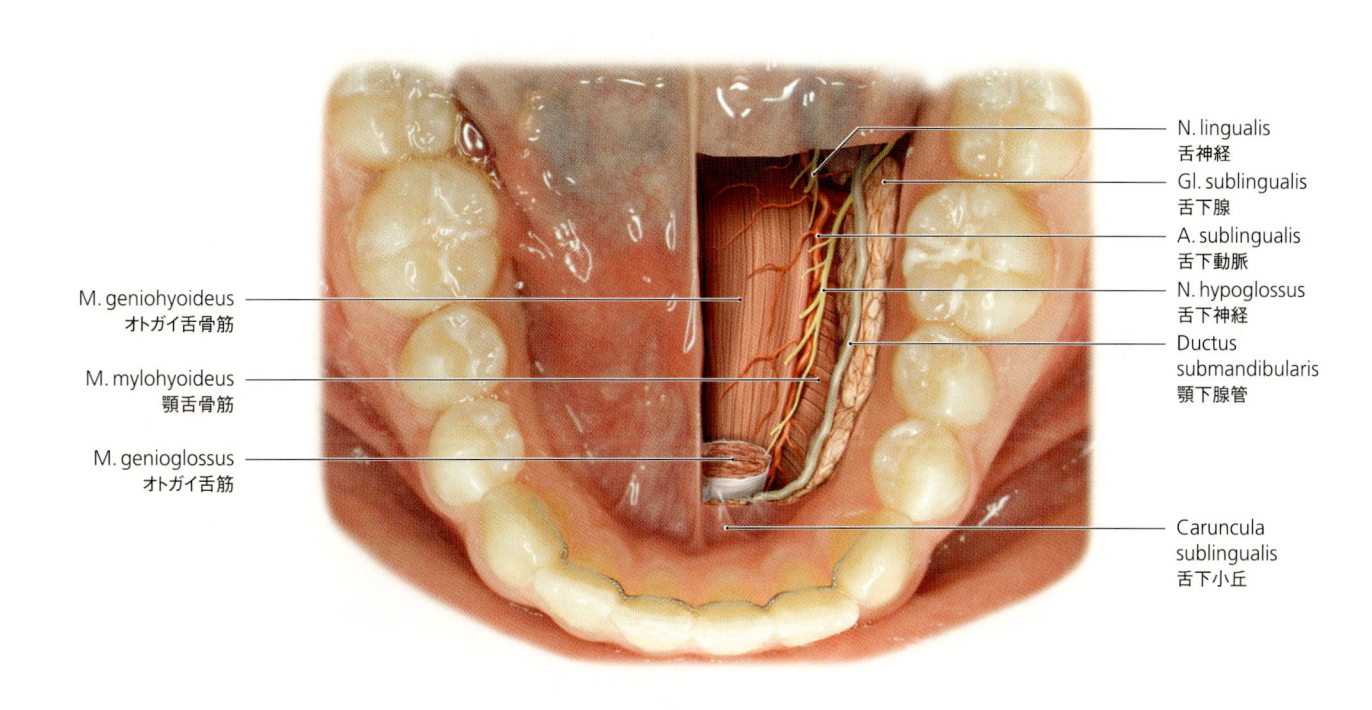

図4.20　下顎の歯列および口底を開窓した像．　　　　　　　　　　　　　　　　　　　　　　　　　　　　　　P278参照

281

■ 図4.21　舌下面 Facies inferior linguae の粘膜は，口底と同様に薄く，上皮の厚さは0.2mmに過ぎない．血管はよく透見でき，老人では舌の静脈の静脈瘤が目立つものもある．

■ 図4.22　舌は非常に多様な可動性のあるもので，閉口時には歯列から口蓋に至る口腔内全体を占める．舌尖 Apex linguae は口腔粘膜のほとんどすべての部位に到達できる．舌背の粘膜は舌の下面の粘膜とはまったく異なり，上皮は角化している．下層には強靭な血管や神経の豊富な粘膜固有層がある．粘膜固有層の浅層には上皮で覆われている無数の乳頭 Papillae linguales がある．形と大きさから，糸状乳頭 Papillae filiformes，茸状乳頭 Papillae fungiformes，葉状乳頭 Papillae foliatae，有郭乳頭 Papillae vallatae に区別されている．乳頭が舌の表面積を大幅に拡大している．乳頭上皮には味蕾が埋め込まれており，それぞれの味蕾の受容体は，すべての味の種類を持っている．したがって，舌全領域で任意の味覚を感知できるが，味覚の最大感度を示す舌の特定の部位がある．

■ 図4.23　頬粘膜の上皮は，広い範囲にわたって角化していないが，歯列に水平に沿って走る隆起が人によっては白い線（咬合白線 Linea alba）を認めることがあり，この上皮は角化している．頬の上皮は口腔粘膜の中でもっとも厚い（0.5〜0.6mm）．

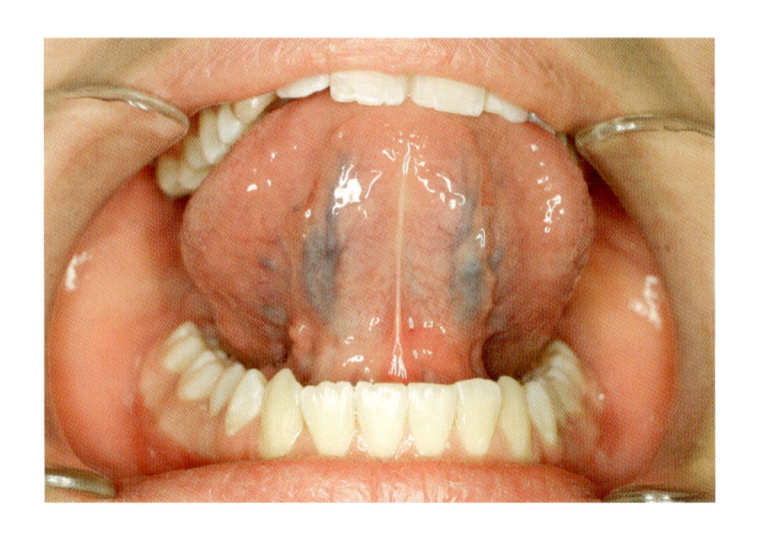

図4.21　舌下面の粘膜．　　　　　　　　左記参照

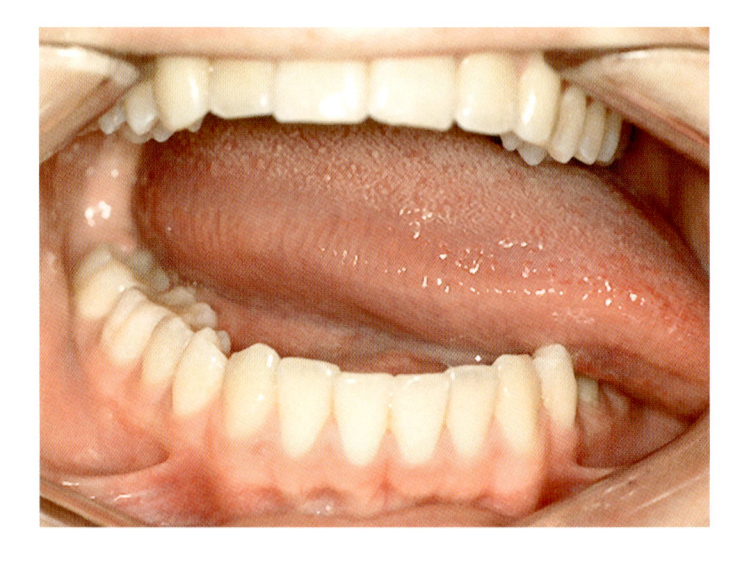

図4.22　舌乳頭．　　　　　　　　左記参照

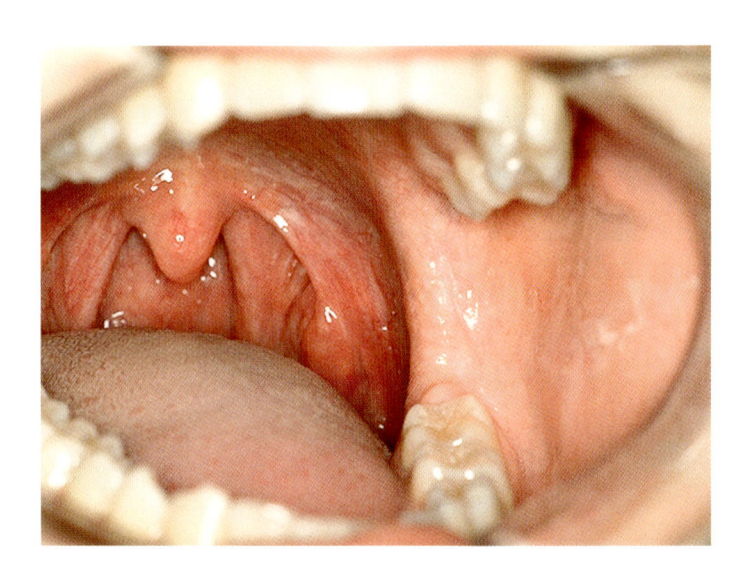

図4.23　頬粘膜と咽頭粘膜．　　　　　　　　左記参照

4.5 唇，歯，歯周と歯槽突起骨の断面像の解剖

■ **図4.24** 歯槽突起と歯は内側では舌に，外側では口唇（側方では頬）に接している．切歯それぞれに生理学的に正しい位置が割り当てられるには，下顎切歯の切端に上顎切歯の切端が垂直的に重なること（オーバーバイト）が必要である．生体力学的には下顎切歯の切端が，上顎切歯の口蓋側の結節の凹部が凸に変曲する点に当たるのが理想的である．その結果，下顎切歯の唇面の少し前方に上顎の切端が位置することになる（オーバージェット）．歯軸の位置は舌と口唇からの力の影響を大きく受けている．嚥下や話すことはあまり影響しない．むしろ，舌や口唇からの絶え間ない圧力と圧迫のほうがより大きく影響する．

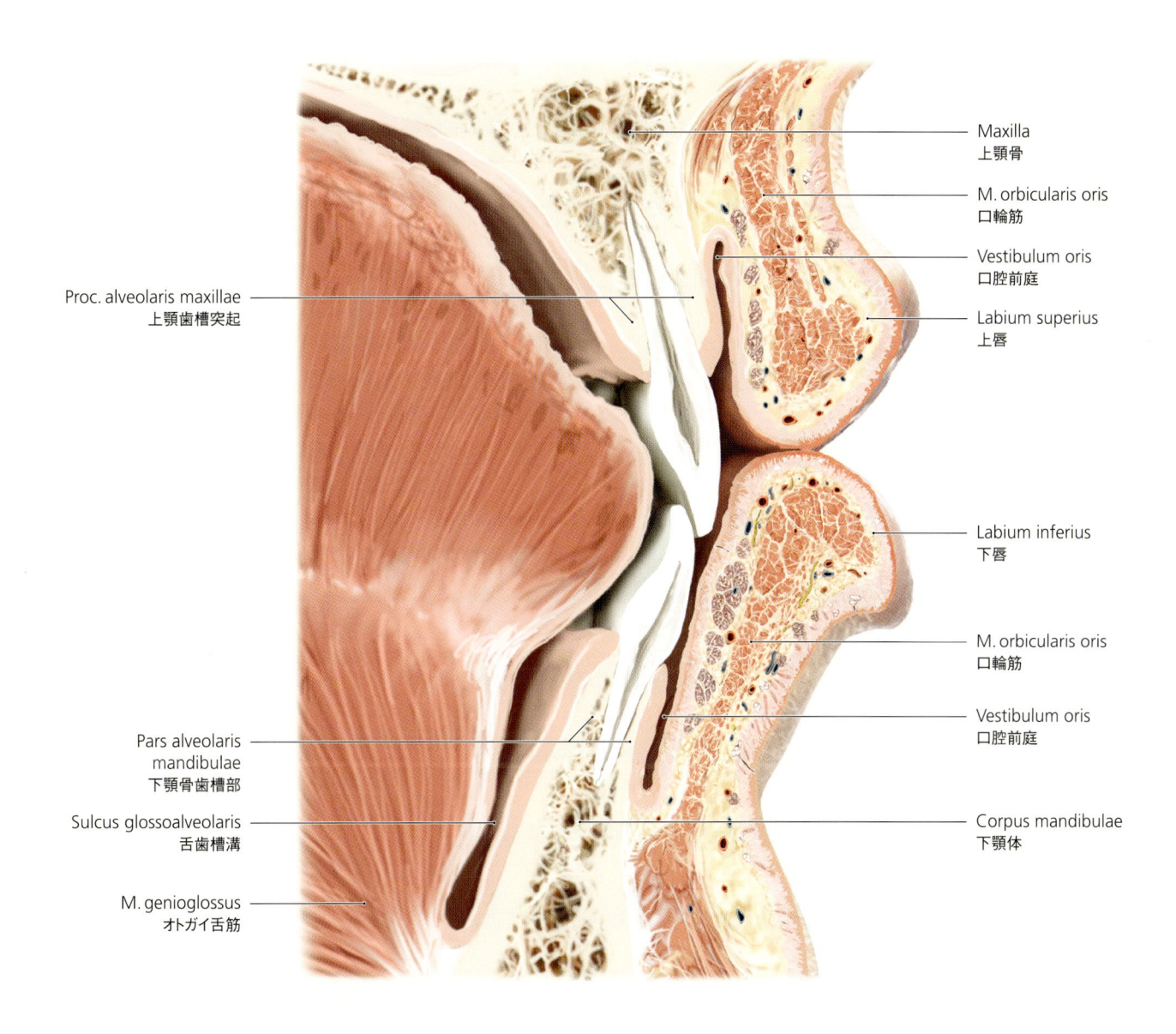

図4.24 口腔前方の傍正中矢状断． 上記参照

■ **図 4.25**　口唇は外側に典型的な表皮である角化上皮を持つ．その下に結合織性の真皮があり，その中に汗腺，毛包，皮脂腺を持つ．赤唇は唇紅 Rubor labiorum とも呼ばれ，外の皮膚と口腔粘膜の間の口唇を覆っている．赤唇の皮膚は毛を持たないが，口角部でわずかに皮脂腺を持つことがある．赤唇は唾液腺を欠くので唾液で常に湿らせておくことが必要である．赤唇の上皮は角化しているが，薄く透明性がある．口唇の赤色は，上皮直下の真皮の乳頭にきている毛細血管による．口腔内側は覆っている口唇粘膜に特徴があり，非角化性の比較的厚い上皮で覆われる．粘膜固有層 Lamina propria は薄く，疎であるが弾性線維が通る強い結合織からなる．粘膜下には脂肪が含まれ，個々に分かれた多数の口唇腺 Gll. labiales と呼ばれる唾液腺がある．また，ここには血管と神経が走り，ここから粘膜固有層に枝が出る．上皮には自由神経終末が入る．

■ **図 4.26**　口唇と歯・歯槽突起の間の空間は口腔前庭 Vestibulum oris と呼ばれる．安静時には毛細管ほどの狭さになるが，これは軟部組織である口唇が密接に沿うことによる．

■ **図 4.27**　個々の歯は，全体として歯牙支持組織（歯周組織）と呼ばれる解剖学的な構造により骨に固くつながれ，歯冠が口腔内に突き出している．歯と骨の間の隙の封鎖は歯肉の上皮付着で確保されている．
歯髄は膠質状の基質からなり，膠原線維が網状に入り込んで区分，構造化して根尖孔と多数の（根管）側枝*1 を通る血管や神経と叢を作る．歯髄腔の内側は，生涯にわたり象牙質 Dentinum を作ることができる象牙芽細胞で覆われ，これによって歯髄腔はしだいに狭くなる．歯髄と歯根膜腔の血管神経叢との間は，歯牙の発生期に歯根が形成されるまで密接につながっている．新生歯根が沈み込むように作られていくときに，多くの神経・血管のつながりが保持され，周囲を取り囲んで象牙細管が開いている．この（根管）側枝は歯根象牙質を貫通し，生涯にわたって開いたままになる*2．ここを通じて炎症が歯髄から歯根膜腔に進むことがあり，逆方向にも進行し得る．
歯根膜は3つの動脈源から血流を受ける．第一はそれぞれの歯に向けて下歯槽動脈から分かれた歯牙動脈*3 である．これが歯髄に入る前に歯根膜腔*4 へ枝を出す．
第二の血流は，歯槽突起の海綿質から来る血管と上行歯根膜動脈*5 を結合したもので，第三は歯根膜の血流系と合流し歯肉に至る骨膜上血管である．

■ **図 4.28**　歯の支持器官には，歯根のすべてを覆っている歯根セメント質 Cementum のみならず，歯が植立している歯槽を形成する歯槽骨 Proc. alveolaris も含まれる．さらに，網目構造の膠原線維（セメント歯槽線維 Fibrae cementoalveolares）からなる歯根膜と歯肉を合わせて歯周組織と呼ぶ．口腔前庭と歯槽突起上の粘膜は自由に動くことができる一方で，歯肉は付着歯肉として歯頸部と歯槽突起骨の歯槽縁 Limbus alveolaris に固着している．ここには，セメントから歯肉に（歯牙歯肉線維 Fibrae dentogingivales），歯槽骨から歯肉に（歯槽歯肉線維 Fibrae alveologingivales）至る膠原線維が多く存在する．歯の襟のようになった縁のところではじめて歯肉はわずかに可動性があり，"遊離歯肉"と呼ばれる．歯のエナメル質 Enamelum と歯肉の間に溝があり（歯肉溝 Sulcus gingivalis），臨床的には歯周ポケットと呼ばれて，深さが4mmまでは健康であるとされる．感染のリスクがある歯根膜腔は口腔細菌の侵入に対して上皮付着 Periodontium protectoris によって完全に遮断されている．この上皮はエナメル質を丸く取り囲み細胞の新生速度が速い．歯根膜腔と歯髄の神経血管叢の間には，根の象牙質を貫通する多数の（根管）側枝*6 を通じた吻合がある．

---

*1　（根管）側枝あるいは管外側枝という．特に明瞭なものは副根管ともいう．歯根尖に近いものは根尖側枝，歯冠側に近いものは根管側枝とも呼ぶ．
*2　象牙質の管は開いたままであるが，これを外側で被覆するセメント質がこの孔を閉鎖し血管神経系は遮断されるとするものもある．
*3　TAJでは Rr. dentalies 歯枝と記載されている．
*4　desmodontalen Raum「歯周靭帯腔」を意訳した．desm＝靭帯，odont＝歯．
*5　Aa. periodontales longitudinales はTAJには収載されていない．直訳は「長軸歯根膜動脈」．
*6　側枝は，**図4.26**, **4.27**, **4.28** の中の走行と異なり，その成り立ちから象牙細管と必ず交わらないとするものがある．

唇，歯，歯周と歯槽突起骨の断面像の解剖

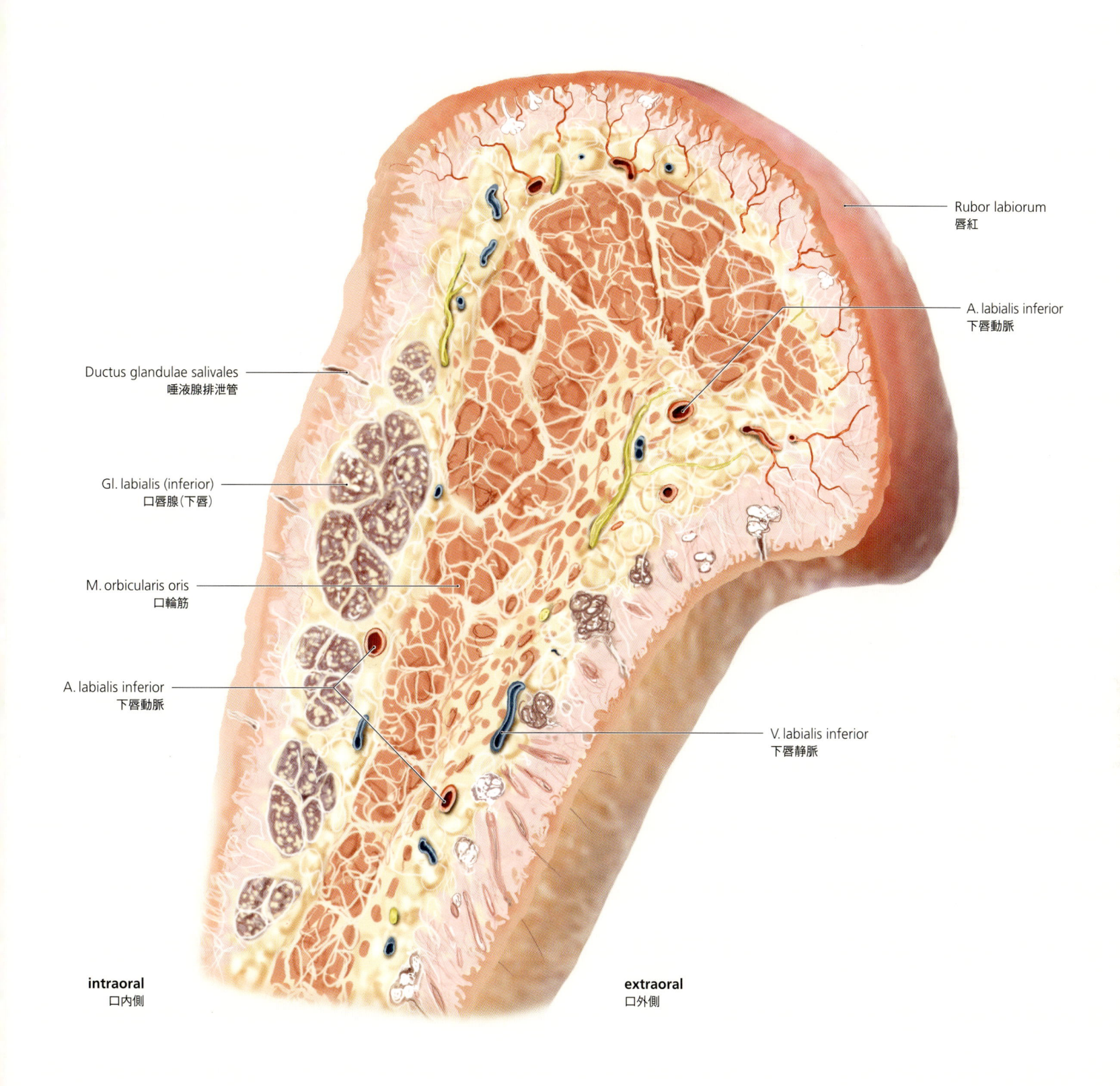

Rubor labiorum
唇紅

A. labialis inferior
下唇動脈

Ductus glandulae salivales
唾液腺排泄管

Gl. labialis (inferior)
口唇腺（下唇）

M. orbicularis oris
口輪筋

A. labialis inferior
下唇動脈

V. labialis inferior
下唇静脈

intraoral
口内側

extraoral
口外側

図4.25　下唇の矢状断．　　　　　　　　　　　　　　　P284参照

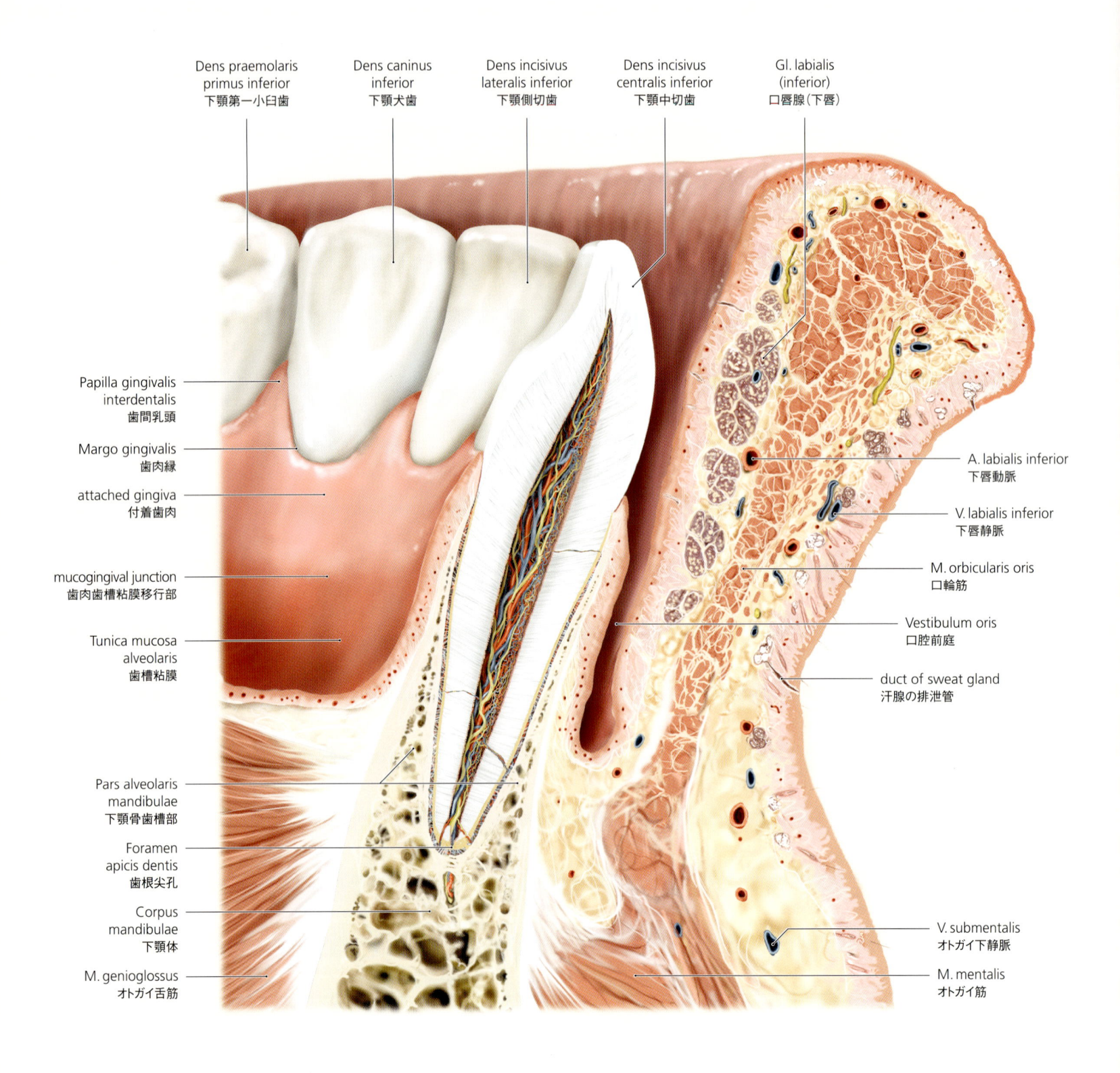

図4.26 下顎左側中切歯を通る矢状断とその周辺．　　　P284参照

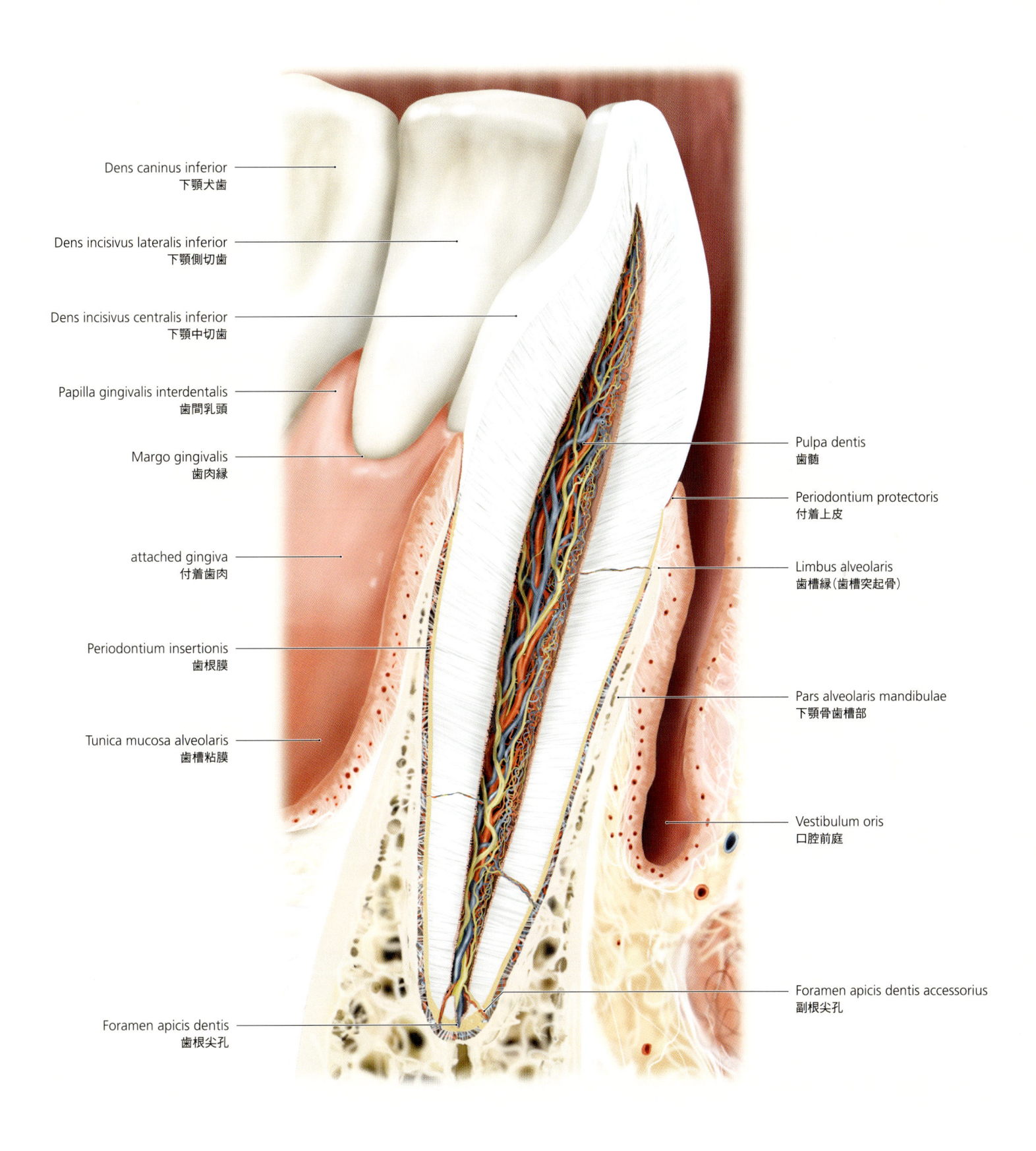

唇，歯，歯周と歯槽突起骨の断面像の解剖

図4.27 下顎左側中切歯を通る矢状断とその周辺. P284参照

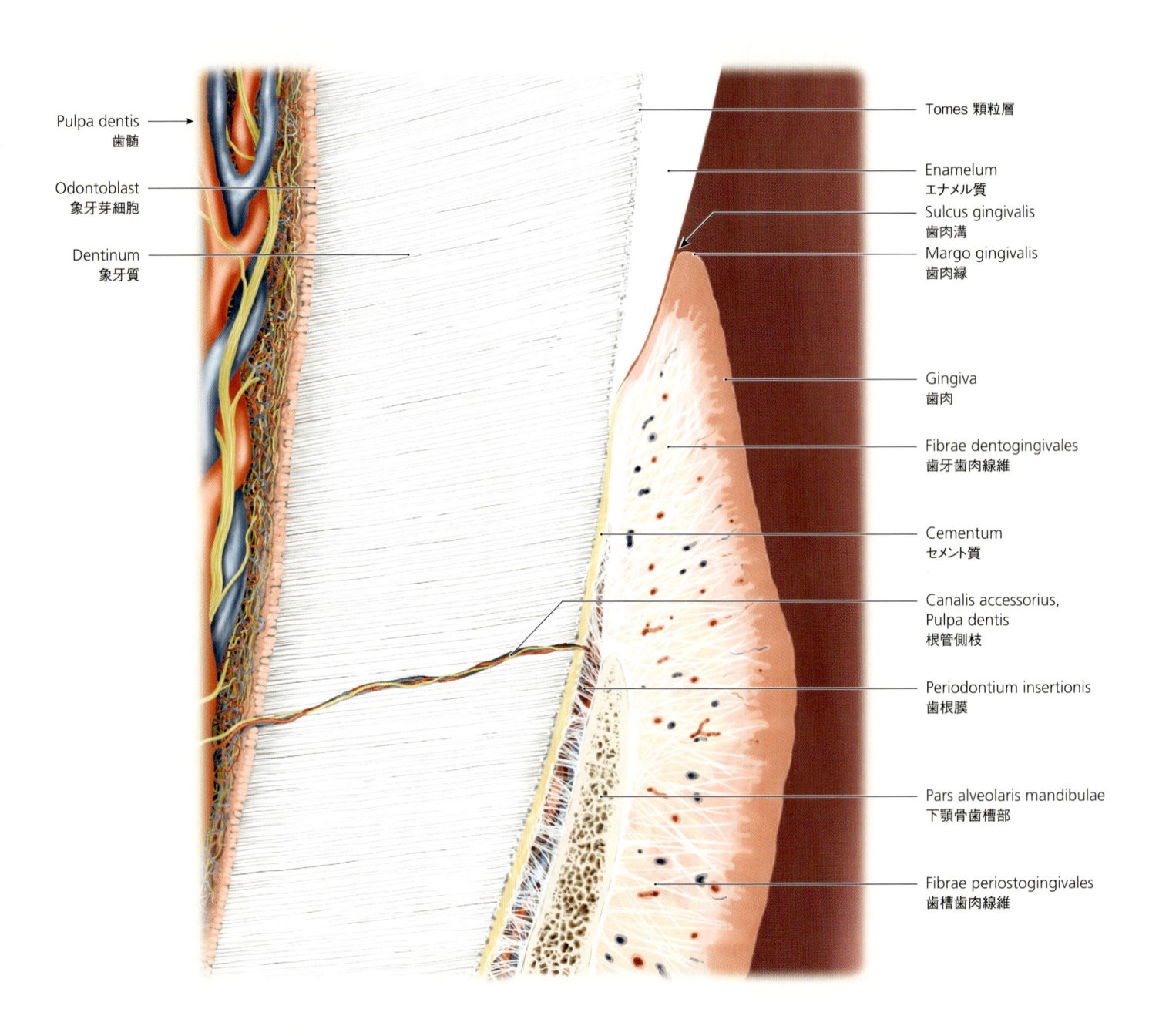

図4.28 歯と歯周組織の矢状断. 歯根の(根管)側枝をやや拡大して描いてある. P284参照

4.6 口腔前庭

■ 図4.29 （口腔）前庭は可動粘膜で覆われている．歯槽骨は歯槽粘膜で覆われ，その中の粘膜固有層 Lamina propria には膠原線維と弾性線維のネットワークがある．歯槽粘膜は柔軟性が高い．隣接部とは異なって，付着歯肉ではこの弾性線維網は存在せず，形態学的にまったく異なる．

口腔前庭切開を経由して上顎前面を開き，梨状口 Apertura piriformis および眼窩下孔 Foramen infraorbitale を容易に露出できる．

■ 図4.30 下顎の口腔前庭の粘膜は上顎部の口腔前庭と異なるところはない．

オトガイ筋 M. mentalis は骨のオトガイ部の中央部の両側から出てオトガイの皮膚に至る．この筋が収縮すると皮膚に典型的な石畳のようなパターンを作り出す．下唇下制筋 M. depressor labii inferioris は下顎骨下縁のオトガイ孔の尾側から出る．

オトガイ部の前庭側歯肉，歯槽突起粘膜，口腔前庭粘膜はオトガイ孔から出る神経血管により支配される．また，口唇にもこれらの血管と神経が分布する．オトガイ孔に実施する下顎の伝達麻酔では，ここに「しびれ」を感じる．

■ 図4.31 ほとんどの場合，オトガイ孔は第一，二小臼歯の根尖の間にある．歯列が下顎体よりはるかに前方にある場合はオトガイ孔は第一大臼歯に近い位置にある．これは前歯が強く前方に傾斜している場合で，アフリカ系やアジア系の患者に多く見られる．

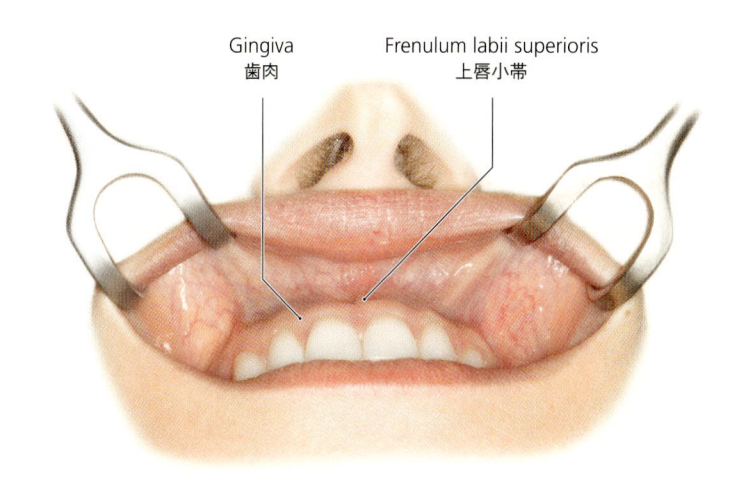

図4.29 上顎の口腔前庭を前方尾側45°から見る． 上記参照

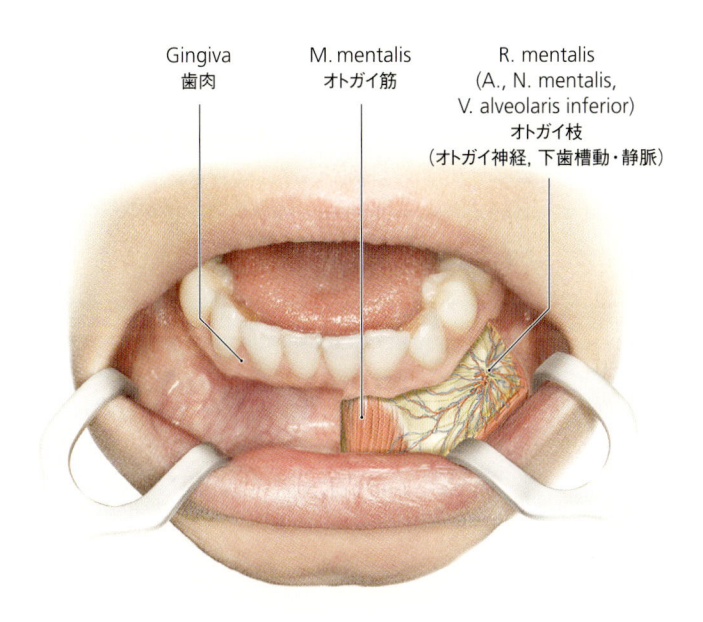

図4.30 下顎オトガイ部の口腔前庭を前方頭頂側45°から見る．左側は開窓してある． 上記参照

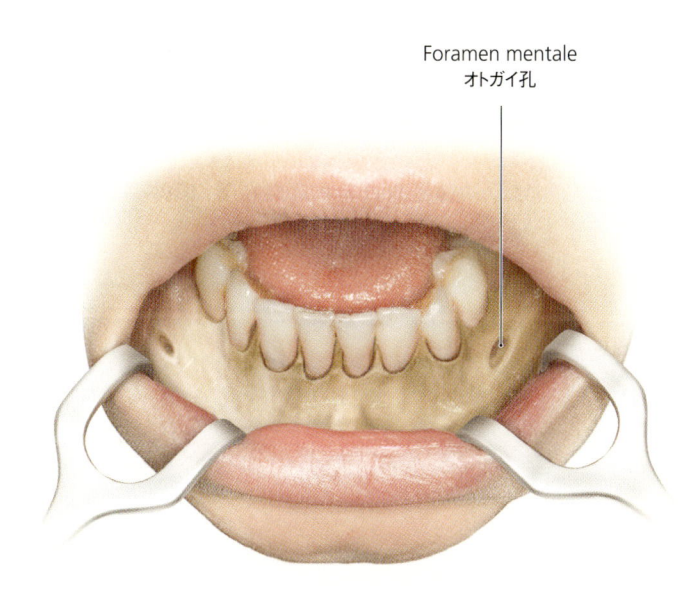

図4.31 下顎オトガイ部の口腔前庭．骨を露出してある． 上記参照

4.7 下顎枝の解剖

■ **図4.32** 開口時の下顎枝前方観で，筋肉の位置関係とそこへの脈管神経の経路が明らかである．側方には頬骨弓 Arcus zygomaticus から出て下顎角に至る咬筋 M. masseter がある．その筋付着は下顎角と下顎枝 Ramus mandibulae の頬側面へ多方向に広がっている．筋線維が下顎角から前方かつ頭頂側へ斜めに走る浅層 Pars superficialis が区別できる．深層はより骨の近くにあり，筋線維がより垂直方向に走る．咬筋の運動性および知覚性の神経支配は咬筋神経 N. massetericus で，三叉神経 N. trigeminus (V₃) から出て，下顎切痕 Incisura mandibulae を通って頬側に進み咬筋に至る．ここでは咬筋を水平に切断して，下顎枝への脈管・神経の構築を明示している．下顎枝の内側の深部には内側翼突筋 M. pterygoideus medialis の走行が見え，これは咬筋と一緒になって筋輪を形成している．垂直に位置する頬咽頭縫線*1で咽頭収縮筋 M. constrictor pharyngis とつながって下顎枝前縁を横切る頬筋 M. buccinator は全部切除してある．

下顎神経 N. mandibularis は卵円孔 Foramen ovale を通って頭蓋底に出て，側頭下窩 Fossa infratemporalis に達する．耳介側頭神経 N. auriculotemporalis が側方に曲がり，顎動脈 A. maxillaris の周りを回って後方に進み，下顎頸 Collum mandibulae の高さで下顎の上行枝より側方に進み，関節枝を出したあと耳の前で側頭動・静脈とともに側頭部の皮膚に知覚神経を送る．

この神経は舌咽神経 N. glossopharyngeus からの副交感神経線維を含み，これは鼓室神経 N. tympanicus，さらに末梢では小錐体神経 N. petrosus minor の中を走り，耳神経節 Ggl. oticum で神経線維を替え，さらには耳下腺枝として耳下腺に分布する．

咀嚼筋神経*2は下顎神経からの大きな枝で，咀嚼筋に運動神経を供給するものである．

舌神経 N. lingualis は Gasseri 神経節の段階で既に分かれている枝で，ほぼ下顎切痕の高さで下顎神経から分かれて走行する．これは下顎角の内側を通って舌に入る．

さらには副交感系と感覚系（味覚線維）の線維が鼓索神経 Chorda tympani を経て，舌神経に合流して分布する．舌神経自身が舌の前方2/3の体性感覚を支配する．

舌の運動神経支配は舌下神経 N. hypoglossus (XII) からである．下歯槽神経 N. alveolaris inferior が下顎孔で下顎に進入する前に，骨にわずかな溝を作る顎舌骨筋神経 N. mylohyoideus を出す．下歯槽神経は個々の歯と歯周への枝を出し，オトガイ枝としてオトガイ孔から出て皮膚と粘膜に分布する．頬神経 N. buccalis は頬筋 M. buccinator を貫通して，頬粘膜の感覚を支配する．

顔面神経 N. facialis は，分枝する前に浅側頭動・静脈 A., V. temporalis superficialis の背側を取り巻くように前方に湾曲する．後上歯槽神経*3は上顎神経 N. maxillaris からの枝である．

■ **図4.33** 下顎枝の内面と外面の神経の走行の前方観．

■ **図4.34** 外側翼突筋 M. pterygoideus lateralis は肉眼的には2腹に分かれている：上頭*4は蝶形骨の側頭下稜 Crista infratemporalis から起きて，顎関節の関節円板 Discus articularis に入る．下頭*4は翼状突起の外側板 Lamina lateralis の側面から起きて下顎骨の関節突起 Proc. condylaris に入る．図には，内側翼突筋が見えるように，外側翼突筋の起始だけが示してある．内側翼突筋は蝶形骨の翼状突起 Proc. pterygoideus の翼突筋窩 Fossa pterygoidea と内側板から起こる．下顎枝の内側を走り下顎角の翼突筋粗面 Tuberositas pterygoidea につく．この図には描いてない咬筋とともに，下顎の上行枝の周りに咀嚼筋輪を形成している．頬筋 M. buccinator は頬の側方端を形作る．頬筋は一部は上下顎の歯槽突起から出るが，主に翼突下顎縫線 Raphe pterygomandibularis（あるいは頬咽頭縫線*5）から発する．頬筋は前方に走って口輪筋 M. orbicularis oris に至って，一部は連続する．深部では咽頭の筋が見え，乳様突起部からは顎二腹筋 M. digastricus の後腹 Venter posterior が出て，その前から茎突舌骨筋 M. stylohyoideus と茎突下顎靱帯*6が斜めに前方尾側へ走る．

---

*1 Raphe buccopharyngea, TAJ では翼突下顎縫線 Raphe pterygomandibularis の名称で出ている．
*2 N. masticatorius は TAJ にはない．咬筋神経，深側頭神経，外側翼突筋神経を総合した名称．
*3 TAJ では上歯槽神経 Nn. alveolares superiores の枝として 後上歯槽枝 Rr. alveolares superiores posteriores が収載されている．
*4 本書では Venter superior, Venter inferior, Pars superior, Pars inferior とさまざまに使われているが，TAJ では M. pterygoideus は Caput superius（上頭）と Caput inferius（下頭）とに分けられている．
*5 Raphe buccopharyngea, TAJ では翼突下顎縫線 Raphe pterygomandibularis の名称で出ている．
*6 TAJ には M. stylomandibularis はない．Lig. stylomandibulare として訳した．

下顎枝の解剖

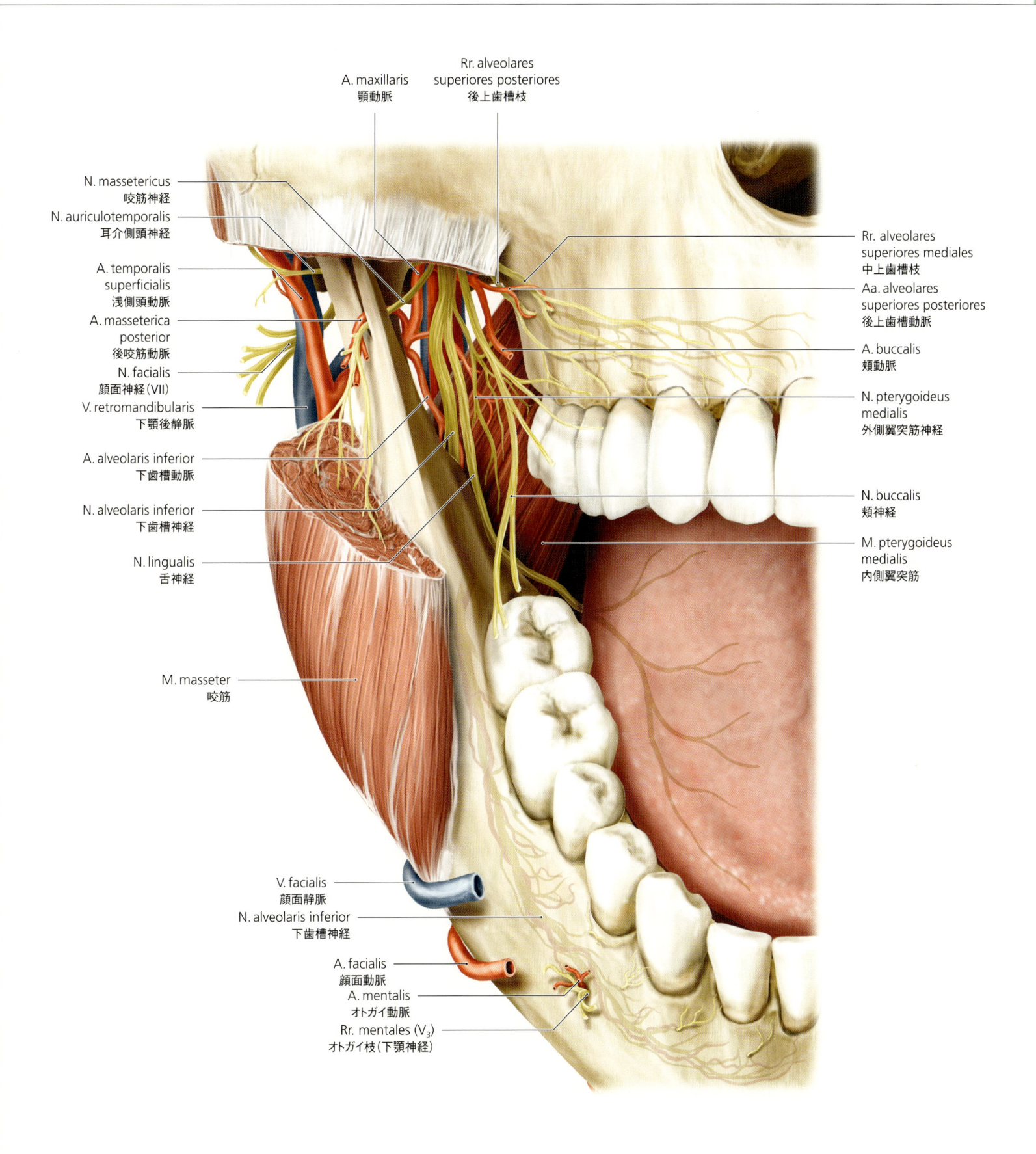

図4.32　下顎枝の内面と外面の脈管・神経の前方観．

P290参照

291

■ **図4.35** 下顎骨の上行枝の下顎頸内側には，外頸動脈 A. carotis externa から分岐する顎動脈 A. maxillaris がある．内側翼突筋の外側で下歯槽動脈 A. alveolaris inferior が分枝し，下顎孔から下顎管に入って下歯槽神経および同名の静脈とともに走行する．下顎上行枝の一部を除去すると，顎動脈からのその他の枝が見え，それらは中硬膜動脈 A. meningea media, 深耳介動脈 A. auricularis profunda, 翼突筋枝 Rr. Pterygoidei, 深側頭動脈 Aa. temporales profundae と蝶口蓋動脈 A. sphenopalatina である．耳介側頭神経 N. auriculotemporalis は下顎頭の後方から側方へ走り，耳介の前方で頭頂側へ曲がって側頭部へ入る．外耳道と鼓膜の皮膚へ向けて外耳道神経 N. meatus acustici externi が分かれる．

■ **図4.36** 耳介側頭神経 N. auriculotemporalis は頭蓋底の近くですぐに下顎神経から分枝して下顎頭（切除してある）の背側で側方へ走り，耳介周囲と側頭部の皮膚へ知覚を送る．頬の粘膜の知覚は頬神経 N. buccalis が支配している．翼口蓋神経節 Ggl. pterygopalatinum は翼口蓋窩 Fossa pterygopalatina の深部にあって，主に副交感神経線維からなり，上顎神経の一部と合流して進む．下歯槽神経は下顎孔 Foramen mandibulae から下顎管[*1]に入り，そこから歯とその歯周組織に神経を送る．オトガイ孔 Foramen mentale で再び骨外に出て粘膜とオトガイ部の皮膚に至る．

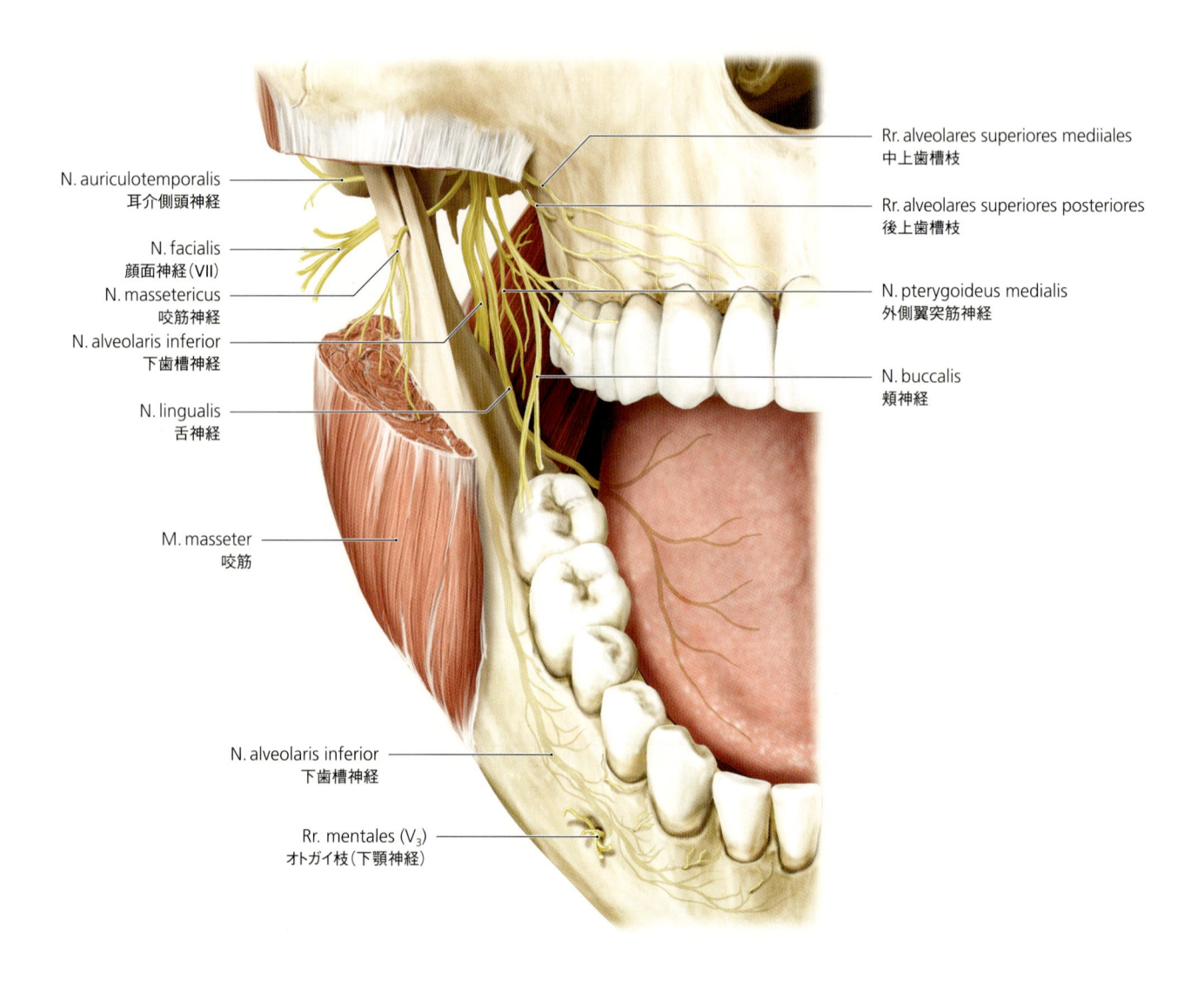

図4.33 下顎枝の内面と外面の神経の走行の前方観． P290参照

[*1] Canalis alveolaris（下歯槽管）はTAJには収載されていない．Canalis mandibulae（下顎管）が使われる．

下顎枝の解剖

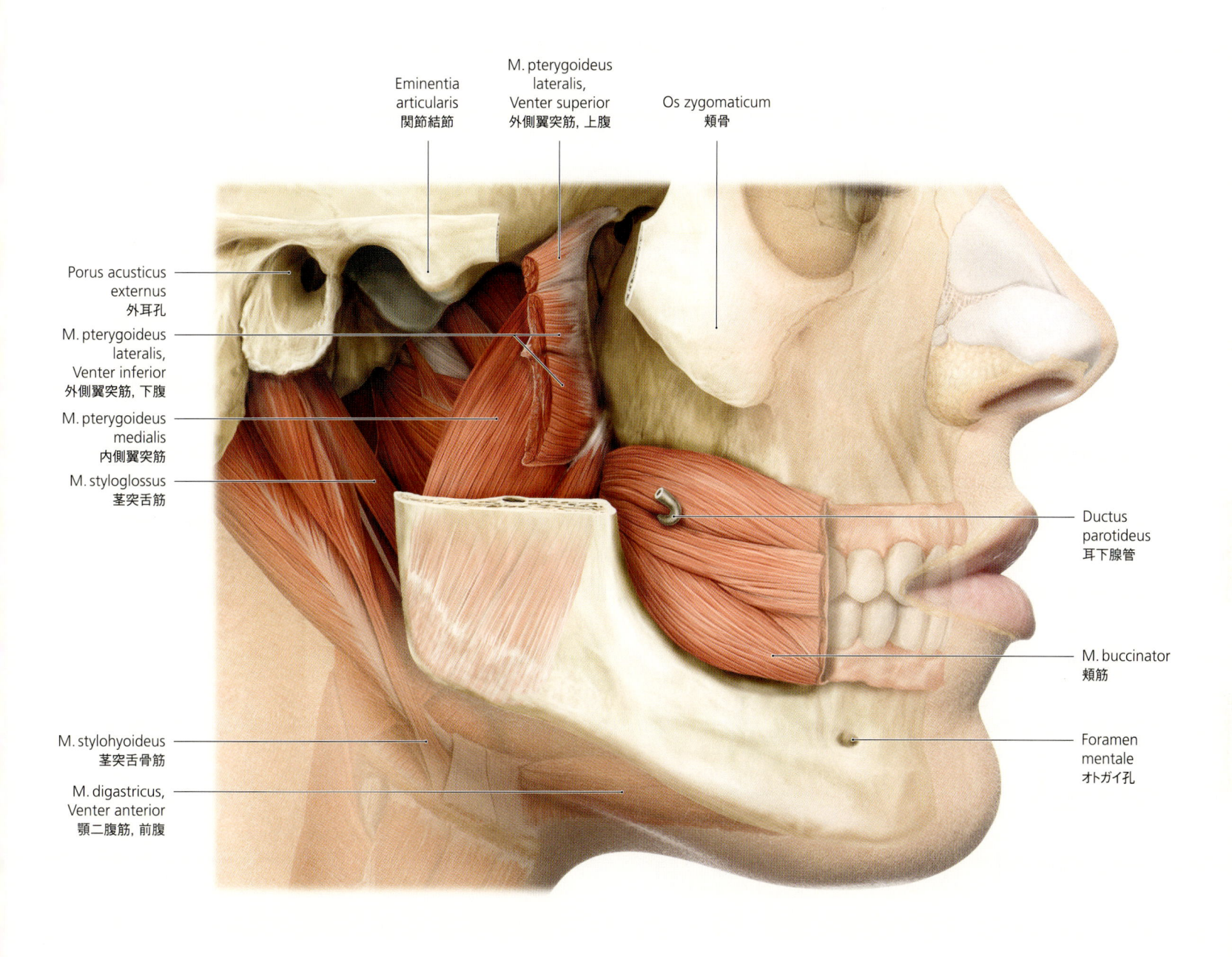

図4.34 右側顎関節領域の側方観．下顎枝をほとんど除いてその内側にある構造が見えるようにしてある．頬骨弓の一部も除き，翼口蓋窩と側頭下窩が見える．

P290参照

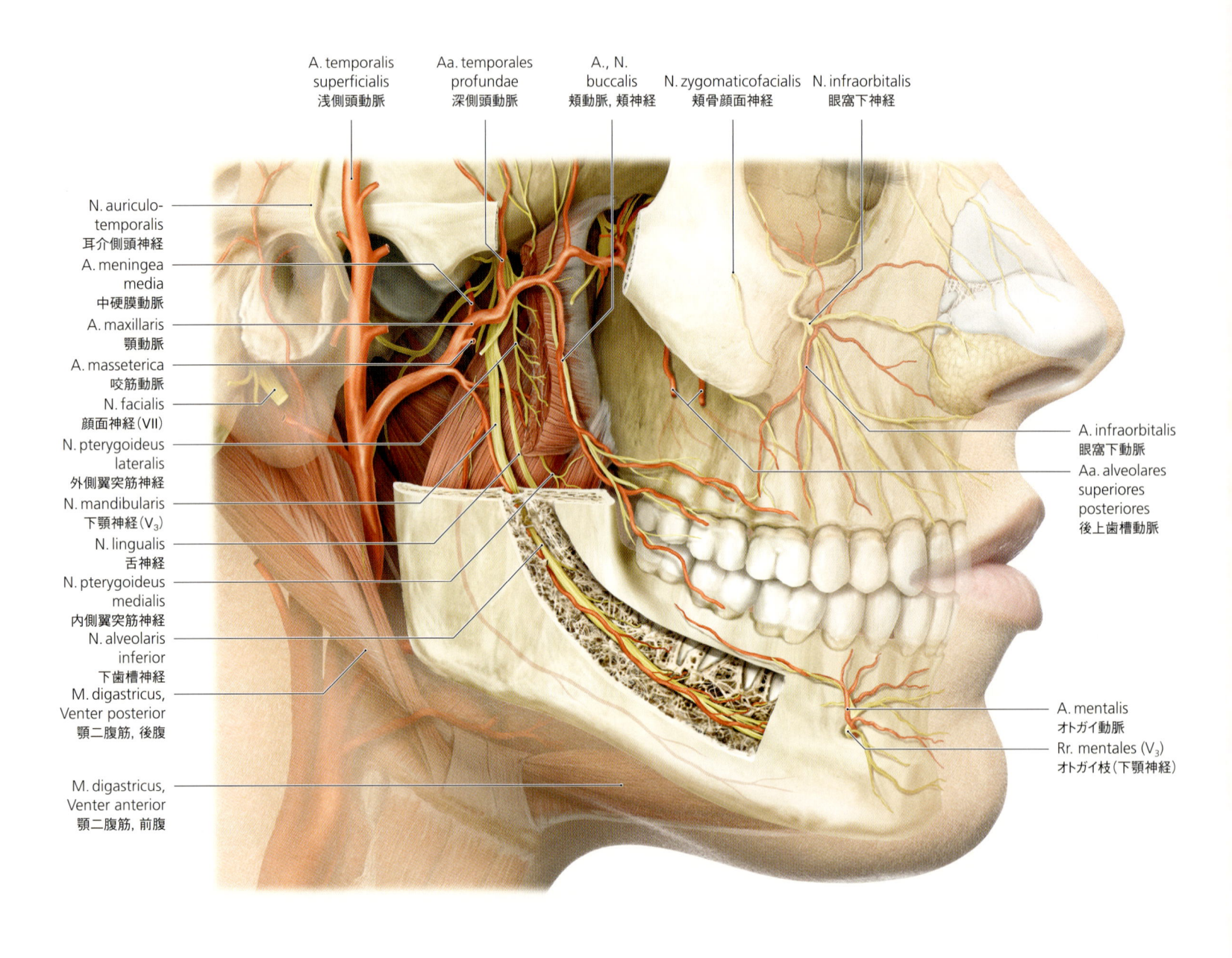

図4.35 右側顎関節領域の側方観．下顎枝をほとんど除いてその内側にある構造が見えるようにしてある．頬骨弓の一部も除き，翼口蓋窩が見える．動脈と神経の走行を示す．

P292参照

下顎枝の解剖

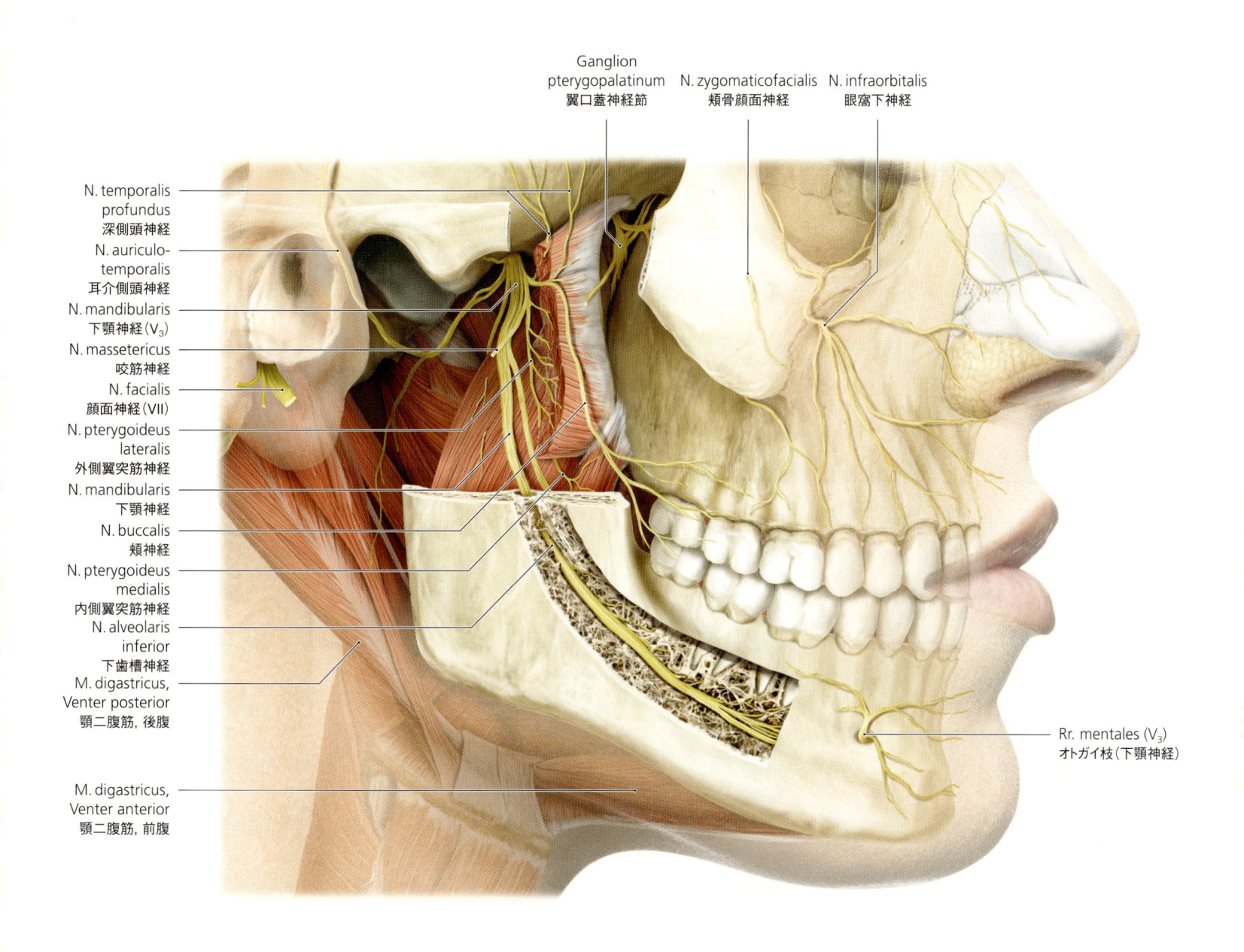

図4.36 下顎枝と頬骨弓の一部を切除した右側顎関節領域の側方観．この部の神経の走行を示す．　　P292参照

■ **図4.37** 切断線は顎関節を通り，側頭骨 Os temporale が前頭面で切断されている．関節円板 Discus articularis は，顎関節の上関節腔と下関節腔を分ける．咬筋と内側翼突筋は下顎角を包み込み，側頭筋 M. temporalis とともに閉口筋群を作る．外側翼突筋 M. pterygoideus lateralis は二腹筋で，上頭＊Venter superior は蝶形骨 Os sphenoidale の側頭下稜から出て，顎関節の関節円板 Discus articularis に進入する．下頭＊Venter inferior は翼状突起外側板の側面から出て下顎骨の関節突起 Proc. condylaris に付着する．

■ **図4.38** 下顎神経は卵円孔 Foramen oval を通って頭蓋底に出て，側頭下窩 Fossa infratemporalis に達する．中頭蓋窩 Fossa cranii media に戻る硬膜枝 R. meningeus を出した後，下顎神経は下顎部に知覚神経と運動神経を送る．耳介側頭

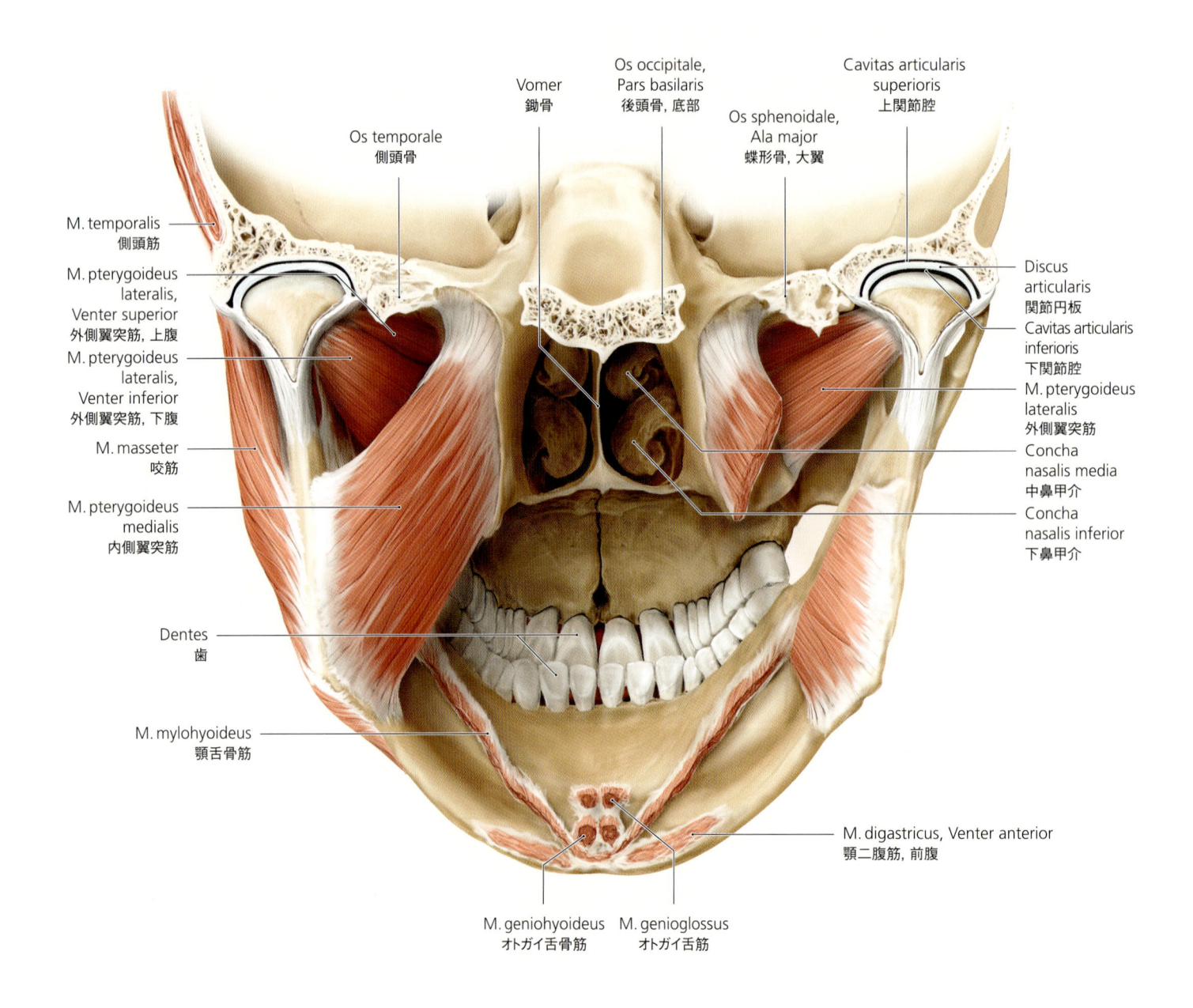

図4.37 顎関節部を通る垂直断面の後方観．　　　　　　　　　　　　　　　　　　上記参照

＊ 本書では Venter superior, Venter inferior, Pars superior, Pars inferior とさまざまに使われているが，TAJ では M. pterygoideus は Caput superius（上頭）と Caput inferius（下頭）とに分けられている．

下顎枝の解剖

神経 N. auriculotemporalis は中硬膜動脈の周りを取り囲むようにして下顎骨関節突起から背側へ進み，側方へ進んで側頭部の耳部と耳下腺 Gl. parotidea に広がる．頬神経の枝は頬筋 M. buccinator を貫き，運動性ではなく（これは顔面神経による），頬粘膜に知覚を送る．舌神経 N. lingualis は下顎枝の内側を走り，第三大臼歯の根の高さでやや曲がって舌に入り，感覚を支配する．下顎神経の根幹からすぐに，下顎切痕を越えて咬筋に至る咬筋神経 N. massetericus が出る．咬筋は咀嚼筋に属し，この神経によって運動支配される．内側翼突筋神経も下顎神経の枝で内側翼突筋を運動性に支配する．下歯槽神経は歯と歯周組織に知覚を送るために，下顎管 Canalis mandibulae に入るが，その前に顎舌骨筋 M. mylohyoideus に運動性の枝を出す．

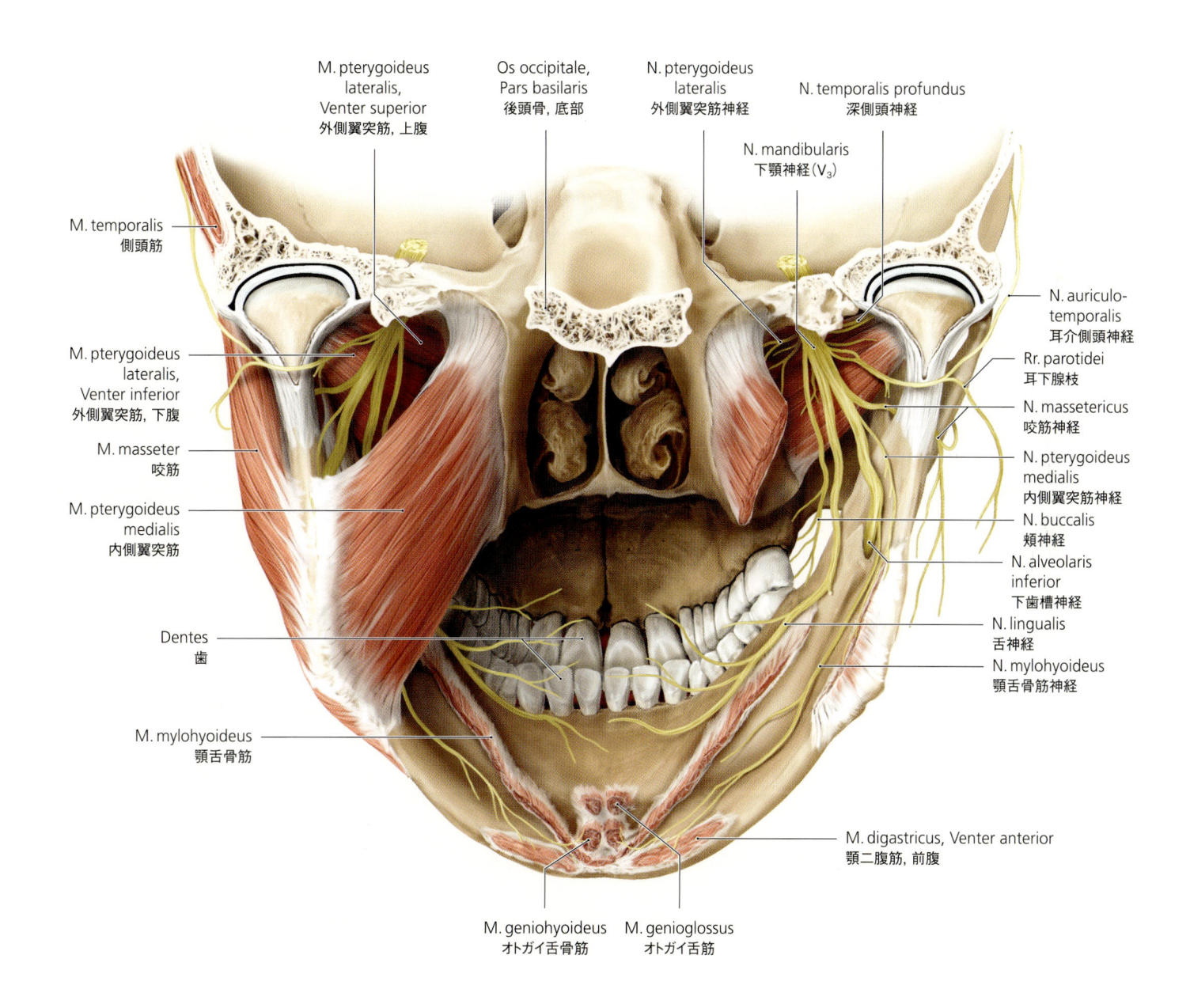

図4.38 顎関節部を通る垂直断面の後方観．

P296参照

■ 図4.39　下顎神経は三叉神経の第三枝（V₃）である．三叉神経節 Ggl. trigeminale（Gasseri 神経節）を過ぎた後，卵円孔を通って頭蓋腔 Cavitas cranii を出る．硬膜枝（図示せず）は棘孔 Foramen spinosum を通って中頭蓋窩に戻る．下顎神経は下顔面，有郭乳頭 Papillae vallatae までの口部舌，下顎の歯・歯周組織と歯肉とに知覚を送る．下顎神経は咀嚼筋の運動を支配する．耳介側頭神経 N. auriculotemporalis は多くの場合，中硬膜動脈を包んで下顎頸部から背側に走るところで関節枝 Rr. articulares を出し，側方に進んで耳下腺内へ入る．ここで皮膚へ神経を送り，浅側頭動脈 A. temporalis superficialis とともに進み，耳の前で側頭部に入る．その前に外耳道神経 N. meatus acustici externi を出す．

下顎神経から内側翼突筋と外側翼突筋の二腹に枝が出る．側頭筋 M. temporalis には深側頭神経 Nn. temporales profundi が届く．咬筋を支配する咬筋神経 N. massetericus は下顎切痕を通って走る．下顎枝の内側に頬神経が走り，この神経は頬筋部で頬粘膜，歯肉および頬の皮膚の知覚を司る（頬筋の運動支配は顔面神経から）．

舌神経 N. lingualis は下顎上行枝の内側で頬神経と下歯槽神経 N. alveolaris inferior の間を走り，第三大臼歯の根の高さで舌に入る．第三大臼歯の根部の手術では，この神経は必ず保護しなければならない．舌下部枝*¹は舌下腺と口底粘膜に分布する．舌神経は鼓索神経 Chorda tympani 由来の感覚線維があり，舌の味蕾に感覚を送り，唾液腺（耳下腺を除く）に副交感線維を送る．下顎孔から下顎管に入る下歯槽神経はここで，下顎枝の内面に顎舌骨筋神経溝 Sulcus mylohyoideus を作っている顎舌骨筋神経を出す．

下歯槽神経は各々の歯に個々の枝を出し，歯と歯周組織を支配する．この神経はオトガイ孔で再び管を出て，分岐した枝で（口腔）前庭の粘膜，歯肉および頬，下唇，オトガイの皮膚を支配する．

■ 図4.40　側頭筋 M. temporali と咬筋 M. masseter は顎関節部側面にある強大な筋である．側頭筋は側頭窩の広い範囲と側頭筋膜から起きる．その線維は放射状に頬骨弓 Arcus zygomaticus の下に束ねられ，下顎骨筋突起 Proc. coronoideus と下顎枝の内面に付着する．側頭筋は，主に閉顎*²に関与しているが，非常に広範囲な線維走行により下顎の後退に関与し，あるいは，はるか前方に向かっている筋線維が働けば，下顎の前突にさえも関与できる．咬筋は浅部 Pars superficialis は頬骨弓の前方1/3と中央の1/3から発して下顎枝の外縁の咬筋粗面 Tuberositas masseterica に至る．咬筋浅部は，下顎骨の下顎枝の内側に同様な方向に走る内側翼突筋とともに機能的単位を作る．咬筋深部 Pars profunda はやや縦方向の筋線維走行をとる．

■ 図4.41　側頭筋の線維束は，咬筋深部の線維と連続性があることがある．

■ 図4.42　側頭筋は，頬骨弓の内側の側頭窩と下顎上行枝の側方および前縁の間に張る．その筋束の多くが咬筋と連続し得る．

■ 図4.43，図4.44　下顎骨の上行枝への付着部で側頭筋の表層を除くと各々の筋腹が明示され，ここで筋線維束が集約されているのがわかる．

■ 図4.45　側頭筋を筋突起付着まで除くと，側頭窩と翼口蓋窩が明視できる．

---

*1　TAJでは N. sublingualis であるが，原文に沿った．
*2　ドイツ語ではAdduktion，内転とあるが，日本では顎の運動に関してはあまり使われない．閉顎運動の意である．

下顎枝の解剖

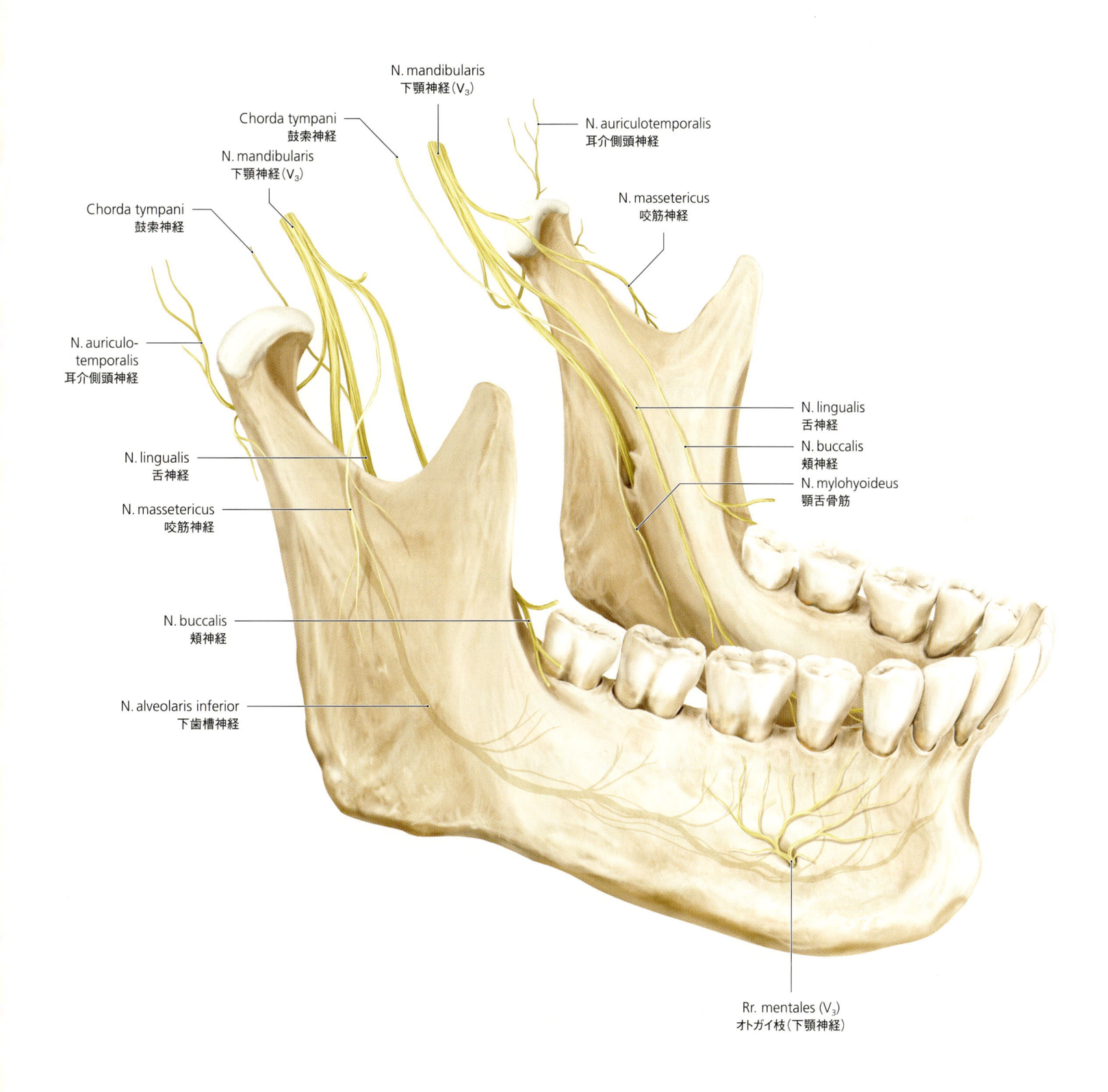

図4.39　下顎と下顎神経の側方15°前方観．

P298参照

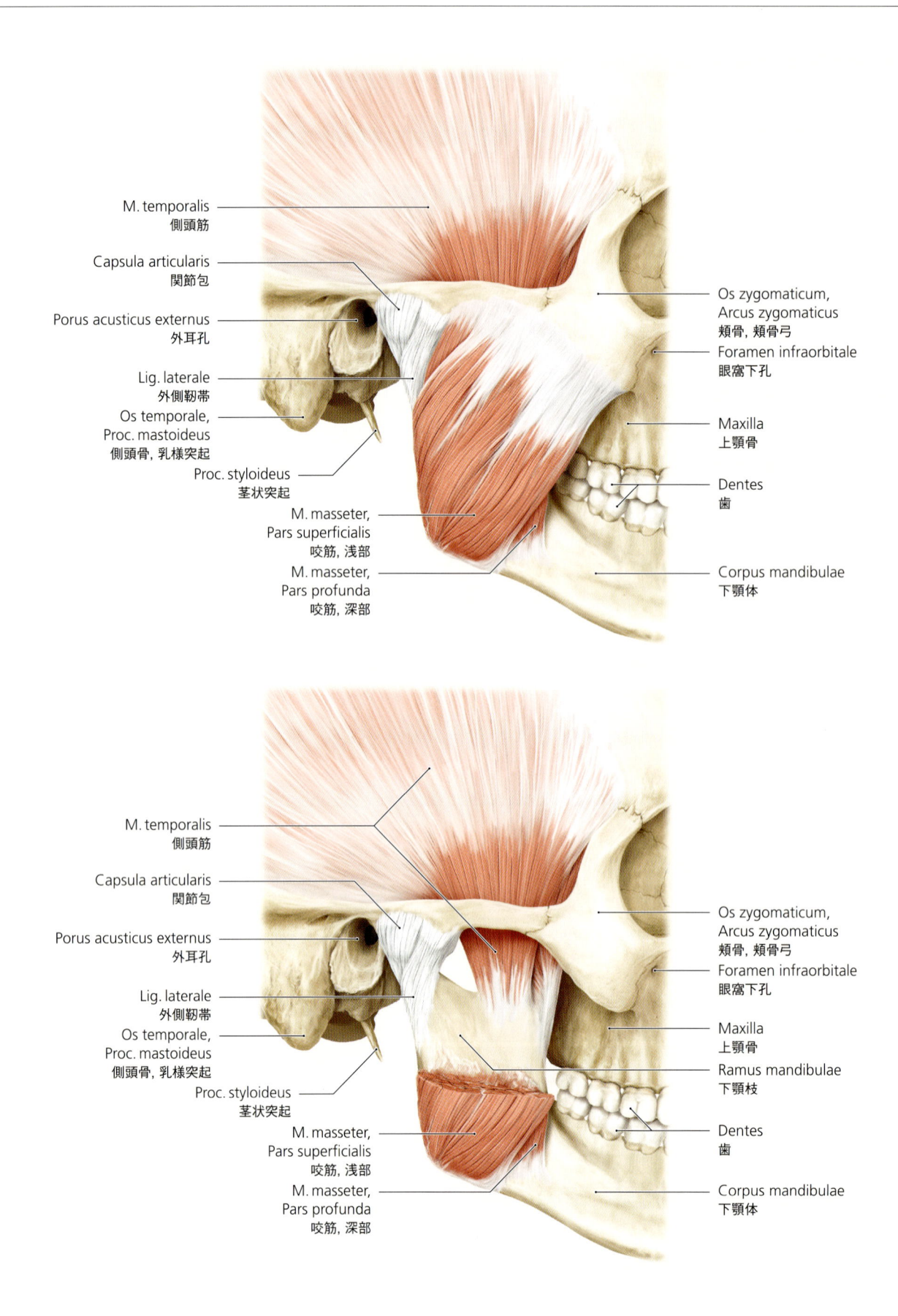

図4.40 顎関節部の側方観．側頭筋および咬筋浅部と深部．顎関節包は閉じている．　　　P298参照
図4.41 咬筋の一部を除いてある．

下顎枝の解剖

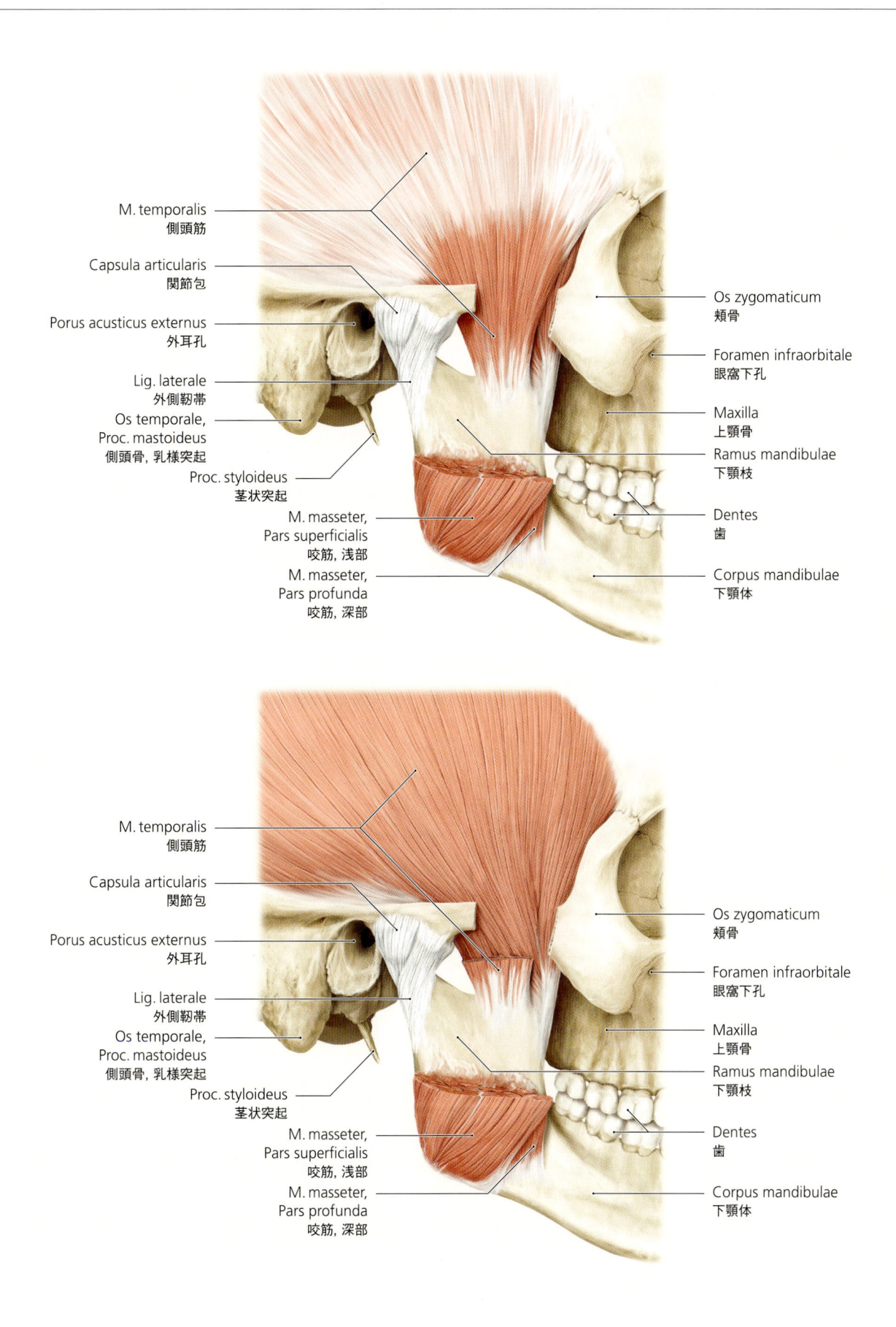

図4.42　咬筋の一部と頬骨弓を部分的に除いてある．
図4.43　側頭筋の表層部の起始部を除いてある．

P298参照

301

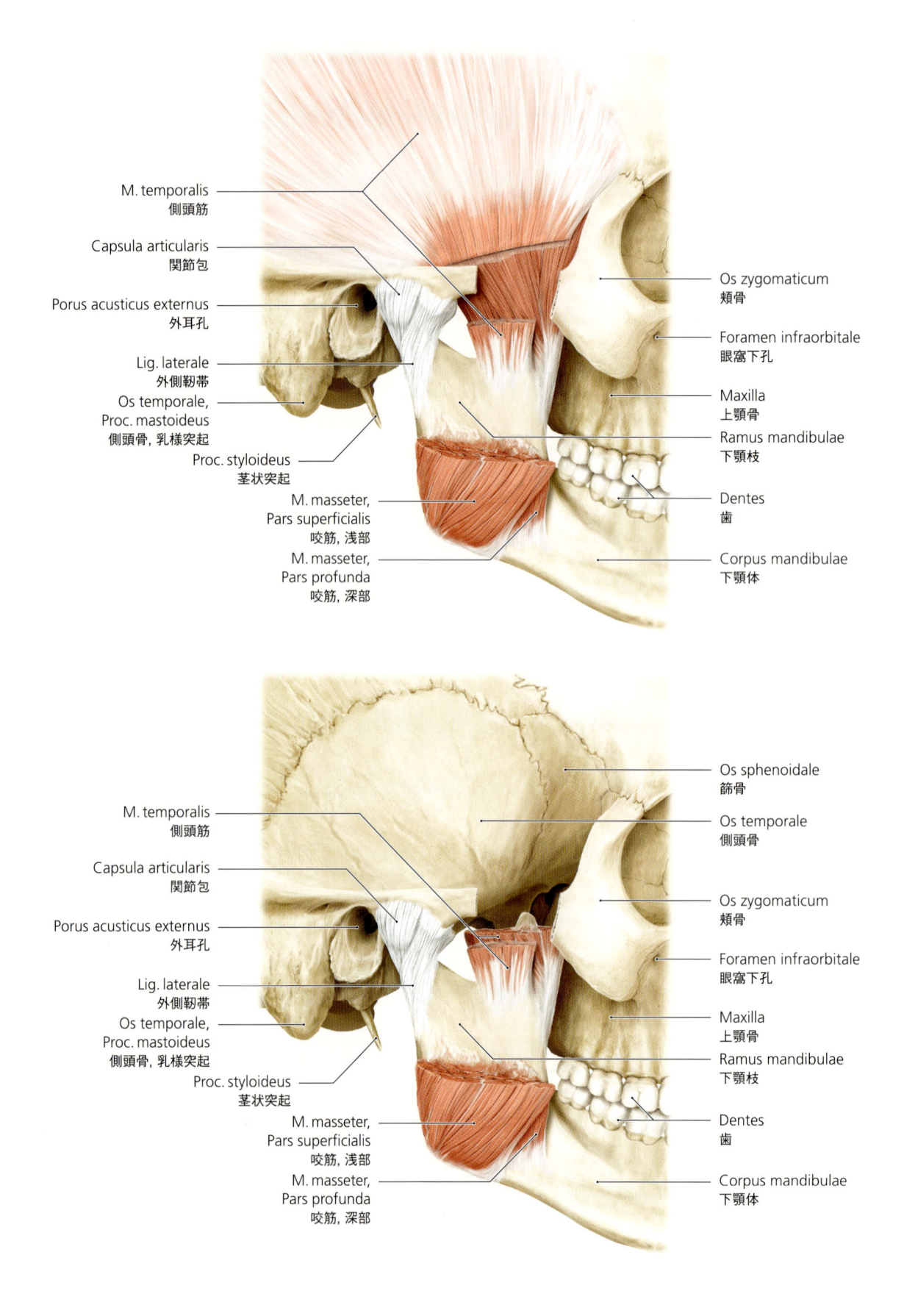

図4.44　側頭筋の表層部の起始部を除いてある．
図4.45　側頭筋の筋突起の停止部までを除いてある．

P298参照

4.8 顎関節

■ 図4.46　下顎はその上行枝の背側に一組の関節突起を持つ．これは下顎頭 Caput mandibulae（顆頭，Condylus）と下顎頸 Collum mandibublae に分けられる．顆頭は形と大きさはオリーブ状で10°ほど内側に傾斜している．対応する関節窩（下顎窩 Fossa mandibularis, 臨床的には関節窩 Fossa articularis という）は，側頭骨の頬骨弓 Arcus zygomaticus と外耳孔 Porus acusticus[*1]の間にある．下顎窩の背側は錐体鼓室裂 Fissura petrotympanica（Glaser 裂）である．関節面は湾曲しており，最初は凹面，その後凸面で，前下方に傾斜している．関節面は関節結節 Tuberculum articulare（関節隆起 Eminentia articularis ともいう）の前で終わる．

■ 図4.47　顎関節は関節包によってすべて囲まれ，そのうち，前方–側方は外側靱帯 Lig. laterale と呼ばれる．これは，開口時の顆頭の初期回転運動から，前下方への移行的運動のときに張力保持作用があるとされる．
茎突下顎靱帯 Lig. stylomandibulare は茎状突起 Proc. styloideus から下顎角に張る．これは茎状突起から起始する茎突舌骨筋と密接な関係にある．

■ 図4.48　外側翼突筋は二腹筋である．その上頭[*2]は蝶形骨大翼 Ala major ossis sphenoidalis から生じ，関節円板に至る．下頭[*2]は，翼状突起外側板の外面から起き，下顎骨の関節突起に至る．

■ 図4.49　外側翼突筋の下頭は下顎頭の前方に進入する．外側翼突筋の2腹の異なる神経支配によって関節円盤と下顎頭とが独立した前方運動をすることが可能になる．

■ 図4.50　安静時，咬頭嵌合位では顆頭は関節円板の陥凹部に位置している．円盤の反対側の陥凹部は下顎窩の凹から凸への変曲点に位置している．関節円板の背側端部は関節窩の後縁まで延びている．その前端は関節隆起に位置している．より大きく，より強く湾曲した上関節腔と，より小さな，顆頭を包むだけの下関節腔がある．関節円板は全周で関節包に付着している．背側には特別な2つの帯状部が認められ，合わせて二層部と呼ばれる．その上層 Stratum superior は短く，弾力性に富み，関節円板から錐体鼓室裂 Fissura petrotympanica と鼓室鱗裂 Fissura tympanosquamosa につながる．二層部の下層 Stratum inferior は関節包とともに背側下方の下顎頭に付着している．これは弾力性がより少ないが，強靱である．

■ 図4.51　開口時にはまず顆頭の水平軸の周りの回転が起きる．側方靱帯 Lig. laterale が張ると顆頭の回転に下顎窩に沿っての前方への移動が加わる．画像技術が鮮明になったおかげで上関節腔と下顎窩に対応する腔所が明示されるようになった．生体では関節内に陰圧が生じ，組織がよく適応することにより，腔所は毛細管程度の裂け目となっている．

■ 図4.52　蝶下顎靱帯 Lig. sphenomandibulare は蝶形骨棘 Spina ossis sphenoidalis から下顎上行枝の内側の下顎小舌 Lingula mandibulae につく．これはメッケル軟骨の名残であり，顎関節包の内側壁につながっていることがある．
茎突下顎靱帯 Lig. stylomandibulare は茎状突起 Proc. styloideus から下顎枝の後縁に進入して下顎角につく．
下顎神経は蝶下顎靱帯のごく近くを走る．ここから側方かつ後方に向かって耳介側頭神経を出し，蝶下顎靱帯の側方で下顎頭の内側を過ぎ背側かつ側方へ走る．
下歯槽神経は，内側から見ると蝶下顎靱帯で隠れている下顎小舌に入る．下顎神経から前方へは外側翼突筋神経と内側翼突筋神経が出る．側方への枝（深側頭神経および咬筋神経）はこの図では見えていない．

■ 図4.53　蝶下顎靱帯を部分的に除くと，下顎神経がどのようにして下歯槽神経として同名の管に進入するかが見えるようになる．その前に顎舌骨筋神経 N. mylohyoideus が分かれ，骨に同名の溝 Sulcus mylohyoideus を作る．舌神経はそこからさらに前方に，下顎の湾曲に沿って走り，第三大臼歯の根の高さで舌に入るように曲がる．

[*1]　Porus acusticus externus が省略されているが，同意．
[*2]　本書では Venter superior, Venter inferior, Pars superior, Pars inferior とさまざまに使われているが，TAJ では M. pterygoideus は Caput superius（上頭）と Caput inferius（下頭）とに分けられている．

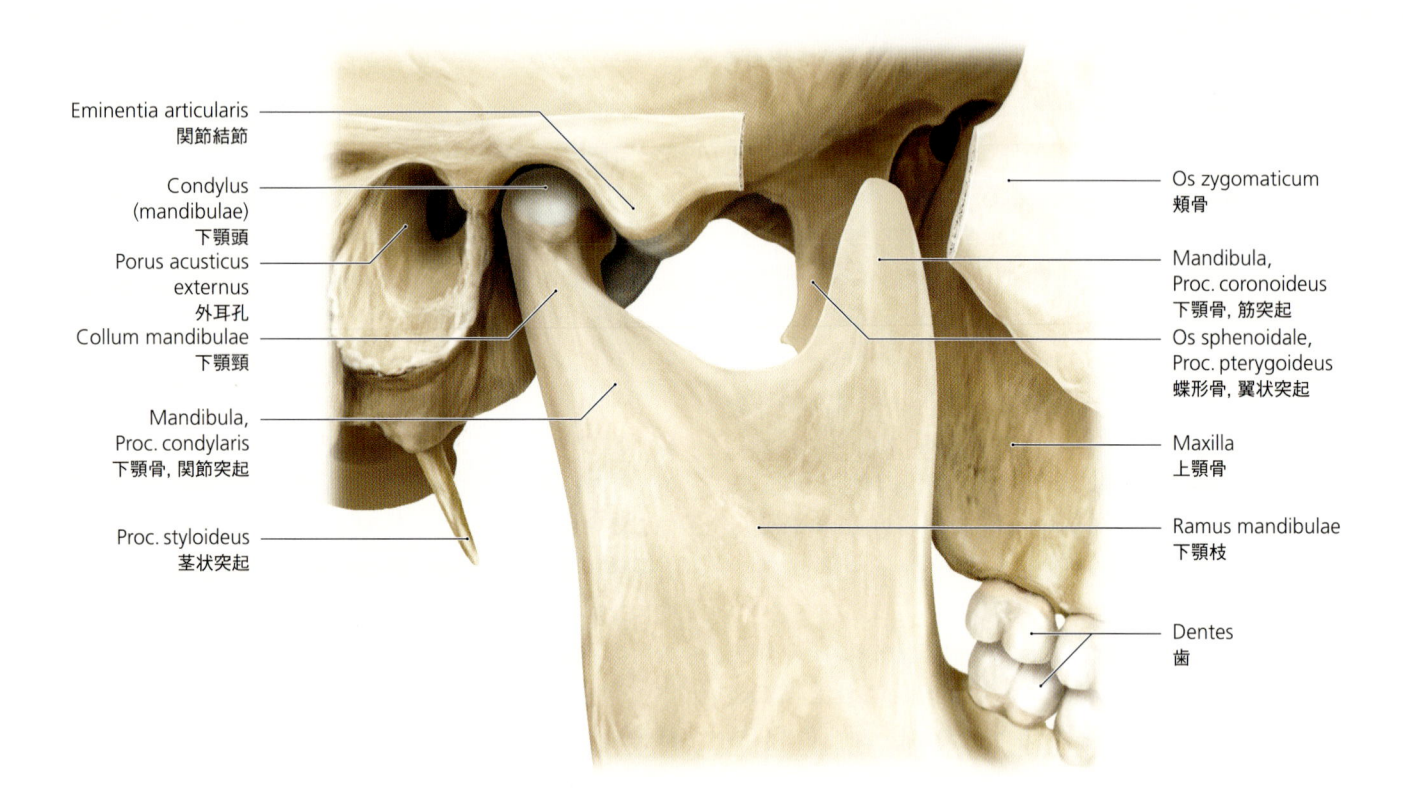

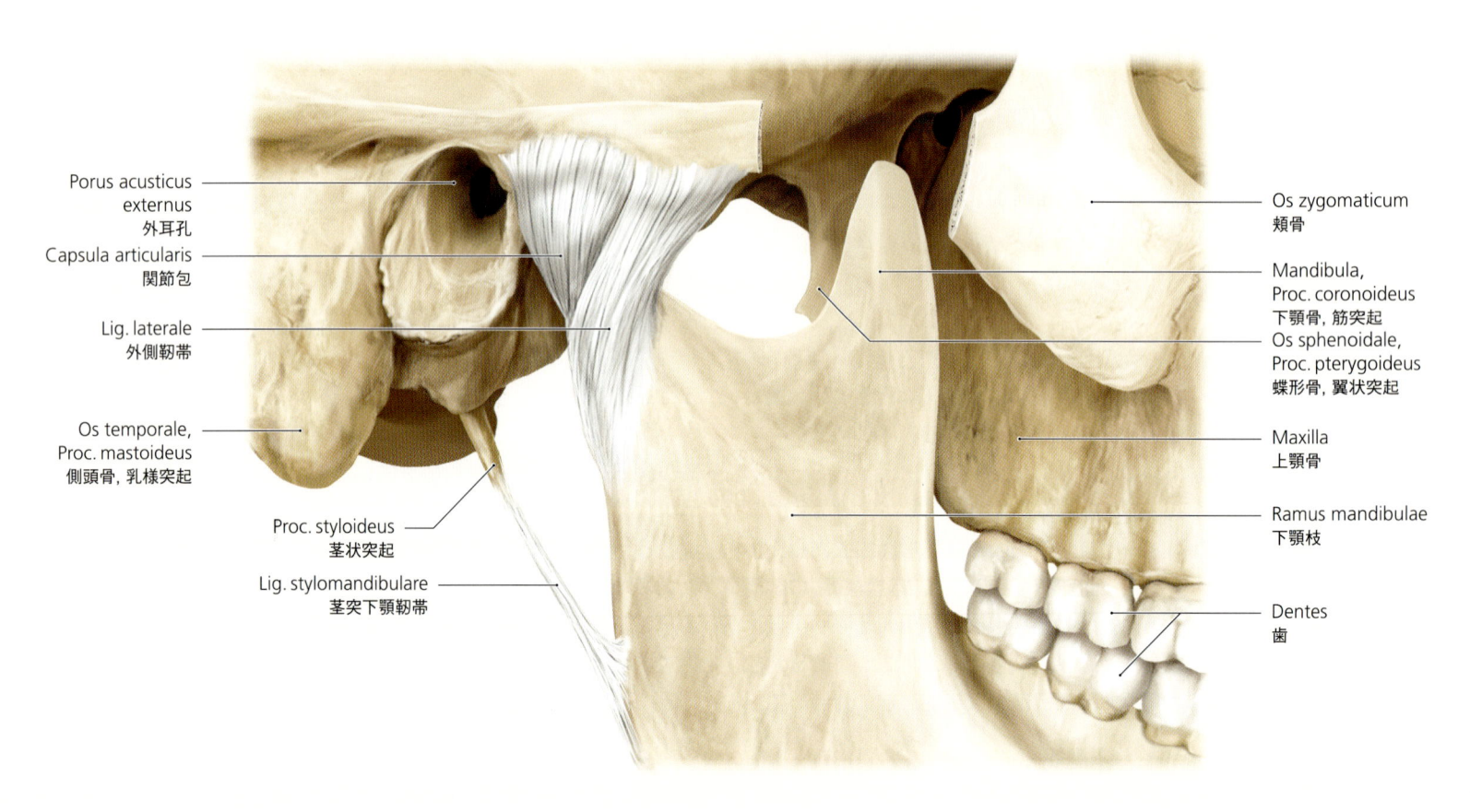

図4.46 右顎関節部の骨部の側方観．頬骨弓を切断し下顎骨の筋突起が見えるようにしてある．　　　P303参照
図4.47 右顎関節部の側方観．関節包と靭帯をともに示した．

顎関節

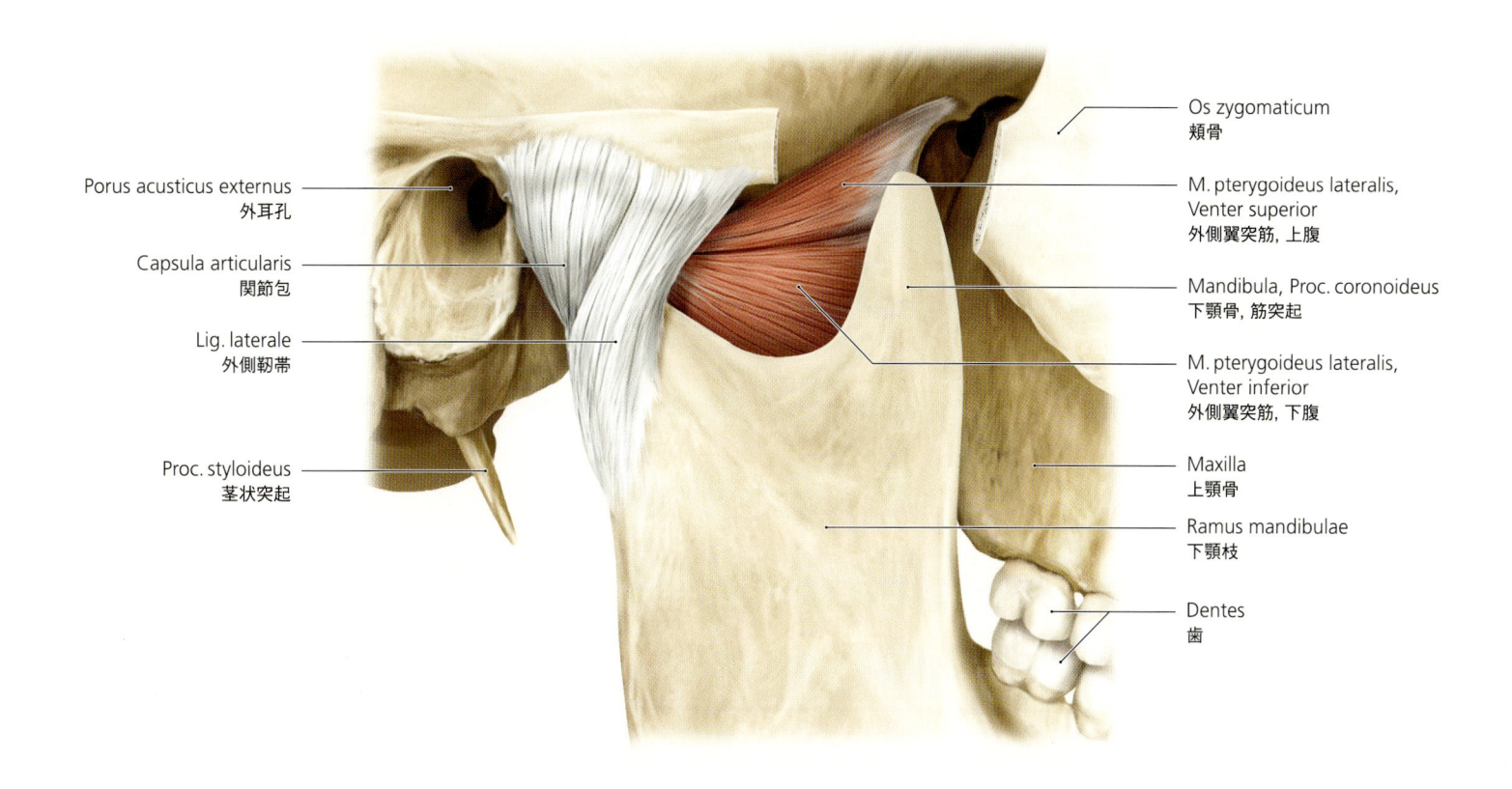

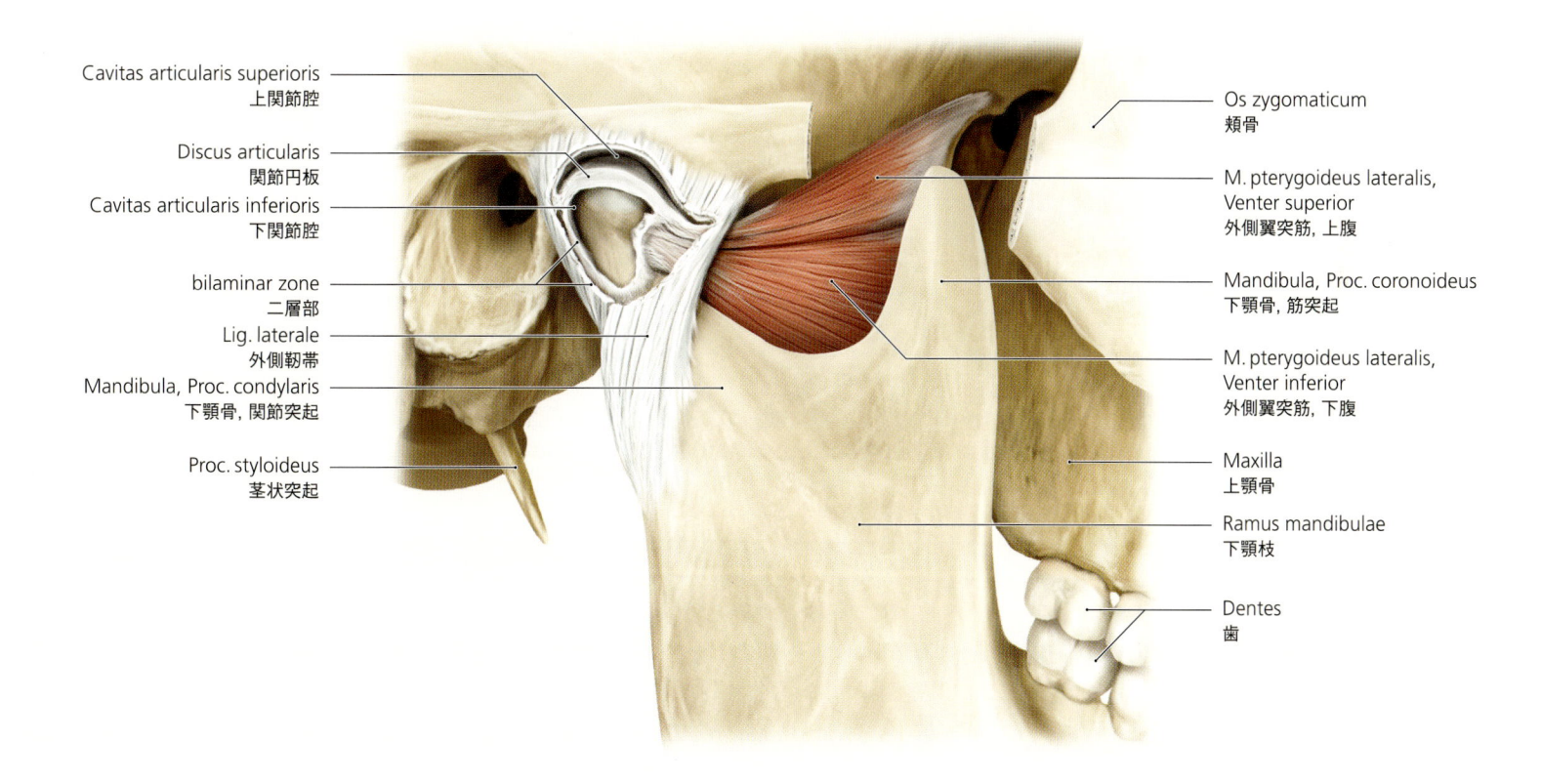

図4.48 右顎関節部の側方観．関節包と外側翼突筋をともに示した．
図4.49 右顎関節部の側方観．関節包を開いて外側翼突筋とともに示した．

P303参照

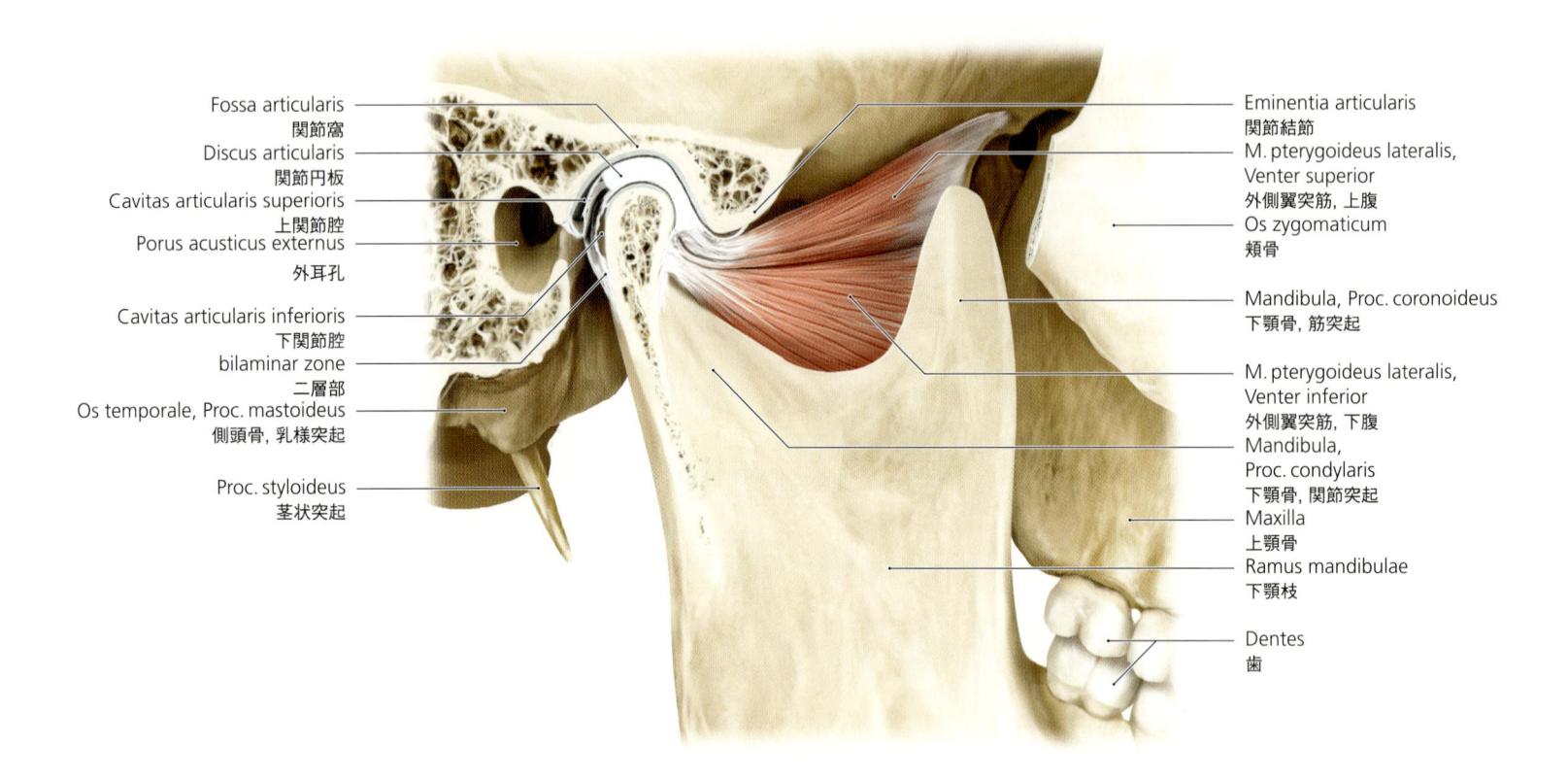

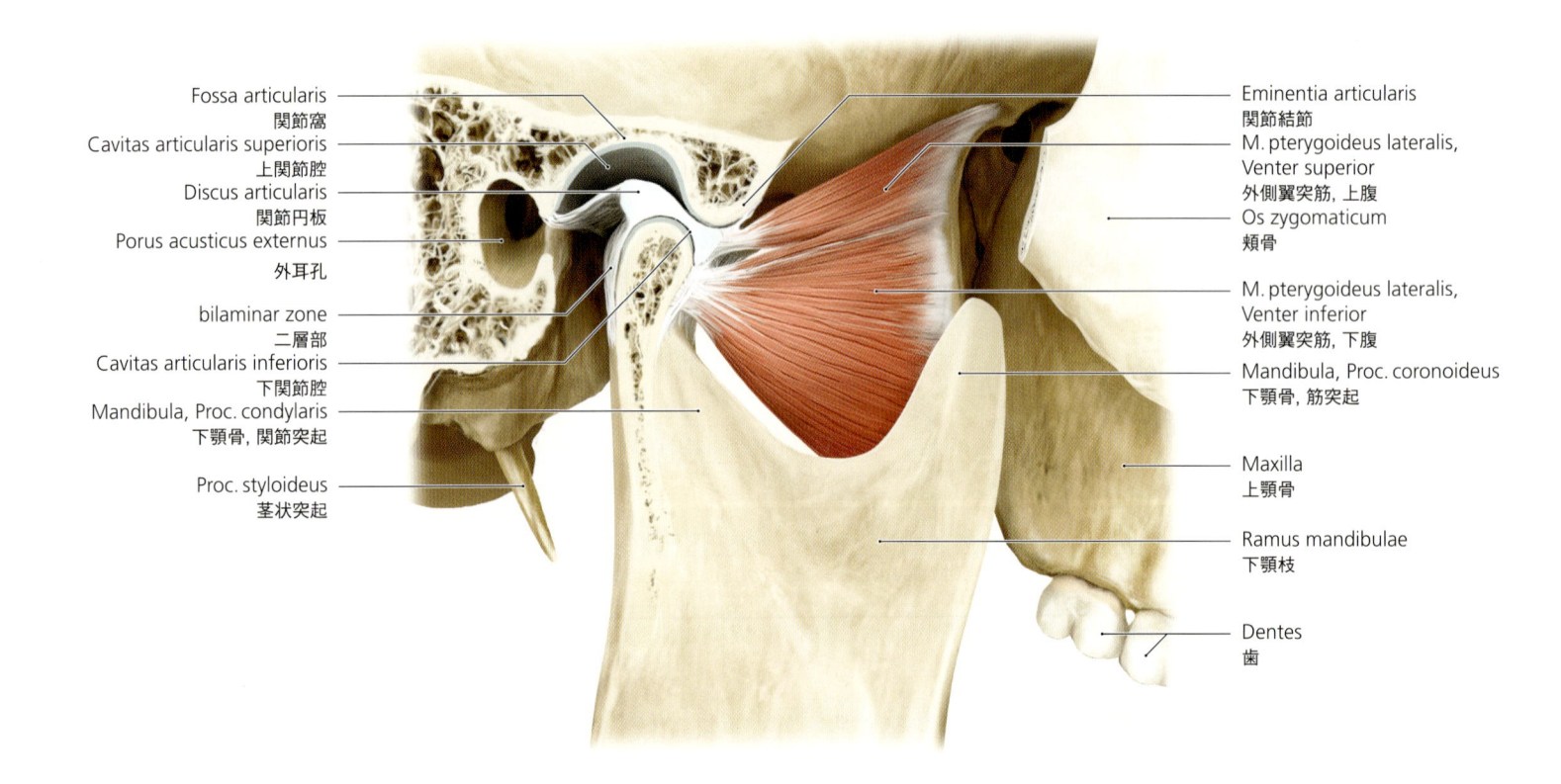

図4.50　顎関節部の側方観．右下顎頭中央で矢状断した．閉口時．
図4.51　顎関節部の側方観．右下顎頭中央で矢状断した．開口時．

P303参照

306

顎関節

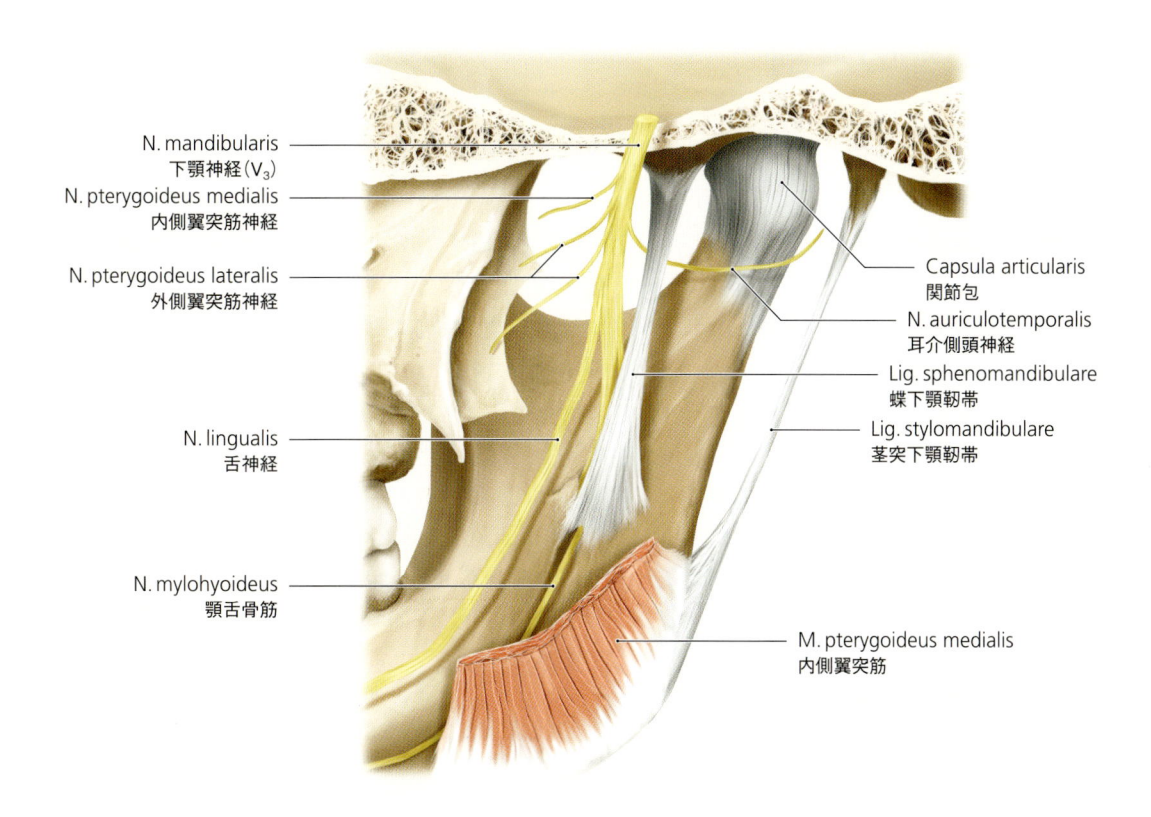

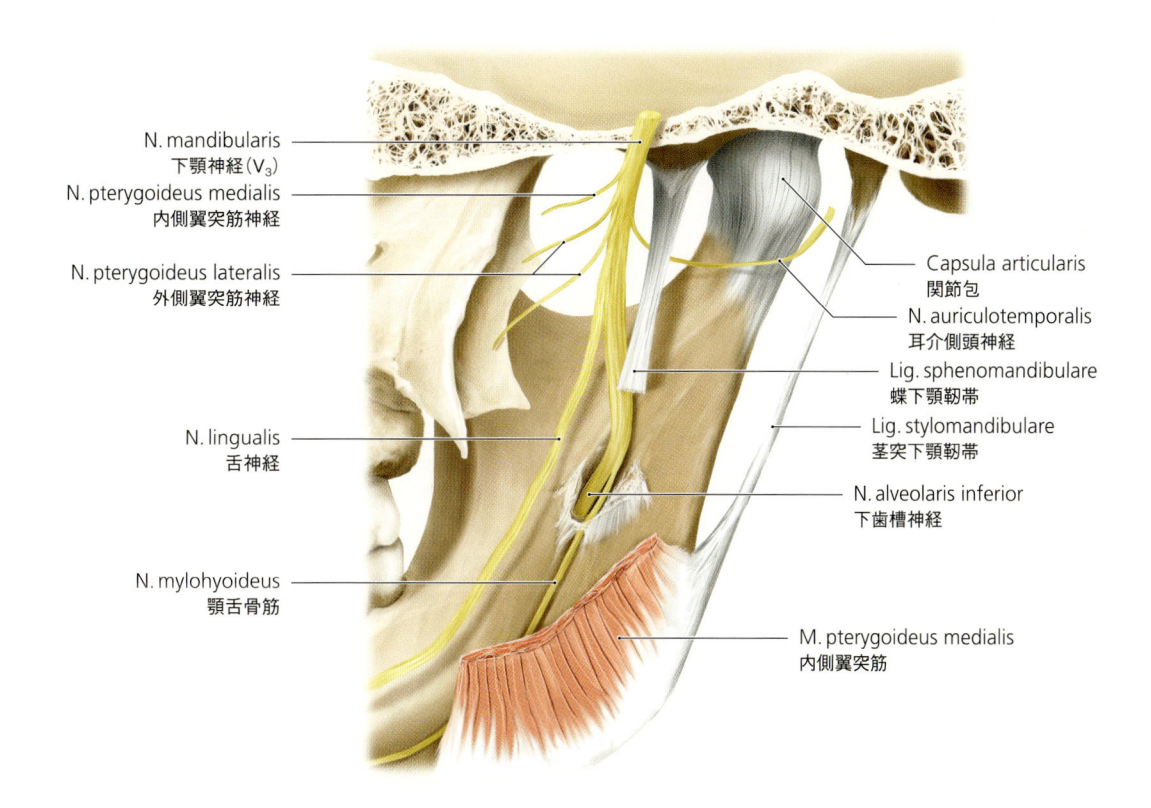

図4.52 下顎枝の内方観．下顎神経の走行．
図4.53 蝶下顎靱帯が切断してある．

P303参照

307

4.9　切断面での口部の解剖

■ **図4.54**　右の顎関節部の矢状断．

■ **図4.55**　右の顎関節部の前額断．

■ **図4.56**　上顎歯槽突起は，内側からは舌の，外側からは口部周囲筋（口輪筋 M. orbicularis oris や頬筋 M. buccinator）からの影響を受けて弓状になっている．歯の位置もまた，これらの筋の力に影響される．硬口蓋の中央には明確な口蓋縫線 Raphe palati がある．前方部では口蓋ヒダ Rugae palatinae が横走する．硬口蓋 Palatum durum 後方に境を接する軟口蓋 Palatum molle は口蓋垂で終わり，咽頭腔に続く．下顎骨上行枝の側方は咬筋により，内側は内側翼突筋に覆われている．

この切断面で，下顎動静脈神経が下顎管に入って行く下顎孔が切断されている．この断面では下顎後動・静脈 A., V. retromandibularis は耳下腺内を走行する．

■ **図4.57，図4.58**　下歯槽部は口部周囲の筋と舌の間の空間に順応した湾曲した形状になっている．これも，舌と口部周囲筋の間の力のバランスを反映している．下顎骨上行枝は舌側は内側翼突筋で側方は咬筋に包まれている．上行枝では，血管（下歯槽動・静脈）と下歯槽神経を通す下顎管の始まりが切断されている．広頸筋 Platysma は皮下脂肪に包まれている．咬筋の前方の間隙での顔面動・静脈 A., V. facialis の走行は，一部は広頸筋と大頬骨筋 M. zygomaticus major によって隠されている．耳下腺の浅部と深部*の区分は水平方向の断面ではっきり認識できる．

---

*　外科解剖では浅葉，深葉と呼ぶことが多い．

切断面での口部の解剖

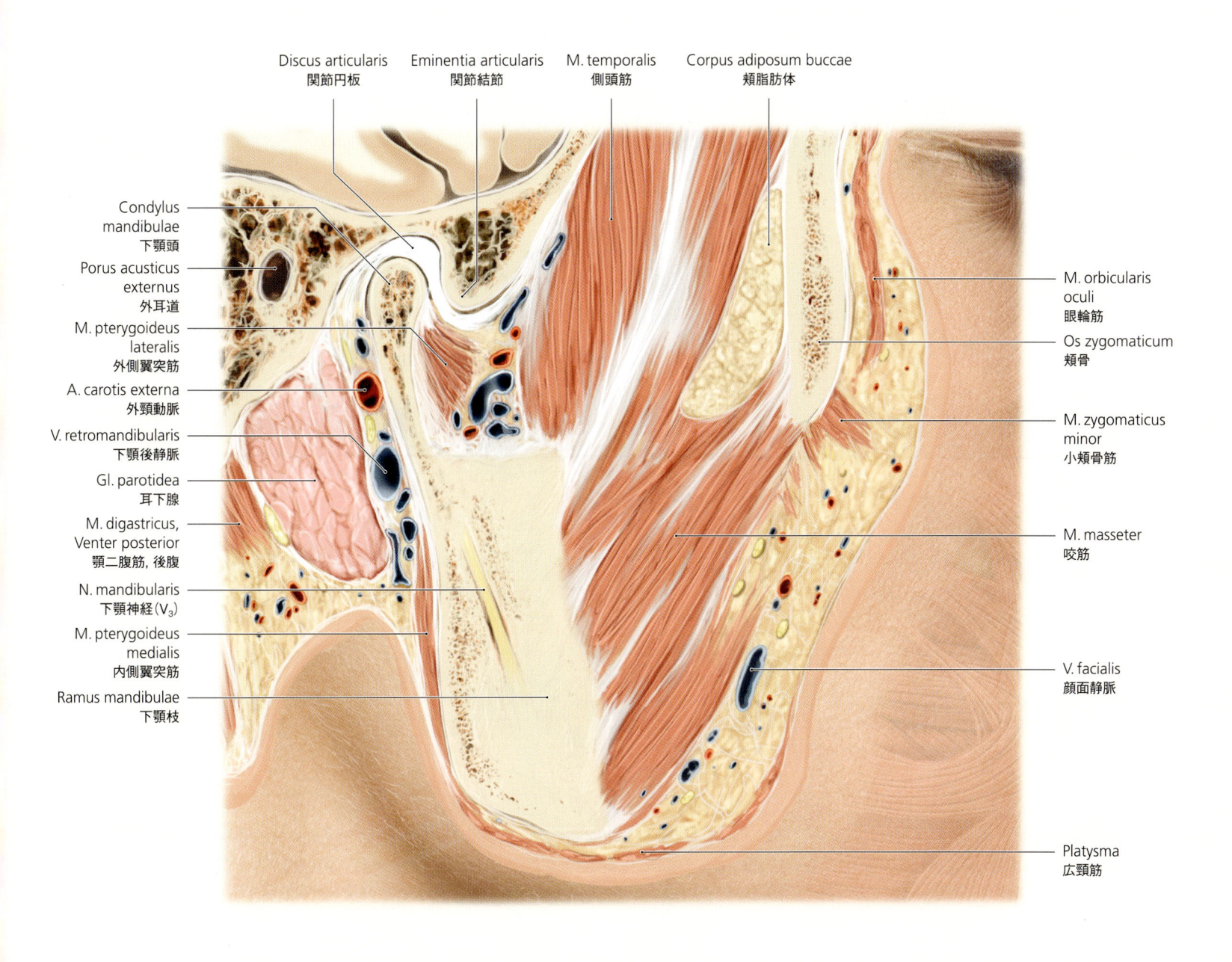

図4.54 右の顎関節部の矢状断. P308参照

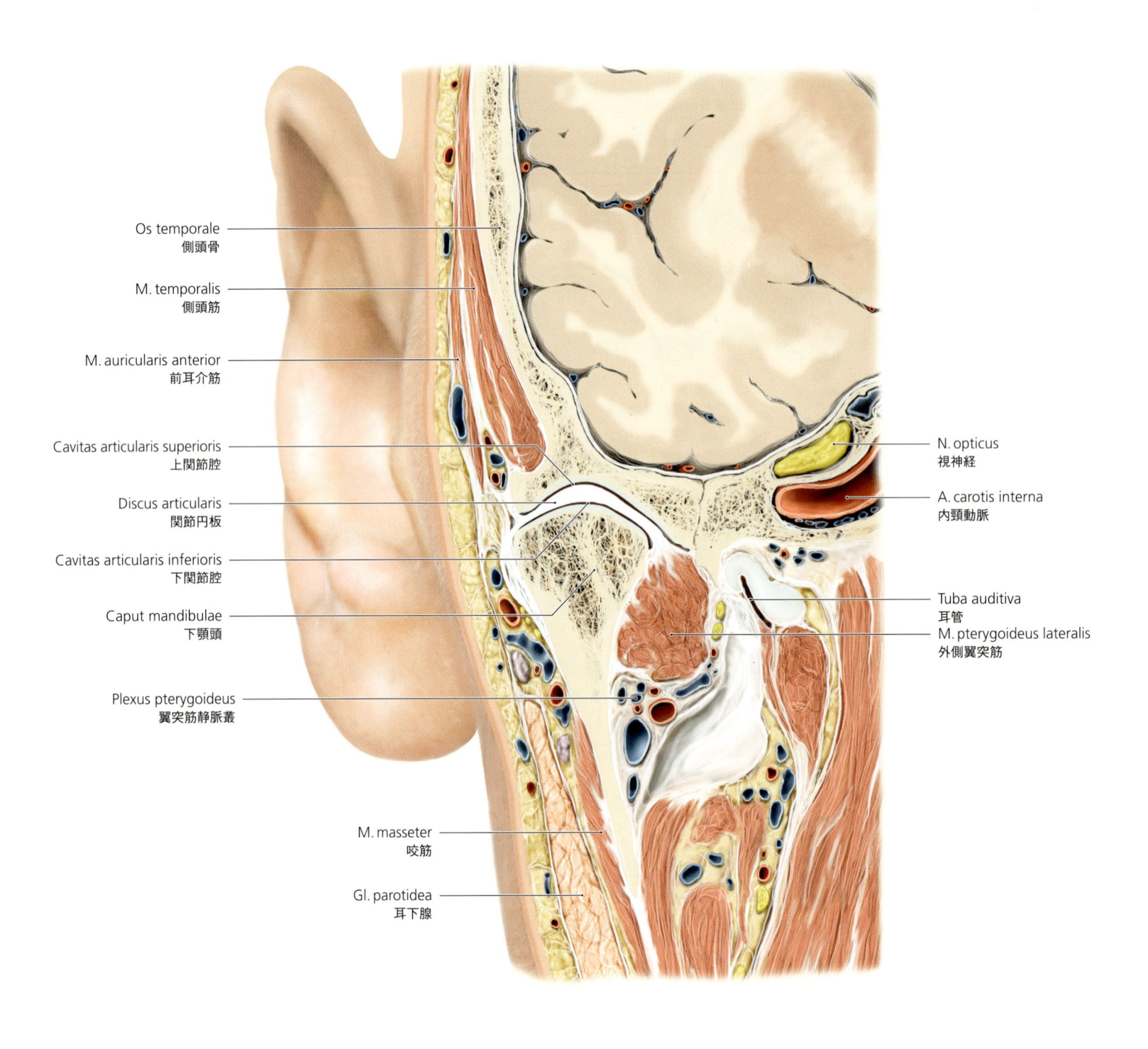

図4.55　右の顎関節部の前額断.

P308参照

切断面での口部の解剖

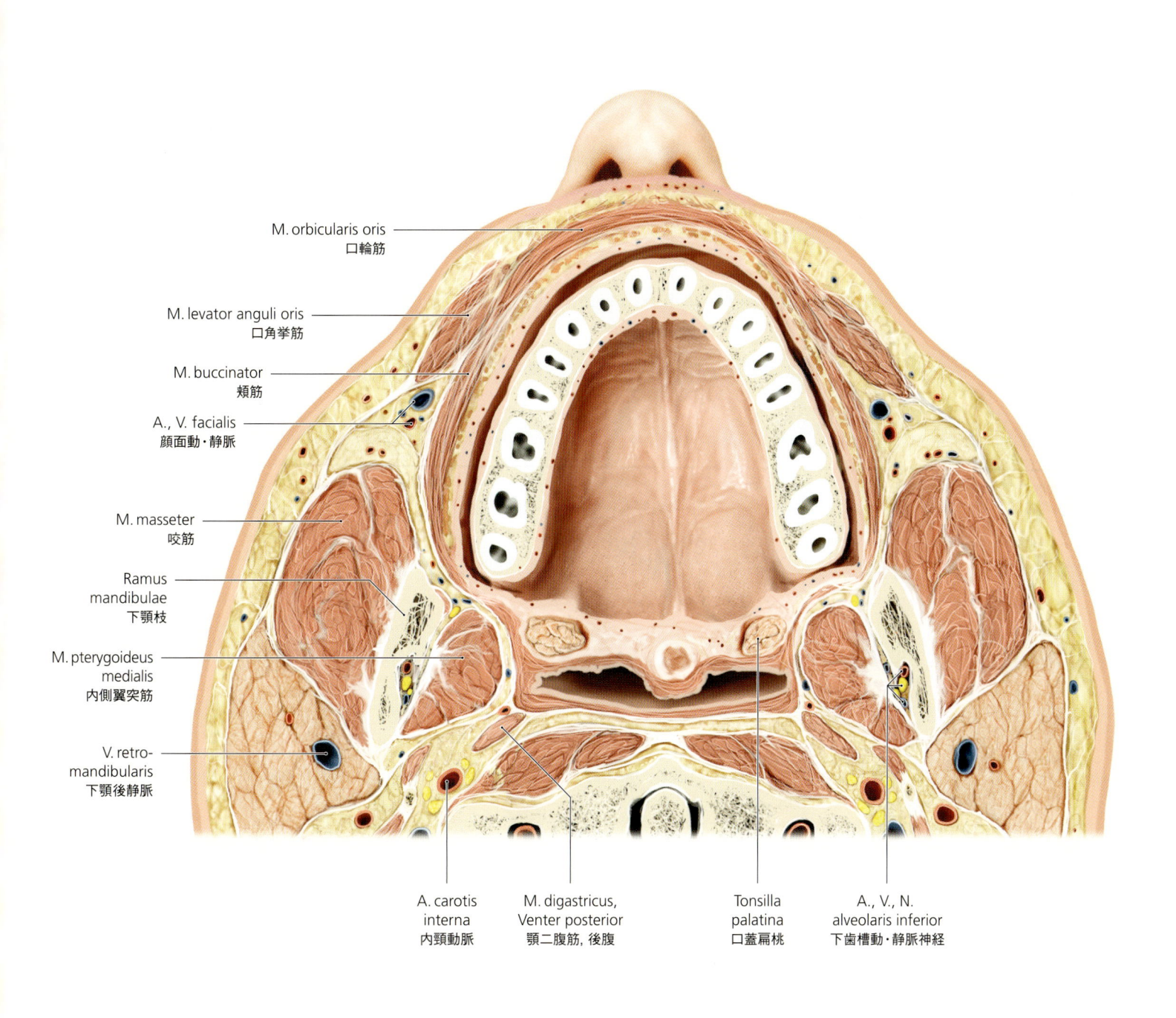

図4.56 第一頸椎（環椎）の高さでの口部を通る水平断.

P308参照

311

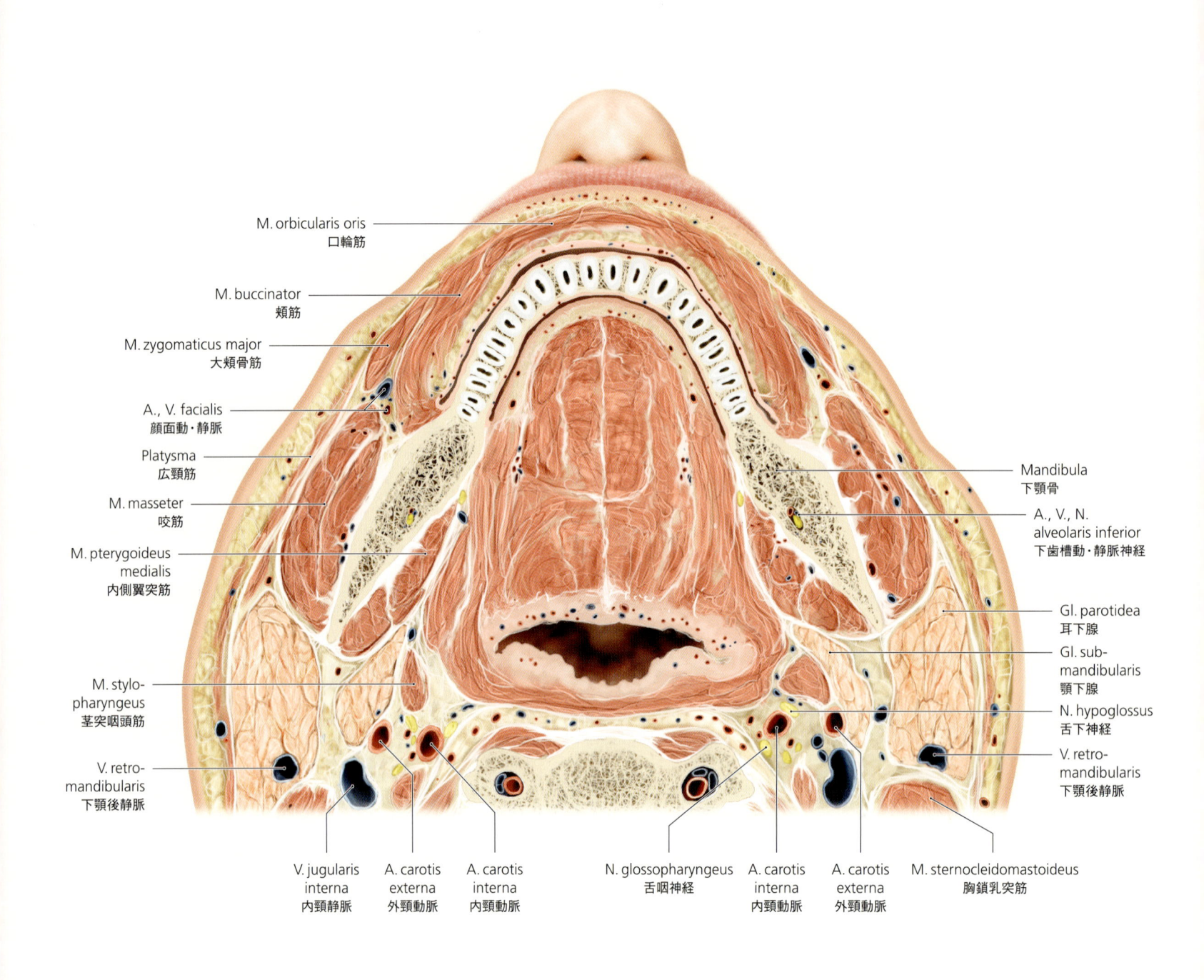

図4.57　第二頸椎（軸椎）の高さでの下顎部を通る水平断．　　　P308参照

切断面での口部の解剖

- M. mentalis オトガイ筋
- M. depressor anguli oris 口角下制筋
- A., V. facialis 顔面動・静脈
- M. geniohyoideus オトガイ舌骨筋
- Gl. sublingualis 舌下腺
- M. depressor labii inferioris 下唇下制筋
- N. alveolaris inferior 下歯槽神経
- Mandibula 下顎骨
- Platysma 広頸筋
- M. masseter 咬筋
- A., V., N. alveolaris inferior 下歯槽動・静脈神経
- M. pterygoideus medialis 内側翼突筋
- M. mylohyoideus 顎舌骨筋
- N. facialis 顔面神経（VII）
- Gl. submandibularis 顎下腺
- V. retromandibularis 下顎後静脈
- Gl. parotidea 耳下腺
- M. digastricus, Venter posterior 顎二腹筋, 後腹
- N. facialis 顔面神経（VII）
- A. carotis interna 内頸動脈
- V. jugularis externa 外頸静脈
- A. carotis externa 外頸動脈
- M. sternocleidomastoideus 胸鎖乳突筋
- V. jugularis interna 内頸静脈

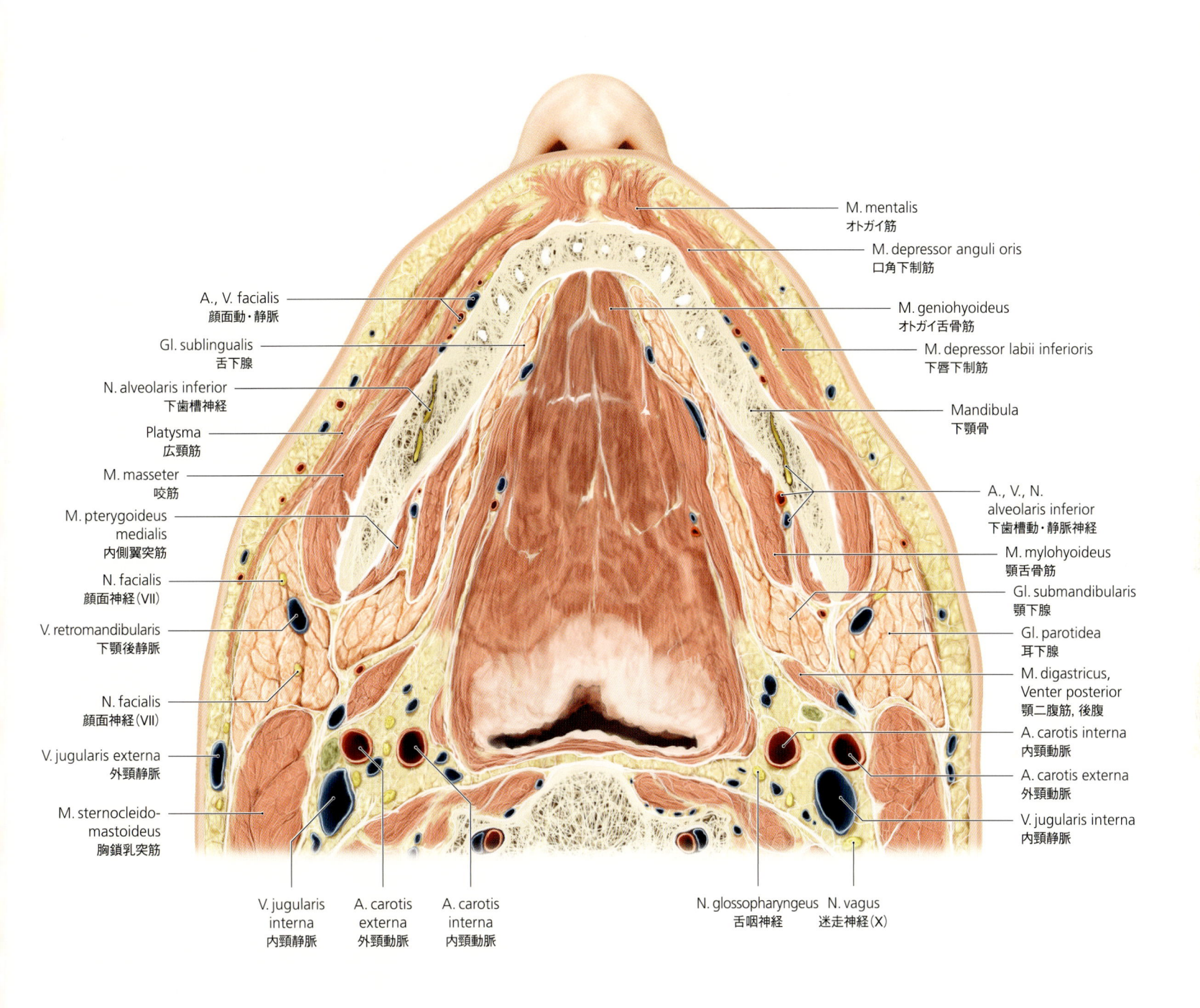

V. jugularis interna 内頸静脈　　A. carotis externa 外頸動脈　　A. carotis interna 内頸動脈　　N. glossopharyngeus 舌咽神経　　N. vagus 迷走神経（X）

図4.58 第三頸椎の高さでの下顎部を通る水平断．　　P308参照

313

4.10 歯性感染症の拡大経路

■ 図4.59 上顎洞と臼歯の根が近接しているため，歯性の感染が上顎洞へ広がる可能性がある．逆に，上顎洞炎が歯痛や不快感で現れることもあり得る．臼歯部の抜歯で上顎洞に通じてしまうことがある（口腔上顎洞交通）．化膿性歯髄炎は上顎洞に感染することがあり，口蓋の狭い粘膜下腔に広がったり，頬側に向かって頬脂肪体に感染することもある．

■ 図4.60 智歯の萌出時期の合併症（重症の化膿性智歯難生症 Dentitio difficilis）に続く継発症として，深部へ進行した化膿性歯牙周囲組織炎や膿瘍形成をともなう急性炎が隣接する筋窩

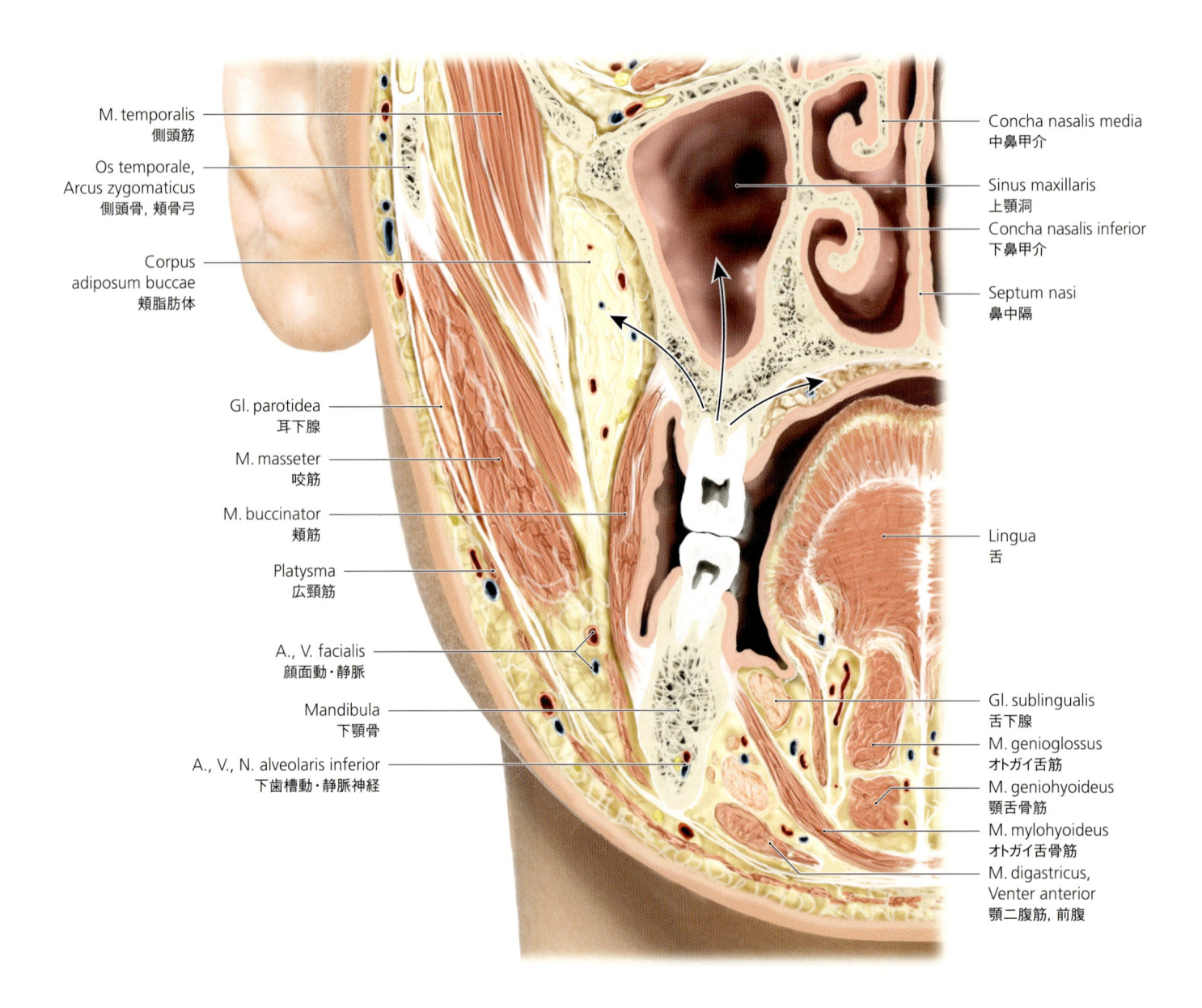

図4.59 歯性感染の拡大． 上記参照

歯性感染症の拡大経路

に広がる可能性がある．通常の感染の兆候に加えて，牙関緊急に至るまでの開口障害が合併症状として挙げられる．咽頭後隙，耳下腺あるいは顔面静脈を介しての炎症の拡大は生命を脅かす継発症である．

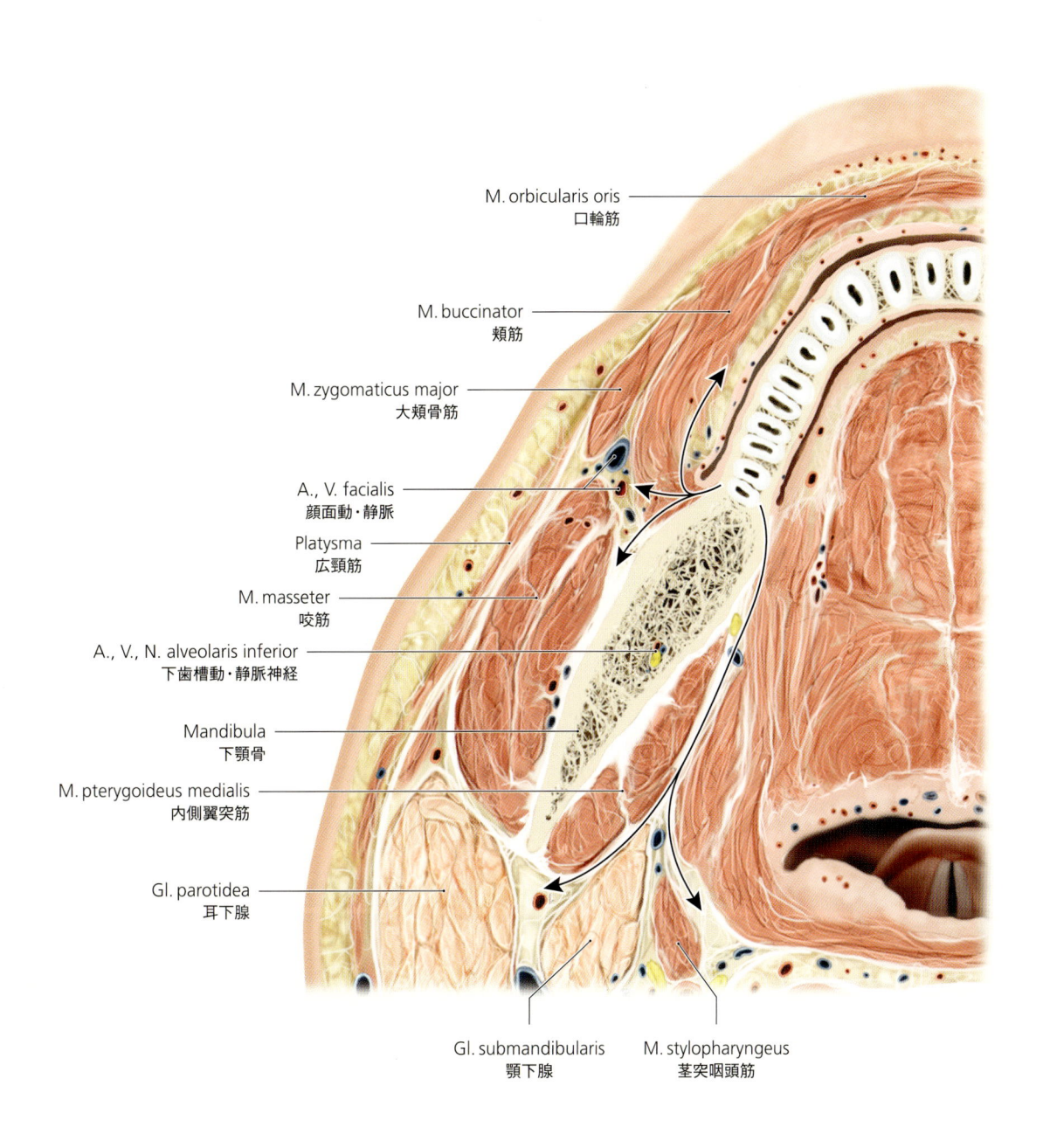

図4.60　歯性感染の拡大．　　　　　　　　　　　　　　　　P314参照

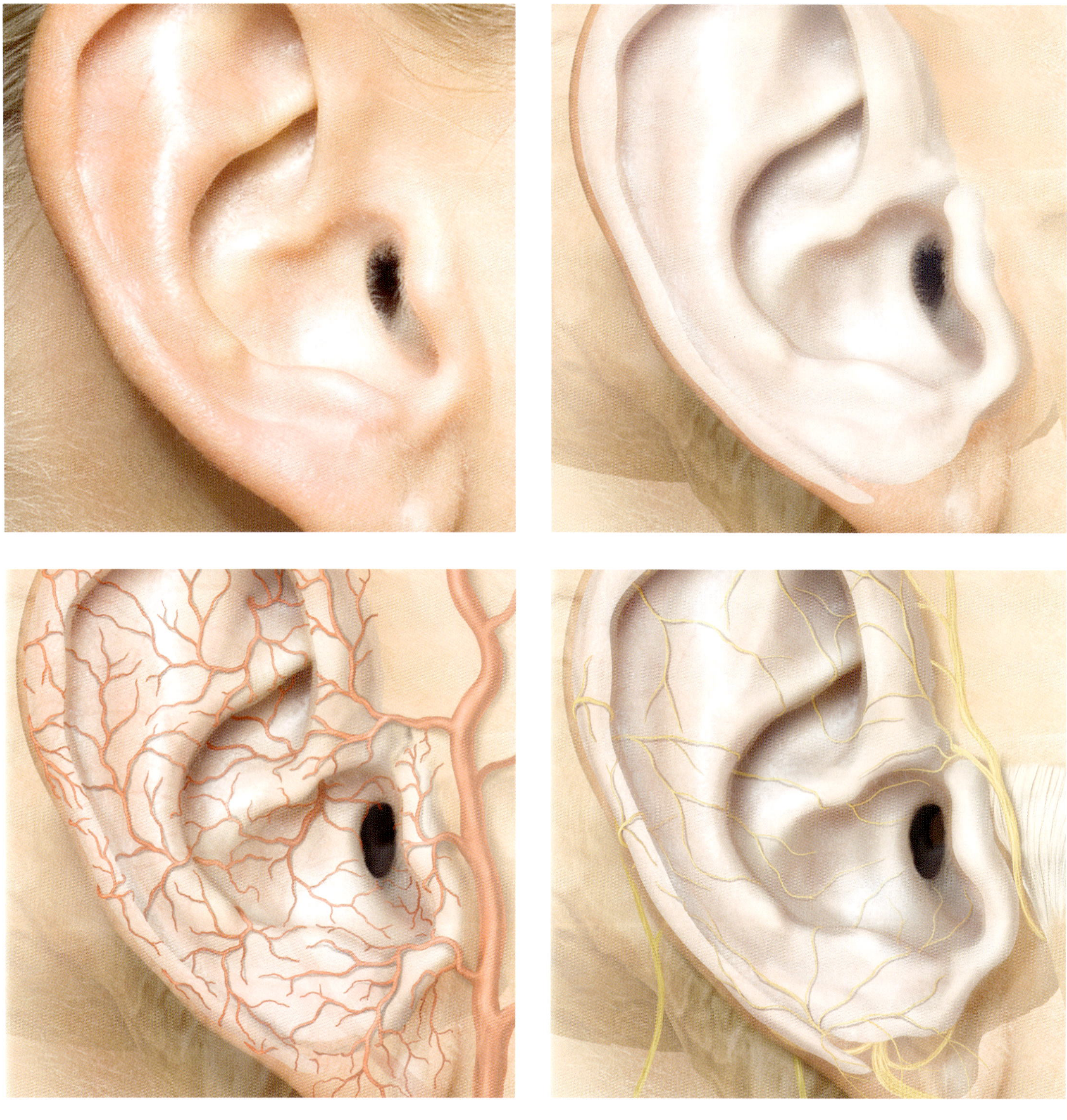

5 耳

5 耳

■ 図5.1　耳の形態はさまざまで個人差があり，常に左右対称というわけではない．しかしその一方で，ヒト耳介ならではの解剖学的特徴もある．
皮膚は角化重層扁平上皮を有し，多くは皮下脂肪組織が欠如している．そのかわりに真皮は軟骨膜とともに覆い，耳朶のみが脂肪組織と粗い結合組織を有している．特に汗腺，脂腺は耳甲介 Concha auriculae や舟状窩 Fossa scaphoidea で見られる．

毛は外耳道開口部に存在し，加齢とともに耳珠 Tragus や対珠 Antitragus にも生えてくる．

■ 図5.2 〜 図5.4　耳介は主に軟骨性骨格（耳介軟骨 Cartilago auriculae）から構成され，主に弾性軟骨で一部は線維性軟骨からなる．真皮には皮下脂肪組織がなく軟骨膜と一体にできている．耳朶のみが脂肪組織と粗い結合組織を含んでいる．

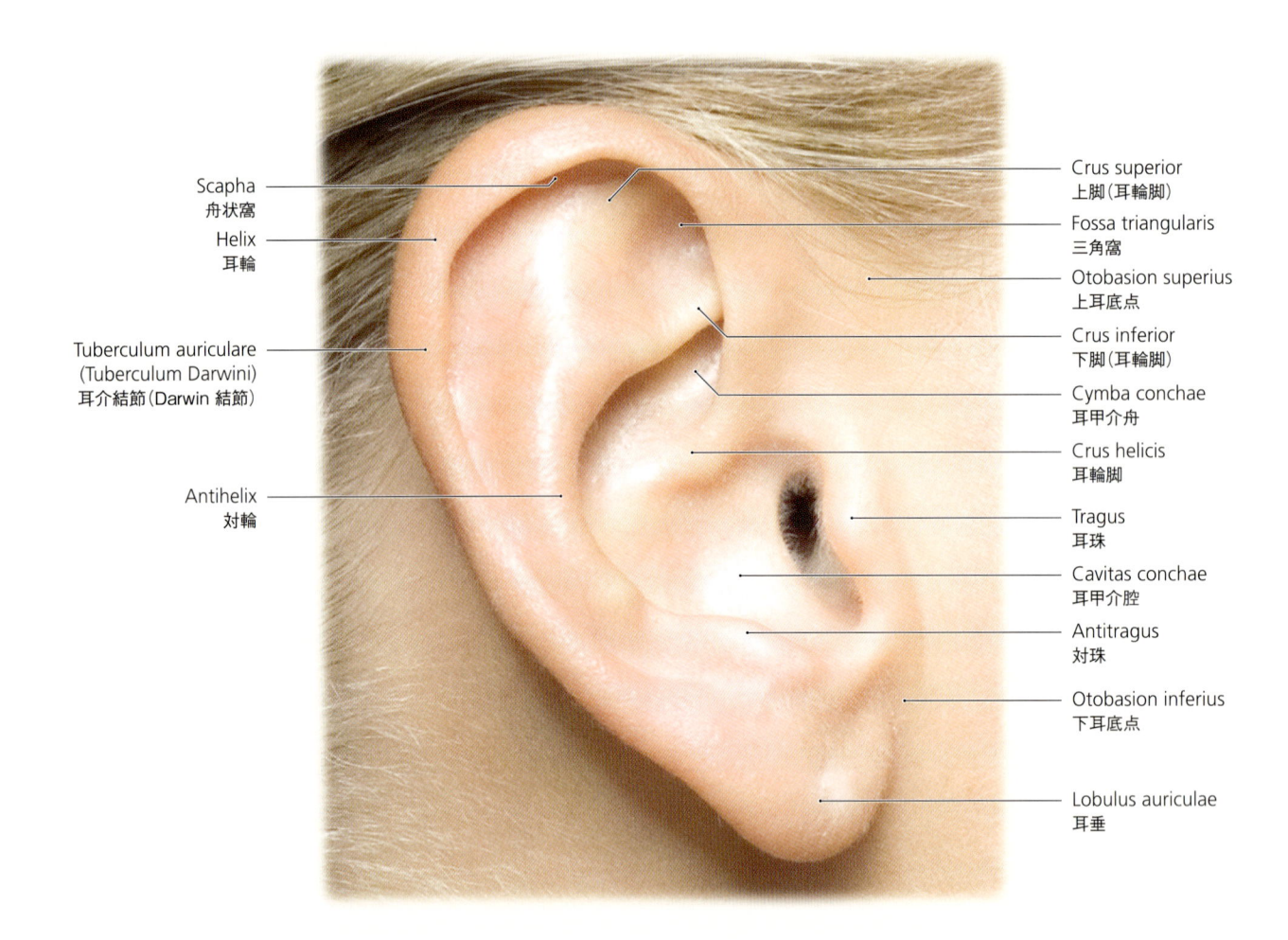

図5.1　右耳介の側方観．　　　　　　　　　　　　　　　　　　上記参照

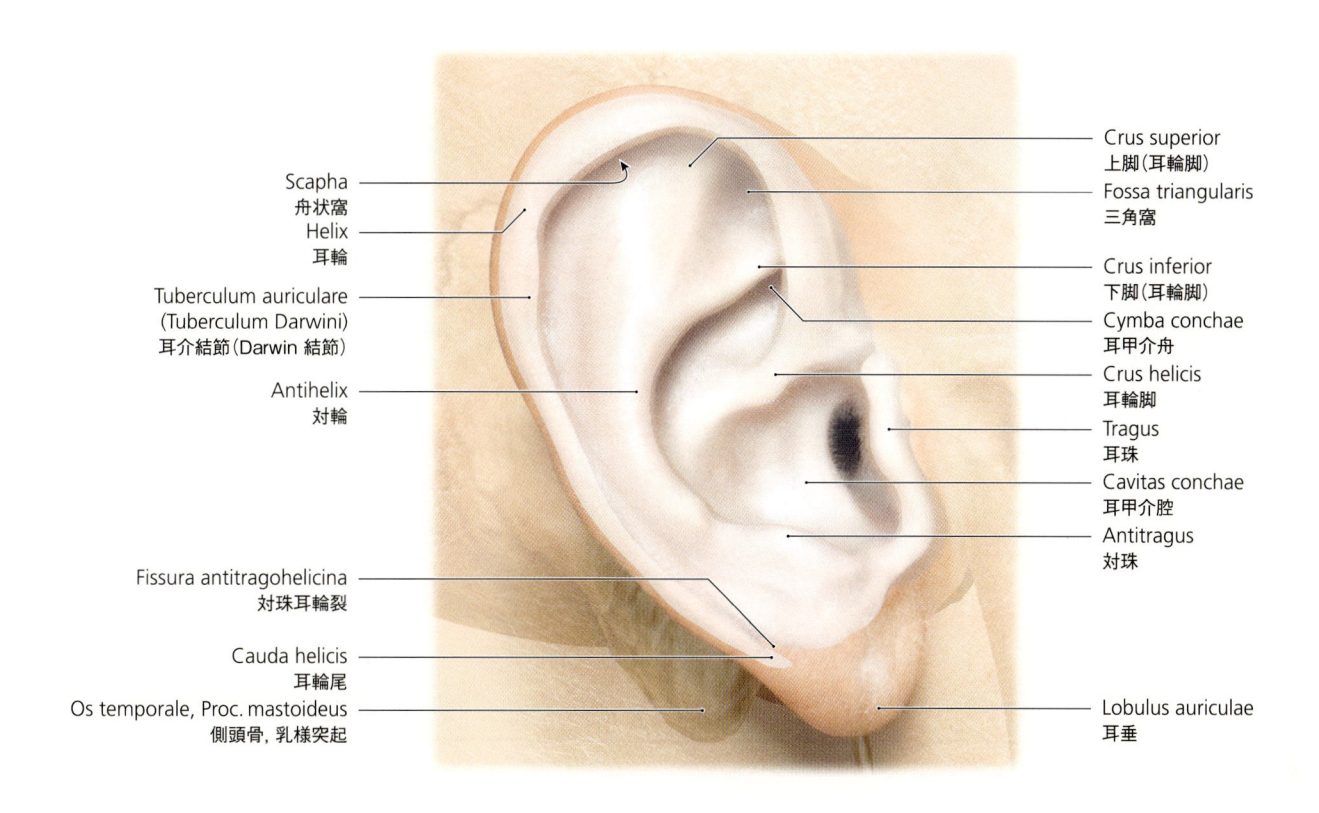

図5.2 右耳介の側方観．軟骨性骨格を示す． P318参照

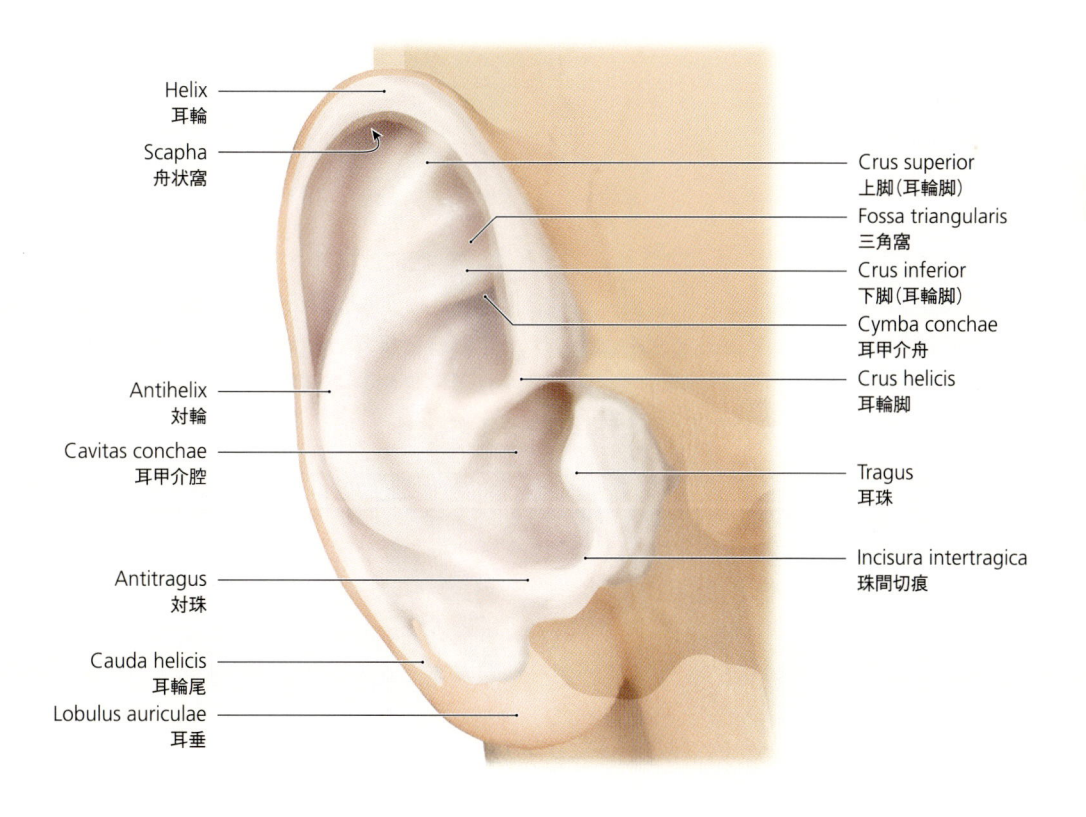

図5.3 右耳介の側方45°前方観．軟骨性骨格を示す． P318参照

耳

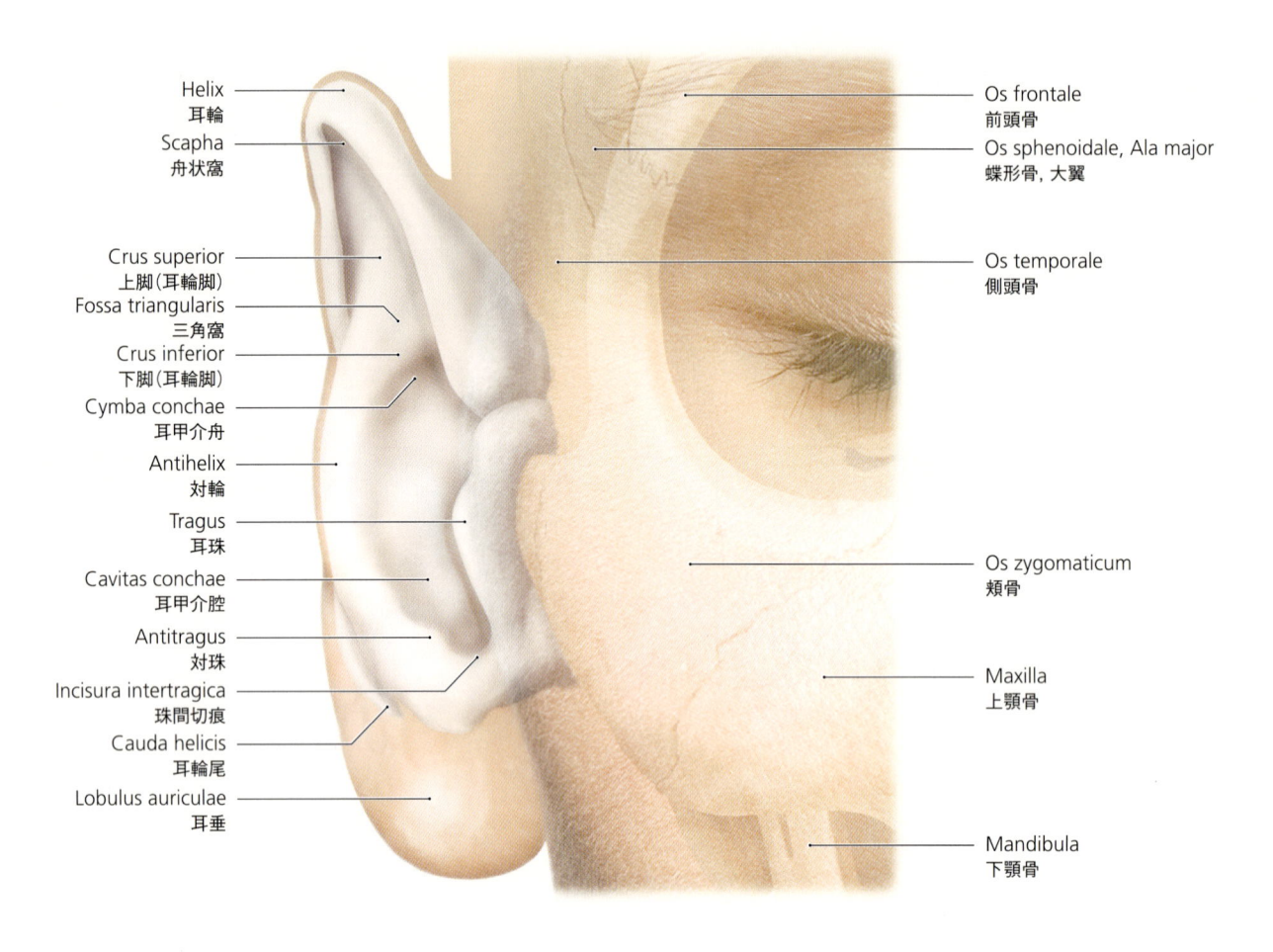

Helix 耳輪	Os frontale 前頭骨
Scapha 舟状窩	Os sphenoidale, Ala major 蝶形骨, 大翼
Crus superior 上脚(耳輪脚)	Os temporale 側頭骨
Fossa triangularis 三角窩	
Crus inferior 下脚(耳輪脚)	
Cymba conchae 耳甲介舟	
Antihelix 対輪	
Tragus 耳珠	Os zygomaticum 頬骨
Cavitas conchae 耳甲介腔	
Antitragus 対珠	Maxilla 上顎骨
Incisura intertragica 珠間切痕	
Cauda helicis 耳輪尾	
Lobulus auriculae 耳垂	Mandibula 下顎骨

図5.4　右耳介の前方観．軟骨性骨格を示す．　　　　　　　　　　P318参照

■ 図5.5　右耳の軟骨性骨格の側方観．

■ 図5.6　右耳の軟骨性骨格の内面観．

■ 図5.7　耳では固有筋，非固有筋が区分できる．固有筋は耳介上に存在し，各部分をつないでいる．
図に示してある固有筋のほかに，耳介内側ではさらに固有筋が存在している（耳介横筋，耳介斜筋）．
非固有筋は耳介の外から耳介に進入していて，これによって耳をわずかに動かすことができる．
前耳介筋 M. auricularis anterior は耳輪棘に進入している．側頭筋の上に存在する上耳介筋 M. auricularis superior は，頭側から耳介の三角隆起の内側へ広がっている．後耳介筋 M. auricularis posterior は耳介の耳甲介舟の内側に進入している．

また，図には描写されていないが，耳介は靭帯によって固定され，それらは前耳介靭帯（頬骨突起基部から耳輪棘にかけて），上耳介靭帯（側頭骨鱗部から外耳道軟骨上縁ならびに耳輪棘にかけて），後耳介靭帯（乳様突起外側面から甲介隆起にかけて）である．

■ 図5.8　固有筋は耳介の各部分をつないでいる．耳介の部分同士をつなぐ固有筋として，耳介内側に，耳介横筋，耳介斜筋と対珠筋が見える．非固有筋は耳介の外から耳介に進入している．前耳介筋は耳輪棘に入り込み，側頭筋の上に存在する上耳介筋は頭側から耳介の三角窩隆起の内側面へ広がっている．後耳介筋は耳介の耳甲介舟の内側面に進入している．

耳

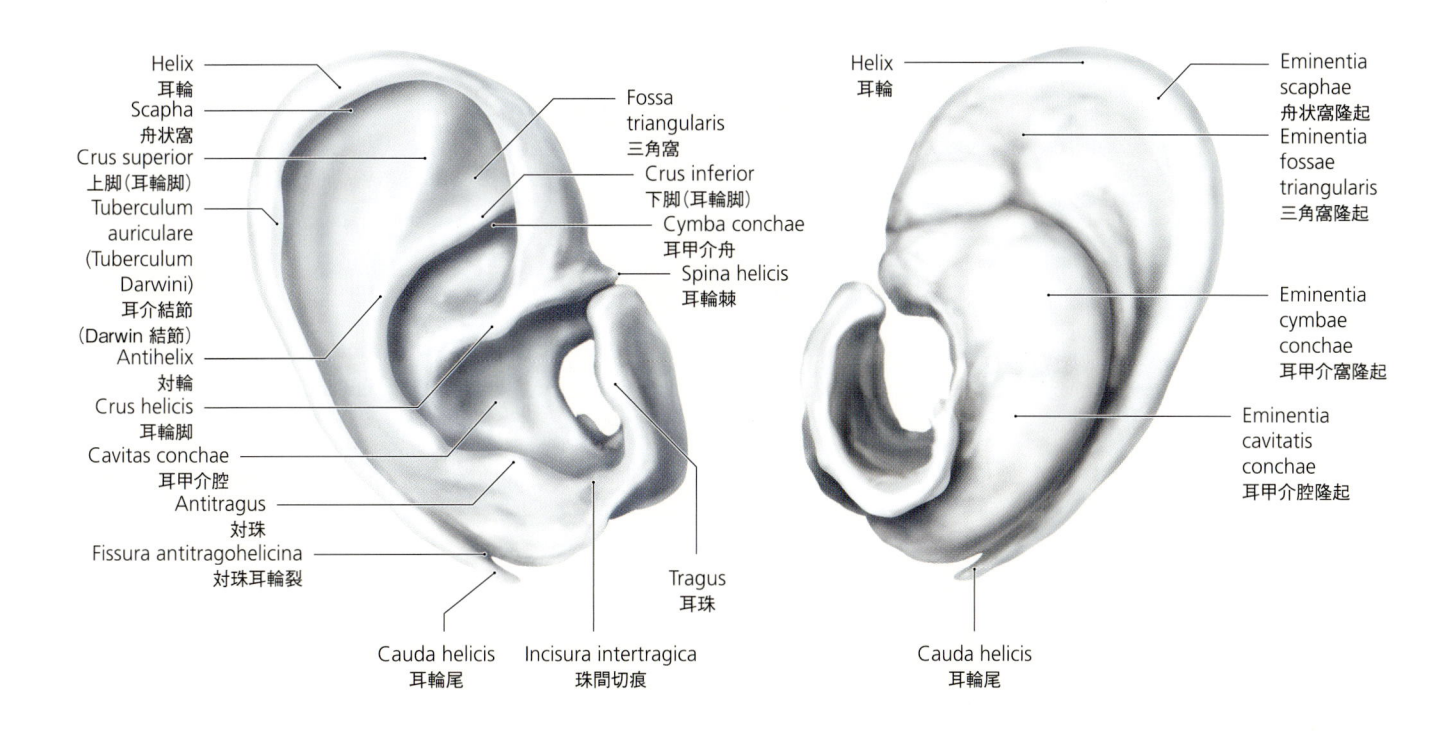

図 5.5 右耳の側方観. 軟骨性骨格.

図 5.6 右耳の内面観. 軟骨性骨格. P320参照

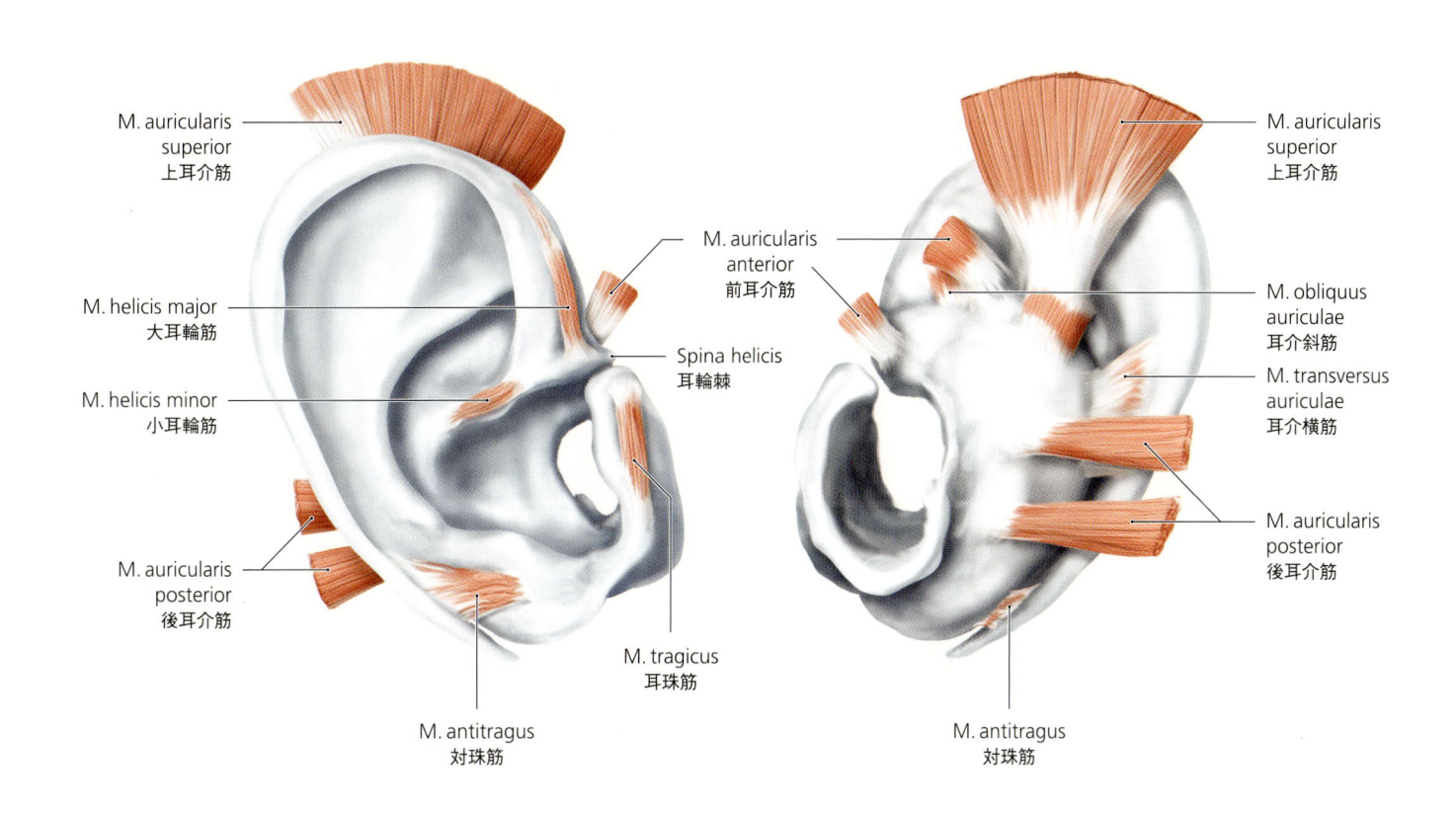

図 5.7 右耳の側方観. 軟骨性骨格と筋.

図 5.8 右耳の内面観. 軟骨性骨格と筋. P320参照

321

耳

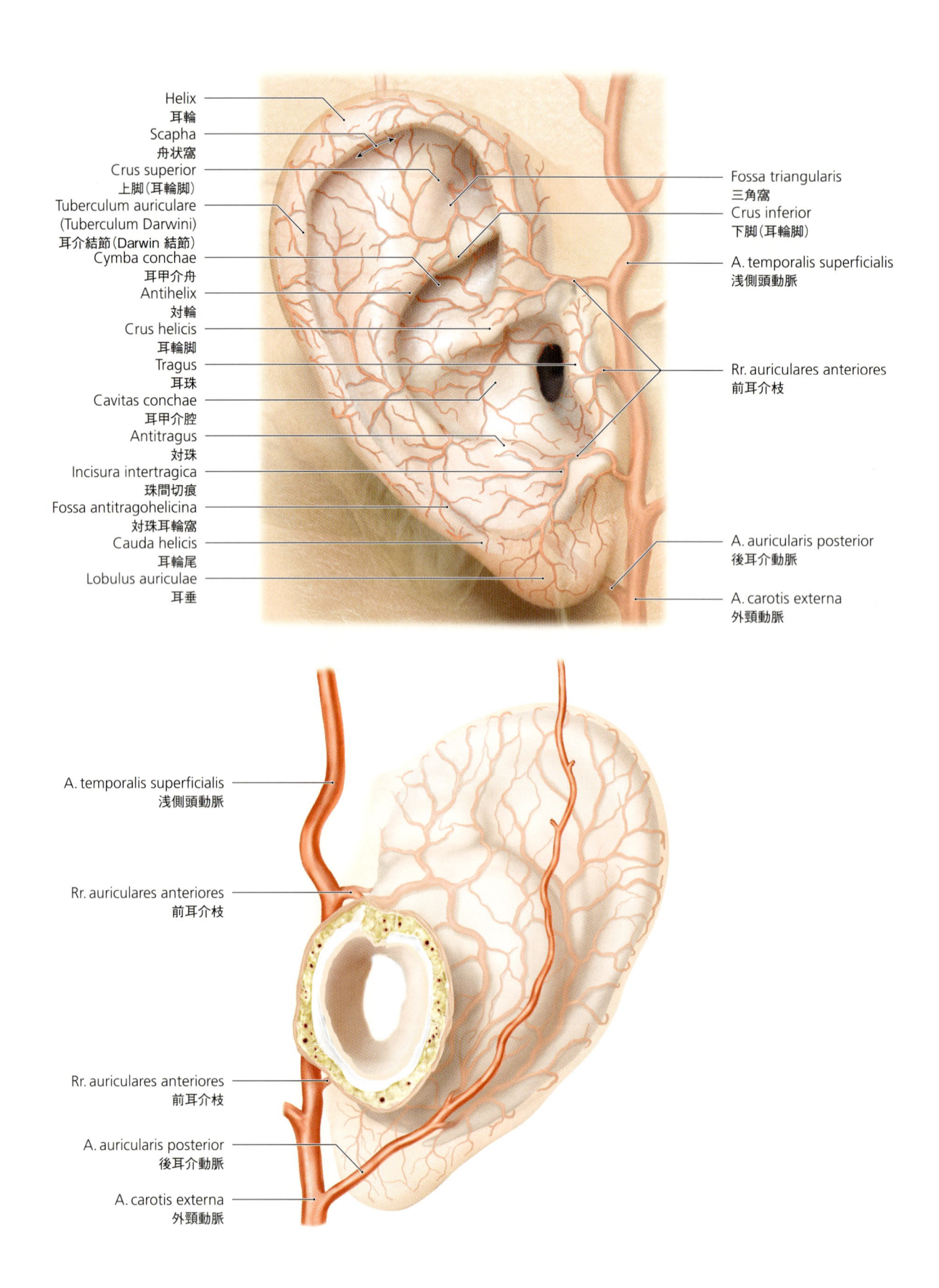

図5.9 外耳の側方観．動脈分布．
図5.10 外耳の内面観．動脈分布．

P323参照

耳

■ **図5.9, 図5.10** 耳介への動脈は，耳の各部へ別々の枝を出す外頸動脈に由来する．後耳介動脈 A. auricularis posterior は耳の下半分へ分岐し，その後縁を頭部方向へ走行する．この途上耳の内側に小さな枝を出す．耳の側方は浅側頭動脈からの前耳介枝によって栄養されている．耳の細い血管は軟骨膜と表皮の間の薄い層の中を走行している．また，炎症による毛細血管の容量増加は，耳部が空間的に非常に狭いため，強い痛みに直結する．

■ **図5.11** 耳介前方部からのリンパ液は耳下腺リンパ節を介して流出する．これは耳の皮膚の悪性腫瘍の治療の際に注意せねばならない．外耳の後方部や耳垂からのリンパ液は深頸リンパ節と後頭リンパ節を通じて排出される．

■ **図5.12** 外耳の毛細血管からの静脈血は浅側頭静脈につながる前耳介静脈に集約される．後耳介静脈は耳介後部と反対側の皮膚領域の毛細血管からの血液を受け入れ，外頸静脈に開口する．

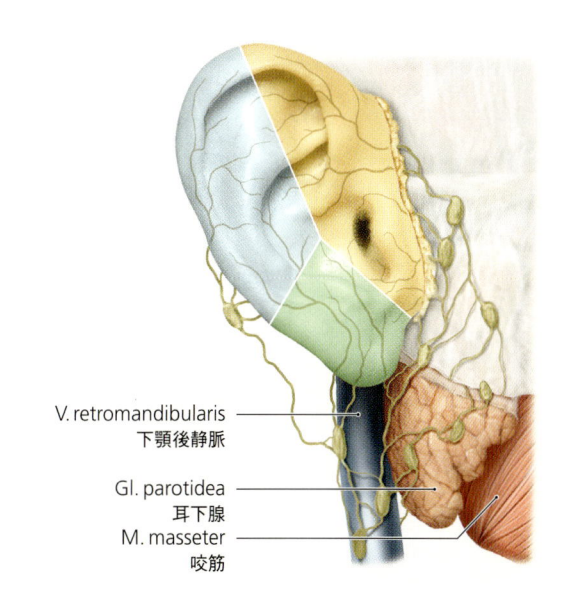

図5.11 外耳の側方観．リンパ流． 左記参照

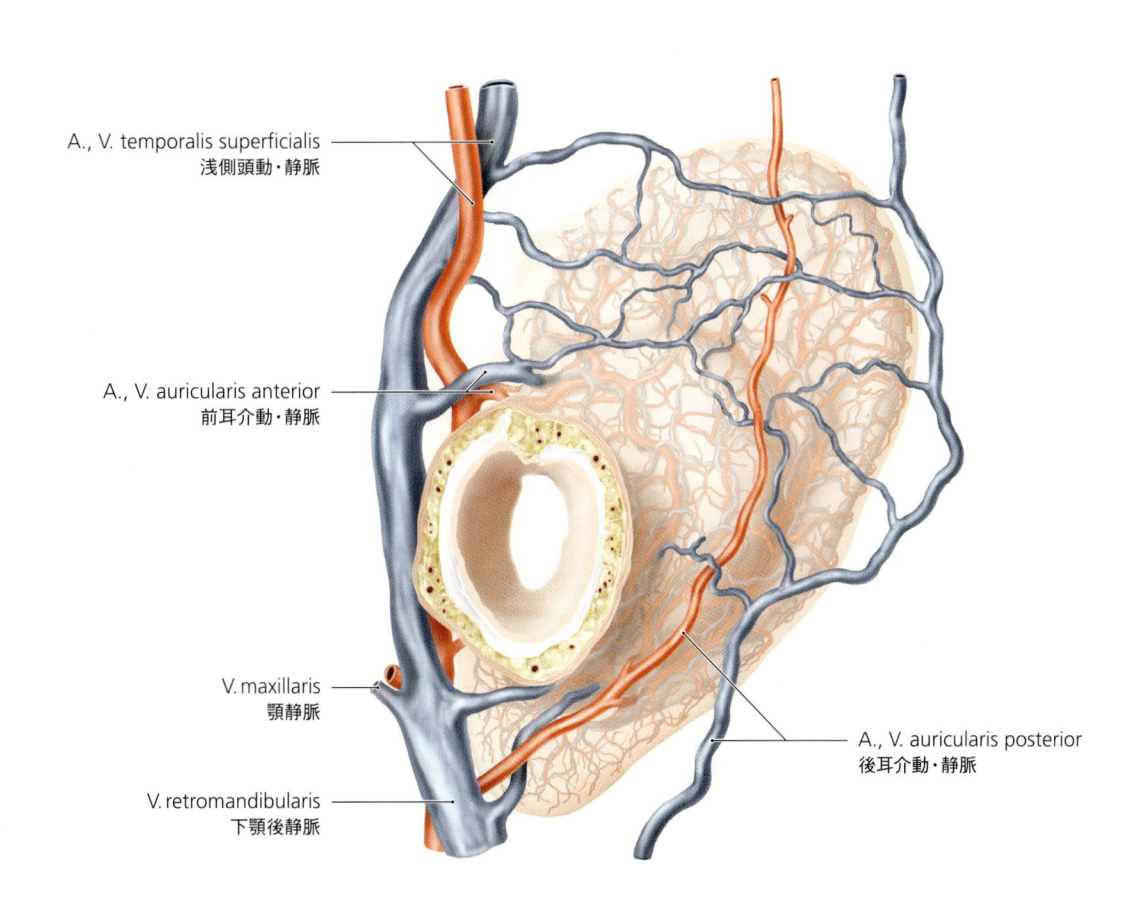

図5.12 右耳介の内面観．静脈還流と動脈分布． 上記参照

323

耳

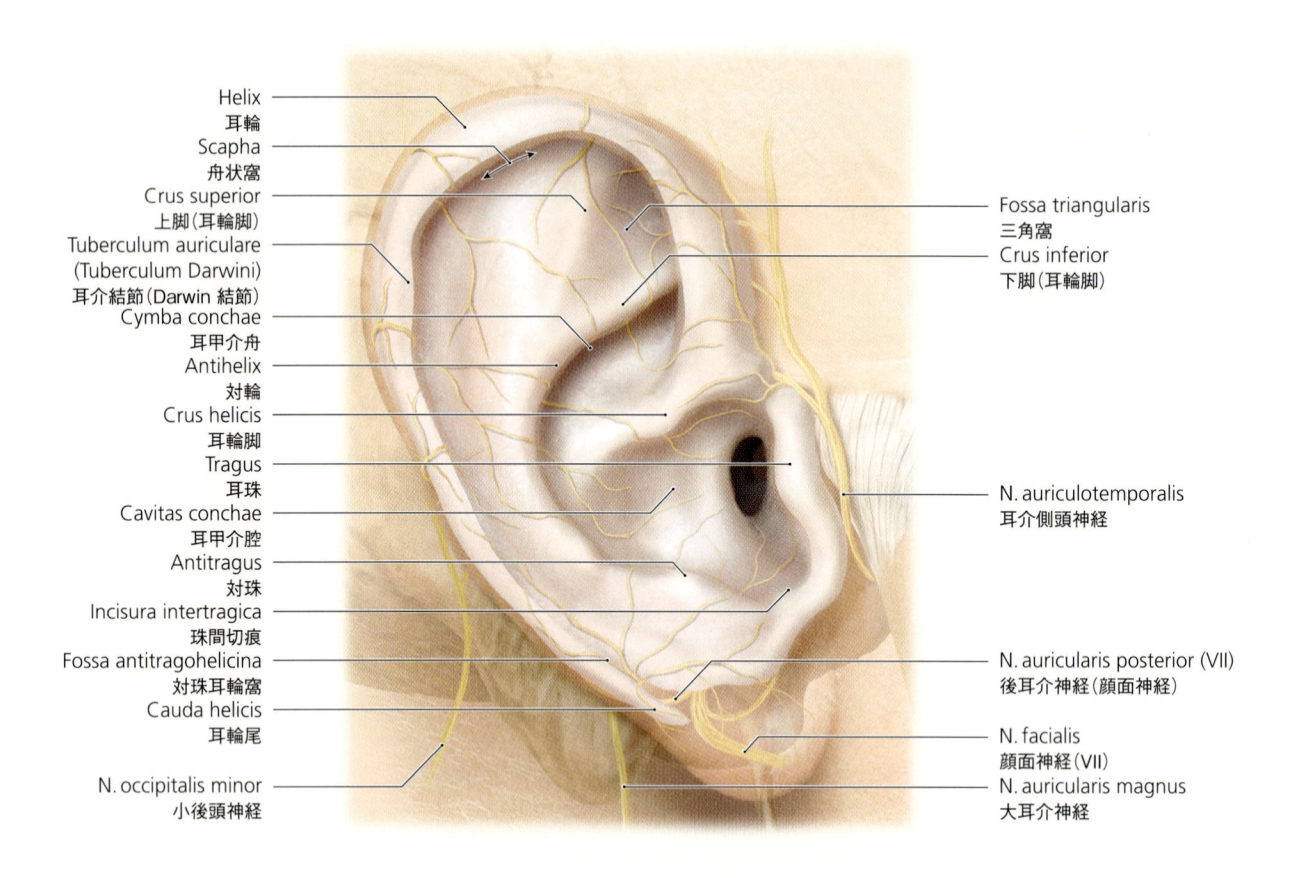

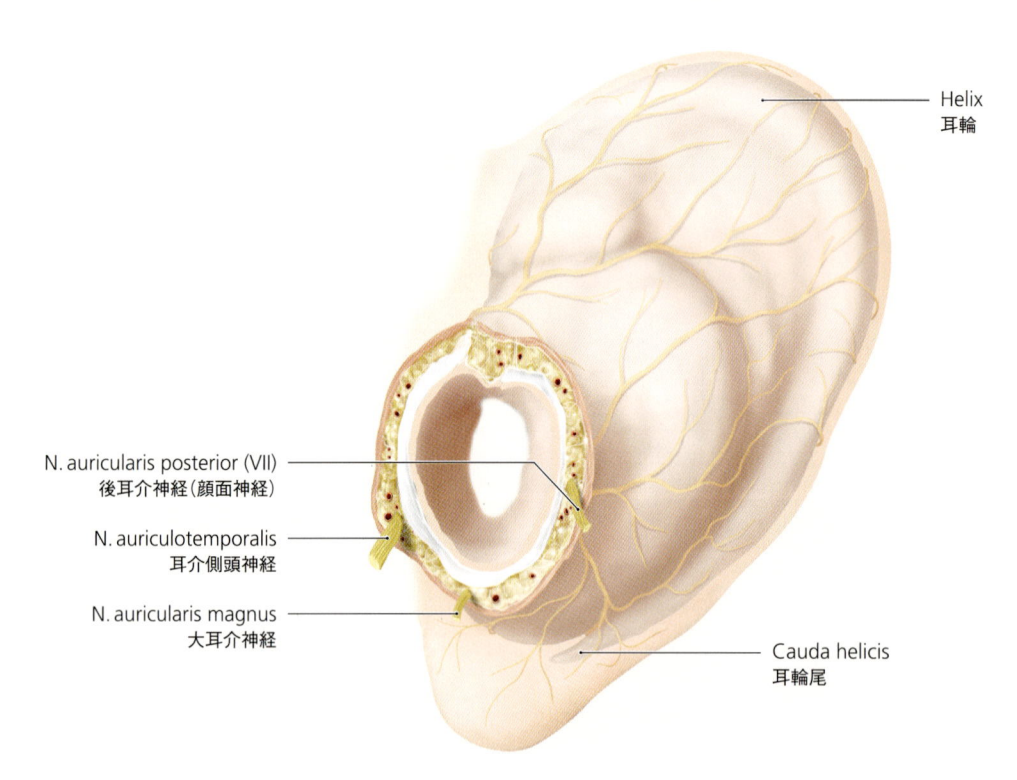

図5.13 外耳の側方観. 神経支配.
図5.14 右耳介の内面観. 知覚神経分布.

P325参照

■ **図5.13** 耳介の知覚神経は多様な経路を通って来ており，耳介前方部（耳輪，耳珠，耳垂の前方も含む）は，顎関節や側頭部の皮膚とともに耳介側頭神経 N. auriculotemporalis からの分枝が支配している．これから外耳道へ小さな枝も出る．
側面の後方部分は頸神経叢由来の大耳介神経 N. auricularis magnus によって，耳甲介と耳甲介舟は迷走神経耳介枝によって知覚支配されている．耳介内面は，大耳介神経が下方2/3を，小後頭神経 N. occipitalis minor が内面上方1/3を支配している．

■ **図5.14** 耳介側頭神経 N. auriculotemporalis は耳介前方部だけでなく頭側の部分の知覚も支配している．耳の後方の皮膚と内面背側の皮膚の知覚は，さらに後方から来る大耳介神経によって支配されている．内面背側の筋肉は顔面神経からの後耳介神経 N. auricularis posterior によって運動支配されている．

■ **図5.15** 耳介側頭神経は耳部前方にある下顎関節突起から背側に走行し，耳の一部の知覚を支配している．顔面神経 N. facialis は茎乳突孔 Foramen stylomastoideum から出て後耳介神経とともに外耳内側面の筋肉の運動を司っている．側面の筋肉は顔面神経からの側頭枝が支配している．外耳道背側には迷走神経耳介枝 N. vagus, R. auricularis が出てくる．頸神経叢由来の大耳介神経は下方2/3で耳介の側面後方部分と内側面を知覚支配している．

■ **図5.16** 耳介の知覚神経は多様な経路を通って来ており，耳介前方部（耳輪，耳珠，耳垂の前方も含む）は，顎関節や側頭部の皮膚とともに耳介側頭神経からの分枝が支配している．これから外耳道へ小さな枝も出る．
側面の後方部分は大耳介神経 N. auricularis magnus が知覚支配し，耳甲介腔と耳甲介舟には迷走神経耳介枝が到達している．耳介後方の皮膚と耳介後方内側面の皮膚は小後頭神経 N. occipitalis minor が支配している．
顔面神経は耳介の一部と耳介後方（明点が打ってある）の皮膚知覚を司り，後耳介神経を通じて枝を迷走神経耳介枝へ送り，その結果図に示すように分布する．（聴神経腫瘍でのHitselberger兆候[*1]）

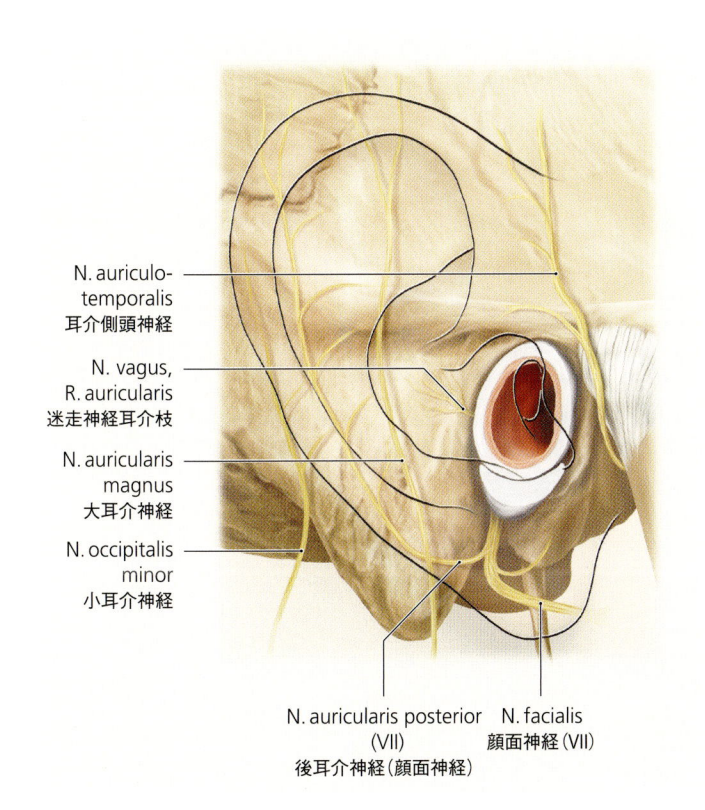

図5.15 耳部の神経分布．耳介を除き，その輪郭を描いてある．
上記参照

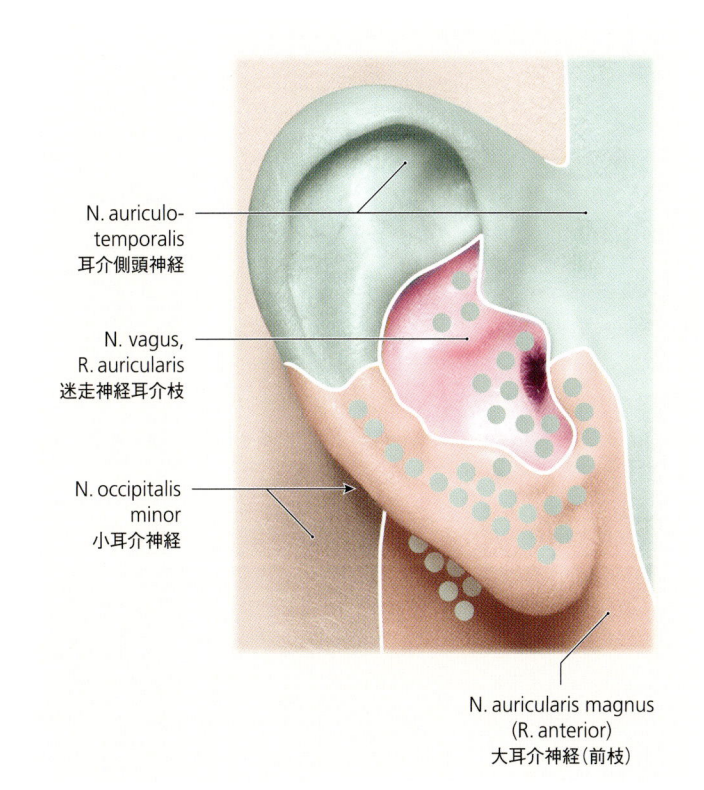

図5.16 外耳の側方観．神経支配部位．
上記参照

---

*1 聴神経腫瘍により並走する顔面神経が圧迫されることによりその知覚系症候として味覚異常とともに現れる外耳道後壁の知覚鈍麻をさす．Hitselberger WG, 1966-1968論文．

耳

■ **図5.17** 右の外耳の後方観.

■ **図5.18** 後方からは，耳介の内側面に固有筋として，耳介横筋，耳介斜筋，対珠筋が見える．非固有筋としては，上耳介筋 M. auricularis superior が背側から見える．これは側頭筋上に存在し，頭側から耳介の三角隆起の内側へ広がっている．その他には後耳介筋 M. auricularis posterior があり，耳介の耳甲介舟の内側面に入り込む．

■ **図5.19** 後耳介動脈は外頸動脈から耳下部で直接分岐し，その後縁を走行して頭側へ向かう．この経路上，耳介内面背側で小さな枝を出す．

■ **図5.20** 後耳介静脈は耳介の後方部分と，それに対向する皮膚からの毛細血管の血液を集め，外頸静脈に開口する．

■ **図5.21** 右耳介の動静脈ならびに神経の走行の後方観.

■ **図5.22** 右耳後方部での神経支配の後方観.

■ **図5.23** 耳介側頭神経は耳介前方部だけでなく頭側の部分の知覚も支配している．内面背側の筋は顔面神経からの後耳介神経によって支配されている．耳甲介と耳甲介舟は迷走神経耳介枝から支配を受けている．
耳介の後方の皮膚領域と耳介内面背側の知覚は頸神経叢から来る大耳介神経 N. auricularis magnus が支配している．小後頭神経 N. occipitalis minor も同様に頸神経叢に由来し，耳よりもより後方の皮膚で同じく知覚を神経支配している．

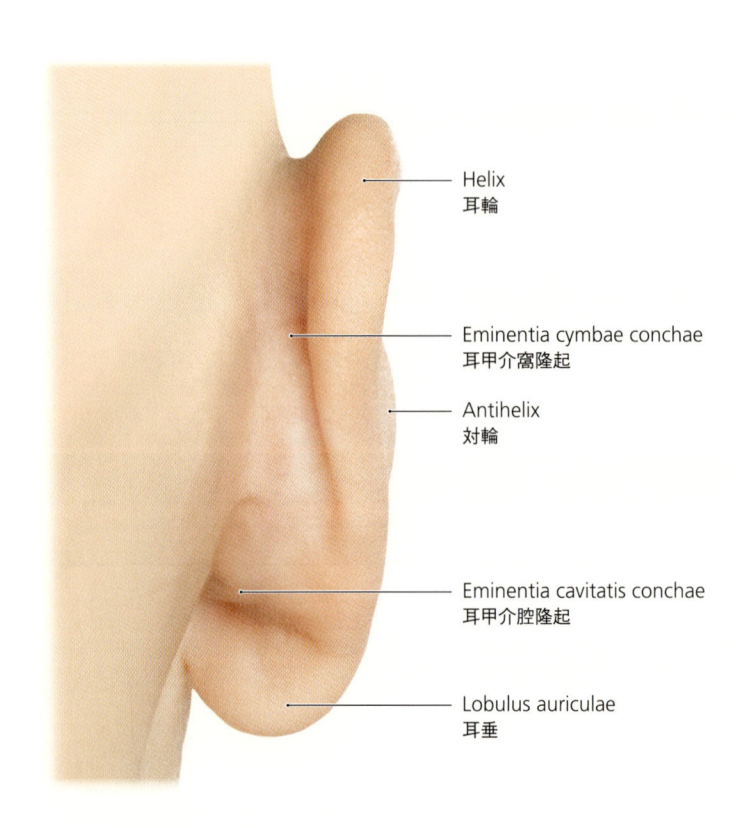

- Helix 耳輪
- Eminentia cymbae conchae 耳甲介窩隆起
- Antihelix 対輪
- Eminentia cavitatis conchae 耳甲介腔隆起
- Lobulus auriculae 耳垂

図5.17 右の外耳の後方観. 上記参照

耳

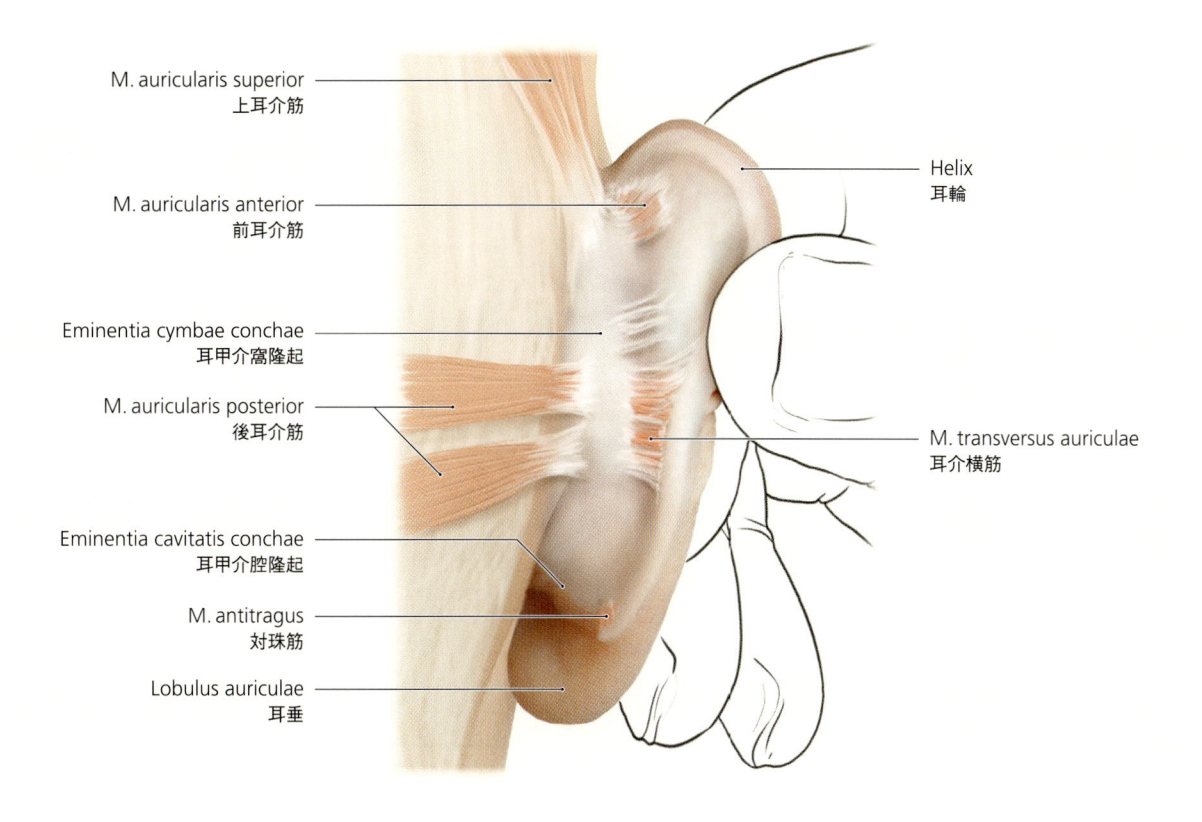

図5.18 右の外耳の後方観．非固有筋． P326参照

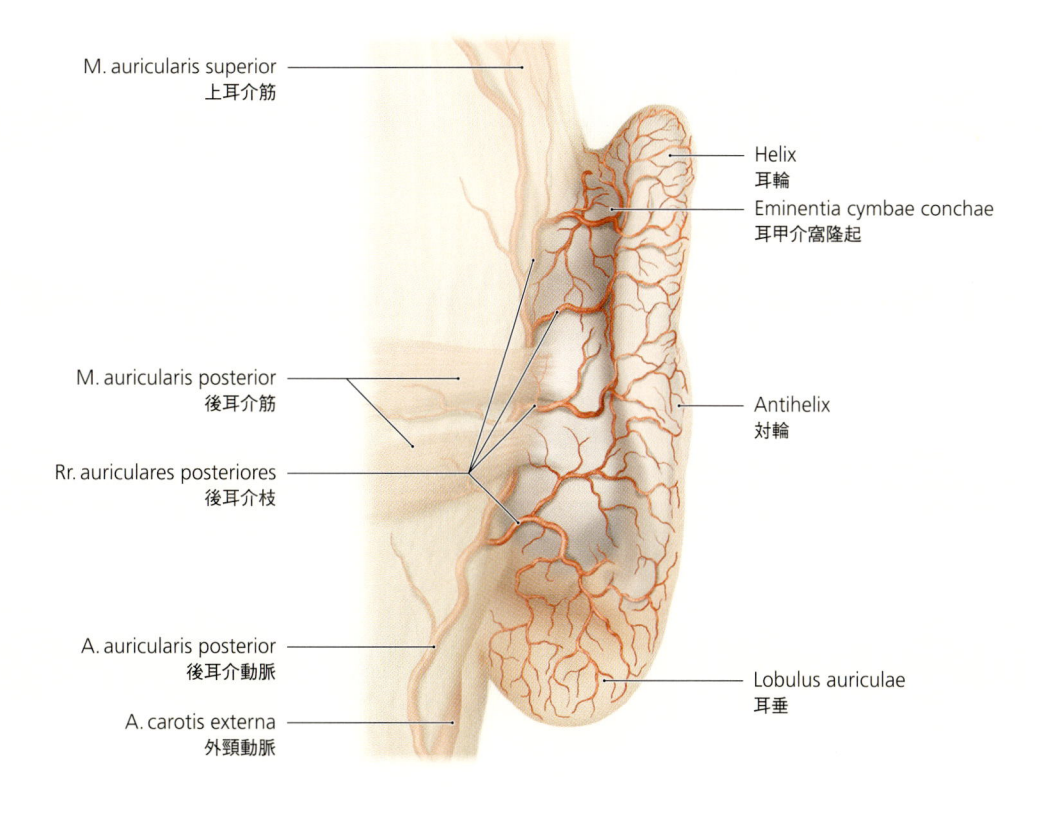

図5.19 右の外耳の後方観．動脈分布． P326参照

耳

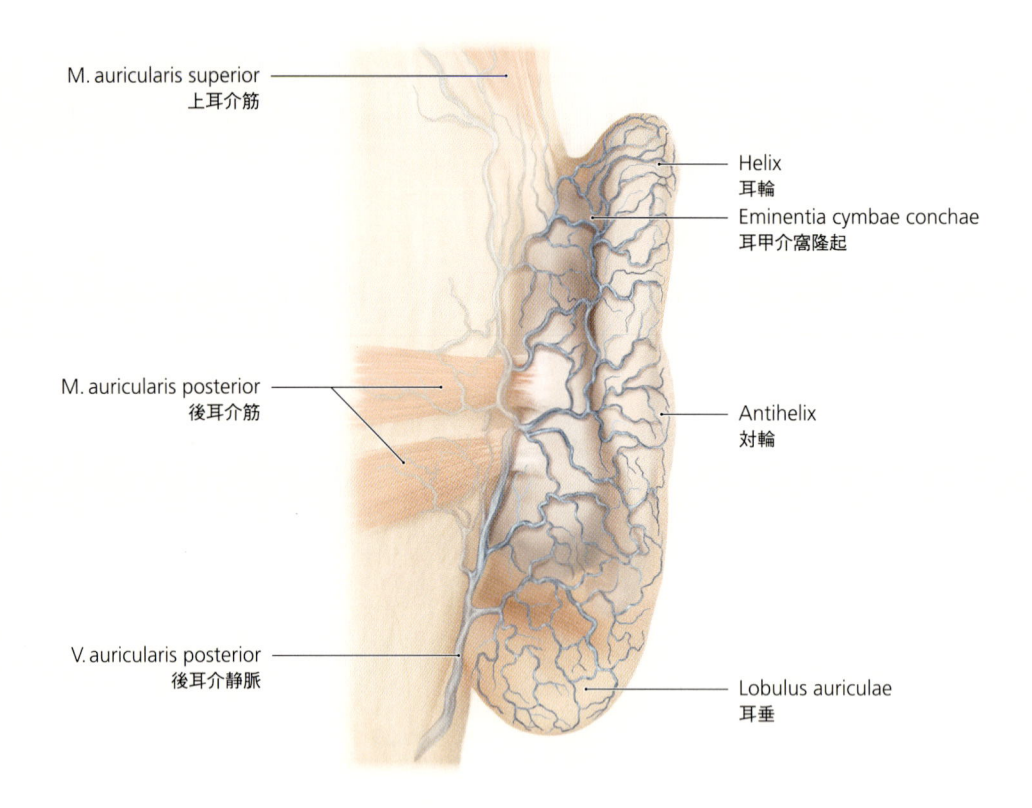

図5.20　右の外耳の後方観. 静脈還流. P326参照

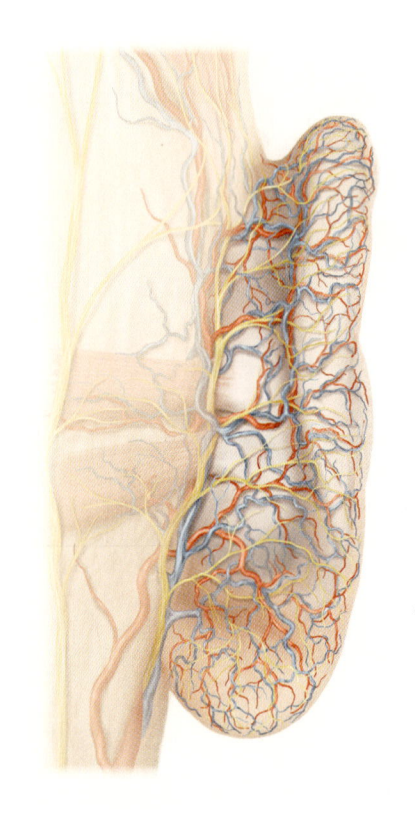

図5.21　右耳介の後方観. 動静脈ならびに神経の走行. P326参照

328

耳

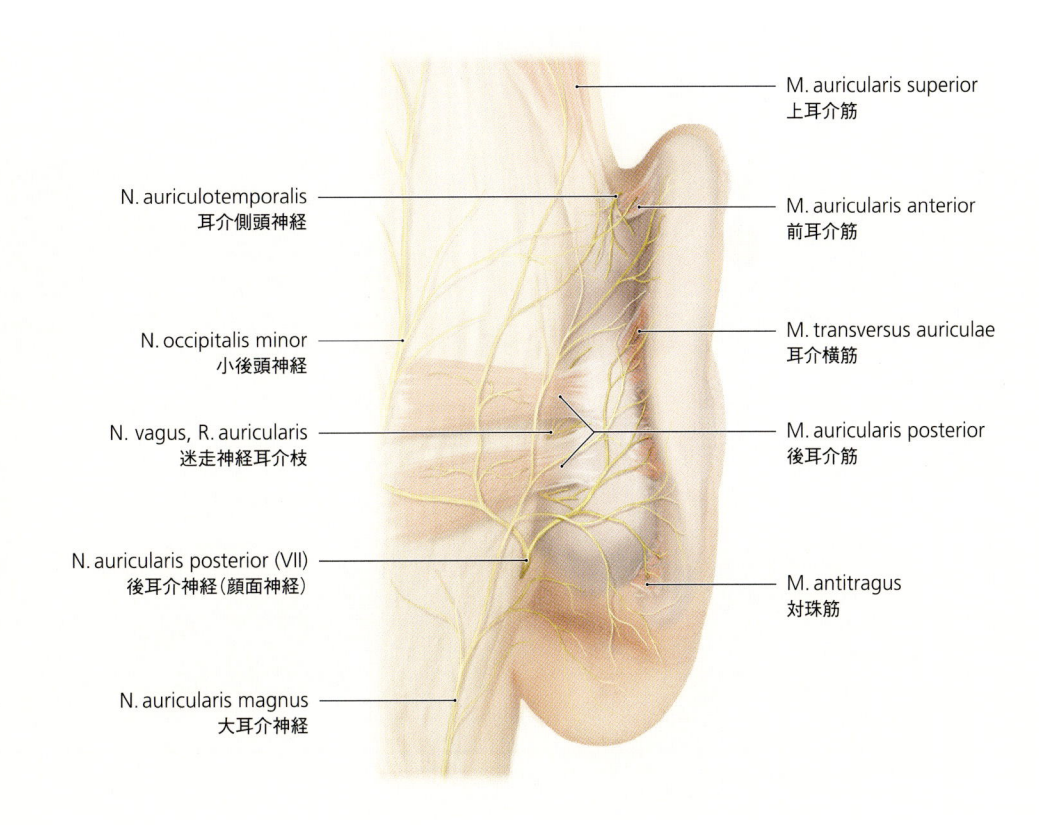

図5.22 右耳後方部の後方観．神経支配． P326参照

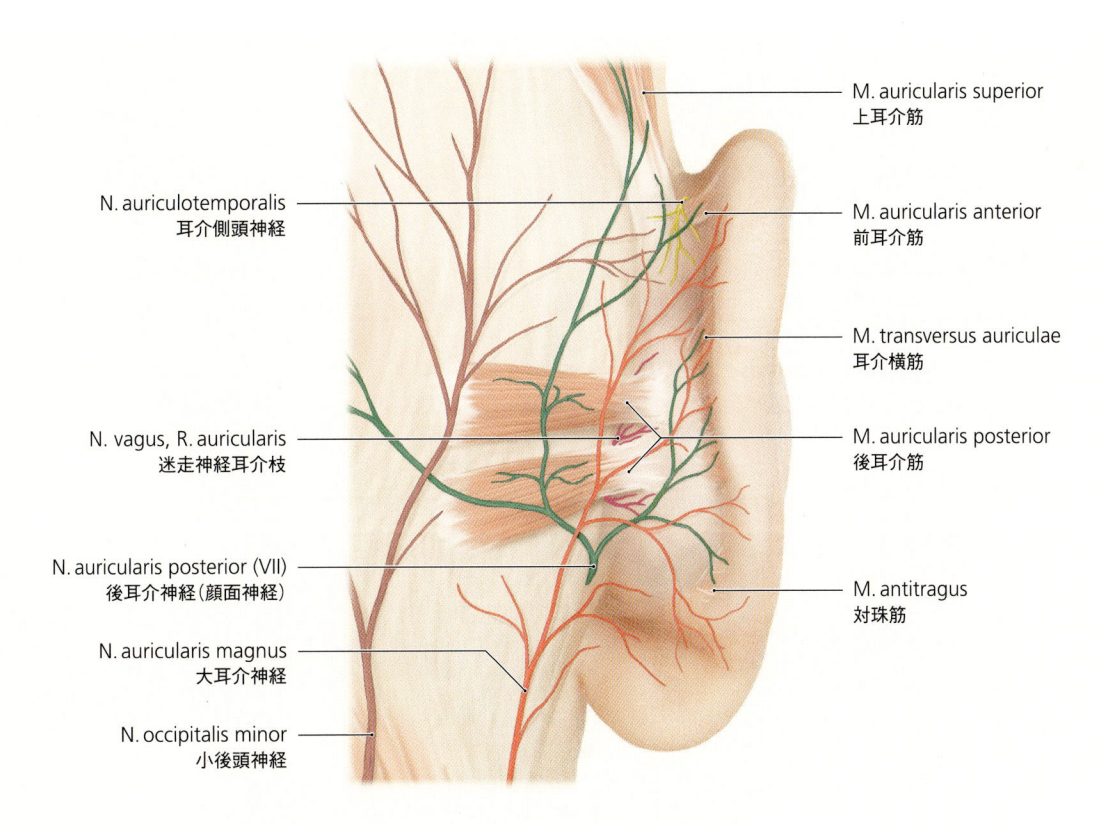

図5.23 右耳後方部の後方観．総合図であるので支配神経の色を変えてある． P326参照

329

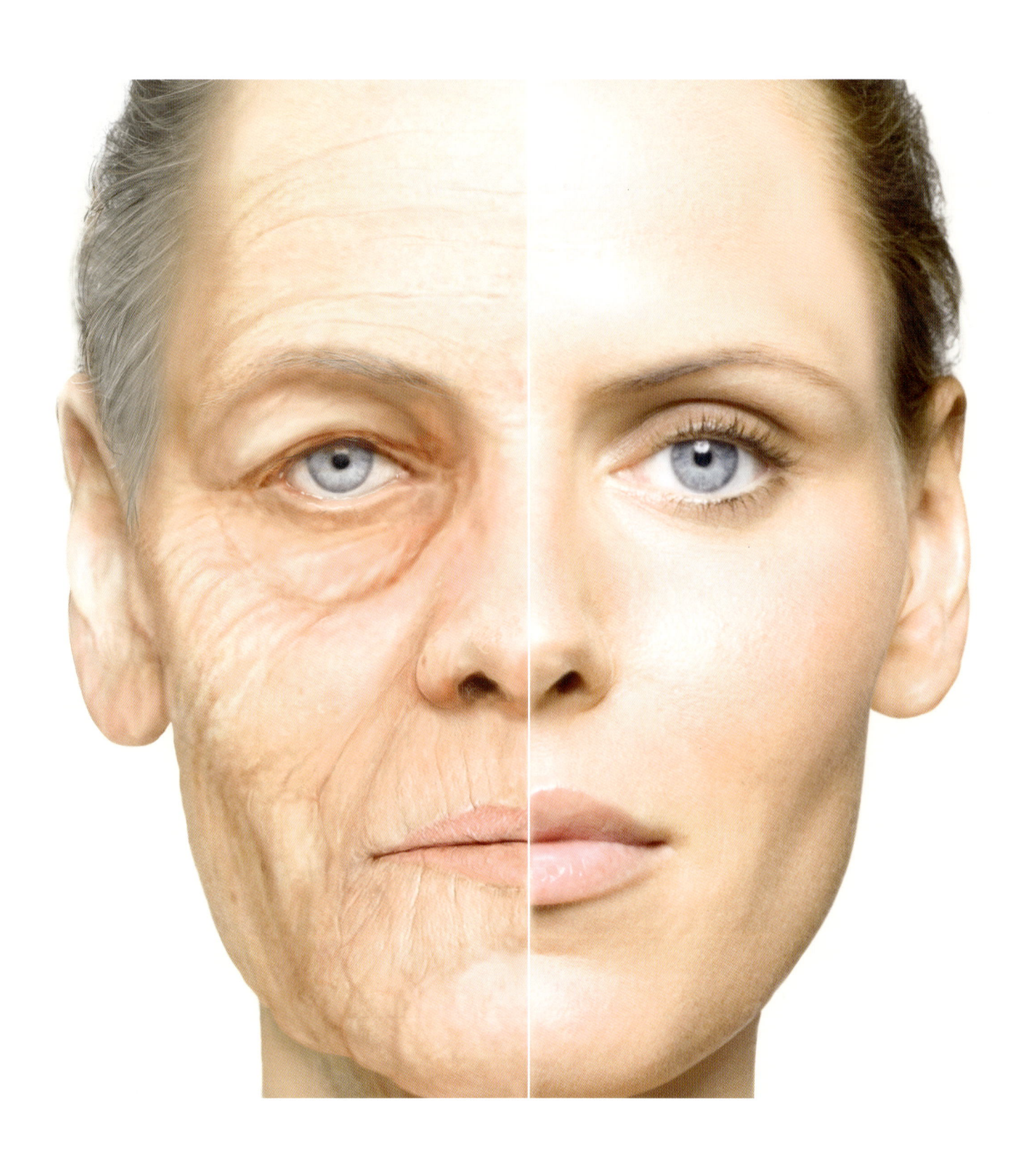

6 顔面の皮膚と加齢

6　顔面の皮膚と加齢

■ 図6.1　顔の審美ユニット

実地臨床面から，顔の皮膚を審美的な単位[*1]で分割することが必要である．その構造的特性によって，各部位はそれぞれに異なった処置が必要であるし，外傷や腫瘍切除後などの異なった周囲組織の障害の程度によって再構成されねばならない．

前頭ユニットは，中央部サブユニット（1a）と側方サブユニット（1b）および眉サブユニット（1C）から構成されている．鼻は鼻背サブユニット（2a）と鼻翼サブユニット（2b）に分ける（鼻の審美ユニットのさらなる細区分は，第3章で説明している）．

眼瞼部は，下眼瞼サブユニット（3a），上眼瞼サブユニット（3b），外眼角サブユニット（3c），内眼角サブユニット（3d）に分けられる．頬部も4つのサブユニットに分けられる．内側頬サブユニット（4a），頬骨サブユニット（4b），外側頬サブユニット（4c），頬側頬サブユニット（4d）である．上唇は人中サブユニット（5a），側方サブユニット（5b），粘膜サブユニット（5c）に分ける．下唇には2つのサブユニットがあり，中央サブユニット（6a）粘膜サブユニット（6b）がある．さらにオトガイサブユニット（7）と，耳サブユニット（8）と首サブユニット（9）がある．

■ 図6.2　顔の皮膚の厚さ

顔の皮膚（表皮と真皮）は，厚さがさまざまである．特に薄い（0.5mm）のは下眼瞼の下部で，顔でもっとも厚い皮膚はオトガイ部で2.5mmであることがわかっている．皮膚の厚さは，顔の審美ユニットにより異なる（Gonzales-Ulloa 1957）．

■ 図6.3　顔の皮膚の組織学

顔の大部分は，有毛皮膚で覆われている．皮膚 Cutis は，表皮 Epidermis と真皮 Dermis, Corium からなる．その下層は脂肪からなる皮下組織 Subcutis である．

表皮 Epidermis は5層からなる[*2]上皮で，常にターンオーバーしている．幹細胞が基底膜上の基底（細胞）層 Stratum basale（胚細胞層 Stratum germinativum）に並んでいる．ここで生じたケラチノサイト keratinocyte が表層に向かって変化し，次の層である有棘（細胞）層 Stratum spinosum になる．その上層に顆粒（細胞）層 Stratum granulosum がある．その名のように，ケラチノサイトはケラトヒアリン顆粒を生成し，さらに上層での角化を可能にしている．多くの場合さらに狭い透明

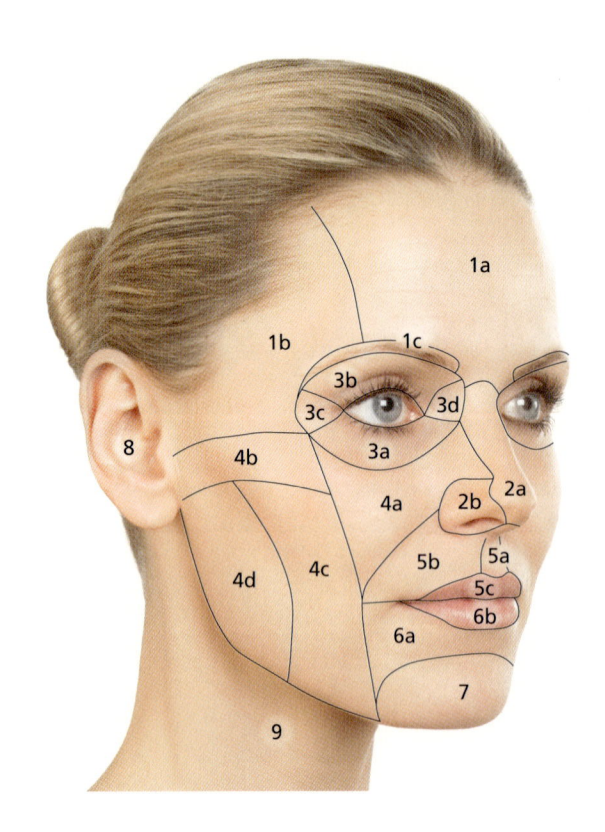

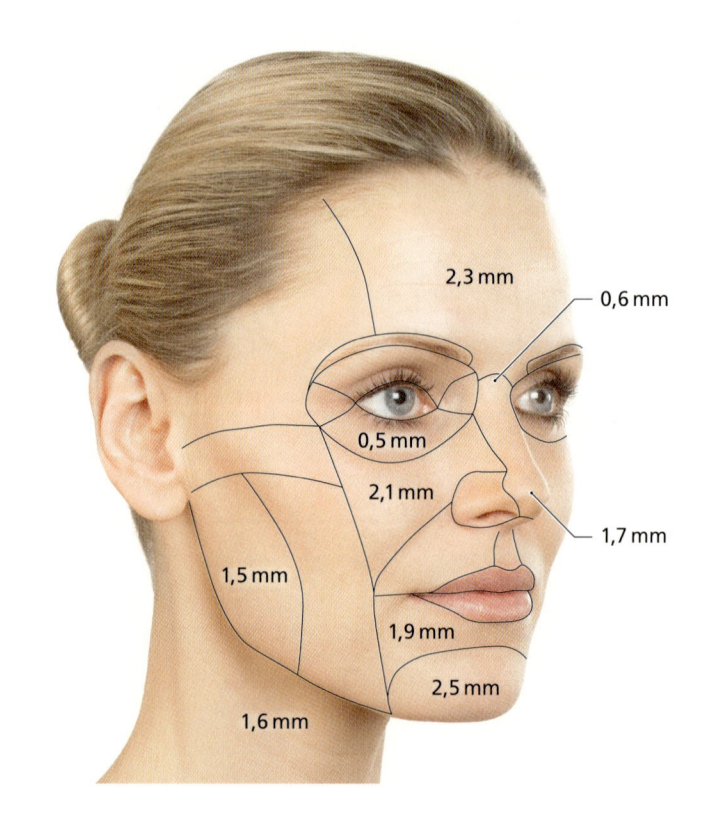

図6.1　顔の審美ユニット．　　　　　　　　　　　上記参照　　**図6.2**　顔の皮膚の厚さ．　　　　　　　　　　　上記参照

[*1]　この名称には多様な呼び方があるかもしれない．
[*2]　表皮は基底層，有棘層，顆粒層，角層の4層からなるともいう．

顔面の皮膚と加齢

層 Stratum lucidum が見られ，細胞小器官の溶解が始まっている．最上層は角質（細胞）層 Stratum corneum である．ここでは，すべての細胞内小器官や核は消失し，生きているケラチノサイトが死んだ角質細胞になっている．表皮にはケラチノサイト以外にも他の細胞があり，メラノサイト melanocyte は基底細胞の間にある．メラノサイトはメラニン melanin を産生して，よく分岐した細胞突起を介してケラチノサイトに渡す．メラノサイトから悪性黒色腫が発生することがある．
Merkel 細胞[*1]も基底（細胞）層にあり，触覚と圧覚の機械的受容器として働く．
ランゲルハンス細胞は有棘（細胞）層に位置している．これは骨髄の造血幹細胞由来で，皮膚の免疫応答を担当する．上皮と真皮の間に基底膜がある．表皮突起と真皮乳頭の境界面は波打つように入り組む．真皮 Dermis, Corium には2つの層がある[*2]．乳頭層 Stratum papillare とその下層の網状層 Stratum reticulare である．乳頭層でコラーゲン線維（I型およびIII型）に弾性線維が絡み合っている．真皮網状層は，高い抗張力と厚さのある，平行に走る膠原線維束（I型コラーゲン）が特徴である．また，ここには弾性線維もある．さらに，多数の線維芽細胞と，血管外白血球たとえば，Tリンパ球，T細胞調節細胞，ヘルパーT細胞，肥満細胞やマクロファージなどが多数存在する．これらのすべての構造要素が，保水性のあるヒアルロン酸とプロテオグリカンを主とするゼラチン状の基質に埋め込まれている．毛根は立毛筋 M. arrector pili と皮脂腺 Gl. sebacea と汗腺 Gl. sudorifera

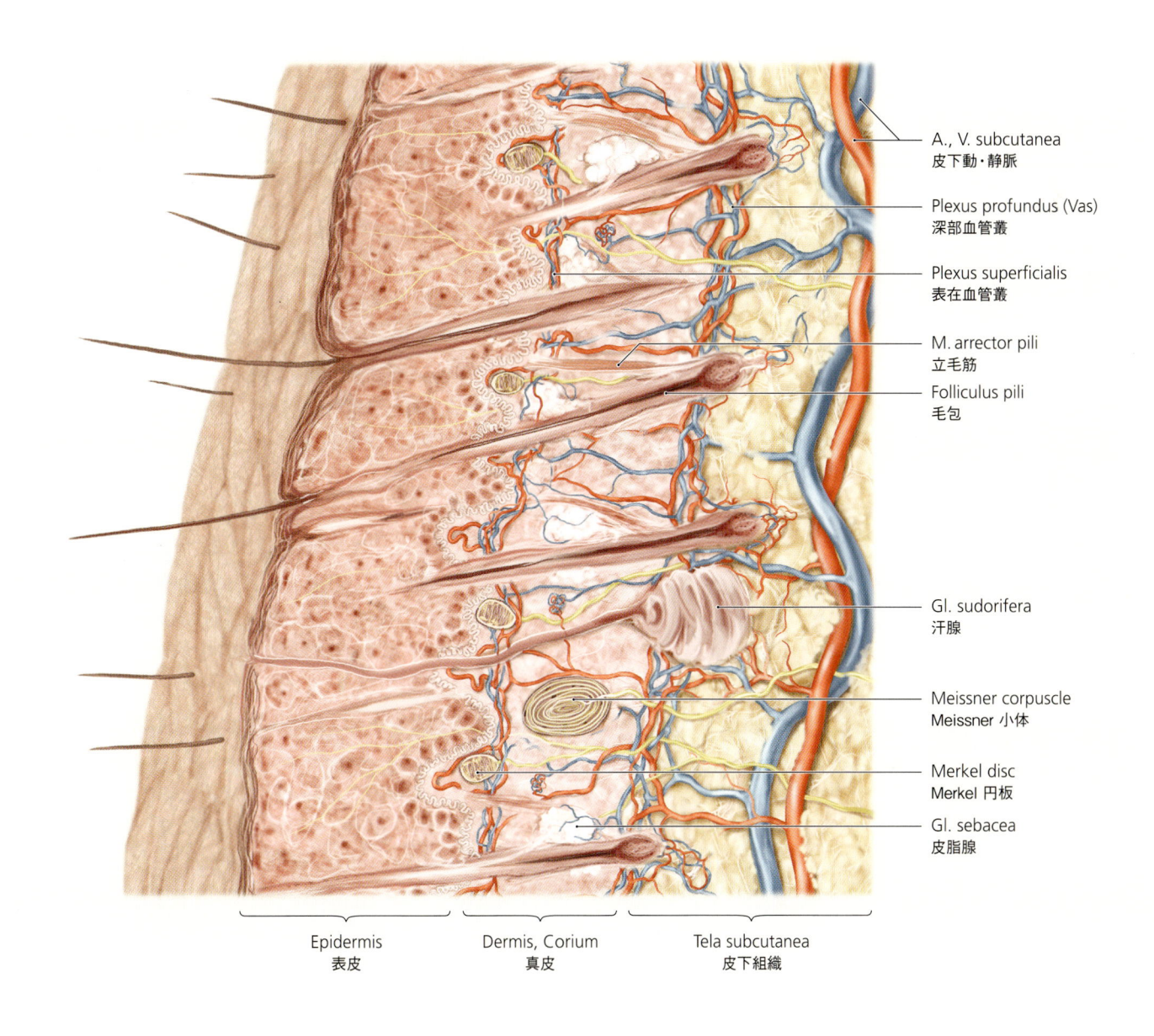

図6.3　顔面皮膚の組織構造，場所によって強調して描いてある．　　　　　　　　　　　　　　　　　　　　　　　　　　　P332参照

[*1]　メルケル円板ともいう．
[*2]　真皮は乳頭層，乳頭下層，網状層の3層からなるともいう．

333

顔面の皮膚と加齢

の終末とともに真皮網状層にある.
これらはその下層の皮下組織内に延びることがある. この皮下組織には結合組織性隔壁 Retinacula cutis が縦横に走って区画を作り, さらにその下層と部位によりさまざまな強さで結合している. 隔壁の間には皮下脂肪が埋め込まれている. 皮膚の血管は真皮の乳頭にある乳頭下血管叢 Plexus subpapillaris[*1]と, 真皮と皮下組織の間にある皮下血管叢 Plexus cutaneus[*2]にある. この間をつなぐ垂直方向の血管は腺と毛包を栄養する. リンパ管系は真皮乳頭層の毛細リンパ管から始まり, 皮下組織内の大きな血管に合流する. 皮膚には多くの神経終末がある. 血管と同様に真皮乳頭層に表層の神経叢があり, 真皮網状層には深層の神経叢がある. また, 多数の自由神経終末が上皮の顆粒(細胞)層まで届いている. 上皮のMerkel細胞, Meissner小体, Vater-Pacini小体および皮下組織の毛包受容体[*3]には集中的な神経分布がある.

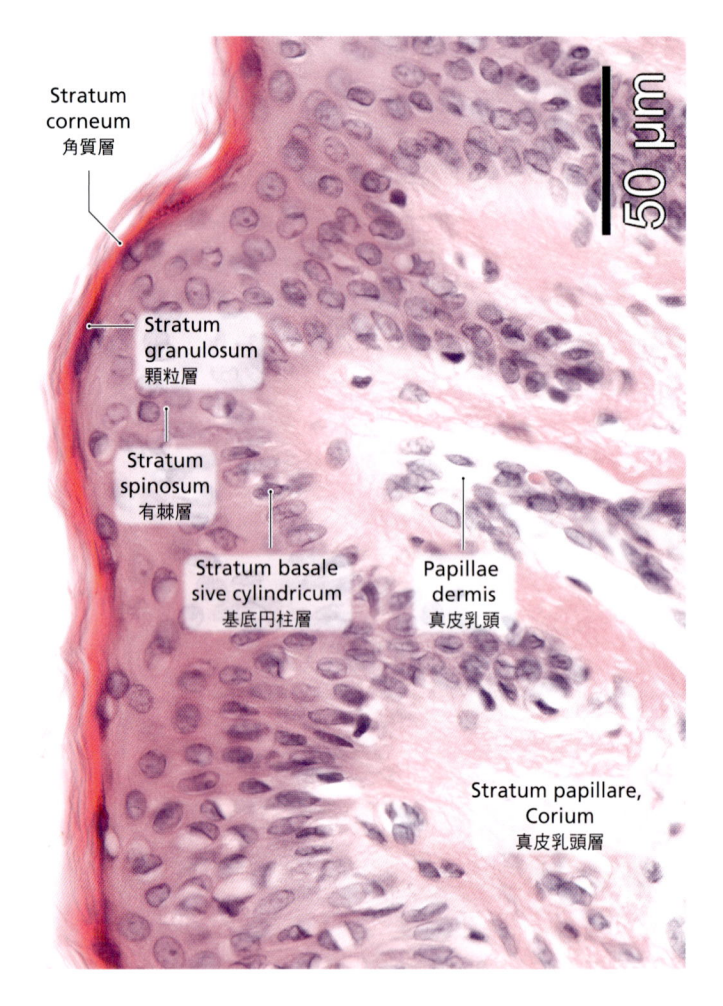

■ 図6.4　皮膚の組織切片(H.E.染色)で表皮の5層の上皮を示す(Sattler, Sommer, 2010, P4[*4]).

■ 図6.5　皮膚の組織切片(H.E.染色)で毛包を示す(同上, P162[*4]).

■ 図6.6　顔の張力線(RSTL, Relaxed Skin Tension Lines)
顔の切開に際しては, 加齢に関連してできたシワに沿うだけではなく, 皮膚の張力線の方向を考慮するべきである. 切開は最小限にし, これらの線に平行に切開線を置いたほうが, 瘢痕形成がより少ない. この線は多くの場合, 表情筋の走行に垂直な方向である. 顔の張力線は死体で明らかにされた(Karl Langer 1861)が, 手術の実際でも確認されている(Borges 1989).

■ 図6.7〜図6.15　顔の加齢変化
加齢とともに緩んだ皮膚と皮下組織は重力によって垂れ下がると考えられる. 顔にはシワが増え, 眼瞼が緩み, 頬や口角が下垂する. しかし, 顔の老化の詳細な過程は, はるかに複雑である. 皮膚, 筋肉, 骨はそれぞれに特異な変化を来す. 顔の脂肪は皮下の別々の区画に収まっているということから, 顔のそれぞれの部分に特定の加齢の過程があることが理解される.
皮膚自体の老化要因には外因性と内因性のものがある. 紫外線への曝露は膠原線維の断片化を促進する酵素の活性を高める. この外因性の加齢変化で皮膚の弾力性が失われる.
皮膚の内因性の老化過程は, 細胞分裂の減少, 細胞の膨張圧の減少, 皮脂腺や汗腺の退縮だけでなく, 皮膚全体の代謝の低下として現れる. その結果, 皮膚は萎縮し, 乾燥し, シワが増え,

図6.4　皮膚の組織切片(H.E.染色)で表皮の5層の上皮を示す.　　右記参照

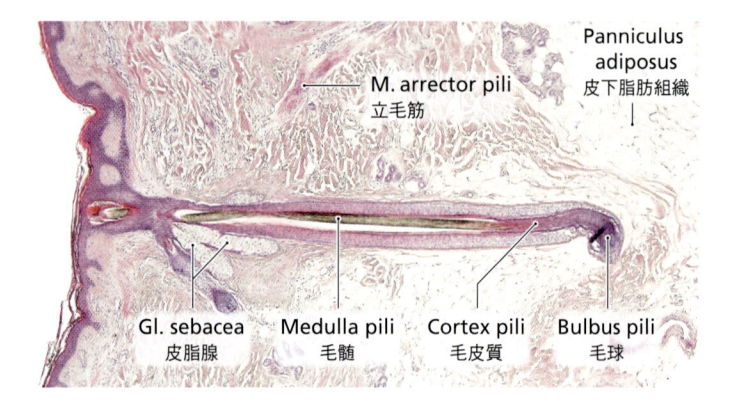

図6.5　皮膚の組織切片(H.E.染色)で毛包を示す.　　上記参照

[*1] 表在血管叢 Plexus superficialis ともいう.
[*2] 深在血管叢 Plexus profundus ともいう.
[*3] 毛包周囲柵状神経終末ともいう.
[*4] 文献：Botulinumtoxin in der ästhetischen Medizin. Gerhard Sattler, Boris Sommerら編, Thieme, 2010.

顔面の皮膚と加齢

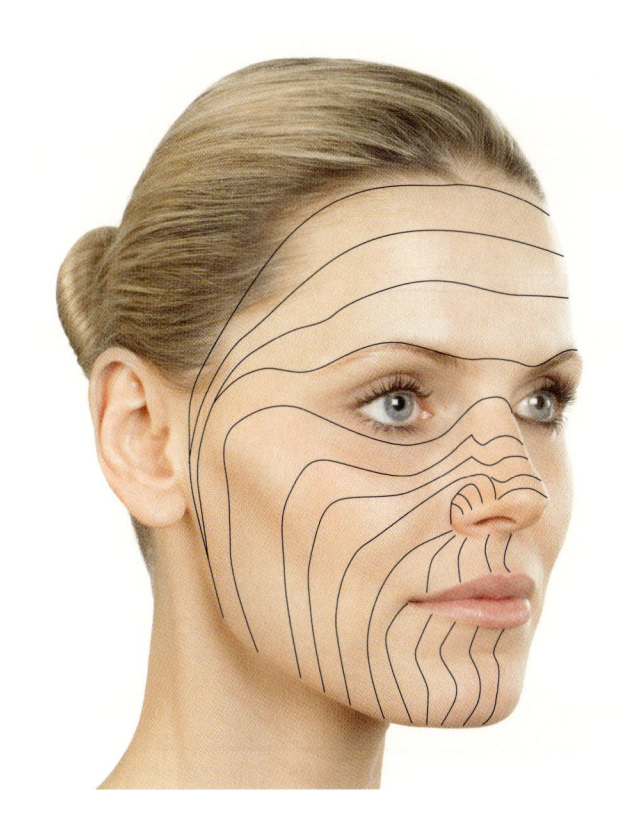

図6.6 顔の皮膚割線. P334参照

さらに細かい断裂が起きる. 髪は細くなり数が減少し, 色が薄くなる. 眉毛は, 少なくとも男性では草叢のようになり, より強大になる.
これらの変化は, 白人では人生の半ば頃に始まり, 一定の早さで明確になってくる. アジア・アフリカ人では皮膚の変化は多くの場合, 10年ほど遅れて始まり, その後の期間により速く, よりドラマチックに進行する.

皮膚が壊れて行く方向への変化はさらに継続して進行する. したがって, 下層と緩く結合している場所の皮膚から持ち上がって折れ目ができはじめる. この皮膚の成長-経齢変化の始まりは胎児期にまで遡ることができる. 眼では発生の7週まで眼瞼はない. はじめ, 上部と下部から皮膚のひだが眼球の上を覆うように成長し, 12週になって初めて瞼板が形成される. この成長は, 出生後も生涯にわたって継続し, 一定の時間経過後にシワになる.

シワは最初に浅い"切れ込み"として発生し, 次いで表皮がその下層にある真皮に陥入していき, そこの真皮が薄くなる. 真皮は元の厚さの半分以下に薄なることはない. その代わり, 真皮自身がシワの形成に加わって, 皮下の深層へ沈み込んで行く.

皮下脂肪組織の2つの層は異なった加齢様式を示す. SMAS[*1]より上層は, 真皮と浅筋膜の間にあり, その個体の通常の脂肪化と同じように進む. 総体的にやせた人では顔面の脂肪も少ないのに対して, 肥満の高齢者では直接皮下にある脂肪塊が肥大する. 顔面筋の周りと下層にある顔面深部の脂肪層は, その個人の脂肪の総量との関係はない.

それぞれの筋の量は年齢とともに低下していく. 顔の筋肉は, その老化過程でさらに独特な経過を見せる. よく知られているように, 顔の筋は年齢とともにわずかに長くなると同時に, 筋の緊張が増大する. これが高齢者での筋の(機能位置に到達するために必要な)残りの移動距離を短くしておくことにつながる. 一般的に, 老人の顔は持続的な顔の筋緊張と関連した皮膚での永続的なシワの形成が特徴である. そうでない場合は, 肥満の人に一般的であるように, 下にある皮下脂肪区画が脂肪塊で膨らんで皮膚を緊張させている.

前頭部では生え際が後方に移動する傾向がある. これにより額はより高く見える. さらなる加齢によるわずかな骨量の減少, 筋や脂肪の量の減少, 皮膚面積の増加, 皮膚の弾力性の減少と重力が重なって, 額の皮膚にシワを作る. これにより, 眼窩上部の皮膚の膨らみの量が増加する. 筋緊張が全般に増加することによって, 眉毛は常にわずかに挙上され, 眉のアーチがより強調されて額に水平のシワができる. 持続的な鼻根筋の収縮によって, 眉間部に垂直の溝が形成される. 側頭部では脂肪と筋肉量の減少により, 血管がより顕著に表われる.

高齢者では眼窩上縁と外側縁での骨のリモデリングが増加し, その結果, 眼窩の斜径が増加する. 皮膚のたるみ, 筋肉量の減少と筋緊張の増加といったすべての要素が重なって, 眉毛と上眼瞼の下垂と同時に眼瞼部が疎になる. 眼窩隔膜の緊張の低下の程度に応じて眼窩内脂肪が脱出する. 眼輪筋下脂肪(SOOF[*2])の体積の減少と尾側への移動および眼輪筋の緊張の増加は, 眼窩外側部で典型的な"カラスの足跡"(目尻のシワ)の形成につながる.

眼窩隔膜の緊張が低下した結果, 眼窩脂肪の脱出が起きているということが高齢者の下眼瞼部の特徴である. この膨らみは俗に, "涙嚢"(涙ぶくろ)と誤って呼ばれている. また, 下眼瞼には強いシワができ, 眼輪筋の体積は減少している. 眼輪筋下脂肪(SOOF[*1])が頬へ移動して鼻唇溝 Sulcus nasolabialis に接し

[*1] SMAS：表在性筋 – 腱膜システム, superficial musculo-aponeurotic system. P54参照.
[*2] SOOF：眼輪筋下脂肪 Sub Orbicularis Oculi Fat. P185参照.

顔面の皮膚と加齢

prolaps of brow fat
眉部脂肪脱出

crow's feet
カラスの足跡

Sulcus zygomaticopalpebralis
眼瞼-頬溝

prolaps of lower lid fat
下眼瞼脂肪の脱出

„Tränentrog"
"涙の谷"

Sulcus nasolabialis
鼻唇溝

marionette line
マリオネットライン

Sulcus mentolabialis
オトガイ唇溝

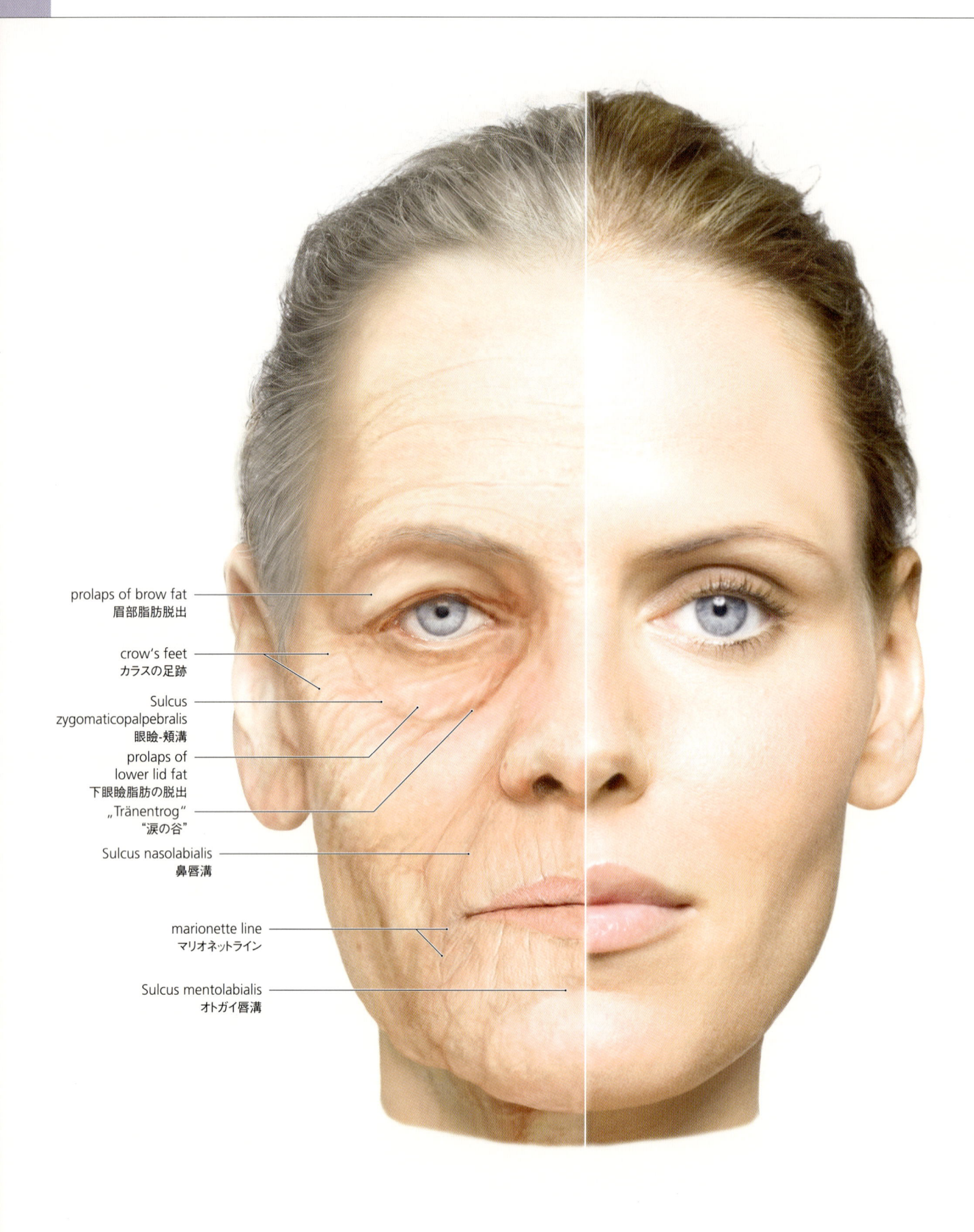

図6.7　顔の加齢変化．

P334〜338参照

顔面の皮膚と加齢

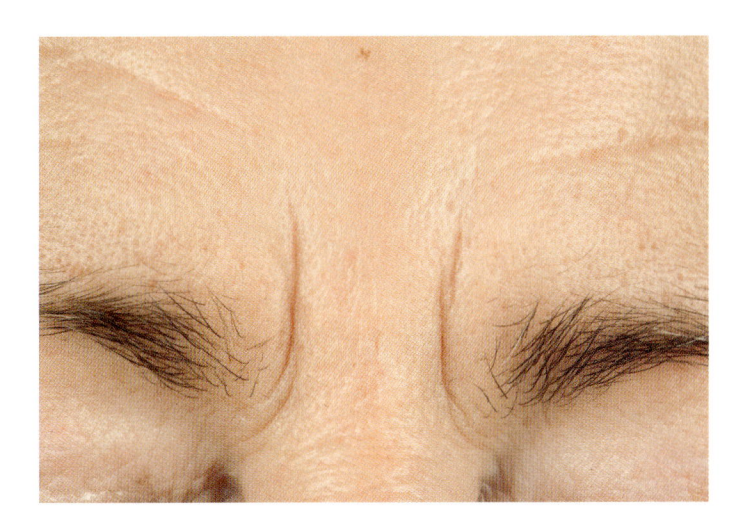

図6.8 眉間のシワ（Sattler, Sommer, 2010, P13）.

P334〜337参照

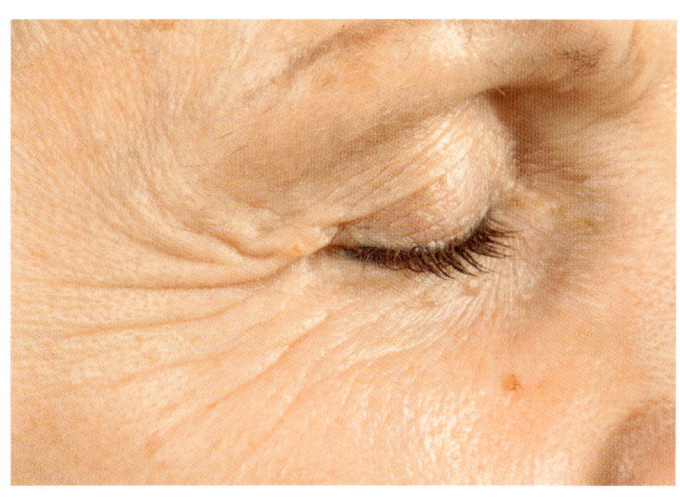

図6.9 カラスの足跡（同, P12）.

P334〜337参照

た膨らみを形成する．この膨らみの厚みが，眼の方向に「涙の谷」を作り，鼻翼の方向に対しては深い鼻唇溝を作る．
眼輪筋は頬骨部に二本の付着を持つ．眼輪筋保持靭帯 orbicularis retaining ligament が眼窩縁から出，さらに頬骨皮膚靭帯が耳下腺と咬筋の筋膜SMAS [*2]から出て，眼輪筋の頬に近い側の縁につく．これに接したmalar bag（頬部の脂肪を納める嚢状の空間）が脂肪で一杯になると，眼窩下の膨隆は頬骨まで広がる．

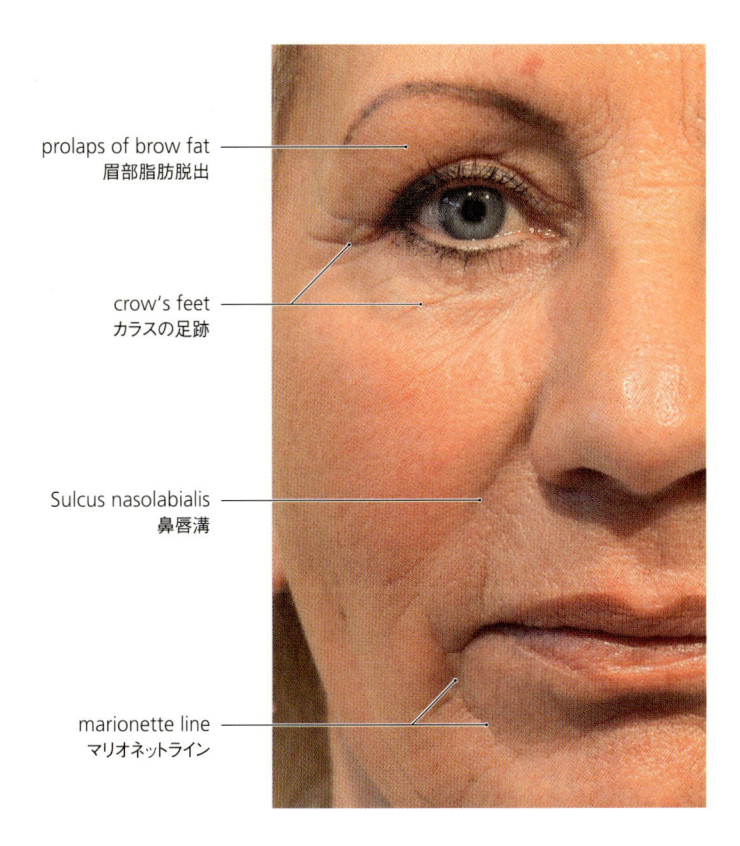

prolaps of brow fat 眉部脂肪脱出
crow's feet カラスの足跡
Sulcus nasolabialis 鼻唇溝
marionette line マリオネットライン

prolaps of brow fat 眉部脂肪脱出
prolaps of lower lid fat 下眼瞼脂肪の脱出
"malar bag" "頬の脂肪袋"
Sulcus nasolabialis 鼻唇溝

図6.10 カラスの足跡，眉毛部脂肪脱出，深くなった鼻唇溝とマリオネットライン（同, P164）.

P334〜338参照

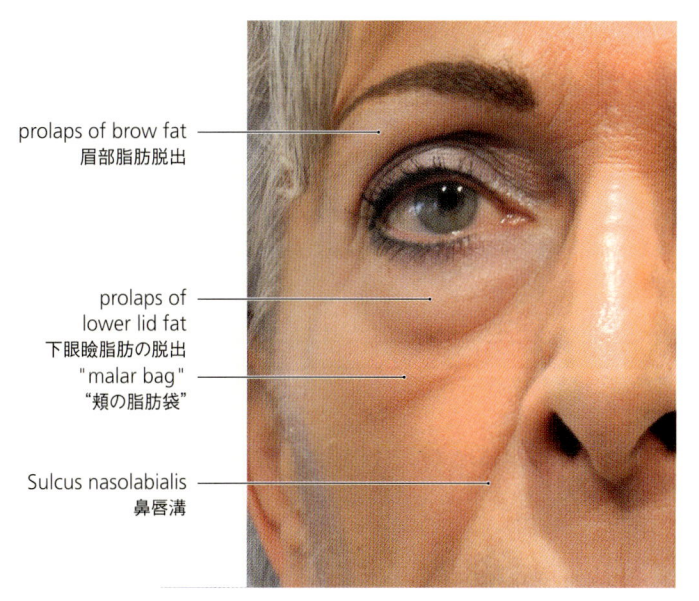

図6.11 眉毛部脂肪脱出，下眼瞼脂肪脱出，malar bag（頬部脂肪嚢），深くなった鼻唇溝（同, P162）.

P334〜338参照

[*1] SOOF：眼輪筋下脂肪 Sub Orbicularis Oculi Fat. P185参照.
[*2] SMAS：表在性筋 - 腱膜システム, superficial musculo-aponeurotic system. P54参照.

顔面の皮膚と加齢

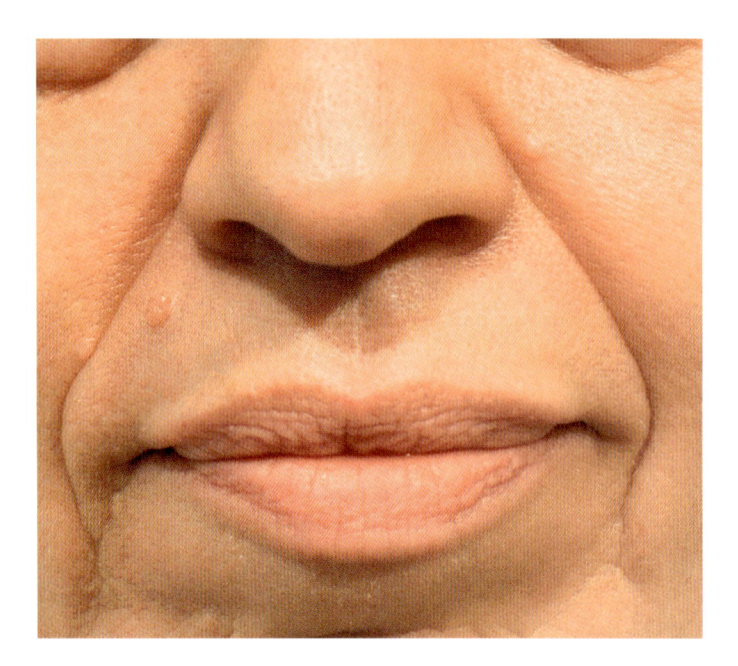

図6.12　鼻唇溝（Sattler, Sommer, 2010, P158）.
P334〜338参照

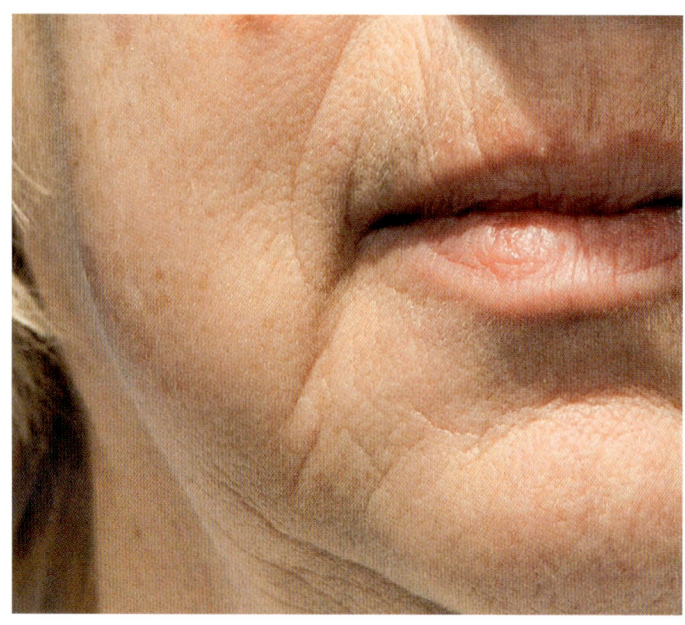

図6.13　マリオネットラインとオトガイ唇溝（同, P159）.
P334〜338参照

鼻の軟骨と外形との経齢変化では，往々にして鼻尖 Apex nasi の延長が明らかになる．鼻の皮膚は毛穴が拡大し膨らむ．また，耳介 Auricula の軟骨は加齢とともに大きくなり，耳垂 Lobulus auriculae は延長する．

口部の周囲では，口輪筋 M. orbicularis oris の量が減少するとともに持続的に収縮を来たし口唇が狭小化して，放射状に走るシワが多くできる．歯槽突起の骨の減少，好ましくない歯の移動によって歯軸が変化したり，あるいは個々の歯が喪失して，多くの場合オトガイ唇溝 Sulcus mentolabialis が深くなることにつながる．

頬部では，脂肪が「下顎脂肪区画」（図1.55では同名．図6.1で4cにあたる）と呼ばれる筋膜の袋に溜まる．下層の皮下脂肪の増加蓄積により頬部皮膚の下垂が起きる．必然的に，皮下脂肪が少ない下唇部との間にシャープな境界ができる．口角では口角下制筋が緊張状態にあり，年齢的に弱体化した口角挙上筋がバランスをとることができなくなる．これらの要因がすべて重なりあって，好ましくないとされる，いわゆるマリオネットラインが形成される．

頸部では，広頸筋の全般的な収縮によりオトガイ下に垂直方向のシワまたは水平方向の膨隆が生じる．

■　図6.15，図6.16　若い人では，眼窩隔膜 Septum orbitale が張りつめており，眼窩上と眼窩下の構造脂肪を定位置に保持

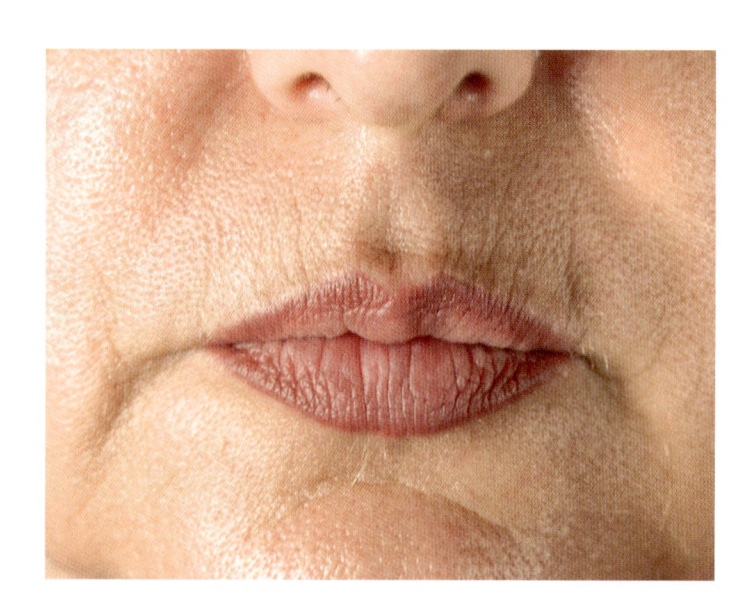

図6.14　放射状に走行する上唇のシワ，深くなったオトガイ唇溝（同, P166）.
P334〜338参照

する．眼輪筋は十分な強さでこれを助ける．老化の過程では，眼窩隔膜の張りの強さを失うにつれて，眼輪筋がその容積と強さを失う．それが原因で上眼瞼の眼窩上部の脂肪体の脱出と下眼瞼の眼窩下部の脂肪体の脱出につながる．下眼瞼の脂肪突出は，俗に"涙嚢"（涙ぶくろ）と誤って呼ばれている．

顔面の皮膚と加齢

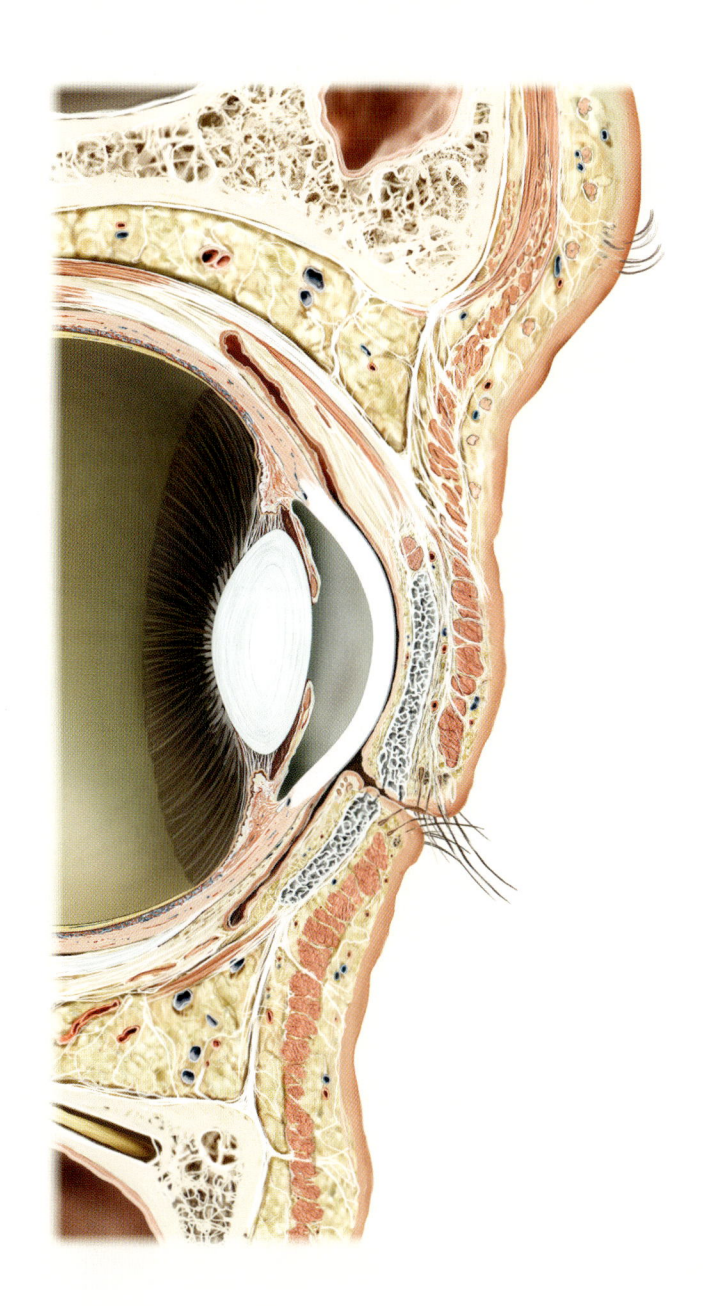

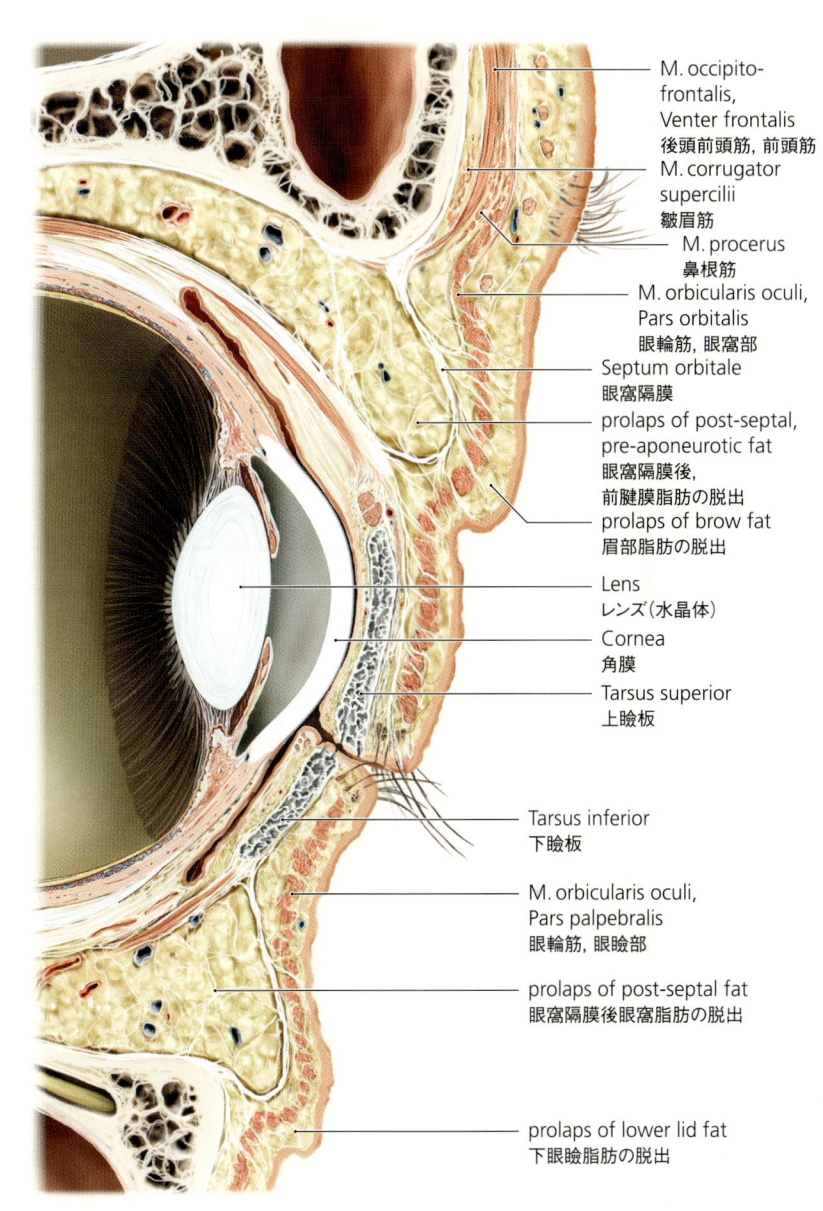

M. occipito-frontalis, Venter frontalis
後頭前頭筋, 前頭筋
M. corrugator supercilii
皺眉筋
M. procerus
鼻根筋
M. orbicularis oculi, Pars orbitalis
眼輪筋, 眼窩部
Septum orbitale
眼窩隔膜
prolaps of post-septal, pre-aponeurotic fat
眼窩隔膜後, 前腱膜脂肪の脱出
prolaps of brow fat
眉部脂肪の脱出
Lens
レンズ（水晶体）
Cornea
角膜
Tarsus superior
上瞼板
Tarsus inferior
下瞼板
M. orbicularis oculi, Pars palpebralis
眼輪筋, 眼瞼部
prolaps of post-septal fat
眼窩隔膜後眼窩脂肪の脱出
prolaps of lower lid fat
下眼瞼脂肪の脱出

図6.15, 図6.16 眼の断面図. 左は若年者, 右は老人.

P338参照

339

顔面の皮膚と加齢

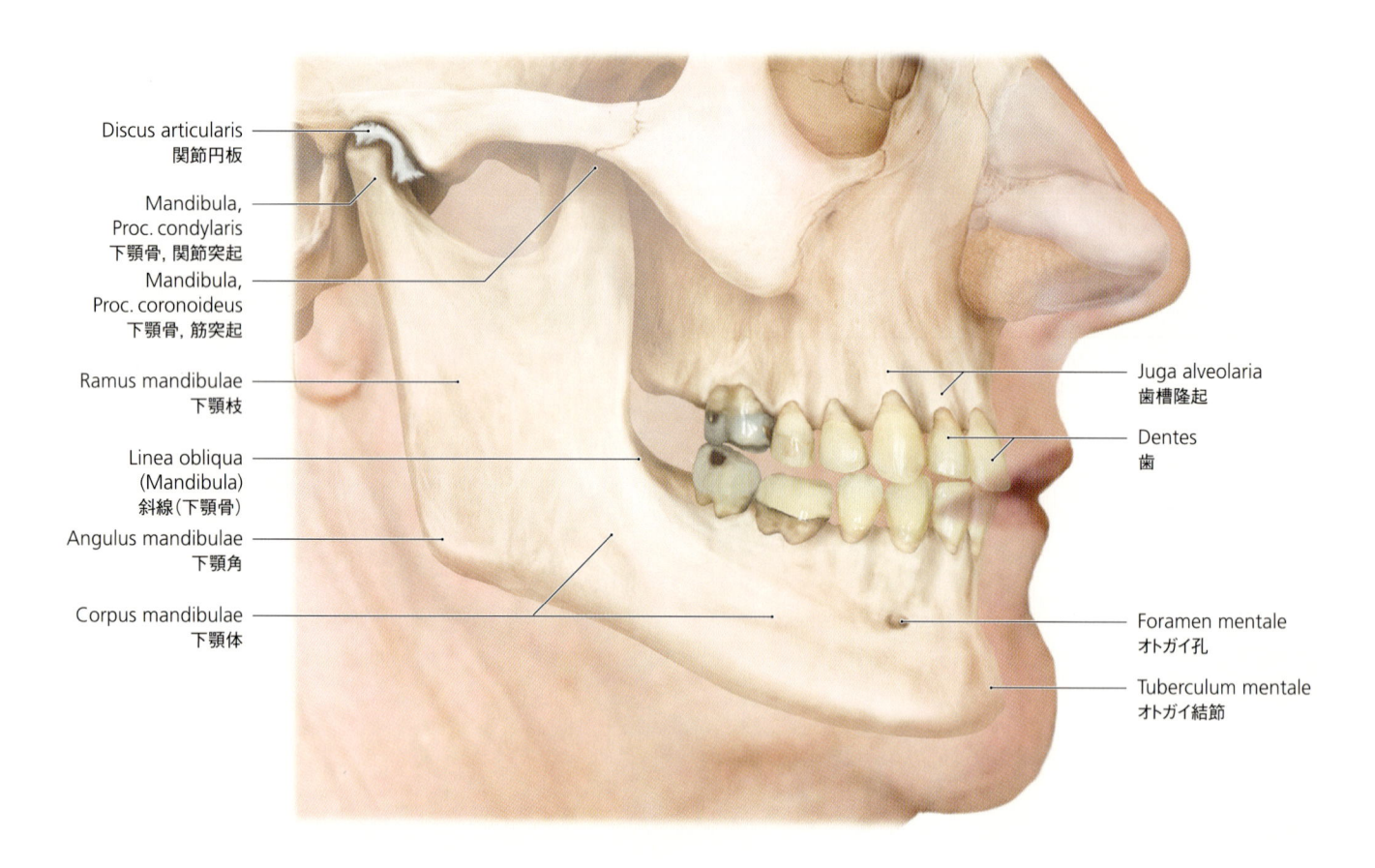

図6.17 老人の咀嚼器官.　　　　　　　　　　　　　　　　　下記参照

■ **図6.17, 図6.18** 調和のとれた上下歯列弓の歯と顎関節が，障害なく生理的に正しく協調運動を行うことが，咀嚼器官の長期にわたる健康に必要である．

すべての要素が常に改造されているが，歯の位置と機能は基本的に一定である．これは，繋留されているボートが波で揺れてはいるもののその場所に留まるのに似ており，歯は揺れ動いて着実に近心に移動して行く．

廃用，加齢，あるいは歯の硬組織疾患で歯の機能を損なうと，より大きな問題につながる可能性がある．歯周組織，歯槽骨，顎関節，筋肉とその神経制御に関して注意を払う必要がある．

一般的に，老人では下顔面高が減少する．歯科治療（たとえば咬合調整，充填治療，クラウン，ブリッジ，インプラント治療）は歯の硬組織を維持するようにし，これらの生理的機能がどのように発揮されているのかに注意を払う必要がある．歯科矯正治療も，歯，歯槽骨，基礎の骨格，軟組織への影響，顎関節機能，さらには顎矯正手術との連携も考えて，すべての機能協調をできる限り温存するよう心がける．

顎関節は，下顎窩と下顎頭の平坦化，軟骨性関節円板の変性・変位・破断・穿孔，関節面軟骨・関節包・靱帯の損傷から，顎関節症に至るような退行性変化を受けることがある．

不適切に低く設定された咬合機能面，位置の不適切な個々の歯あるいは一群の歯または顎骨に加えて持続的な軟組織機能障害があると，さらに広範かつ破壊的な結果をもたらす可能性があ

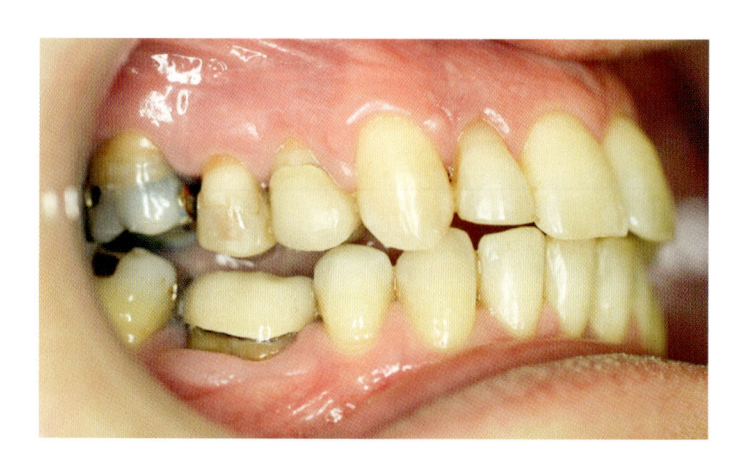

図6.18 歯頸部露出と歯牙補綴のある高齢者の歯列.　　　左記参照

顔面の皮膚と加齢

る.
頭蓋下顎機能障害（CMD, craniomandibular dysfanction）では自然の老化過程が繰り上がって加速されるだけでなく，自然な加齢過程では起こらないような破壊を引き起こし，多くの因子がトリガーとなりさまざまな症状を示す，かなり治療が困難な障害である．この障害の最初の変化もここから始まる．
今日では天然歯を長期に維持することが可能になったが，いわゆる生物学的な観点に立った，最初の段階からの持続的な維持管理が重要である．咀嚼器官の良好な機能を定期的にチェックし，必要に応じて少しずつ穏やかに修正していくことが大切である．

■ 図6.19～図6.21　顎骨の経齢変化として特に顕著なのは骨質の喪失である．これは歯周疾患とそれによる歯槽突起骨の破壊によって引き起こされるか，または同時に生じる加齢変化によることもある．歯槽突起骨の穿孔（特に上顎），歯頸部の露出，複根歯の根分岐部の露出，そして歯槽骨外に出ている部分の長さが長くなる場合もある．単一の歯の喪失でも，咀嚼系全体の機能に広範な影響をもたらす可能性がある．同じ顎内あるいは対顎の歯列弓で歯が失われると，それは隣在歯の傾斜と変位につながり，持続可能で調和のとれた，障害のない生理的に正しい歯と歯列弓と顎関節の協調作用を妨げる恐れがある．

歯が失われると，歯槽突起の骨は退縮する．歯が喪失した部位での歯槽突起骨の平坦化，陥凹，狭小化が起きる．上顎では，この影響が歯の喪失部位の上顎洞にまで及び，さらなる骨の損失につながる．これは，のちのインプラント義歯治療を困難にすることがある．さらに進んだ全歯牙の喪失は，結果として歯槽堤萎縮を起こす．上顎の形状は次第に狭小化する．下顎では下顎角が広がり，さらに退化して細い弓状の骨を残すのみになることもある．また，萎縮下顎骨へのインプラント治療は下顎管の走行位置からみて困難になる．

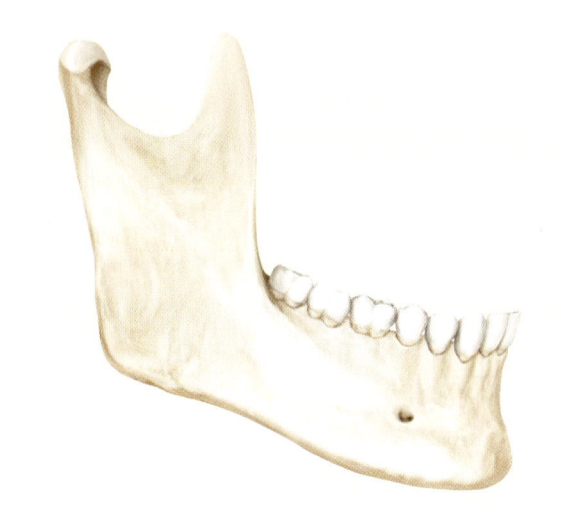

図6.19　全歯牙のある下顎骨．　　　　　　　　　　　　左記参照

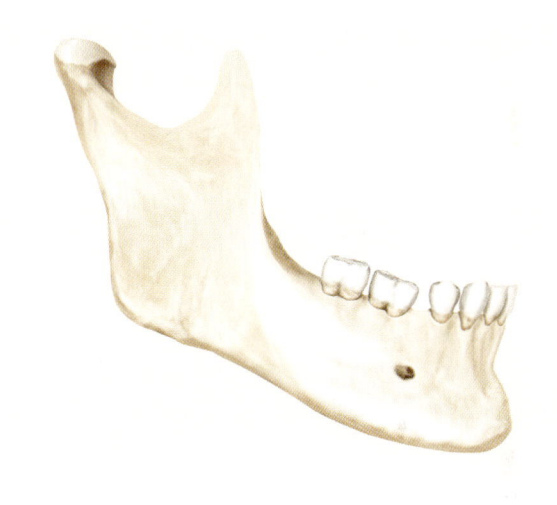

図6.20　下顎右側第二小臼歯，下顎右側第三大臼歯欠損の下顎骨．
　　　　　　　　　　　　　　　　　　　　　　　　　　　左記参照

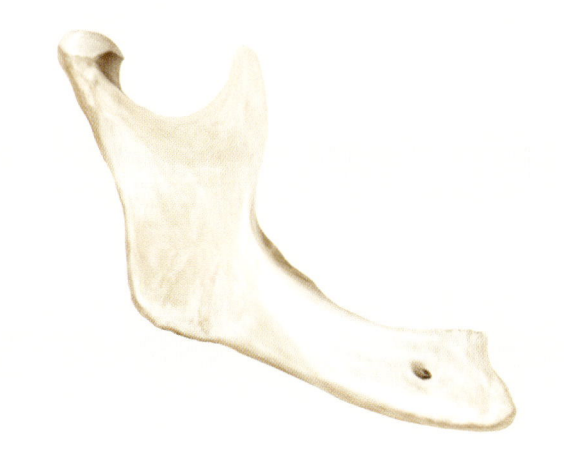

図6.21　全歯牙欠損の下顎骨．　　　　　　　　　　　　左記参照

341

顔面の皮膚と加齢

■ 図6.22　口腔と歯の加齢変化

歯の喪失は加齢にともなう宿命ではない．適切な予防措置によって高齢になるまで歯を維持することが可能である．今でも齲蝕と歯周病が長期に歯を維持することを脅かすものであって，人口統計学的には高齢期が延びるにしたがって喪失歯数も増加している．

歯の近心移動が長期にわたって作用することにより，高齢者の健康な天然歯列は若年者とは異なってくる．特に前歯部での叢生は，治療的介入（保定装置）なしには通常は避け難い．歯頸部が露出するような歯の延長も加齢の徴と見なされる．ここで，歯の延長の原因は正常の緩徐な萌出の結果であるのか，あるいは上皮付着が根尖方向に移動することによるのかは，まだ明らかにされていない．

生涯を過ごすにつれて歯のエナメル質上に咬耗，磨耗，浸食の削り痕がつく．若い時にある切縁結節 Mammillae を20代で既にほとんど失って，高齢になると切端や咬頭は平坦になり，所によって象牙質が露出していることがある．まだ若いエナメル質に見える周波条は高齢者のエナメル質では平坦になる．表面は平滑となり，輝きを失う．エナメル質と同様に象牙質では過剰石灰化が起き，硬化し脆弱化して，まだ少し残っている有機物含量がさらに減少する．エナメル質では破折が増え，ひびが見えるようになり，象牙質では弾性の低下（膠原線維の変化）により歯の破折が起きる．

持続的な細管周囲象牙質の増生により象牙細管の内腔は狭小化し，ついには閉塞する．二次象牙質と刺激象牙質が絶え間なく増生して歯髄腔を狭め，根管が細くなる．

歯髄では細胞数が減少し，象牙芽細胞も死んで膠原線維網が密になる．これらのすべてが歯の色の変化に影響を与える．人によって歯の色は黄色くなり，さらには灰色になる．歯髄腔の狭小化と硬組織の肥厚・高密度化に，全般的な感度の低下が加わって，高齢者の歯は痛みに鈍感になる．

歯周組織では，細胞応答性の全般的な減少による代謝の低下を来す．生涯持続するセメント質の添加が，高齢者の歯科用X線写真で見られる歯根膜腔の狭小化の原因である．

歯肉ではわずかな加齢変化を認めるのみで，血液供給は高齢者でも十分にある．歯肉上皮が平坦化し，粘膜固有層と上皮の間の波状のかみ合いが場所によって消失すると，スティップリングの減少だけが認められる．文献的には"上皮の厚みの減少"とも"肥厚から過角化"とも考えられている．どの場合も，細胞のターンオーバーは維持されているが，一般的に高齢者では免疫状態が低下する．外因性老化は，紫外線の影響に曝されている外皮と違って，口内では明確でない．食品との接触については，アルコール，強いスパイス，ニコチンの刺激を別にして，加齢による影響はない．

上皮下結合組織では毛細血管の減少が認められ，加えて膠原線維が束になり（線維化），弾性線維が喪失する．口蓋では，線維化が周辺部と中央部に拡大し，結果として唾液腺が減少する．大唾液腺でも脂肪の蓄積，排泄管の拡大といった加齢変化が観察される．さらに，名前がつくほどの変化ではないが，唾液流量の減少を来たす．口腔乾燥症は加齢変化というよりは，病気と考える方がよい（または，高齢になるにしたがって増加する薬物の副作用とも考えられている）．

舌は高齢者でより多くの深い溝があり，上皮の萎縮，乳頭と味蕾の減少を示す．味覚の認識はわずかに影響され，嗅覚も低下する．舌の下面と舌下部にときに静脈瘤の形成が見られる．

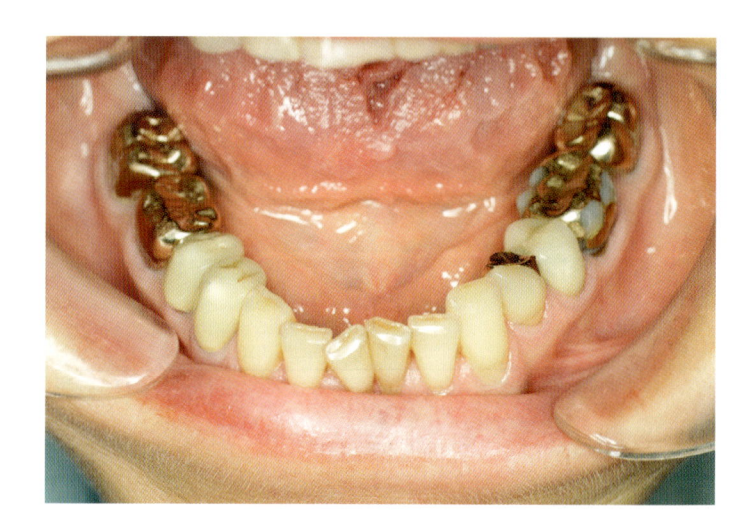

図6.22 70歳代女性の口部と下顎歯列弓．前歯部に叢生，場所によって象牙質の露出をともなう大きな面積の歯牙硬組織の磨耗．歯牙修復治療痕．舌の溝の明瞭化と乳頭の密度の減少．
上記参照

■ **図6.23　歯の位置の加齢変化**

歯牙支持組織を構成する細胞，組織は常に破壊再生されている．それゆえ影響は少ないが，閾値を超えた外力は個々の歯または一群の歯の位置を変化させる．口周囲組織と舌とのバランスのとれた圧力とバランスのとれた咬合が保持されている場合にのみ，歯並びが全体として安定化される．

生涯にわたる持続的な歯の近心移動により，主に前歯部での叢生が発生する．隣接歯同士のあるいは咬合による歯の支持がない場合は，結果として歯の傾斜や回転が発生し得る．

これは，小さな力が作用したときに歯の位置が調整できるように歯周組織が反応することによる．加齢に関連した骨量減少の結果として，歯の歯槽突起上にある部分が長くなることによる梃子作用により位置安定が弱くなる．このような場合は，下顎前歯部の歯列弓に叢生が起き，下顎右側第一小臼歯は近心に傾いて上顎右側第一小臼歯を捻転させる．多くの歯で歯頸部が露出するのは，辺縁歯肉が低下しているか歯がより挺出しているかのどちらかによる．

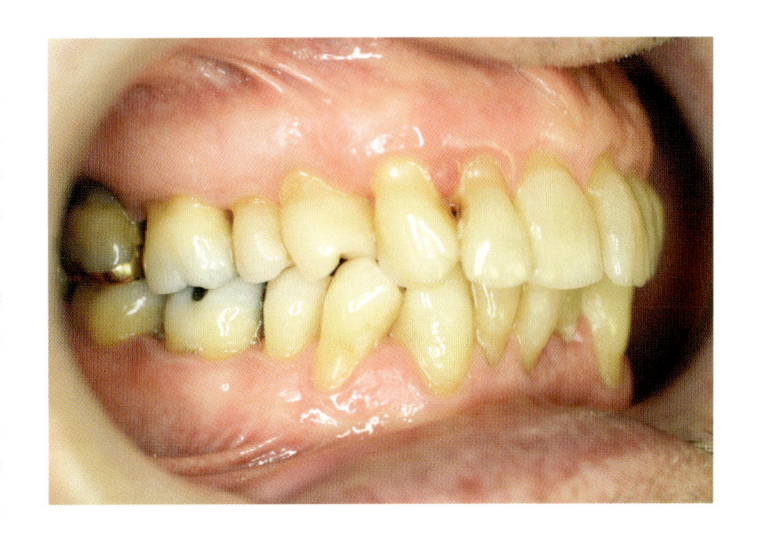

図6.23　75歳男性の歯列弓と歯槽突起．個々の歯の叢生，傾斜，捻転．歯頸部の露出．　　　　　左記参照

付録

引用文献と参考文献 347
索引 349

引用文献と参考文献

Agur, A.M.R.: Grant's Atlas of Anatomy. 9th ed. Williams & Wilkins, Baltimore 1991.

Barret, C.P., Poliakoff, S.J., Anderson, L.: Primer of Sectional Anatomy with MRI and CT Correlation. William & Wilkins, Baltimore 1990.
Benninghoff, A., Drenckhahn D. (Hrsg.): Anatomie. Makroskopische Anatomie, Histologie, Embryologie, Zellbiologie. Elsevier, Urban und Fischer 2004.
Borges A.F., Alexander, J.E.: Relaxes skin tension lines, Z-plasties on scars, and fusiform excision of lesions. Br. J. Plast. Surg. 15 (1962) 242–254.
Borges A.F.: Relaxed skin tension lines (Review). Dermatol Clin. 7 (1989) 169–177.
Bourgery, J.M., Jacob, N.H.: Atlas of Human Anatomy and Surgery. Taschen, Köln 2005.
Burstone, C.J.: The integumental profile. Am. J. Orthod. 44 (1958) 1–25.

Cellerino, A.: Psychobiology of facial attractiveness. J. Endocrinol. Invest. 26 (2003) 45–48.
Converse J.M., Rapaport F.T., Rogers, B.O.: Trends in transplantation research. Ann N Y Acad. Sci. 120 (1964) 5–6.
Corning, H.K.: Lehrbuch der Topographischen Anatomie. 2. Aufl. Verlag von J.F. Bergmann, Wiesbaden 1909.

Dubernard, J.M., Devauchelle, B.: Face transplantation. Lancet 272 (2008) 603–604.

Fattahi, T.T.: An overview of facial aesthetic units. J Oral Maxillofac Surg, 61 (2003) 1207–1211.
Federative International Programme on Anatomical Terminologies. Terminologia Anatomica. International Anatomical Terminology. Thieme, Stuttgart, 2011.
Feneis, H.: Anatomisches Bildwörterbuch. Thieme, Stuttgart 1982.
Fitzgerald R., Graivier M.H., Kane M., Lorenc Z.P., Vleggaar D., Werschler W.P., Kenkel J.M.: Update on facial aging. Aesthet Surg J. 30 (2010) Suppl:11–24.
Frick, H., Leonhardt, H., Stark, D.: Allgemeine Anatomie, Spezielle Anatomie 1. 4. Aufl. Thieme, Stuttgart 1992.

Gonzales-Ulloa, M.: Report on our study of skin thickness on the entire surface of face and body. Transactions of the Intern. Soc. Plast. Surgs. Stockholm and Uppsala. Williams and Williams, 1957, 453–471.
Gonzales-Ulloa, M., Flores, F.: Senility of the face: basic study to understand the causes and effects. Plastic and Reconstructive Surgery 36 (1965) 329–247.

Gosling, J., Wilan, P.L.T., Whitmore, I., Harris, P.F.: Human Anatomy, Color Atlas and Text. 3rd ed. Mosby-Wolfe, 1996.
Götz, W.: Die Mundhöhle des älteren Menschen. Strukturelle und funktionelle Veränderungen. Quintessenz 55 (2004) 1285–1296.
Griffin, J.E., Kim, K. (Eds.): Cosmetic Surgery For The Oral And Maxillofacial Surgeon. Quintessence Publishing Co. Inc., Chicago 2010.

Holdaway, R.A.: A soft-tissue cephalometric analysis and its use in orthodontic treatment planning: Part II. Am. J. Orthod. 85 (1984) 279–293.
Hönn, M., Göz, G.: The ideal of facial beauty: a review. J. Orofac. Orthop. 68 (2007) 6–16.

Kastenbauer E.R., Tardy, M.E. (Hrsg.): Ästhetische und Plastische Chirurgie an Nase, Gesicht, Ohrmuschel. Thieme, Stuttgart 2005.
Kiekens, R.M., Kuijpers-Jagtman, A.M., van't Hof, M.A., van't Hof, B.E., Straatman, H., Maltha, J.C.: Facial esthetics in adolescents and its relationship to „ideal" ratios and angles. Am J Orthod Dentofacial Orthop. 133 (2008) 188.e1–8.
Kühnel, W.: Taschenatlas Histologie. Thieme, Stuttgart 2008.

Lang, J.: Clinical Anatomy of the Cervical Spine. Thieme, New York 1993.
Lang, J.: Clinical Anatomy of the Masticatory Apparatus and Peripharyngeal Spaces. Thieme, New York 1995.
Langer, K.: Zur Anatomie und Physiologie der Haut. Über die Spaltbarkeit der Cutis. Sitzungsbericht der Mathematisch-naturwissenschaftlichen Classe der Wiener Kaiserlichen Academie der Wissenschaften Abt. 44 (1861).
Langlois, J.H., Ritter, J.M., Casey, R.J., Swain, D.B.: Infant Attractiveness Predicts Maternal Behaviors and Attitudes. Dev. Psych. 31 (1995) 464–472.
Larrabee, W.F., Makielski, K.H., Henderson, J.L.: Surgical Anatomy of the Face. Lippincott Williams & Wilkins, Philadelphia 2004.
Lavater, J.C.: Physiognomische Fragmente zur Beförderung der Menschenkenntniss und der Menschenliebe. Leipzig und Winterthur, 1775–1778.
Leblanc, A.: Encephalo-Peripheral Nervous System. Vascularisation, Anatomy, Imaging. Springer, Berlin 2001.
Le Louarn, C.: Botulinum toxin and the Face Recurve® concept: Decreasing resting tone and muscular regeneration. Ann. Chir. Plast. Esthet. 52 (2007) 165–176.

McMinn, R.; Hutchings, R.; Pegington, J.; Abrahams, P.: Atlas der Anatomie des Menschen. Ullstein Mosby, Berlin 1993.

McNeill, D.: The Face. Little, Brown and Company, Boston 1998.

Nakazawa, K., Kamimura, K.: Anatomical Atlas of the Temporomandibular Joint. Quintessence Publishing Co., Tokyo 1991.

Netter, F.H.: Atlas der Anatomie des Menschen. Novartis, Basel 1995.

Nicolau, P.: Anatomy and the Aging Changes of the Face and Neck. In: Eremia, S. (Ed.): Office-Based Cosmetic Procedures and Techniques. Cambridge University Press, New York, 2010.

Olson, T.R.: A.D.A.M. Student Atlas of Anatomy. William & Wilkins, Baltimore 1996.

Paasch, U.: Die Haut. In: Sattler, G., Sommer, B.: Bildatlas der ästhetischen Augmentationsverfahren mit Fillern. KVM – Der Medizinverlag Dr. Kolster Verlags-GmbH, Marburg 2010.

Peck, H., Peck, S.: A concept of facial esthetics. Angle Orthod. 40 (1970) 284–318.

Pessa, J.E., Slice, D.E., Hanz, K.R., Broadbent, T.H. Jr, Rohrich, R.J.: Aging and the shape of the mandible. Plast Reconstr Surg. 121 (2008) 196–200.

Pilsl, U., Anderhuber, F.: The Chin and Adjacent Fat Compartiments. Dermatologic Surgery 36 (2010) 214–218.

Platzer, W.: Pernkopf Atlas der topographischen und angewandten Anatomie des Menschen. 3. Aufl. Urban & Schwarzenberg, München 1994.

Platzer, W.: Taschenatlas der Anatomie: 1 Bewegungsapparat. 7. Aufl. Thieme, Stuttgart 1999.

Powell N., Humphreys B.: Proportions of the esthetic face. Thieme-Stratton, New York 1984.

Radlanski, R.J.: Orale Struktur- und Entwicklungsbiologie. Quintessenz, Berlin 2011.

Rauber, A., Kopsch, F.: Anatomie des Menschen, Band 1. Thieme, Stuttgart 1987.

Reynecke, J.P.: Essentials of Orthognathic Surgery. 2nd Ed., Quintessence Publishing Co, Inc. Chicago 2010.

Ricketts, R.M.: Planning treatment on the basis of the facial pattern and an estimate of its growth. Angle Orthod. 27 (1957) 14–37.

Rohen, J.W., Yokochi, C.: Photographischer Atlas der systematischen und topographischen Anatomie für Zahnmediziner. Schattauer, Stuttgart 1988.

Rohrich, R.J., Pessa, J.E.: The retaining system of the face: histologic evaluation of the septal boundaries of the subcutaneous fat compartments. Plast Reconstr Surg. 121 (2008) 1804–1809.

Ronchi, P.: Orthodontic-Surgical Treatment of Dentofacial Anomalies. An Integrated Esthetic-Functional Approach. Quintessenza Ediziona Srl, Milano 2005.

Sattler, G., Sommer, B.: Bildatlas der ästhetischen Augmentationsverfahren mit Fillern. Dr. Kolster Verlags-GmbH. Marburg, 2010.

Schünke, M., Schulte, E., Schumacher, U., Voll, M., Wesker, K.H.: Prometheus. LernAtlas der Anatomie. 2. Aufl. Thieme, Stuttgart 2009.

Schwarz, A.M.: Lehrgang der Gebissregelung. Die kieferbezügliche Untersuchung. Urban und Schwarzenberg, Berlin 1936.

Sobotta, J.: Atlas der Anatomie des Menschen. 23. Auflage (Eds.: Paulsen, F. und Waschke, J.), Elsevier, Urban und Fischer, München 2010.

Spaltenholz, W.: Handatlas der Anatomie des Menschen Band 1. 14. Aufl. Verlag von S. Hinzel, Leipzig 1939.

Spaltenholz, W.: Handatlas der Anatomie des Menschen Band 2. 14. Aufl. Verlag von S. Hinzel, Leipzig 1939.

Spaltenholz, W.: Handatlas der Anatomie des Menschen Band 3. 14. Aufl. Verlag von S. Hinzel, Leipzig 1940.

Tardy, M.E. jr, Brown, R.J.: Surgical Anatomy of the Nose. Raven Press 1990.

Thiel, W.: Photographischer Atlas der Praktischen Anatomie II. Springer-Verlag, Berlin, Heidelberg 1999.

Tiedemann, K.: Anatomy of the Head and Neck. VCH Verlagsgesellschaft mbH, Weinheim, 1993.

Tillmann, B.: Farbatlas der Anatomie. Zahnmedizin – Humanmedizin. Thieme, Stuttgart 1997.

Tillmann, B.: Atlas der Anatomie, mit Muskeltrainer. Springer-Verlag, Berlin Heidelberg 2005.

Tsukahara, K., Sugawara, Y.: The Relationship Between Wrinkle Depth and Dermal Thickness in the Forehead and Lateral Canthal Region. Arch. Dermatol. 147 (2011) 822–828.

Valerius, K.: Fotoatlas Anatomie. KVM Dr. Kolster u. Co. Produktions- und Verlags-GmbH, Marburg 2003.

Waldeyer, A., Mayet, A.: Anatomie des Menschen Band 2. 16. Aufl. De Gruyter, Berlin 1993.

Weber, M.D.: Anatomischer Atlas des Menschen des Körpers in natürlicher Größe, Lage und Verbindung der Theile in 84 Tafeln und erklärendem Texte. Arnz und Co. Düsseldorf 1900.

Wetzel, G.: Lehrbuch der Anatomie für Zahnärzte. 5. Aufl. Gustav Fischer, Jena 1933.

Wilhelmi, B.J., Blackwell, S.J., Phillips, L.G.: Langer's lines: to use or not to use. Plast Reconstr. Surg. 104 (1999) 208–214.

Zide, B.M., Jelks, G.W.: Surgical Anatomy of the Orbit. Raven Press, New York 1985.

日本解剖学会監修：解剖学用語. 医学書院（東京）2007年3月.

索引 [日本語 – ラテン語, 英語(イタリック)]

い

咽頭扁桃 Tonsilla pharyngea **248**

え

エナメル質 Enamelum **288**

お

オトガイ下三角 Trigonum submentale **4, 5**
オトガイ下脂肪区画 *submental fat compartment* **21, 22, 57, 58**
オトガイ下静脈 V. submentails **41, 44, 47, 81, 87, 125, 174, 269, 272, 273, 274, 275, 276, 286**
オトガイ下動脈 A. submentalis **39, 47, 79, 87, 173, 268, 272, 273, 274, 275, 276**
オトガイ下リンパ節 NII. submentales **132, 175**
オトガイ筋 M. mentalis **20, 22, 36, 47, 58, 76, 91, 137, 142, 163, 265, 266, 273, 274, 275, 276, 277, 286, 289, 313**
オトガイ結節 Tuberculum mentale **340**
オトガイ孔 Foramen mentale **29, 35, 37, 42, 70, 150, 157, 159, 289, 293, 340**
オトガイ枝(オトガイ神経, 下歯槽動脈, 下歯槽静脈) R. mentalis (N. mentalis, A. mentalis, V. alveolaris inferior) **273, 274, 275, 276, 289, 291, 292, 294, 295, 299**
オトガイ脂肪区画 *chin fat compartment* **21, 22, 57, 105**
オトガイ神経(下顎神経) N. mentalis (V₃) **42, 47, 82, 84, 89, 176, 270, 273, 274, 289**
オトガイ唇溝 Sulcus mentolabialis **264, 336**
オトガイ舌筋 M. genioglossus **164, 168, 281, 283, 286, 296, 297, 314**
オトガイ舌骨筋 M. geniohyoideus **164, 168, 281, 196, 297, 313, 314**
オトガイ動脈 A. mentalis **39, 47, 48, 79, 84, 87, 173, 268, 294, 291**
オトガイ部 Regio mentalis **4, 5**
オトガイ隆起 Protuberantia mentalis **37, 157**
オルビターレ Or, Orbitale **15, 17**
横突孔 Foramen transversus **153**

か

外眼角 Angulus oculi lateralis(= Epicanthus lateralis, = Commissura lateralis palpebrarum) **183**
外頸静脈 V. jugularis externa **41, 98, 124, 129, 313**
外頸動脈 A. carotis externa **39, 47, 79, 84, 126, 173, 273, 309, 312, 313**
外後頭隆起 Protuberantia occipitalis externa **117, 152, 160**
外耳孔 Porus acusticus externus **77, 151, 159, 293, 300, 302, 304, 305, 309**
外側角膜縁 Limbus lateralis cornae **183**
外側眼瞼靭帯 Lig. palpebrale laterale **191, 214**
外側眼瞼動脈 A. palpebralis lateralis **173, 198, 201**
外側頸リンパ節 NII. cervicales superficiales laterales **126, 130**
外側後鼻枝(蝶口蓋動脈) Rr. nasales posteriores laterales **251**
外側枝(眼窩上動脈, 眼窩上静脈) R. lateralis (A. supraorbitalis, V. supraorbitalis) **197**
外側靭帯 Lig. laterale **302, 305**
外側直筋 M. rectus lateralis **165, 171, 192, 213, 257**
外側ドーム角 *lateral dome angle* **244**
外側鼻枝(前篩骨動脈, 前篩骨静脈) Rr. nasales externi (A. ethmoidalis anterior, V. ethmoidalis anterior) **240**
外側鼻軟骨 Cartilago nasi lateralis **224, 233, 251, 266**
外側翼突筋 M. pterygoideus lateralis **85, 166, 169, 261, 293, 296, 297, 305, 306, 309, 310**
外側翼突筋神経 N. pterygoideus lateralis **84, 291, 292, 294, 295, 297, 307**
外転神経(Ⅵ) N. abducens **199**
外鼻静脈 V. nasalis externa **41, 49, 81, 174, 202**

索引

下咽頭収縮筋　M. constrictor pharyngis inferior　85

下顎縁枝　R. marginalis mandibulae　42, 47, 82, 89, 93, 101, 270, 273, 275, 276

下顎角　Angulus mandibulae　159, 340

下顎頸　Collum mandibulae　304

下顎犬歯　Dens caninus inferior　286, 287

下顎孔　Foramen mandibulare　152, 160

下顎後窩　Fossa retromandibularis　4

下顎後静脈　V. retromandibularis　81, 132, 174, 291, 309, 311, 312, 313, 323

下顎骨　Mandibula　23, 28, 48, 77, 152, 163, 312, 313, 315

下顎骨, 関節突起　Mandibula, Proc. condylaris　151, 159, 160, 304, 305, 306, 340

下顎骨, 筋突起　Mandibula, Proc. coronoideus　74, 159, 169, 304, 305, 306, 340

下顎骨歯槽部　Pars alveolaris mandibulae　283, 286, 287, 288

下顎枝　Ramus mandibulae　32, 35, 37, 39, 73, 150, 160, 266, 272, 300, 302, 304, 305, 306, 309, 311, 340

下顎脂肪区画　*jowl fat compartment*　21, 22, 57, 105

下顎神経（V₃）　N. mandibularis　82, 85, 177, 291, 292, 294, 295, 297, 299, 307, 309

下顎側切歯　Dens incisivus lateralis inferior　268, 287

下顎体　Corpus mandibulae　32, 35, 37, 69, 95, 150, 266, 274, 283, 286, 300, 302, 340

下顎第一小臼歯　Dens premolaris primus inferior　286

下顎中切歯　Dens incisivus centralis inferior　268, 287

下顎点　Md, Mandibulare　15

下顎頭　Caput mandibulae (= Condylus)　74, 169, 304, 309, 310

下眼窩裂　Fissura orbitalis inferior　35, 157

下眼瞼　Palpebra inferior　183, 190

下眼瞼溝　Sulcus palpebralis inferior　183

下眼瞼枝　R. palpebralis inferior　42, 44, 47, 82, 101, 103, 176, 231, 270

下眼瞼脂肪の脱出　*prolaps of lower lid fat*　336, 339

下眼瞼静脈　Vv. palpebrales inferiores　41, 81, 174, 202

下眼瞼動脈弓　Arcus palpebralis arteriosus inferior　39, 79

下眼静脈　V. ophthalmica inferior　199

下関節腔　Cavitas articularis inferioris　296, 305, 306, 310

下脚（耳輪脚）　Crus inferior　318

角質層　Stratum corneum　334

角膜　Cornea　210, 339

顎下三角　Trigonum submandibulare　4, 5

顎下腺　Gl. submandibularis　104, 126, 165, 167, 312, 313, 314, 315

顎下腺管　Ductus submandibularis　281

顎下リンパ節　NII. submandibulares　126, 132, 175

顎静脈　V. maxillaris　81, 174, 323

顎舌骨筋　M. mylohyoideus　126, 164, 281, 296, 297, 313, 314

顎舌骨筋神経　N. mylohyoideus　297, 299, 307

顎動脈　A. maxillaris　39, 79, 84, 252, 268, 291, 291, 294

顎二腹筋, 後腹　M. digastricus, Venter posterior　76, 166, 294, 309, 311, 313

顎二腹筋, 前腹　M. digastricus, Venter anterior　164, 293, 314

隔膜後腱膜前脂肪　*post-septal, pre-aponeurotic fat*　191

下結膜円蓋　Fornix conjunctivae inferior　210

下瞼板　Tarsus inferior　192, 210, 339

下瞼板筋　M. tarsalis inferior　190, 211

下行口蓋動脈　A. palatina descendens　252

下歯槽静脈　V. alveolaris inferior　164, 165, 272, 273, 289, 311, 312, 313, 315

下歯槽神経　N. alveolaris inferior　84, 164, 165, 176, 272, 273, 291, 292, 294, 295, 297, 299, 307, 311, 312, 313, 315

下歯槽静脈オトガイ枝　V. alveolaris inferior, R. mentalis　41, 44, 47, 48, 81, 87, 91, 174, 269, 272

下歯槽動脈　A. alveolaris inferior　84, 164, 165, 272, 273, 289, 291, 311, 312, 313, 315

下耳底点　Otobasion inferius　318

下斜筋　M. obliquus inferior　170, 192, 199, 210, 214, 257

下唇　Labium inferius　264, 278, 279, 283

下唇下制筋　M. depressor labii inferioris　20, 22, 36, 50, 58, 76, 96, 137, 206, 265, 266, 275, 276, 277, 313

下唇枝（オトガイ神経）　Rr. labiales inferiores　177

下唇静脈　V. labialis infeior　41, 47, 81, 174, 269, 273, 274, 275, 276,

277, 285, 286

下唇点　Lb inf, Labrale inferior　7, 11

下唇動脈　A. labialis inferior　39, 47, 79, 173, 268, 273, 274, 275, 276, 285, 286

下垂体　Gl. Hypophysea (Hypophysis)　168, 247, 249

下直筋　M. rectus inferior　165, 170, 192, 199, 210, 215

滑車　Trochlea　192, 193, 197

滑車下神経　N. infratrochlearis　42, 47, 84, 176, 197, 227, 241

滑車下動脈　A. infratrochlearis　191, 201, 206

滑車上静脈　V. supratrochlearis　44, 47, 191, 197, 228

滑車上神経　N. supratrochlearis　42, 47, 82, 95, 176, 191, 197, 201, 227, 241

下動眼神経　N. oculomotorius inferior　199

下鼻甲介　Concha nasalis inferior　35, 157, 163, 169, 237, 250, 296, 314

下鼻道　Meatus nasi inferior　237, 250, 253

カラスの足跡　336, 337

顆粒層　Stratum granulosum　334

眼輪筋保持靭帯　*orbicularis retaining ligament*　190

眼窩　Orbita　35, 157

眼窩下神経　N. infraorbitalis　270

眼窩隔膜　Septum orbitale　29, 70, 87, 89, 188, 203, 339

眼窩隔膜後, 眼窩脂肪の脱出　*prolaps of post-septal fat*　339

眼窩隔膜後, 前腱膜脂肪の脱出　*prolaps of post-septal, pre-aponeurotic fat*　339

眼窩下孔　Foramen infraorbitale　29, 34, 42, 70, 150, 157, 190, 192, 208, 300, 302

眼窩下静脈　V. infraorbitalis　41, 47, 81, 174, 191, 197, 201, 239, 269, 273, 274

眼窩下神経　N. infraorbitalis　42, 47, 82, 84, 176, 191, 197, 208, 272, 273, 274, 275, 294, 295

眼窩下動脈　A. infraorbitalis　39, 47, 79, 84, 191, 197, 198, 201, 239, 268, 273, 274, 294

眼窩下部　Regio infraorbitalis　4

眼角静脈　V. angularis　41, 50, 51, 81, 171, 174, 202, 239, 257, 269, 276

眼角動脈　A. angularis　39, 50, 79, 171, 173, 198, 228, 239, 257, 268, 275, 276

眼窩上孔　Foramen supraorbitale　34, 35, 42, 150, 157, 192, 226, 238

眼窩上静脈　V. supraorbitalis　41, 44, 81, 174, 197, 201, 206, 239

眼窩上神経　N. supraorbitale　42, 47, 82, 84, 85, 93, 101, 176, 191, 197, 208, 227, 241

眼窩上点　Sor, Supraorbitale　15

眼窩上動脈　A. supraorbitalis　39, 44, 47, 79, 84, 173, 191, 197, 201, 206, 239

眼窩点　Or, Orbitale　15, 17

眼窩部　Regio orbitails　4

眼瞼縁　Limbus palpebrae　183

眼瞼, 頬溝　Sulcus palpebromalare　183, 336

眼瞼挙筋靭帯　Lig. musculi levatoris palpebrae　192

眼瞼鼻溝　Sulcus palpebronasalis　183

眼神経　N. ophthalmicus　179

眼動脈　A. ophthalmica　198

眼輪筋　M. orbicularis oculi　20, 22, 36, 58, 76, 96, 137, 186, 187, 190, 206, 209, 254, 275, 277, 309, 339

眼輪筋下脂肪　*SOOF (suborbiculairs oculi fat)*　22, 58, 190, 215

眼輪筋後部脂肪　*ROOF (retroorbicularis oculi fat)*　24, 58, 187, 213

冠状縫合　Sutura coronalis　73, 151, 154, 159, 161

関節円板　Discus articularis　166, 296, 305, 306, 309, 310, 340

関節窩　Fossa articularis　160, 306

関節結節　Eminentia articularis　293, 304, 306, 309

関節神経　Nn. articulares　104

関節点　Ar, Articulare　17

関節包　Capsula articularis　58, 300, 302, 304, 305, 307

汗腺　Gl. sudorifera　333

汗腺の排泄管　*duct of sweat gland*　286

環椎(第一頸椎)　Atlas　153

顔面横静脈　V. transversa faciei　81, 102, 174, 269

顔面横動脈　A. transversa faciei　39, 47, 79, 173, 268, 272, 273

顔面静脈　V. facialis　41, 47, 81, 132, 174, 202, 239, 269, 272, 273, 274, 275, 276, 277, 291, 309, 311, 312, 313, 314, 315

顔面神経(Ⅶ)　N. facialis　47, 82, 84, 85, 93, 101, 273, 274, 275, 276,

索引

291, 294, 295, 313, 324
顔面動脈　A. facialis　39, 47, 79, 84, 173, 239, 260, 268, 272, 273, 274, 275, 276, 277, 291, 311, 312, 313, 314, 315
顔面リンパ節　Nll. faciales　175

き

基底円柱層　Stratum basale sive cylindricum　334
嗅球　Bulbus olfactorius　250, 255
嗅糸　Fila olfactoria　248
頬筋　M. buccinator　31, 35, 36, 47, 63, 76, 87, 89, 164, 223, 260, 266, 272, 273, 274, 275, 276, 293, 311, 312, 314, 315
頬筋枝（顔面神経）　Rr. buccales（Ⅶ）　42, 61, 82, 89, 93, 270, 270, 277
頬骨-皮膚靭帯　zygomaitcocutaneous ligament　61, 190
頬骨, 頬骨弓　Os zygomaticum, Arcus zygomaticus　28, 35, 37, 60, 73, 157, 159, 188, 191, 207, 293, 300, 304, 309
頬骨眼窩静脈　V. zygomaticoorbitalis　87, 91
頬骨眼窩動脈　A. zygomaticoorbitalis　39, 79, 87, 91
頬骨顔面孔　Foramen zygomaticofaciale　192, 208
頬骨顔面静脈　V. zygomaticofacialis　41, 47, 81, 174, 191, 197, 201, 206, 269, 272, 273, 274, 276
頬骨顔面神経　N. zygomaticofacialis　42, 47, 82, 84, 95, 176, 191, 197, 201, 208, 272, 273, 274, 275, 276, 294, 295
頬骨顔面動脈　A. zygomaticofacialis　39, 47, 191, 197, 201, 206, 268, 272, 273, 274, 276
頬骨甲状筋　M. sternothyroideus　85, 132
頬骨枝　Rr. zygomatici　42, 82, 89, 177, 203
頬骨部　Regio zygomatica　4, 5
頬脂肪体（Bichat脂肪体）　Corpus adiposum buccae　22, 27, 30, 59, 164, 277, 309, 314
頬小帯　Frenulum buccae　279, 280, 281
頬神経（下顎神経）　N. buccalis（V₃）　47, 84, 176, 272〜277, 291, 292, 294, 295, 297, 299
頬動脈　A. buccalis　39, 79, 84, 87, 272, 291, 294
頬部　Regio buccalis　4, 5
胸骨舌骨筋　M. sternohyoideus　84, 126, 132
胸鎖乳突筋　M. sternocleidomastoideus　76, 104, 131, 166, 312, 313
胸鎖乳突筋部　Regio sternocleidomastoidea　4, 5
強膜　Sclera　183
筋三角　Trigonum musculare (omotracheale)　4, 5

け

頸横神経　N. transversus colli　124, 129, 130, 179
頸筋膜, 気管前葉　Fascia cervicalis, Lamina pretrachealis　126
頸筋膜, 浅葉　Fascia cervicalis, Lamina superficialis　124
頸筋膜, 椎前葉　Fascia cervicalis, Lamina prevertebralis　131
頸枝（顔面神経）　R. colli（Ⅶ）　42, 82, 89, 93, 125, 131, 270
頸静脈窩　Fossa jugularis　5
頸静脈弓　Arcus venosus juguli　126
頸点　C. Cervicale　7, 13, 17
頸動脈三角　Trigonum caroticum　4, 5
頸部脂肪区画　cervical fat compartment　21
茎状突起　Proc. styloideus　151, 159, 300, 302, 304, 305, 306
茎突咽頭筋　M. stylopharyngeus　312, 315
茎突下顎靭帯　Lig. stylomandibulare　304, 307
茎突舌筋　M. styloglossus　76, 293
茎突舌骨筋　M. stylohyoideus　293
鶏冠　Crista galli　255
Kieselbach 部位　248
結膜半月ヒダ　Plica semilunaris conjunctivae　183, 194
肩甲舌骨筋　M. omohyoideus　84, 126, 131, 132
犬歯　Dens caninus　280
瞼板腺（Meibom腺）　Gll. tarsales　211

こ

口蓋骨　Os palatinum　247
口蓋骨, 錐体突起　Os palatinum, Proc. pyramidalis　160
口蓋垂筋　M. uvulae　247, 249
口蓋腺　Gl. palatinae　281
口蓋ヒダ　Rugae palatinae　280, 281

索引

口蓋縫合 Raphe palati 280
口角 Angulus oris 264
口角下制筋 M. depressor anguli oris 20, 22, 36, 50, 58, 76, 99, 137, 146, 206, 265, 266, 276, 277, 313
口角挙筋 M. levator anguli oris 22, 36, 49, 76, 97, 137, 254, 266, 275, 276, 311
口腔前庭 Vestibulum oris 34.35, 281, 283, 286, 287
口唇腺 Gl. labialis 268, 285
口部 Regio oralis 4, 5
口輪筋 M. orbicularis oris 23, 36, 47, 49, 58, 76, 91, 137, 144, 223, 247, 257, 266, 273, 274, 275, 276, 283, 285, 286, 311, 312, 315
口裂 Rima oris 264
咬筋 M. masseter 23, 36, 57, 58, 76, 104, 164, 273, 277, 291, 292, 296, 297, 309, 310, 311, 312, 313, 314, 315
咬筋, 深部 M. masseter, Pars profunda 48, 91, 104, 300, 302
咬筋, 浅部 M. masseter, Pars superficiails 50, 91, 104, 274, 275, 276, 300, 302
咬筋静脈 V. masseterica 41, 81, 87, 91, 269
咬筋神経 N. massetericus 95, 176, 291, 292, 295, 297, 299
咬筋動脈 A. masseterica 87, 91, 273, 294
項筋膜 Fascia nuchae 135
広頚筋 Platysma 22, 36, 58, 61, 76, 103, 124, 129, 137, 145, 164, 266, 277, 309, 312, 313, 314, 315
広頚筋下頚部脂肪区画 *subplatysmal cervical fat compartment* 130
広頚筋上オトガイ下脂肪区画 *supraplatysmal submental fat compartment* 124
後頚部 Regio cervicalis posterior 4, 5
後咬筋動脈 A. masseterica posterior 39, 47, 79, 268, 291
虹彩 Iris 183, 211, 213
後枝（後頭動脈, 後頭静脈） Rr. Posteriores (A. occipitalis, V. occipitalis) 113, 115, 120
後耳介筋 M. auricularis posterior 58, 101, 117, 321, 327
後耳介静脈 V. auricularis posterior 87, 113, 120, 323, 328
後耳介神経（顔面神経） N. auricularis posterior (Ⅶ) 82, 103, 111, 135, 324

後耳介動脈 A. auricularis posterior 79, 84, 87, 113, 120, 322, 323
後篩骨動脈 A. ethmoidalis posterior 248, 252
後上歯槽動脈 Aa. alveolares superiores posteriores 291, 294
後上歯槽枝 Rr. alveolares superiores posteriores 89, 93, 177, 292
甲状舌骨筋 M. thyrohyoideus 84, 132
後大脳動脈 A. cerebri posterior 168
後頭顆 Condylus occipitalis 152
後頭骨 Os occipitale 77, 151, 159
後頭骨, 底部 Os occipitale, Pars basilaris 296, 297
後頭静脈 V. occipitalis 81, 110, 113, 115, 120, 129, 174
後頭前頭筋 M. occipitofrontalis 206
後頭前頭筋, 前頭筋 M. occipitofrontalis, Venter frontalis 22, 23, 48, 58, 94, 107, 114, 137, 163, 187, 210, 339
後頭前頭筋, 後頭筋 M. occipitofrontalis, Venter occipitalis 58, 94, 107, 114, 117, 121, 134
後頭動脈 A. occipitalis 79, 113, 115, 120, 129
後頭動脈, 後枝 A. occipitalis, R. posterior 109
後頭部 Regio occipitalis 4, 5
後頭リンパ節 Nll. occipitales 132, 175
後鼻棘 Spp, Spina nasalis Postenrior 17
鼓索神経 Chorda tympani 299
ゴニオン Go, Gonion 15
根管側枝 Canalis accessorius, Pulpa dentis 288
コンディリオン Co, Condylion 17

さ

鎖骨下静脈（右） V. subclavia dextra 131, 132
鎖骨上神経 Nn. supraclaviculares 129, 179
三角窩 Fossa triangularis 318
三角窩隆起 Eminentia fossa triangularis 321

し

耳下腺管 Ductus parotideus 27, 35, 58, 61, 65, 89, 102, 266, 272, 274, 293

353

索引

耳介横筋　M. transversus auriculae　321, 327, 329
耳介結節（Darwin 結節）　Tuberculum auriculare (Tuberculum Darwini)　318, 319
耳介斜筋　M. obliquus auriculae　321
耳介側頭神経　N. auriculotemporalis　42, 82, 84, 89, 95, 104, 111, 176, 291, 292, 294, 295, 297, 299, 307, 324
耳下腺　Gl. parotidea　27, 52, 58, 61, 102, 126, 130, 165, 277, 309, 310, 312, 313, 314, 315
耳下腺咬筋部　Regio parotideomasseterica　4, 5
耳下腺枝（下顎神経）　Rr. parotidei (V₃)　297
耳下腺神経叢　Plexus intraparotideus　82
耳下腺リンパ節　NII. parotidei　175
耳管　Tuba auditiva　169, 247, 249, 310
耳甲介腔隆起　Eminentia cavitatis conchae　321, 326, 321
耳甲介腔　Cavitas conchae　318
耳甲介舟　Cymba conchae　318
耳珠　Tragus　318
耳珠筋　M. tragicus　321
耳珠点, トラジオン　Trg, Tragion　7, 10, 13
耳垂　Lobulus auriculae　318
耳部　Regio auricularis　4, 5
耳輪　Helix　318, 319, 321
耳輪脚　Crus helicis　318
耳輪尾　Cauda helicis　319
歯牙歯肉線維　Fibrae dentogingivales　288
歯間乳頭　Papilla gingivalis interdentalis　286, 287
歯根尖孔　Foramen apicis dentis　286, 287
歯根膜　Periodontium insertionis　287, 288
歯髄　Pulpa dentis　287, 288
歯槽縁（歯槽突起骨）　Limbus alveolaris　287
歯槽歯肉線維　Fibrae periostogingivales　288
歯槽粘膜　Tunica mucosa alveoralis　278, 279, 286, 287
歯槽隆起　Juga alveolaria　35, 37, 77, 157, 226, 238, 340
歯肉　Gingiva　288, 289
歯肉縁　Margo gingivalis　286, 287, 288
歯肉溝　Sulcus gingivalis　288

歯肉歯槽粘膜移行部　*mucogingival junction*　286
軸椎（第二頸椎）　Axis　153
篩骨　Os ethmoidale　226, 238, 247
篩骨, 眼窩板　Os ethmoidale, Lamina orbitalis　35, 75, 159
篩骨, 垂直板　Os ethmoidale, Lamina perpendicularis　35, 157, 163, 168, 226, 236, 237
篩骨洞　Sinus ethmoidalis　164
篩骨蜂巣　Cellulae ethmoidales　255
矢状縫合　Sutura sagittalis　118, 152, 160
視神経（Ⅱ）　N. opticus　199, 213, 248, 257, 310
視神経管　Canalis opticus　35, 157, 226
斜線（下顎骨）　Linea obliqua (Mandibula)　157, 159, 340
舟状窩　Scapha　318
舟状窩隆起　Eminentia scaphae　321
皺眉筋　M. corrugator supercilii　29, 36, 47, 71, 76, 91, 138, 254
珠間切痕　Incisura intertragica　319
上顎間縫合　Sutura intermaxillaris　35, 157, 226
上顎骨　Maxilla　28, 35, 37, 75, 150, 159, 188, 206, 236, 272, 273, 274, 281, 283, 300, 302, 304, 305, 306
上顎骨, 眼窩面　Maxilla, Facies orbitalis　35, 157, 226, 238
上顎骨, 前頭突起　Maxilla, Proc. Frontalis　32, 35, 37, 77, 150, 157, 224, 237, 253
上顎歯槽突起　Proc. alveolaris maxillae　283
上顎神経　N. maxillaris　179
上顎点　Mx, Maxillare　15
上顎洞　Sinus maxillaris　164, 167, 211, 255, 314
上眼窩裂　Fissura orbitalis superior　35, 157, 226
上眼瞼　Palpebra superior　183, 190
上眼瞼溝　Sulcus palpebralis superior　183
上眼瞼枝（眼神経）　R. palpebralis superior (V₁)　52, 82, 101, 103, 177, 231
上眼瞼静脈　Vv. palpebrales superiores　41, 81, 174, 201
上眼瞼動脈弓　Arcus palpebralis superior　39, 49, 79
上眼静脈　V. ophthalmica superior　191, 197, 199
上関節腔　Cavitas articularis superioris　296, 305, 306, 310
上脚（耳輪脚）　Crus superior　318

小頰骨筋　M. zygomaticus minor　22, 36, 51, 58, 61, 63, 76, 100, 137, 140, 254, 260, 266, 277, 309

笑筋　M. risorius　22, 26, 52, 58, 63, 137, 140, 266, 277

上結膜円蓋　Fornix conjunctivae superior　211

上瞼板　Tarsus superior　192, 339

上瞼板筋　M. tarsalis superior　190, 210

小口蓋動脈　A. palatina minor　252

小後頭直筋　M. rectus capitis posterior minor　76

小鎖骨上窩　Fossa supraclavicularis minor　5

上耳介筋　M. auricularis superior　58, 99, 117, 321, 327

上耳底点　Otobasion superius　318

上斜筋　M. obliquus superior　165, 192, 197, 199

小耳輪筋　M. helicis minor　321

上唇　Labium superius　264, 278, 279, 283

上唇挙筋　M. levator labii superioris　22, 36, 50, 58, 76, 96, 137, 140, 261, 266, 276

上唇結節　Tuberculum　264

上唇枝（眼窩下神経）　Rr. labiales superiores　85, 176

上唇小帯　Frenulum labii superioris　278, 289

上唇静脈　V. labialis superior　41, 47, 81, 174, 239, 269, 273, 274, 277

上唇点　Lb sup, Labrale superior　7, 11, 13

上唇動脈　A. labialis superior　39, 47, 79, 173, 228, 240, 268, 273, 274, 275, 276

上唇鼻翼挙筋　M. levator labii superioris alaeque nasi　22, 36, 51, 58, 76, 100, 137, 141, 223, 228, 254, 266

浅側頭動脈, 頭頂枝　A. temporalis superficialis, R. parietalis　207

小帯線維（毛様体小帯）　Fibrae zonulares (Zonula ciliaris)　211

上直筋　M. rectus superior　165, 193, 199, 210

上動眼神経　N. oculomotorius superior　199

上頭斜筋　M. obliquus capitis superior　76

小鼻孔圧迫筋　M. compressor narium minor　47, 63, 91, 228

上鼻甲介　Concha nasalis superior　237, 250, 253

上鼻道　Meatus nasi superior　237, 250, 253

小鼻翼軟骨　Cartilago alaris minor　206, 224, 225, 233, 240, 251, 253

睫毛　Ciliae　183, 186, 211

睫毛腺（Moll腺）　Gll. ciliares　211

上涙小管　Canaliculus lacrimalis superior　193, 226

鋤骨　Vomer　35, 152, 157, 160, 226, 236, 249, 253, 260, 296

深顔面静脈　V. faciei profunda　81, 91, 174

神経点（Erb点）　Punctum nervosum (Erb)　129

深頸リンパ節　NII. cervicales profundi　175

唇紅　Rubor labiorum　285

深耳下腺リンパ節　NII. parotidei profundi　130

唇小帯　Frenulum labii superioris　278

深側頭静脈　Vv. temporales profundae　47, 81, 87, 94, 174

深側頭神経　N. temporalis profundus　47, 82, 84, 89, 95, 177, 295, 297

深側頭動脈　Aa. temporales profundae　47, 79, 84, 87, 94, 294

真皮　Dermis (= Corium)　333

真皮乳頭　Papillae dermis　334

真皮乳頭層　Stratum papillare, Corium　334

深部頰脂肪　Adiposum buccae profundi　58, 250

深部頰脂肪体　Corpus adiposum buccae profundi　23, 168, 210

深部血管叢　Plexus profundus (Vas)　333

す

ストミウム　St, Stomium　7, 9, 11

せ

正中点（歯列）　MD, Medietas dentium　6

脊髄神経（頸神経C4）後枝　Rr. dorsales nn. spinalium (C4)　179

舌　Lingua　314

舌咽神経（Ⅸ）　N. glossopharyngeus　167, 312, 313

舌下小丘　Caruncula sublingualis　280, 281

舌小帯　Frenulum lingue　280

舌下神経（Ⅻ）　N. hypoglossus　281, 312

舌下腺　Gl. sublingualis　164, 281, 313

舌下動脈　A. sublingualis　281

舌骨　Os hyoideum　126

舌骨舌筋　M. hyoglossus　167

355

索引

舌歯槽溝　Sulcus glossoalveollaris　283
舌神経　N. lingualis　82, 281, 289, 292, 294, 297, 299, 307
舌動脈　A. lingualis　84
切歯管　Canalis incisivus　236, 247, 248
切歯孔　Foramen incisivum　152, 160
切歯乳頭　Papilla incisiva　280, 281
セメント質　Cementum　288
セラ, トルコ鞍　S, Sella turcica　17
浅頸静脈　V. cervicalis superficialis　131
浅頸神経ワナ　Ansa cervicalis superficialis　125, 131
浅頸動脈　A. cervicalis superficialis　131
浅側頭静脈　V. temporalis superficialis　41, 47, 81, 113, 115, 174, 202, 207, 239, 272, 273, 274
浅側頭動脈　A. temporalis superficialis　39, 47, 51, 79, 81, 84, 113, 115, 173, 239, 272, 273, 274, 291, 294, 322
前頸リンパ節　NII. cervicales superficiales anteriores　130
前咬筋動脈　A. masseterica anterior　39, 47, 79, 268
前耳介筋　M. auricularis anterior　58, 101, 310, 321, 327
前耳介枝（浅側頭動脈）　Rr. auriculares anteriores (A. temporalis superficialis)　322
前耳介静脈　V. auricularis anterior　323
前耳介動脈　A. auricularis anterior　323
前篩骨静脈, 外側鼻枝　V. ethmoidalis anterior, Rr. nasales externi　240
前篩骨神経　N. ethmoidalis anterior　248, 251
前篩骨動脈　A. ethmoidalis anterior　248, 250, 252
前頭筋　Venter frontalis　206
前頭骨　Os frontale　35, 37, 74, 77, 150, 188, 224, 236, 247
前頭骨, 眼窩部　Os frontale, Pars orbitalis　35, 157
前頭枝（上側頭動脈）　R. frontails (A. temporails superior)　39, 79
前頭静脈（＝滑車上静脈）　V. frontalis (= V. supratrochlearis)　41, 49, 81, 96, 98, 100, 102, 110, 113, 174
前頭切痕　Incisura frontalis　35, 37, 42, 157, 192, 226
前頭洞　Sinus frontalis　167, 236, 247, 258
前頭動脈（＝滑車上動脈）　A. frontalis (= A. supratrochlearis)　39, 44, 47, 79, 84, 96, 98, 100, 102, 113, 173, 191, 197, 201, 228

前頭部　Regio frontalis　4
前頭縫合（遺残）　Sutura frontalis　157, 226
前鼻棘　Spina nasalis anterior　35, 157, 226, 244
前鼻棘点　Spa, Spina nasalis anterior　17
前鼻孔開大筋　M. dilatator naris anterior　47, 59, 91, 223, 231
前鼻枝（前篩骨神経）　R. nasalis anterior (N. ethmoidalis anterior)　42, 47, 49, 82, 84, 89, 176, 208, 227, 241

そ

前鼻動脈　A. nasalis anteiror　44, 198, 201, 206, 252
総頸動脈　A. carotis communis　39, 84, 173
象牙芽細胞　Odontoblast　288
象牙質　Dentinum　288
僧帽筋　M. trapezius　76, 131, 135
側頸部　Regio cervicalis lateralis　4, 5
側頸リンパ節　NI. cervicalis lateralis　132
側切歯　Dens incisivus lateralis　280
側頭下部　Regio infratemporalis　4
側頭筋　M. temporalis　27, 36, 47, 59, 91, 108, 165, 206, 261, 296, 297, 300, 302, 309, 310, 314
側頭骨　Os temporale　34, 35, 77, 150, 190, 296, 310
側頭骨, 乳様突起　Os temporale, Proc. mastoideus　33, 35, 77, 150, 157, 300, 302, 306, 319
側頭骨, 岩様部　Os temporale, Pars petrosa　152
側頭骨, 頬骨弓　Os temporale, Arcus zygomaticus　74, 77, 151, 165, 314
側頭骨, 鼓室部　Os temporale, Pars tympanica　159
側頭骨, 鱗部　Os temporale, Pars squamosa　73, 151, 152, 160
側頭枝（顔面神経）　Rr. temporales (Ⅶ)　42, 47, 82, 89, 93, 101, 111
側頭頭頂筋　M. temporoparietalis　58, 63, 98, 209
側頭部　Regio temporalis　4, 5
側方側頭頬脂肪区画　lateral-temporal buccal fat compartment　21, 57, 105

た

第一小臼歯　Dens premoralis primus　280

第一大臼歯　Dens moralis primus　280

第二小臼歯　Dens premoralis secundus　280

第二大臼歯　Dens moralis secundus　280

大頬骨筋　M. zygomaticus major　23, 36, 51, 58, 61, 76, 100, 137, 140, 147, 266, 277, 312, 315

大口蓋神経　N. palatinus major　251, 281

大口蓋動脈　A. palatina major　260, 281

大後頭神経（C2）　N. occipitalis major (C2)　82, 95, 103, 111, 120, 132, 179

小後頭神経　N. occipitalis minor　82, 111, 120, 129, 179, 324

大後頭直筋　M. rectus capitis posterior major　76

大鎖骨上窩　Fossa supraclavicularis major　5

第三後頭神経　N. occipitalis tertius　135

第三後頭神経（C3）　N. occipitalis tertius (C3)　179

第三大臼歯　Dens moralis tertius　280

大耳介神経　N. auricularis magnus　82, 103, 120, 124, 129, 179, 324, 325

対珠　Antitragus　318

対珠筋　M. antitragus　321, 327, 329

対珠耳輪裂　Fissura antitragohelicina　319

大耳輪筋　M. helicis major　321

大脳鎌　Falx cerebri　168, 249

大鼻翼軟骨　Cartilago alaris major　150, 168, 223, 231, 239, 240, 266

大鼻翼軟骨, 外側脚　Cartilago alaris major, Crus laterale　235

大鼻翼軟骨, 内側脚　Cartilago alares major, Crus mediale　225, 232, 235

対輪　Antihelix　318, 324

唾液腺排泄管　Ductus glandulae salivales　285

ち

中央頬脂肪区画　*middle buccal fat compartment*　21, 57, 105

中隔後鼻枝（蝶口蓋動脈）　Aa. nasales posteriores septi　248

中硬膜動脈　A. meningea media　294

中上歯槽枝　Rr. alveolares superiores mediales　291, 292

中切歯　Dens incisivus centralis　280

中鼻甲介　Concha nasalis media　35, 157, 163, 237, 250, 296, 314

中鼻道　Meatus nasi medius　237, 250, 253

蝶下顎靭帯　Lig. sphenomandibulare　307

蝶形骨　Os sphenoidale　35, 247

蝶形骨, 大翼　Os sphenoidale, Ala major　34, 35, 73, 77, 150, 157, 159, 161, 296

蝶形骨, 翼状突起　Os sphenoidale, Proc. pterygoideus　152, 160, 304

蝶形骨洞　Sinus sphenoidalis　168, 170, 215, 247

蝶口蓋動脈　A. sphenopalatina　84, 248

蝶前頭縫合　Sutura sphenofrontalis　73, 151, 159

蝶鱗縫合　Sutura sphenosquamosa　73, 151, 159

つ

椎骨横突起　Proc. transversus vertebrae　153

椎骨棘突起　Proc. spinosus vertibrae　153

と

瞳孔　Pupilla　183

瞳孔間線　PP　9

頭最長筋　M. longissimus capitis　76

頭頂孔　Foramen parietale　154

頭頂骨　Os parietale　34, 35, 73, 77, 150, 161

頭頂枝（浅側頭静脈）　R. parietalis (V. temporalis superficialis)　81, 115, 207

頭頂枝（上側頭動脈）　R. parietalis (A. temporalis superior)　39, 79, 109, 115, 173, 207

頭頂部　Regio parietalis　4, 5

頭半棘筋　M. semispinalis capitis　76, 135

頭板状筋　M. splenius capitis　76, 135

Tomes 顆粒層　288

索引

トラジオン, 耳珠点 Trg, Tragion 7, 10, 13
トリチオン Tri, Trichion 7, 9

な

内眼角 Angulus oculi medialis (= Epicanthus medialis, = Commissura medialis palpebrarum) 183, 186, 194
内頸静脈 V. jugularis interna 41, 126, 167, 312, 313
内頸動脈 A. carotis interna 84, 167, 173, 310, 311, 312, 313
内側角膜縁 Limbus medialis cornae 183
内側眼瞼靭帯 Lig. palpebrale mediale 191, 197, 214
内側眼瞼動脈 A. palpebralis medialis 173.198, 201
内側頬脂肪区画 medial buccal fat compartment 21, 57, 105
内側直筋 M. rectus medialis 165, 171, 199, 213, 257
内側ドーム角 medial dome angle 244
内側翼突筋 M. pterygoideus medialis 85, 166, 291, 293, 296, 297, 307, 309, 311, 312, 313, 315
内側翼突筋神経 N. pterygoideus medialis 177, 294, 295, 297, 307
ナジオン N, Nasion 15, 17, 218
涙の谷 336
軟組織オトガイ点 Pg' 6, 7, 11
軟組織眼窩点 Or' 7, 11, 14
軟組織下顎角点 Go' 15
軟組織ナジオン N', Dorsam Nasi 7, 12, 17
軟組織B点 B' 7, 11, 17
軟組織眉間 Gl' 17
軟組織メントン Me' 7, 9, 10, 12, 15, 17

に

二層部（顎関節円板） bilaminar zone 305, 306
乳突孔 Foramen mastoideum 118, 152
乳突部 Regio mastoidea 4, 5
乳突リンパ節（耳介後リンパ節） Nll. mastoidei (Nll. retroauriculares) 132, 175
人中 Ph, Philtrum 6, 218, 264

人中稜 Crista philtrumi 218

の

脳底動脈 A. basilaris 168
脳梁 Corpus callosum 168

は

歯 Dentes 35, 296, 297, 300, 302, 304, 340

ひ

皮下脂肪組織 Panniculus adiposus 334
皮下静脈 V. subcutanea 333
皮下組織 Tela subcutanea 333
皮下動脈 A. subcutanea 333
皮脂腺 Gl. sebacea 333, 334
鼻下点 Sn, Subnasale 7, 9, 10, 14, 17, 220
鼻筋 M. nasalis 20, 22, 49, 58, 96, 137, 142, 169, 206, 223, 231, 256
鼻筋, 横部 M. nasalis, Pars transversa 36, 76
鼻筋, 翼部（=鼻筋翼部） M. nasalis, Pars alaris 36, 47, 63, 76, 91
鼻限 Limen nasi 250
鼻腔 Cavitas nasi 213, 256
鼻（骨）孔 Foramen nasale 240
鼻口蓋神経 N. nasopalatinus 281
鼻口蓋動脈 A. nasopalatina 252, 281
鼻骨 Os nasale 31, 35, 37, 75, 77, 150, 157, 190, 224, 236, 247
鼻骨間縫合 Sutura internasalis 226
鼻根 Radix nasi 218
鼻根筋 M. procerus 22, 36, 49, 76, 96, 137, 186, 188, 206, 223, 231
鼻唇溝 Sulcus nasolabialis 264, 336
鼻唇脂肪区画 nasolabial fat compartment 21, 57, 105
鼻尖下部 infra-tip region 218
鼻尖上部（鼻背） supra-tip region (Dorsum nasi) 218
鼻尖点 AN, Pronasion (= Pronasale) 6, 7, 11, 13, 17

鼻前頭縫合　Sutura nasofrontalis　236, 253
鼻柱　Cm, Columella　7, 12, 218
鼻中隔　Septum nasi　164, 247, 256, 314
鼻中隔下制筋　M. depressor septi nasi　36, 47, 76, 223, 231
鼻中隔軟骨　Cartilago septi nasi　168, 224, 235, 240, 249, 253, 256
鼻堤　Agger nasi　250
鼻背（リニオン，骨軟骨移行部）　Dorsum nasi (Rhinion)　218
鼻背点　DN, Dorsum nasi　6
鼻背動脈　A. dorsalis nasi　39, 79, 173, 228, 239
鼻部　Regio nasalis　4
鼻毛様体神経　N. nasociliaris　199
鼻翼，側壁　Ala nasi, Paries lateralis　218
鼻翼筋（翼筋）　M. alaris　223, 231, 239
鼻翼溝　Sulcus alaris　218
鼻翼小葉　Lobulus alaris　223, 235, 237, 240, 243, 266
鼻涙管　Ductus nasolacrimalis　170, 193, 213, 226, 256
眉毛下制筋　M. depressor supercilii　26, 36, 49, 70, 76, 137, 187
表在血管叢　Plexus superficialis　333
表皮　Epidermis　333

ふ

副根尖孔　Foramen apicis dentis accessorius　287
副耳下腺　Gl. parotidea accessoria　58, 61, 65, 66, 102
副神経（XI），外枝　N. accessorius, R. externus　131, 135
付着歯肉　attached gingiva　278, 279, 286, 287
付着上皮　Periodontium protectoris　287

ほ

帽状腱膜　Galea aponeurotica　22, 58, 95, 107, 121, 117
頬　Bucca　278, 264
Horner 筋　171, 190, 195, 213, 257
頬の脂肪袋　malar bag　211, 337
ポリオン　Por, Porion　7, 11, 17

ま

Merkel 細胞　333
眉　Supercilium　183, 186
マリオネットライン　marionette line　336

み

眉間　Gl, Glabella　6, 7, 9, 11, 17, 218
眉間脂肪体　fat in glabella　22, 58, 105, 187
眉部脂肪脱出　prolaps of brau fat　336

め

Meissner 触覚小球　333
迷走神経（X）　N. vagus　167, 313
迷走神経耳介枝　N. vagus, R. auricularis　178, 179, 325, 329
メントン，オトガイ点　Me Menton　15
メントン（左）　Mel　15
メントン（右）　Mer　15

も

毛球　Bulbus pili　334
毛髄　Medulla pili　334
毛皮質　Cortex pili　334
毛包　Folliculus pili　333
毛様体　Corpus ciliare　210
網膜　Retina　210

ゆ

有棘層　Stratum spinosum　334

よ

翼口蓋神経節　Ganglion pterygopalatinum　84, 295
翼突筋静脈叢　Plexus pterygoideus　81, 169, 174, 310

ら

ラムダ縫合　Sutura lambdoidea　74, 118, 159

り

梨状口　Apertura piriformis　35, 157, 226
立毛筋　M. arrector pili　333, 334
隆椎（第七頸椎）　Vertebra prominens (C7)　4, 5, 153
鱗状縫合　Sutura squamosa　73, 151, 159

る

涙河　Rivus lacrimalis　193
涙丘　Caruncula lacrimalis　183, 193, 194

涙湖　Lacus lacrimalis　193
涙骨　Os lacrimale　35, 75, 157, 190, 225, 238
涙小管（下）　Canaliculus lacrimalis inferior　193, 226
涙腺, 眼瞼部　Gl. lacrimalis, Pars palpebralis　164, 171, 191, 197, 213, 226
涙腺静脈　V. lacrimalis　202
涙腺神経　N. lacrimalis　201, 208
涙腺動脈　A. lacrimalis　198, 201
涙点　Punctum lacrimale　194, 226
涙囊　Saccus lacrimalis　190, 197, 226

れ

レンズ（水晶体）　Lens　210, 213, 339

索引 [ラテン語, 英語(イタリック)]

A

A. alveolaris inferior 84, 164, 165, 272, 273, 289, 291, 311, 312, 313, 315

A. alveolaris posterior 291, 294

A. angularis 39, 50, 79, 171, 173, 198, 228, 239, 257, 268, 275, 276

A. auricularis anterior 323

A. auricularis posterior 79, 84, 87, 113, 120, 322, 323

A. basilaris 168

A. buccalis 39, 79, 84, 87, 272, 291, 294

A. carotis communis 39, 84, 173

A. carotis externa 39, 47, 79, 84, 126, 173, 273, 309, 312, 313

A. carotis interna 84, 167, 173, 310, 311, 312, 313

A. cerebri posterior 168

A. cervicalis superficialis 131

A. dorsalis nasi 39, 79, 173, 228, 239

A. ethmoidalis anterior 248, 250, 252

A. ethmoidalis anterior, Rr. nasales externi 240

A. ethmoidalis posterior 248, 252

A. facialis 39, 47, 79, 84, 173, 239, 260, 268, 272, 273, 274, 275, 276, 277, 291, 311, 312, 313, 315

A. frontalis (= A. supratrochlearis) 39, 44, 47, 79, 84, 96, 98, 100, 102, 113, 173, 191, 197, 201, 228

A. infraorbitalis 39, 47, 79, 84, 191, 197, 198, 201, 239, 268, 273, 274, 294

A. infratrochlearis 191, 201, 206

A. labialis inferior 39, 47, 79, 173, 228, 240, 268, 273, 274, 275, 276, 285, 286

A. labialis superior 39, 47, 79, 173, 268, 274, 275, 276

A. lacrimalis 198, 201

A. lingualis 84

A. masseterica 87, 91, 273, 294

A. masseterica anterior 39, 47, 79, 268

A. masseterica posterior 39, 47, 79, 268, 291

A. maxillaris 39, 79, 84, 252, 268, 291, 291, 294

A. meningea media 294

A. mentalis 39, 47, 48, 79, 84, 87, 173, 268, 294, 291

A. nasalis anteiror 44, 198, 201, 206, 252

A. nasalis posterioris sept 248

A. nasopalatina 252, 281

A. occipitalis 79, 109, 113, 115, 119, 120, 129

A. ophthalmica 198

A. palatina major 252, 260, 281

A. palatina minor 252

A. palpebralis lateralis 173, 198, 201

A. palpebralis medialis 173.198, 201

A. sphenopalatina 84, 248

A. subcutanea 333

A. sublingualis 281

A. submentalis 39, 47, 79, 87, 173, 268, 272, 273, 274, 275, 276

A. supraorbitalis 39, 44, 47, 79, 84, 173, 191, 197, 201, 206, 239

A. supratrochlearis → A. frontalis

A. temporalis superficialis 39, 47, 79, 84, 113, 115, 173, 207, 239, 272, 273, 274, 291, 294, 322

A. transversa faciei 39, 47, 79, 173, 268, 272, 273

A. zygomaticofacialis 39, 47, 191, 197, 201, 206, 268, 272, 273, 274, 276

A. zygomaticoorbitalis 39, 79, 87, 91

A. temporalis profunda 47, 79, 84, 87, 94, 294

Adiposum buccae profundi 58, 250

Agger nasi 250

Ala nasi, Paries lateralis 218, 219

Angulus mandibulae 159, 340

Angulus oculi lateralis → Commissura lateralis pal pebrarum

Angulus oculi medialis → Commissura medialis pal pebrarum

Angulus oris 264

Ansa cervicalis superficialis 125, 131

Antihelix 318, 324

Antitragus 318

Apertura piriformis 35, 157, 226

361

索引

Ar, Articulare 17
Arcus palpebralis arteriosus inferior 39, 49, 79
Arcus palpebralis inferior 79
Arcus palpebralis superior 49, 79
Arcus venosus juguli 126
Arcus zygomaticus, Os zygomaticum 28, 35, 37, 60, 73, 157, 159, 188, 207, 293, 300, 304
Atlas 153
attached gingiva 278, 279, 286, 287
Axis 153

B

B', soft tissue B 7, 11, 17
bilaminar zone 305, 306
Bucca 278, 264
Bulbus olfactorius 250, 255
Bulbus pili 334

C

Canaliculus lacrimalis inferior 193, 226
Canaliculus lacrimalis superior 193, 226
Canalis accessorius, Pulpa dentis 288
Canalis incisivus 236, 247, 248
Canalis opticus 35, 157, 226
Capsula articularis 58, 300, 302, 304, 305, 307
Caput mandibulae 74, 169, 310
Cartilagines alares minores 225, 233, 240
Cartilago alaris major, Crus mediale 232
Cartilago alaris major 150, 168, 223, 225, 231, 235, 239, 240, 266
Cartilago alaris major, Crus laterale Pars lateralis 235
Cartilago alaris minor 206, 224, 233, 251, 253
Cartilago nasi laterelis 224, 233, 251, 266
Cartilago septi nasi 168, 224, 235, 240, 249, 253, 256
Caruncula lacrimalis 183, 193, 194
Caruncula sublingualis 280, 281
Cauda helicis 319

Cavitas articularis inferioris 296, 305, 306, 310
Cavitas articularis superioris 296, 305, 306, 310
Cavitas conchae 318
Cavitas nasi 213, 256
Cellulae ethmoidales 255
Cementum 288
C, Cervicale 7, 13, 17
cervical fat compartment 21
chin fat compartment 21, 22, 57, 105
Chorda tympani 299
Ciliae 183, 186, 211
Cm, Columella 7, 12, 218
Co, Condylion 17
Collum mandibulae 304
Commissura lateralis palpebrarum
    (= Angulus oculi lateralis, = Epicanthus lateralis) 183
Commissura medialis palpebrarum (= Angulus oculi medialis,
    = Epicanthus medialis) 183, 186, 194
Concha nasalis inferior 35, 157, 163, 169, 237, 250, 296, 314
Concha nasalis media 35, 157, 163, 237, 250, 296, 314
Concha nasalis superior 237, 250, 253
Condylus (mandibulae) 304, 309
Condylus occipitalis 152
Corium, Dermis 333
Cornea 210, 339
Corpus adiposum buccae 22, 23, 27, 30, 59, 164, 168, 210, 277, 309, 314
Corpus callosum 168
Corpus ciliare 210
Corpus mandibulae 32, 35, 37, 69, 95, 150, 266, 273, 283, 286, 300, 302, 340
Cortex pili 334
Crista galli 255
Crista philtrumi 218
Crus helicis 318
Crus inferior 318
Crus superior 318
Cymba conchae 318

D

Dens caninus inferior 268, 287
Dens incisivus centralis inferior 268, 287
Dens incisivus lateralis inferior 268, 287
Dens premolaris primus inferior 286
Dentes 35, 296, 297, 300, 302, 304, 340
Dentinum 288
Dermis, Corium 333
Discus articularis 166, 296, 305, 306, 309, 310, 340
DN, Dorsum nasi 6
Dorsum nasi (Rhinion) 218
duct of sweat gland 286
Ductus glandulae salivales 285
Ductus nasolacrimalis 170, 193, 213, 226, 256
Ductus parotideus 27, 35, 58, 61, 65, 89, 102, 266, 272, 274, 293
Ductus submandibularis 281

E

Eminentia articularis 293, 304, 306, 309
Eminentia cavitatis conchae 321, 326, 321
Eminentia fossa triangularis 321
Eminentia scaphae 321
Enamelum 288
Epidermis 333

F

Falx cerebri 168, 249
Fascia cervicalis, Lamina pretrachealis 126
Fascia cervicalis, Lamina prevertibralis 131
Fascia cervicalis, Lamina superficialis 124
Fascia nuchae 135
fat in glabella 22, 58, 105, 187
Fibrae dentogingivales 288
Fibrae periostogingivales 288
Fibrae zonulares (Zonula ciliaris) 211

Fila olfactoria 248
Fissura antitragohelicina 319
Fissura orbitalis inferior 35, 157
Fissura orbitalis superior 35, 157, 226
Folliculus pili 333
Foramen apicis dentis 286, 287
Foramen apicis dentis accessorius 287
Foramen incisivum 152, 160
Foramen infraorbitale 29, 34, 42, 70, 150, 157, 190, 192, 208, 300, 302
Foramen mandibulare 152, 160
Foramen mastoideum 118, 152
Foramen mentale 29, 35, 37, 42, 70, 150, 157, 159, 289, 293, 340
Foramen nasale 240
Foramen parietale 154
Foramen supraorbitale 34, 35, 42, 150, 157, 192, 226, 238
Foramen transversus 153
Foramen zygomaticofaciale 192, 208
Fornix conjunctivae inferior 210
Fornix conjunctivae superior 211
Fossa articularis 160, 306
Fossa jugularis 5
Fossa retromandibularis 4
Fossa supraclavicularis major 5
Fossa supraclavicularis minor 5
Fossa triangularis 318
Frenulum buccae 279, 280, 281
Frenulum labii superioris 278, 289
Frenulum lingue 280

G

Galea aponeurotica 22, 58, 95, 107, 121, 117
Ganglion pterygopalatinum 84, 295
Gingiva 288, 289
Gl, Glabella 6, 7, 9, 11, 17
Gl', soft tissue Glabella 17
Gl. hypophysea (= Hypophysis) 168, 247, 249

363

Gl. labialis (inferior) 268, 285

Gl. lacrimalis 164, 171, 191, 197, 213, 226

Gl. palatinae 281

Gl. parotidea 27, 52, 58, 61, 102, 126, 130, 165, 277, 309, 310, 312, 313, 314, 315

Gl. parotidea accessoria 58, 61, 65, 66, 102

Gl. sebacea 333, 334

Gl. sublingualis 164, 281, 314, 313

Gl. submandibularis 104, 126, 165, 167, 312, 313, 314, 315

Gl. sudorifera 333

Glabella 218

Gll. ciliares 211

Gll. tarsales 211

Go, Gonion 15

Go', soft tissue Gonion 15

H

Helix 318, 319, 321

Hypophysis (= Gl. hypophysea) 168, 247, 249

I

Incisura frontalis 35, 37, 42, 157, 192, 226

Incisura intertragica 319

infra-tip region 218

intraoral 285

Iris 183, 211, 213

J

jowl fat compartment 21, 22, 57, 105

Juga alveolaria 35, 37, 77, 157, 226, 238, 340

L

Labrale inferior, Lb inf 7, 11, 264, 278, 279, 283

Labrale superior, Lb sup 7, 11, 13, 264, 278, 279, 283

Lacus lacrimalis 193

Lamina perpendicularis (Os ethmoidale) 168, 226, 236, 237

lateral dome angle 244

lateral-temporal buccal fat compartment 21, 57, 105

Lb inf, Labrale inferior, 7, 11, 264, 278

Lb sup, Labrale superior, 7, 11, 13, 279, 283

Lens 210, 213, 339

Lig. laterale 302, 305

Lig. musculi levatoris palpebrae 192

Lig. palpebrale laterale 191, 214

Lig. palpebrale mediale 191, 197, 214

Lig. sphenomandibulare 307

Lig. stylomandibulare 304, 307

Limbus alveolaris 287

Limbus lateralis cornae 183

Limbus medialis cornae 183

Limbus palpebrae 183

Limen nasi 250

Linea obliqua (Mandibula) 157, 159, 340

Lingua 314

Lobulus alaris 223, 235, 237, 240, 243, 266

Lobulus auriculae 318

M

M. alaris (= M. alaris nasi) 47, 63, 91, 223, 231, 239

M. arrector pili 333, 334

M. auricularis anterior 58, 101, 310, 321, 327

M. auricularis posterior 58, 101, 117, 321, 327

M. auricularis superior 58, 99, 117, 321, 327

M. buccinator 31, 35, 36, 47, 63, 76, 87, 89, 164, 223, 260, 266, 272, 273, 274, 275, 276, 293, 311, 312, 314, 315

M. compressor narium minor 47, 63, 91, 228

M. constrictor pharyngis inferior 85

M. corrugator supercilii 29, 36, 47, 71, 76, 91, 138, 254

M. depressor anguli oris 20, 22, 36, 50, 58, 76, 99, 137, 146, 206, 265, 266, 276, 277, 313

M. depressor labii inferioris 20, 22, 36, 50, 58, 76, 96, 137, 206,

265, 266, 275, 276, 277, 313

M. depressor septi nasi 36, 47, 76, 223, 231

M. depressor supercilii 26, 36, 49, 70, 76, 137, 187

M. digastricus, Venter anterior 164, 293, 314

M. digastricus, Venter posterior 76, 166, 294, 309, 311, 313

M. dilatator naris anterior 47, 59, 91, 223, 231

M. genioglossus 164, 168, 281, 283, 286, 296, 297, 314

M. geniohyoideus 164, 168, 281, 196, 297, 313, 314

M. helicis major 321

M. helicis minor 321

M. hyoglossus 167

M. levator anguli oris 22, 36, 49, 76, 97, 137, 254, 266, 275, 276, 311

M. levator labii superioris 22, 36, 50, 58, 76, 96, 137, 140, 261, 266, 276

M. levator labii superioris alaeque nasi 22, 36, 51, 58, 76, 100, 137, 141, 223, 228, 254, 266

M. longissimus capitis 76

M. masseter 23, 36, 57, 58, 76, 104, 164, 273, 277, 291, 292, 296, 297, 309, 310, 311, 312, 313, 314, 315

M. masseter, Pars profunda 48, 91, 104, 300, 302

M. masseter, Pars superficiails 50, 91, 104, 274, 275, 276, 300, 302

M. mentalis 20, 22, 36, 47, 58, 76, 91, 137, 142, 163, 265, 266, 273, 274, 275, 276, 277, 286, 289, 313

M. mylohyoideus 126, 164, 281, 296, 297, 313, 314

M. nasalis 20, 22, 49, 58, 96, 137, 142, 169, 206, 223, 231, 256

M. nasalis, Pars alaris 36, 76

M. nasalis, Pars transversa 36, 76

M. obliquus auriculae 321

M. obliquus capitis superior 76

M. obliquus inferior 170, 192, 199, 210, 214, 257

M. obliquus superior 165, 192, 197, 199

M. occipitofrontalis 206

M. occipitofrontalis, Venter frontalis 22, 23, 48, 58, 94, 107, 114, 137, 163, 187, 206, 210, 339

M. occipitofrontalis, Venter occipitalis 58, 94, 107, 114, 117, 121, 134

M. omohyoideus 84, 126

M. omohyoideus, Venter inferior 131

M. omohyoideus, Venter superior 132

M. orbicularis oculi 20, 58, 96, 137, 186, 206, 209, 254, 275, 277, 309

M. orbicularis oculi, Pars lacrimalis 36, 76, 187

M. orbicularis oculi, Pars orbitalis 20, 22, 36, 58, 76, 96, 137, 186, 187, 190, 206, 209, 254, 275, 277, 309, 339

M. orbicularis oculi, Pars palpebralis 22, 36, 76, 209, 339

M. orbicularis oris 23, 36, 47, 49, 58, 76, 91, 137, 144, 223, 247, 257, 266, 273, 274, 275, 276, 283, 285, 286, 311, 312, 315

M. procerus 22, 36, 49, 76, 96, 137, 186, 188, 206, 223, 231

M. pterygoideus lateralis 85, 166, 169, 296, 309, 310

M. pterygoideus lateralis, Venter inferior 261, 293, 296, 297, 305, 306

M. pterygoideus lateralis, Venter superior 261, 293, 296, 297, 305, 306

M. pterygoideus medialis 85, 166, 291, 293, 296, 297, 307, 309, 311, 312, 313, 315

M. rectus capitis posterior major 76

M. rectus capitis posterior minor 76

M. rectus inferior 165, 170, 192, 199, 210, 215

M. rectus lateralis 165, 171, 192, 213, 257

M. rectus medialis 165, 171, 199, 213, 257

M. rectus superior 165, 193, 199, 210

M. risorius 22, 26, 52, 58, 63, 137, 140, 266, 277

M. semispinalis capitis 76, 135

M. splenius capitis 76, 135

M. sternocleidomastoideus 76, 104, 131, 166, 312, 313

M. sternohyoideus 84, 126, 132

M. sternothyroideus 85, 132

M. styloglossus 76, 293

M. stylohyoideus 293

M. stylopharyngeus 312, 315

M. tarsalis inferior 190, 211

M. tarsalis superior 190, 210

M. temporalis 27, 36, 47, 59, 91, 108, 165, 206, 261, 296, 297, 300, 302, 309, 310, 314

M. temporoparietalis 58, 63, 98, 209

M. thyrohyoideus 84, 132

365

索引

M. tragicus 321

M. transversus auriculae 321, 327, 329

M. trapezius 76, 131, 135

M. uvulae 247, 249

M. zygomaticus major 23, 36, 51, 58, 61, 76, 100, 137, 140, 147, 266, 277, 312, 315

M. zygomaticus minor 22, 36, 51, 58, 61, 63, 76, 100, 137, 140, 254, 260, 266, 277, 309

malar bag 211, 337

Mandibula 23, 28, 48, 77, 152, 163, 312, 313, 315

Mandibula, Pars alveolaris 283, 286, 287, 288

Mandibula, Proc. condylaris 151, 159, 160, 304, 305, 306, 340

Mandibula, Proc. coronoideus 74, 159, 169, 304, 305, 306, 340

Margo gingivalis 286, 287, 288

marionette line 336

Maxilla 28, 35, 37, 75, 150, 159, 188, 206, 236, 272, 273, 274, 281, 283, 300, 302, 304, 305, 306

Maxilla, Facies orbitalis 35, 157, 226, 238

Maxilla, Proc. frontalis 32, 35, 37, 77, 150, 157, 224, 237, 253

Md, Mandibulare 15

MD, Medietas dentium 6

Me, Menton 15

Me', soft tissue Menton 7, 9, 10, 12, 15, 17

Meatus nasi inferior 237, 250, 253

Meatus nasi medius 237, 250, 253

Meatus nasi superior 237, 250, 253

medial buccal fat compartment 21, 57, 105

medial dome angle 244

Medulla pili 334

Mel, Menton-l 15

Mer, Menton-r 15

middle buccal fat compartment 21, 57, 105

mucogingival junction 286

Mx, Maxilla 15

N

N, Nasion 15, 17, 218

N. abducens (Ⅵ) 199

N. accessorius, R. externus 131, 135

N. alveolaris inferior 84, 164, 165, 176, 272, 273, 291, 292, 294, 295, 297, 299, 307, 311, 312, 313, 315

N. articularis 104

N. auricularis magnus 82, 103, 120, 124, 129, 179, 324, 325

N. auricularis posterior (Ⅶ) 82, 103, 111, 135, 324

N. auriculotemporalis 42, 82, 84, 89, 95, 104, 111, 176, 291, 292, 294, 295, 297, 299, 307, 324

N. buccalis (V$_3$) 47, 84, 176, 272, 273, 274, 275, 276, 277, 291, 292, 294, 295, 297, 299

N. ethmoidalis anterior 248, 251

N. facialis (Ⅶ) 47, 82, 84, 93, 101, 273, 274, 275, 276, 291, 294, 295, 313, 324

N. glossopharyngeus 167, 312, 313

N. hypoglossus 281, 312

N. infraorbitalis (V$_2$) 42, 47, 82, 84, 176, 191, 197, 208, 270, 272, 273, 274, 275, 294, 295

N. infratrochlearis 42, 47, 84, 176, 197, 227, 241

N. lacrimalis 201, 208

N. lingualis 82, 281, 289, 292, 294, 297, 299, 307

N. mandibularis 82, 85, 177, 291, 292, 294, 295, 297, 299, 307, 309

N. massetericus 95, 176, 291, 292, 295, 297, 299

N. maxillaris (V$_2$) 179

N. mentalis (V$_3$) 42, 47, 82, 84, 89, 176, 270, 273, 289

N. mylohyoideus 297, 299, 307

N. nasociliaris 199

N. nasopalatinus 281

N. occipitalis major (C2) 82, 95, 103, 111, 120, 132, 179

N. occipitalis minor 82, 111, 120, 129, 179, 324

N. occipitalis tertius (C3) 135, 179

N. oculomotorius inferior 199

N. oculomotorius superior 199

N. ophthalmicus 179

N. opticus (Ⅱ) 199, 213, 248, 257, 310

N. palatinus major 251, 281

N. pterygoideus lateralis 84, 291, 292, 294, 295, 297, 307

N. pterygoideus medialis 177, 294, 295, 297, 307

366

N. supraclavicularis 129, 179

N. supraorbitale 191

N. supratrochlearis 42, 47, 82, 95, 176, 191, 197, 201, 227, 241

N. temporalis profundus 47, 82, 84, 89, 95, 177, 295, 297

N. transversus colli 124, 129, 130, 179

N. vagus (X) 167, 313

N. vagus, R. auricularis 178, 179, 325, 329

N. zygomaticofacialis 42, 47, 82, 84, 95, 176, 191, 201, 208, 272, 273, 274, 275, 276, 294, 295

N′, Dorsam Nasi 7, 12, 17

nasolabial fat compartment 21, 57, 105

Nl. cervicalis lateralis 132

Nll. cervicales superficiales laterales 126, 130

Nll. cervicales profundi 175

Nll. cervicales superficiales anteriores 130

Nll. faciales 175

Nll. mastoidei (Nll. retroauriculares) 132, 175

Nll. occipitales 132, 175

Nll. parotidei 175

Nll. parotidei profundi 130

Nll. retroauriculares (Nll. mastoidei) 132, 175

Nll. submandibulares 126, 132, 175

Nll. submentales 132, 175

O

Odontoblast 288

Or, Orbitale 15, 17

Or′, soft tissue Orbitale 7, 11, 14

orbicularis retaining ligament 190

Orbita 35, 157

Os ethmoidale 226, 238, 247

Os ethmoidale, Lamina orbitalis 35, 75, 159

Os ethmoidale, Lamina perpendicularis 35, 157, 163

Os frontale 35, 37, 74, 77, 150, 188, 224, 236, 247

Os frontale, Pars orbitalis 35, 157

Os hyoideum 126

Os lacrimale 35, 75, 157, 190, 225, 238

Os nasale 31, 35, 37, 75, 77, 150, 157, 190, 224, 236, 247

Os occipitale 77, 151, 159

Os occipitale, Pars basilaris 296, 297

Os palatinum 247

Os palatinum, Proc. pyramidalis 160

Os parietale 34, 35, 73, 77, 150, 161

Os sphenoidale 35, 247

Os sphenoidale, Ala major 34, 73, 77, 150, 159, 161, 296

Os sphenoidale, Ala major, Facies orbitalis 35, 157

Os sphenoidale, Proc. pterygoideus 152, 160, 304

Os temporale 34, 35, 77, 150, 190, 296, 310

Os temporale, Arcus zygomaticus 74, 77, 151, 165, 314

Os temporale, Pars petrosa 152

Os temporale, Pars squamosa 73, 151, 152, 160

Os temporale, Pars tympanica 159

Os temporale, Proc. mastoideus 33, 35, 77, 150, 157, 300, 302, 306, 319

Os zygomaticum 191, 207, 293, 309

Os zygomaticum, Arcus zygomaticus 28, 35, 37, 60, 73, 157, 159, 188, 207, 293, 300, 304

Otobasion inferius 318

Otobasion superius 318

P

Palpebra inferior 183, 190

Palpebra superior 183, 190

Panniculus adiposus 334

Papilla gingivalis interdentalis 286, 287

Papilla incisiva 280, 281

Papillae dermis 334

Periodontium insertionis 287, 288

Periodontium protectoris 287

Pg′, soft tissue Pogonion 6, 7, 11

Ph, Philtrum 6, 218, 264

Platysma 22, 36, 58, 61, 76, 103, 124, 129, 137, 145, 164, 266, 277, 309, 312, 313, 314, 315

Plexus intraparotideus 82

索引

Plexus profundus (Vas) 333

Plexus pterygoideus 81, 169, 174, 310

Plexus superficialis 333

Plica semilunaris conjunctivae 183, 194

Por, Porion 7, 11, 17

Porus acusticus externus 77, 151, 159, 293, 300, 302, 304, 305, 309

post-septal, pre-aponeurotic fat 191

PP (= inter-pupil line) 9

Proc. alveolaris, Maxillae 283

Proc. spinosus, Vertibrae 153

Proc. styloideus 151, 159, 300, 302, 304, 305, 306

Proc. transversus vertebrae 153

prolaps of brau fat 336

prolaps of lower lid fat 336, 339

prolaps of post-septal fat 339

prolaps of post-septal, pre-aponeurotic fat 339

Pronasion, Pronasale, AN 6, 7, 11, 17

Protuberantia mentalis 37, 157

Protuberantia occipitalis externa 117, 118, 152, 153, 160

Pulpa dentis 287, 288

Punctum lacrimale 194, 226

Punctum nervosum (Erb) 129, 130

Pupilla 183

R

R. colli (Ⅶ) 42, 82, 89, 93, 125, 131, 270

R. frontalis (A. temporails superior) 39, 79, 173, 207

R. frontalis (A. temporalis superficialis) 115

R. frontalis (V. temporails superficialis) 51, 81, 115, 174, 207, 239

R. labialis inferior 177

R. labialis superior 85, 176

R. lateralis, N. supraorbitalis 42, 47, 82, 84, 85, 93, 101, 176, 191, 197, 208, 227, 241

R. lateralis, A. supraorbitalis 197

R. lateralis, V. supraorbitalis 197

R. marginalis mandibulae (Ⅶ) 42, 47, 82, 89, 93, 101, 270, 273, 275, 276

R. medialis, N. supraorbitalis 42, 47, 82, 84, 85, 93, 101, 176, 191, 197, 208, 227, 241

R. mentalis 273, 274, 275, 276, 291, 292, 294, 295, 299

R. mentails, V. alveolaris inferioris 41, 44, 47, 48, 81, 87, 91, 174, 240, 269, 272, 273, 289

R. mentalis, N. mentalis 289

R. mentalis, A. mentalis 273, 289

R. nasalis anterior 42, 47, 49, 82, 84, 89, 176, 208, 227, 241

R. nasalis externa (A. ethmoidalis anterior) 240

R. nasalis externa (V. ethmoidalis anterior) 240

R. nasalis posterioris lateralis 251

R. palpebralis inferior (V$_2$) 42, 44, 47, 82, 101, 103, 176, 231, 270

R. palpebralis superior (V$_1$) 52, 82, 101, 103, 177, 231

R. parietalis (A. temporalis superior) 39, 79, 109, 173, 207

R. parietalis (A. temporalis superficialis) 115

R. parietalis (V. temporalis superficialis) 81, 115, 207

R. posterioris (A. occipitalis) 113, 115, 120

R. posterioris (V. occipitalis) 113, 115, 120

Radix nasi 218

Ramus mandibulae 32, 35, 37, 39, 73, 150, 160, 266, 272, 300, 302, 304, 305, 306, 309, 311, 340

Raphe palati 280

Regio auricularis 4, 5

Regio buccalis 4, 5

Regio cervicalis lateralis 4, 5

Regio cervicalis posterior 4, 5

Regio frontalis 4

Regio infraorbitalis 4, 5

Regio infratemporalis 4, 5

Regio mastoidea 4, 5

Regio mentalis 4, 5

Regio nasalis 4

Regio occipitalis 4, 5

Regio oralis 4, 5

Regio orbitalis 4, 5

Regio parietalis 4, 5

Regio parotideomasseterica 4, 5

Regio sternocleidomastoidea 4, 5

368

Regio temporalis 4, 5

Regio zygomatica 4, 5

Retina 210

Rhinion 218

Rima oris 264

Rivus lacrimalis 193

ROOF (retroorbicularis oculi fat) 24, 58, 187, 213

Rr. alveolares superiores mediales 291, 292

Rr. alveolares superiores posteriores 89, 93, 177, 292

Rr. auriculares anteriores 322

Rr. buccales (Ⅶ) 42, 61, 82, 89, 93, 270, 277

Rr. dorsales nn. spinalium (C4) 179

Rr. parotidei (V₃) 297

Rr. temporales (Ⅶ) 42, 47, 82, 89, 93, 101, 111

Rr. zygomatici (Ⅶ) 42, 82, 89, 93, 177, 203, 270

Rubor labiorum 285

Rugae palatinae 280, 281

S

S, Sella turcica 17

Saccus lacrimalis 190, 197, 226

Scapha 318

Sclera 183

Septum nasi 164, 247, 256, 314

Septum orbitale 29, 70, 87, 89, 188, 203, 339

Sinus ethmoidalis 164

Sinus frontalis 167, 236, 247, 258

Sinus maxillaris 164, 167, 211, 255, 314

Sinus sphenoidalis 168, 170, 215, 247

Sn, Subnasale 7, 9, 10, 14, 17, 220

SOOF (suborbiculairs oculi fat) 22, 58, 190, 215

Sor, Supraorbitale 15

Spa, Spina anterior 17

Spina nasalis anterior 35, 157, 226, 244

Spp, Spina nasalis posterior 17

St, Stomium 7, 9, 11

Stratum basale sive cylindricum 334

Stratum corneum 334

Stratum granulosum 334

Stratum papillare (Corium) 334

Stratum spinosum 334

submental fat compartment 21, 22, 57, 58

subplatysmal cervical fat compartment 130

Sulcus alaris 218

Sulcus gingivalis 288

Sulcus glossoalveollaris 283

Sulcus mentolabialis 264, 336

Sulcus nasolabialis 264, 336

Sulcus palpebralis inferior 183

Sulcus palpebralis superior 183

Sulcus palpebromalare 183

Sulcus palpebronasalis 183

Sulcus zygomaticopalpebralis 336

Supercilium 183, 186

supraplatysmal submental fat compartment 124

supra-tip region (Dorsum nasi) 218

Sutura coronalis 73, 151, 154, 159, 161

Sutura frontalis 157, 226

Sutura intermaxillaris 35, 157, 226

Sutura internasalis 226

Sutura lambdoidea 74, 118, 159

Sutura nasofrontalis 236, 253

Sutura sagittalis 118, 152, 160

Sutura sphenofrontalis 73, 151, 159

Sutura sphenosquamosa 73, 151, 159

Sutura squamosa 73, 151, 159

T

Tarsus inferior 192, 210, 339

Tarsus superior 192, 339

Tela subcutanea 333

Tonsilla pharyngea 248

Tragus 318

索引

Trg, Tragion 7, 10, 13

Tri, Trichion 7, 9

Trigonum caroticum 4, 5

Trigonum musculare (omotracheale) 4, 5

Trigonum submandibulare 4

Trigonum submentale 4, 5

Trochlea 192, 193, 197

Tuba auditiva 169, 247, 249, 310

Tuberculum 264

Tuberculum auriculare (= Tuberculum Darwini) 318, 319

Tuberculum mentale 340

Tunica mucosa alveoralis 278, 279, 286, 287

V

V. alveolaris inferior 164, 165, 272, 273, 289, 311, 312, 313, 315

V. angulairs 41, 50, 51, 81, 171, 174, 202, 239, 257 269, 276

V. auricularis anterior 323

V. auricularis posterior 87, 113, 120, 323, 328

V. cervicalis superficialis 131

V. ethmoidalis anterior, Rr. nasales externi 240

V. facialis 41, 47, 81, 132, 174, 202, 239, 269, 272, 273, 275, 276, 277, 291, 309, 311, 312, 313, 315

V. faciei profunda 81, 91, 174

V. frontalis (= V. supratrochlearis) 41, 44, 47, 49, 81, 96, 98, 100, 102, 110, 113, 174, 191, 197, 228

V. infraorbitalis 41, 47, 81, 174, 191, 197, 201, 239, 269, 273, 274

V. jugularis externa 41, 98, 124, 129, 313

V. jugularis interna 41, 126, 167, 312, 313

V. labialis inferior 41, 47, 81, 174, 296, 273, 274, 275, 276, 277, 285, 286

V. labialis superior 41, 47, 81, 174, 239, 269, 273, 274, 277

V. lacrimalis 202

V. masseterica 87, 91

V. maxillaris 81, 174, 323

V. nasalis externa 41, 49, 81, 174, 202

V. occipitalis 81, 110, 113, 115, 120, 129, 174

V. ophthalmica inferior 199

V. ophthalmica superior 191, 197, 199

V. retromandibularis 81, 132, 174, 291, 309, 311, 312, 313, 323

V. subclavia dextra 131, 132

V. subcutanea 333

V. submentails 41, 44, 47, 81, 87, 125, 174, 269, 272, 273, 274, 275, 276, 286

V. supraorbitalis 41, 44, 81, 174, 197, 201, 206, 239

V. supratrochlearis → V. frontalis

V. temporalis superficialis 41, 47, 81, 113, 115, 174, 202, 272, 273, 274

V. temporalis superficialis, Rr. frontales 174, 239

V. transversa faciei 81, 102, 174, 269

V. zygomaticofacialis 41, 47, 81, 174, 191, 197, 201, 206, 269, 272, 273, 274, 276

V. zygomaticoorbitalis 87, 91

Venter frontalis → M. occipitofrontalis, Venter frontalis

Venter occipitalis → M. occipitofrontalis, Venter occipitalis

Vertebra prominens 4, 5, 153

Vestibulum oris 34.35, 281, 283, 286, 287

Vomer 35, 152, 157, 160, 226, 236, 249, 253, 260, 296

V. masseterica 41, 81, 269

V. palpebralis inferiore 41, 81, 174, 202

V. palpebralis superior 41, 81, 174, 201

V. temporalis profunda 47, 81, 87, 94, 174

Z

zygomaitco-cutaneous ligament 61, 190

370

訳者略歴	訳者略歴
下郷　和雄（しもざと　かずお）	瀬戸　一郎（せと　いちろう）
歯学博士	医学博士、歯学博士
愛知学院大学歯学部卒業	東京医科歯科大学歯学部歯学科卒業
愛知学院大学歯学部顎顔面外科学講座 主任教授	スイス・ベルン大学医学部医学科卒業
AOCMF Asia-Pacific Chairman	東京大学医学部付属病院 顎口腔外科歯科矯正歯科 講師

クインテッセンス出版の書籍・雑誌は、歯学書専用通販サイト『歯学書.COM』にてご購入いただけます。

PCからのアクセスは…
歯学書　検索

携帯電話からのアクセスは…
QRコードからモバイルサイトへ

QUINTESSENCE PUBLISHING
日本

グラフィックス フェイス　臨床解剖図譜

2013年7月10日　第1版第1刷発行
2018年8月10日　第1版第2刷発行

著　　者　Ralf. J. Radlanski / Karl H. Wesker

訳　　者　下郷和雄 / 瀬戸一郎

発 行 人　北峯康充

発 行 所　クインテッセンス出版株式会社
　　　　　東京都文京区本郷3丁目2番6号　〒113-0033
　　　　　クイントハウスビル　電話(03)5842-2270(代表)
　　　　　　　　　　　　　　　　(03)5842-2272(営業部)
　　　　　　　　　　　　　　　　(03)5842-2279(編集部)
　　　　　web page address　http://www.quint-j.co.jp/

印刷・製本　サン美術印刷株式会社

Ⓒ2013　クインテッセンス出版株式会社　　　　　禁無断転載・複写
Printed in Japan　　　　　　　　　　　　　　　　落丁本・乱丁本はお取り替えします
ISBN978-4-7812-0323-2　C3047　　　　　　　　　定価はカバーに表示してあります